中国三七大全

三七植物化学

陈纪军　曲　媛　杨晓艳 等　编著

科学出版社

北　京

内 容 简 介

本书全面介绍了国内外三七化学成分研究成果，内容丰富。全书共分6章，第1章简要介绍了三七皂苷及其皂苷元成分，第2~6章分别对三七脂溶性化学成分，三七水溶性化学成分，三七不同部位的化学成分，三七皂苷成分的合成，三七皂苷成分的构效关系及结构改造研究等方面做了较系统的介绍。

本书适合于中医药大中专院校相关专业的师生、中药资源开发科研工作者、生产企业参考使用。

图书在版编目（CIP）数据

三七植物化学/ 陈纪军等编著. —北京：科学出版社，2017.3
（中国三七大全）

ISBN 978-7-03-051889-7

Ⅰ.①三⋯ Ⅱ.①陈⋯ Ⅲ.①三七–植物生物化学 Ⅳ.①R282.71
②Q946

中国版本图书馆 CIP 数据核字（2017）第 037086 号

责任编辑：张 析 / 责任校对：张小霞
责任印制：张 伟 / 封面设计：东方人华

科 学 出 版 社 出版
北京东黄城根北街 16 号
邮政编码：100717
http://www.sciencep.com

北京教园印刷有限公司 印刷
科学出版社发行 各地新华书店经销
*

2017 年 3 月第 一 版 开本：720×1000 B5
2018 年 6 月第二次印刷 印张：23 1/4

字数：445 000
定价：128.00元
（如有印装质量问题，我社负责调换）

"中国三七大全"丛书编委会名单

《三七植物化学》编委会名单

主　编　陈纪军　曲　媛　杨晓艳

副主编　张荣平　崔秀明　许　敏　于浩飞

编　者　（按姓氏笔画排序）

于浩飞　昆明医科大学

王欣韵　昆明理工大学

王斯韬　昆明理工大学

曲　媛　昆明理工大学

许　敏　昆明理工大学

杨晓艳　昆明理工大学

张兰春　昆明医科大学

张荣平　昆明医科大学

陈纪军　中国科学院昆明植物研究所

胡炜彦　昆明医科大学

姚星宇　昆明理工大学

崔秀明　昆明理工大学

程先睿　江西省余干县人民医院

序言一

　　三七是我国近几年发展最快的中药大品种，无论是在栽培技术、质量控制，还是在产品开发、临床应用等方面均取得了长足进步。三七是我国第一批通过国家GAP基地认证的品种之一。三七是我国被美国药典、欧洲药典和英国药典收载的为数不多的中药材品种，由昆明理工大学、澳门科技大学、中国中医科学院中药资源中心联合提交的《三七种子种苗》《三七药材》两个国际标准获得ISO立项；以血塞通（血栓通）为代表的三七产品已经成为销售上百亿元的中成药大品种；三七的临床应用已由传统的治疗跌打损伤扩展到心脑血管领域。以三七为原料或配方的中成药产品超过300种，生产厂家更是多达1000余家。通过近百年的努力，国内外科学家从三七中分离鉴定了120种左右的单体皂苷成分；三七栽培基本告别了传统的种植模式，正在向规范化、规模化、标准化和机械化方向转变；三七产品的开发已向新食品原料、日用品、保健食品等领域拓展。三七已经成为我国中药宝库中疗效确切、成分清楚、质量可控，规模化种植的大品种。

　　在"十三五"开局之年，喜闻昆明理工大学崔秀明研究员、昆明圣火药业（集团）有限公司蓝峰总裁邀请一批专家学者，耗时3年多，将国内外近20年三七各个领域的研究成果，整理、编写出版"中国三七大全"系列专著，这是三七研究史上的一件大事，也是三七产业发展中的一件喜事。"中国三七大全"的出版，不仅仅是总结前人的研究成果，展现三七在基础研究、开发应用等方面的风貌，更是为三七的进一步研究开发、科技成果的转化、市场拓展等提供了大量宝贵的资料和素材。"中国三七大全"必将为三七更大范围的推广应用、三七产业的创新和产业升级发挥重要的引领作用。

预祝三七产业目标早日实现，愿三七为全人类健康作出更大贡献。

是为序！

黄璐琦

中国工程院院士

中国中医科学院常务副院长

2016 年 10 月于北京

序言二

  三七是五加科人参属植物，是我国名贵中药材，在我国中医药行业中有重要影响，是仅次于人参的中药材大品种，也是复方丹参滴丸、云南白药、血塞通、片仔癀等我国中成药大品种的主要原料。三七是我国第一批通过国家GAP认证的中药材品种之一。仅产于中国，其中云南、广西是三七主产地，云南占全国种植面积和产量的97%左右。三七及三七总皂苷广泛应用于预防和治疗心脑血管疾病。目前，我国使用三七作为产品原料的中药企业有1500余家，以三七为原料的中成药制剂有400多种，含有三七的中成药制剂批文3000多个，其中国家基本药物和中药保护品种目录中有10种，相关产品销售收入达500多亿元。

  近10年来，国家和云南省持续对三七产业发展给予大力扶持，先后投入近亿元资金，支持三七科技创新和产业发展，制定了《地理标志产品　文山三七》国家标准，建立了云南省三七产业发展技术创新战略联盟和云南省三七标准化技术创新战略联盟；文山州在1997年就成立了三七管理局及三七研究院；建立了文山三七产业园区和三七国际交易市场；扶持发展了一批三七企业；中国科学院昆明植物研究所、云南农业大学、昆明理工大学、云南中医学院及国内外高校和科研单位从三七生产到不同环节对三七进行了研究，以科技创新带动了整个三七产业的快速发展。三七种植面积从 2010 年的不到 8.5 万亩发展到 2015 年的 79 万亩，产量从 450 万公斤增加到 4500 万公斤；三七主产地云南文山三七产值从 2010 年的 50 亿元增长到 2015 年的 149 亿元，成为我国发展最迅速的中药材品种。

　　云南省人民政府 2015 年提出通过 5~10 年的发展，要把三七产业打造成为 1000 亿元产值的中药材大品种。正是在这样的背景下，昆明理工大学崔秀明研究员、昆明圣火药业（集团）有限公司蓝峰总裁邀请一批专家学者，将近 20 年三七各个领域的研究成果，整理、编写出版"中国三七大全"共 8 部专著，为三七产业的发展提供了依据。希望该系列专著的出版，能为实现三七产业发展目标，推动三七在更大范围的应用、促进三七产业升级发挥重要作用。

朱有勇

中国工程院院士

云南省科学技术协会主席

2016 年 3 月于昆明

总前言

　　三七是我国中药材大品种，也是云南优势特色品种，在云药产业中具有举足轻重的地位。最近几年，在各级政府有关部门的大力支持下，三七产业取得了快速发展，成为国内外相关领域学者关注的研究品种，每年发表的论文近 500 篇。越来越多的患者认识到了三七独特的功效，使用三七的人群也越来越多。三七的社会需求量从 20 世纪 90 年代的 120 万公斤增加到目前的 1000 万公斤左右；三七的种植面积也发展到几十万亩的规模；从三七中提取三七总皂苷产品血塞通（血栓通）销售已经超过百亿元大关。三七取得的成效得到了国家、云南省政府的高度重视，云南省政府提出了要把三七打造成为 1000 亿元产业的发展目标。

　　2015 年，我国科学家，中国中医科学院屠呦呦研究员获得诺贝尔生理学或医学奖；国务院批准了《中医药法》草案征求意见稿；中医药发展战略上升为国家发展战略。这一系列里程碑式的事件给我国中医药产业带来了历史上发展的春天。三七作为我国驰名中外的中药材大品种，无疑同样面临历史发展良机。

　　在这样的历史背景下，昆明理工大学与昆明圣火药业（集团）有限公司合作，利用云南省三七标准化技术创新战略联盟的平台，邀请一批国内著名的专家学者，通过近 3 年的努力，编写了"中国三七大全"系列专著，由科学出版社出版，目的是整理总结近 20 年来三七在各个领域的研究成果，为三七的进一步研究开发提供科学资料和依据。

本丛书的编写是各位主编、副主编及编写人员共同努力的结果。黄璐琦院士、朱有勇院士在百忙中为"中国三七大全"审稿，写序；科学出版社编辑对本丛书的出版付出了辛勤的劳动；昆明圣火药业（集团）有限公司提供了出版经费；云南省三七资源可持续利用重点实验室、国家中药材产业技术体系昆明综合试验站提供了支持；云南省科技厅龙江厅长担任丛书编委会主任。对于大家的支持和帮助，我们在此表示衷心感谢！

本丛书由于涉及领域多，知识面广，不好做统一要求，编写风格由各主编把控，所收集的资料时间、范围均由各主编自行决定。所以，本丛书在完整性、系统性方面存在一些缺失，不足之处在所难免，敬请各位专家、同行及读者批评指正。

崔秀明　蓝　峰

2016 年 2 月

前　言

　　三七是我国特有的名贵中药材大品种，也是我国目前种植面积最大，使用最为广泛的品种之一。它具有显著的散瘀止血、消肿定痛等功效，具有极高的医药价值和悠久的临床应用历史。现代药理学研究表明，三七具有明显的抗心脑缺血、抗心律失常、抗血小板聚集和血栓形成、改变血液循环、降脂和抗动脉粥样硬化等作用，已广泛用于心脑血管疾病中多个环节的治疗。三七在我国中医药行业中有重要影响，现已成为年产值数百亿的中药材大品种。云南省政府最近提出了将三七打造成为1000亿元产业的宏伟目标，三七产业迎来更好、更快的历史发展时期。

　　三七是我国成分清楚、疗效明确的中药材品种，也是化学成分研究最为系统的品种之一。目前已经从三七不同部位分离到皂苷类成分110多种，以三七中人参皂苷和三七皂苷为主的化学合成、生物转化及结构改造已成为近年研究的热点。为了总结三七在化学成分方面的研究成果，我们组织了云南省相关专家，编写了《三七植物化学》一书，旨在为从事三七研究开发、生产的专家学者和企业家开发三七提供便利。

　　本书的编写工作得到了中国科学院昆明植物研究所、昆明理工大学、昆明圣火药业（集团）有限公司、昆明医科大学、云南省三七资源可持续利用重点实验室（筹）、国家中医药管理局三七资源可持续利用重点研究室（筹）、云南省三七标准化技术创新战略联盟等单位大力支持和各编委的密切合作；得到了云南省重大科技专项的支持；还得到了中国科学院昆明植物研究所周俊院士、上海中医药大学王峥涛教授等一批专家的指导，在此一并表示感谢。由于编者水平有限，书中错误、不足之处在所难免，敬请广大专家及读者批评指正。

《三七植物化学》编委会

2016 年 10 月 30 日于昆明

目　录

第6章 三七皂苷成分的构效关系及结构改造研究 317

第1章

三七皂苷及其皂苷元成分

1.1 皂苷及其苷元的化学结构

三七是人参属植物的一种，是中国传统名贵中药材，主产地为云南省文山州。三七的应用有着悠久的历史，根据《本草纲目》中记载："三七，又名田七，此药近时始出，南人军中用为金创药，云有奇功"，李时珍称之为"金不换"，中医古典记载三七能治疗一切血症，其意亦在于此。清代药学著作《本草纲目拾遗》中记载："人参补气第一，三七补血第一，味同而功亦等，故称人参三七，为中药中之最珍贵者。"传统中医药中三七主要用于止血，然而现代分析研究表明，三七不仅有止血的功效，其还有保护心肌细胞、保护脑组织、降血脂、抗血栓、增强免疫力、抗炎、抗纤维化、抗肿瘤、消除氧自由基、抗氧化等作用。

近代研究表明，皂苷成分是三七的主要有效成分之一，也是衡量三七内在质量优劣的重要标准，绝大多数属于达玛烷型四环三萜皂苷。

三七的根、剪口、茎叶、花中均含有皂苷类成分。三七的主根是三七的主要用药部分，皂苷含量为 7% 左右。单体皂苷以人参皂苷 Rg_1、Rb_1、Rd 和三七皂苷 R_1 为主，含量约占总皂苷的 80% 左右。在三七根部还含有特有的皂苷成分包括人参皂苷 Rf，三七皂苷 R_1、R_3、R_6。三七茎叶所含的单体皂苷主要是 20(S)- 原人参二醇型皂苷，几乎不含有原人参三醇型皂苷，这是三七茎叶皂苷与三七根皂苷的最大不同点。三七茎叶总皂苷含量为 4%～6%，主要含有人参皂苷 Rb_1、Rb_3、Rc、Rd、Re、F_2、Rg_1、Rg_3、Rh_2、Mc、F_1、Rh_1，绞股蓝皂苷Ⅸ、ⅩⅢ、ⅩⅦ 及三七皂苷 Fa、Fc、Fe，甘草素，芹糖甘草苷和胡萝卜苷。但三七茎叶、花中总皂苷的含量很低，且不含有人参皂苷 Rc、Rg$_1$、Rg$_2$、Rh$_1$ 和 F$_2$，三七皂苷 R$_1$～R$_4$、R$_6$ 及七叶胆苷 XVIII，主要成分人参皂苷 Rb$_1$ 的含量也较三七主根的含量低得多。三七炮制品中也有很多皂苷成分。迄今，已从三七的根、茎叶、花蕾等不同部位及其炮制品中分离得到 139 余种单体皂苷成分，这些单体皂苷大多数为达玛烷型的 20(S)- 原人参二醇型和 20(S)- 原人参三醇型，但未发现含有齐墩果酸型皂苷。这与同属植物人参和西洋参有显著区别。这些单体皂苷中也有很多与人参和西洋参中所含皂苷成分相同，如人参皂苷 (ginsenoside) Rb$_1$、Rb$_2$、Rb$_3$、Rc、Rd、F$_2$、人参皂苷 (ginsenoside) Re、Rg$_1$、Rg$_2$、Rh$_1$ 和绞股蓝皂苷 IX、XIII。除此以外，也有一些是三七所独有的皂苷类成分，如三七皂苷 (notoginsenoside) R$_1$、R$_2$、R$_4$、R$_6$、Fa 等。

达玛烷型四环三萜皂苷由环氧鲨烯的全椅式构象形成，大部分达玛烷型四环三萜皂苷在其骨架的 C-3、C-12 和 C-20 位有羟基取代，其结构特点是 C-8 位有角甲基，且为 β- 构型，C-13 位有 β-H，C-10 位有 β-CH$_3$，17 位有 β- 侧链。C-20 为有 R 和 S 两种构型，大多为 S 构型。根据达玛烷型四环三萜 C-6 位上是否有羟基，又将其分为两类：原人参二醇型（protopanaxadiol）和原人参三醇型（protopanaxatriol）。

根据羟基在苷元上取代位置的差异，三七中所含三萜皂苷的母核（不考虑 C-20 位上的侧链）可分为以下 8 类。

A 类：苷元母核的 C-3、C-12、C-20 位被羟基取代，而 C-6 位无羟基取代，见图 1-1。

B 类：苷元母核的 C-3、C-6、C-12、C-20 位被羟基取代，见图 1-2。

C 类：苷元母核的 C-3、C-20 位被羟基取代，见图 1-3。

D 类：苷元母核的 C-3、C-7、C-12、C-20 位被羟基取代，见图 1-4。

E 类：苷元母核的 C-3、C-6、C-12 有羟基取代、C-20 位有或者没有羟基取代，且 C-3 位和 C-6 位均可以与糖连接成苷，R$_3$ 侧链有多种取代方式，见图 1-5。

F 类：苷元母核的 C-3、C-6、C-12、C-20 位被羟基取代，R$_3$ 侧链有多种取代方式，见图 1-6。

G 类：苷元母核的 C-3、C-12、C-20 位被羟基取代，R$_3$ 侧链有多种取代方式，见图 1-7。

H 类：苷元母核的 C-3、C-12 位被羟基取代，R$_2$ 侧链有多种取代方式，见图 1-8。

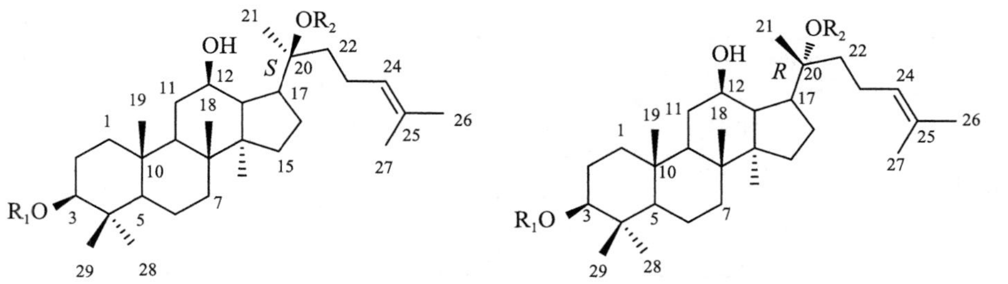

图 1-1 三七中 A 类皂苷化学结构

研究者从三七中分离得到的 A 类皂苷成分有 37 个，其结构见表 1-1。

表 1-1 三七中 A 类皂苷成分的化学结构

序号	化合物	R_1	R_2	分子式	分子量
1	人参皂苷Ra_1	-Glc2-1Glc	-Glc6-1Ara(p)4-1Xyl	$C_{58}H_{98}O_{26}$	1210
2	人参皂苷Ra_2	-Glc2-1Glc	-Glc6-1Ara(f)4-1Xyl	$C_{58}H_{98}O_{26}$	1210
3*	人参皂苷Ra_3	-Glc2-1Glc	-Glc6-1Glc3-1Xyl	$C_{59}H_{100}O_{27}$	1240
4*	人参皂苷Rb_1	-Glc2-1Glc	-Glc6-1Glc	$C_{54}H_{92}O_{23}$	1108
5*	人参皂苷Rb_2	-Glc2-1Glc	-Glc6-1Ara(p)	$C_{53}H_{90}O_{22}$	1078
6*	人参皂苷Rb_3	-Glc2-1Glc	-Glc6-1Xyl	$C_{53}H_{90}O_{22}$	1078
7*	人参皂苷Rc	-Glc2-1Glc	-Glc6-1Ara(f)	$C_{53}H_{90}O_{22}$	1078
8*	人参皂苷Rd	-Glc2-1Glc	-Glc	$C_{48}H_{82}O_{18}$	946
9*	人参皂苷F_2	-Glc	-Glc	$C_{42}H_{72}O_{13}$	784
10*	人参皂苷Rg_3	-Glc2-1Glc	-H	$C_{45}H_{74}O_{16}$	784
11*	20(R)-人参皂苷Rg_3	-Glc2-1Glc	-H	$C_{45}H_{74}O_{16}$	784
12*	20(S)-6′-O-乙酰人参皂苷Rg_3	-Glc2-1Glc-(6-Ac)	-H	$C_{47}H_{76}O_{17}$	826
13*	20(R)-6′-O-乙酰人参皂苷Rg_3	-Glc2-1Glc-(6-Ac)	-H	$C_{47}H_{76}O_{17}$	826
14*	人参皂苷Rh_2	-Glc	-H	$C_{39}H_{64}O_{11}$	622
15*	20(R)-人参皂苷Rh_2	-Glc	-H	$C_{39}H_{64}O_{11}$	622
16	人参皂苷CK	-H	-Glc	$C_{39}H_{64}O_{11}$	622
17	人参皂苷MC	-H	-Glc6-1Ara(f)	$C_{41}H_{70}O_{12}$	754
18*	三七皂苷D	-Glc2-1Glc2-1Xyl	-Glc6-1Glc6-1Xyl	$C_{64}H_{108}O_{31}$	1372
19*	三七皂苷Fa	-Glc2-1Glc2-1Xyl	-Glc2-1Glc	$C_{59}H_{100}O_{27}$	1240
20	三七皂苷Fc	-Glc2-1Glc2-1Xyl	-Glc6-1Xyl	$C_{58}H_{98}O_{26}$	1210
21	三七皂苷Fe	-Glc	-Glc6-1Ara(f)	$C_{47}H_{80}O_{17}$	916
22	三七皂苷K	-Glc6-1Glc	-Glc	$C_{48}H_{82}O_{18}$	946
23	三七皂苷L	-Glc2-1Xyl	-Glc6-1Glc	$C_{53}H_{90}O_{22}$	1078
24	三七皂苷O	-Glc	-Glc6-1Xyl3-1Xyl	$C_{52}H_{88}O_{21}$	1048
25	三七皂苷P	-Glc	-Glc6-1Xyl4-1Xyl	$C_{52}H_{88}O_{21}$	1048
26	三七皂苷Q	-Glc2-1Glc2-1Xyl	-Glc6-1Xyl4-1Xyl	$C_{63}H_{106}O_{30}$	1342
27	三七皂苷R_4	-Glc2-1Glc	-Glc6-1Glc6-1Xyl	$C_{59}H_{100}O_{27}$	1240
28	三七皂苷S	-Glc2-1Glc2-1Xyl	-Glc6-1Ara(f)5-1Xyl	$C_{63}H_{106}O_{30}$	1342
29	三七皂苷T	-Glc2-1Glc4-1Xyl	-Glc6-1Glc2-1Xyl	$C_{64}H_{108}O_{21}$	1372
30*	绞股蓝皂苷IX	-Glc	-Glc6-1Xyl	$C_{47}H_{80}O_{17}$	916
31*	绞股蓝皂苷XVII	-Glc	-Glc6-1Glc	$C_{48}H_{82}O_{18}$	946

续表

序号	化合物	R₁	R₂	分子式	分子量
32**	人参皂苷Rs₃	-Glc(6-OAc)	-H	$C_{47}H_{72}O_{18}$	842
33**	20(R)-人参皂苷Rs₃	-Glc(6-OAc)	-H	$C_{47}H_{72}O_{18}$	842
34**	三七皂苷Ft₁	Glc2-1Xyl	-H	$C_{50}H_{82}O_{20}$	916
35**	20(R)-三七皂苷Ft₁	Glc2-1Xyl	-H	$C_{50}H_{82}O_{20}$	916
36*	人参皂苷Rc	-Glc2-1Glc	Glc2-1Ara	$C_{53}H_{90}O_{22}$	1078
37*	人参皂苷Fc	-Glc2-1Glc2-1Xyl	-Glc2-1Glc2-1Xyl	$C_{64}H_{108}O_{31}$	1372

*：生三七和熟三七中均含有的皂苷；**：熟三七中含有的皂苷

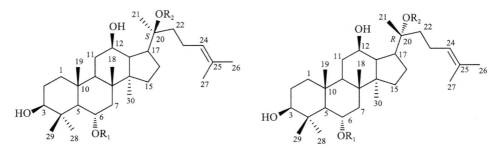

图 1-2　三七中 B 类皂苷化学结构

研究者从三七中分离得到的 B 类皂苷成分有 22 个，其结构见表 1-2。

表 1-2　三七中 B 类皂苷成分的化学结构

序号	化合物	R₁	R₂	分子式	分子量
1*	人参皂苷Re	-Glc2-1Rha	-Glc	$C_{48}H_{82}O_{18}$	946
2	人参皂苷F₁	-H	-Glc	$C_{36}H_{62}O_9$	638
3	人参皂苷Rf	-Glc2-1Glc	-H	$C_{42}H_{72}O_{14}$	800
4	20-O-葡萄糖人参皂苷Rf	-Glc2-1Glc	-Glc	$C_{48}H_{82}O_{19}$	962
5	人参皂苷Rg₁	-Glc	-Glc	$C_{42}H_{72}O_{14}$	800
6	丙二酰人参皂苷Rg₁	-Glc6-1Malonyl	-Glc	$C_{45}H_{74}O_{17}$	886
7	人参皂苷Rg₂	-Glc2-1Rha	-H	$C_{42}H_{72}O_{13}$	884
8	人参皂苷Rh₁	-Glc	-H	$C_{36}H_{62}O_9$	638
9**	20(R)-人参皂苷Rh₁	-Glc	-H	$C_{36}H_{62}O_9$	638
10	三七皂苷M	-Glc6-1Glc	-Glc	$C_{48}H_{82}O_{19}$	962
11	三七皂苷N	-Glc4-1Glc	-Glc	$C_{48}H_{82}O_{19}$	962
12	三七皂苷R₁	-Glc2-1Xyl	-Glc	$C_{47}H_{80}O_{18}$	932
13	三七皂苷R₂	-Glc2-1Xyl	-H	$C_{41}H_{70}O_{13}$	770
14	三七皂苷R₃	-Glc	-Glc2-1Glc	$C_{48}H_{82}O_{19}$	962
15	三七皂苷R₆	-Glc	-Glc6-1Glc	$C_{48}H_{82}O_{19}$	962
16	三七皂苷U	-H	-Glc6-1Glc	$C_{42}H_{72}O_{14}$	800
17	竹节参皂苷L₅	-H	-Glc6-1Ara4-1Xyl	$C_{46}H_{78}O_{17}$	902
18	西洋参皂苷V	-Glc2-1Glc	-Glc6-1Glc4-1Glc	$C_{60}H_{102}O_{28}$	1270
19	野三七皂苷D	-Glc6-Ac	-Glc	$C_{44}H_{74}O_{15}$	842
20	野三七皂苷E	-Glc2-1Rha	-Glc6-1Glc	$C_{54}H_{92}O_{23}$	1108

序号	化合物	R₁	R₂	分子式	分子量
21	野三七皂苷F	-Glc2(6-Ac)-1Rha	-Glc6-1Glc	$C_{56}H_{92}O_{24}$	1150
22	野三七皂苷J	-Glc(6-Ac)2-1Glc	-Glc6-1Glc6-1Xyl	$C_{61}H_{102}O_{28}$	1282

*：生三七和熟三七中均含有的皂苷；**：熟三七中含有的皂苷

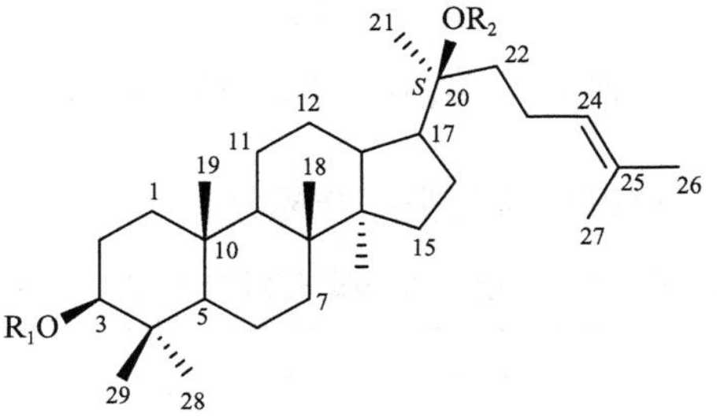

图 1-3　三七中 C 类皂苷化学结构

研究者从三七中分离得到的 C 类皂苷成分有 2 个，其结构见表 1-3。

表 1-3　三七中 C 类皂苷成分的化学结构

序号	化合物	R₁	R₂	分子式	分子量
1	三七皂苷Ⅰ	-Glc2-1Glc	-Glc6-1Glc	$C_{54}H_{92}O_{22}$	1092
2	野三七皂苷Ⅰ	-Glc2-1Glc	-Glc6-1Glc6-1Xyl	$C_{59}H_{100}O_{26}$	1224

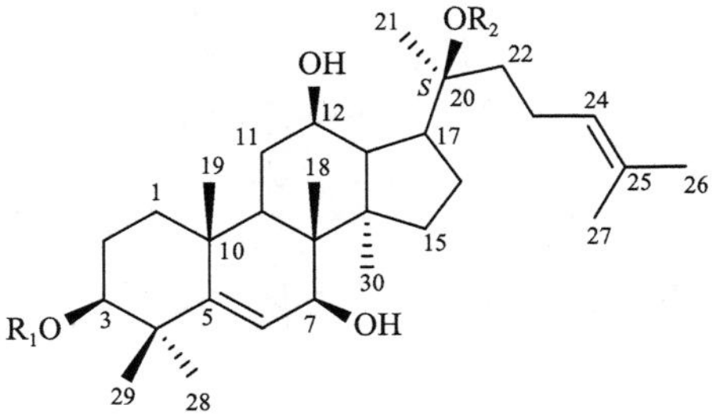

图 1-4　三七中 D 类皂苷化学结构

研究者从三七中分离得到的 D 类皂苷成分有 3 个，其结构见表 1-4。

表 1-4　三七中 D 类皂苷成分的化学结构

序号	化合物	R₁	R₂	分子式	分子量
1	三七皂苷G	-Glc2-1Glc	-Glc	$C_{48}H_{80}O_{19}$	960
2	西洋参皂苷Ⅳ	-Glc2-1Glc	-Glc6-1Glc	$C_{54}H_{90}O_{24}$	1122
3	野三七皂苷G	-Glc2-1Glc	-Glc6-1Xyl	$C_{53}H_{88}O_{23}$	1092

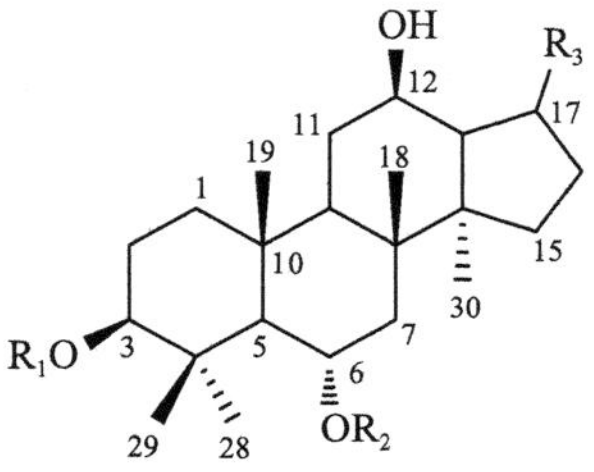

图 1-5 三七中 E 类皂苷化学结构

研究者从三七中分离得到的 E 类皂苷成分有 37 个，其结构见表 1-5。

表 1-5 三七中 E 类皂苷成分的化学结构

序号	化合物	R_1	R_2	R_3	分子式	分子量
1	人参皂苷Rh$_4$	-H	-Glc	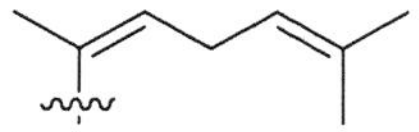	$C_{36}H_{60}O_8$	620
2	三七皂苷 T$_1$	-H	-Glc	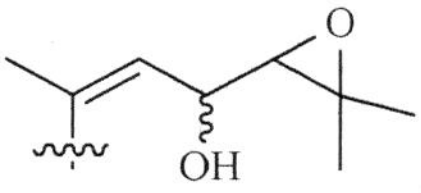	$C_{36}H_{62}O_8$	652
3	三七皂苷T$_2$	-H	-Glc	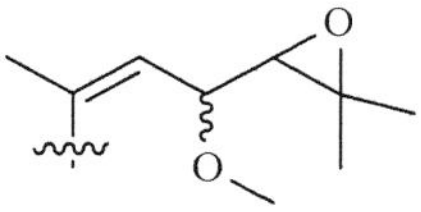	$C_{37}H_{62}O_{10}$	666
4	三七皂苷 T$_3$	-H	-Glc	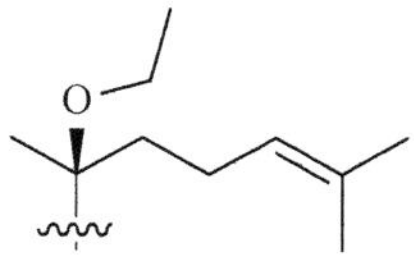	$C_{38}H_{66}O_9$	666
5	三七皂苷T$_4$	-H	-Glc	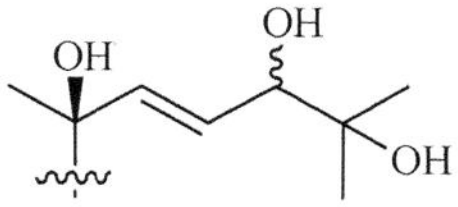	$C_{36}H_{62}O_{11}$	670
6	三七皂苷T$_5$	-H	-Glc2-1Xyl	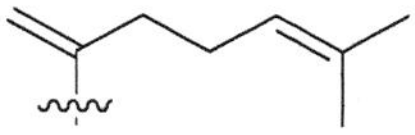	$C_{41}H_{68}O_{12}$	752
7[**]	三七皂苷ST$_1$	-H	-Glc	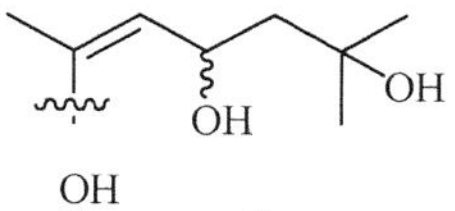	$C_{36}H_{62}O_{10}$	654
8[**]	人参皂苷ST$_2$	-H	-Glc	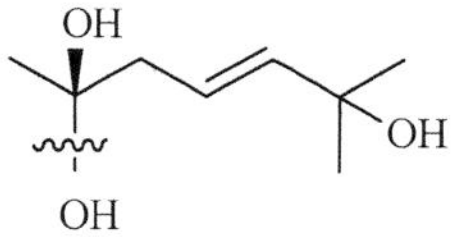	$C_{36}H_{62}O_{10}$	654
9[**]	20(R)- 人参皂苷 ST$_2$	-H	-Glc	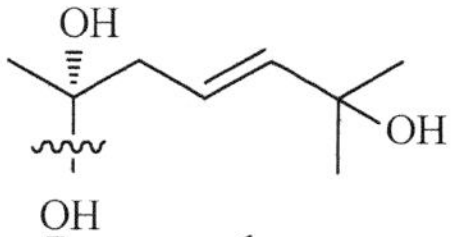	$C_{36}H_{62}O_{10}$	654
10[**]	20(R)- 人参皂苷 SF	-H	-Glc	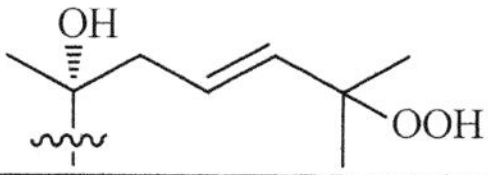	$C_{36}H_{62}O_{11}$	670

序号	化合物	R_1	R_2	R_3	分子式	分子量
11[**]	20(S)-人参皂苷 SG_2	-H	-Glc	（结构式）	$C_{36}H_{62}O_{11}$	670
12[**]	20(R)-人参皂苷 SL_1	-H	-Glc	（结构式）	$C_{36}H_{62}O_{11}$	670
13[**]	20(S)-西洋参花皂苷 A	-H	-Glc	（结构式）	$C_{36}H_{62}O_{11}$	670
14[**]	人参皂苷 Rg_6	-H	-Glc2-1Rha	（结构式）	$C_{42}H_{70}O_{10}$	734
15[**]	20(S)-三七皂苷 R_2	-H	-Glc2-1Xyl	（结构式）	$C_{41}H_{66}O_9$	702
16[**]	20(R)-三七皂苷 R_2	-H	-Glc2-1Xyl	（结构式）	$C_{41}H_{66}O_9$	702
17[**]	三七皂苷 T_5	-H	-Glc2-1-Xyl	（结构式）	$C_{41}H_{68}O_{10}$	720
18[**]	三七皂苷 ST_6	-H	-Glc	（结构式）	$C_{35}H_{56}O_9$	620
19[**]	三七皂苷 ST_1	-H	-Glc	（结构式）	$C_{36}H_{62}O_{10}$	654
20[**]	25-羟基人参皂苷 Rk_3	-H	-Glc	（结构式）	$C_{36}H_{62}O_9$	638
21[**]	三七皂苷 ST_7	-H	-Glc	（结构式）	$C_{35}H_{56}O_9$	620
22[**]	三七皂苷 ST_8	-H	-Glc	（结构式）	$C_{32}H_{52}O_9$	580
23[**]	三七皂苷 ST_9	-H	-Glc	（结构式）	$C_{32}H_{52}O_9$	580
24[**]	三七皂苷 ST_{13}	-H	-Glc	（结构式）	$C_{36}H_{62}O_9$	638

序号	化合物	R_1	R_2	R_3	分子式	分子量
25**	三七皂苷ST_{14}	-H	-Glc		$C_{36}H_{60}O_9$	636
26**	三七皂苷SP_5	-H	-Glc		$C_{36}H_{62}O_{11}$	670
27**	三七皂苷SP_6	-H	-Glc		$C_{36}H_{62}O_{11}$	670
28**	三七皂苷SP_7	-H	-Glc		$C_{36}H_{62}O_{11}$	670
29**	三七皂苷SP_8	-H	-Glc		$C_{36}H_{62}O_{11}$	670
30**	三七皂苷SP_9	-H	-Glc		$C_{37}H_{64}O_{11}$	684
31**	三七皂苷SP_{10}	-H	-Glc		$C_{37}H_{64}O_{11}$	684
32**	三七皂苷SP_{12}	-H	-Glc		$C_{36}H_{60}O_{10}$	652
33**	三七皂苷SP_{13}	-H	-Glc		$C_{36}H_{60}O_{10}$	652
34**	三七皂苷SP_{14}	-H	-Glc		$C_{37}H_{62}O_{10}$	666
35**	三七皂苷SP_{15}	-H	-Glc		$C_{36}H_{60}O_{10}$	652

续表

序号	化合物	R₁	R₂	R₃	分子式	分子量
36**	三七皂苷SP₁₆	-H	-Glc	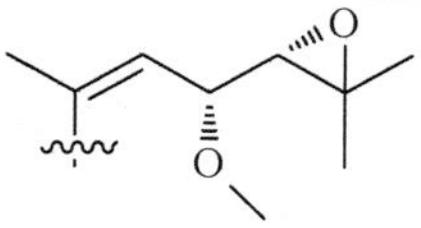	$C_{37}H_{62}O_{10}$	666
37**	三七皂苷SP₁₈	-H	-Glc	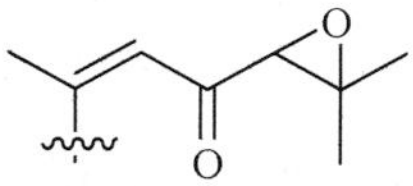	$C_{36}H_{58}O_{10}$	650

**：熟三七中含有的皂苷

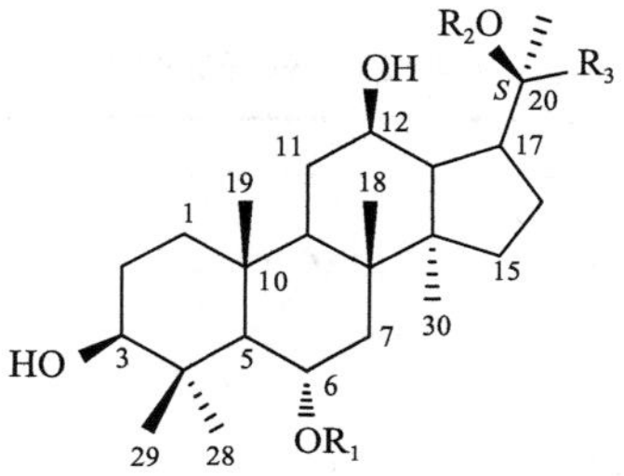

图 1-6　三七中 F 类皂苷化学结构

　　研究者从三七中分离得到的 F 类皂苷成分有 6 个，其结构见表 1-6。

表 1-6　三七中 F 类皂苷成分的化学结构

序号	化合物	R₁	R₂	R₃	分子式	分子量
1	三七皂苷M	-Glc6-1Glc	-Glc	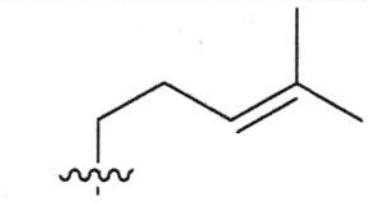	$C_{48}H_{82}O_{19}$	962
2	三七皂苷N	-Glc4-1Glc	-Glc	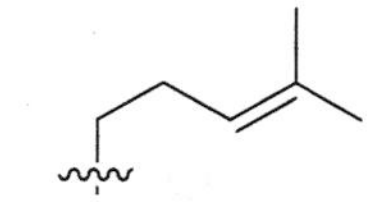	$C_{48}H_{82}O_{19}$	962
3	三七皂苷J	-Glc	-Glc	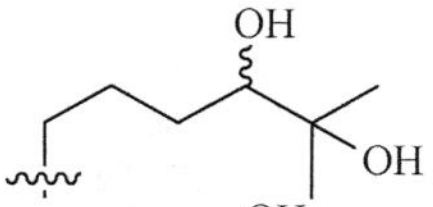	$C_{42}H_{74}O_{16}$	834
4**	三七皂苷SP₄	-Glc	-H	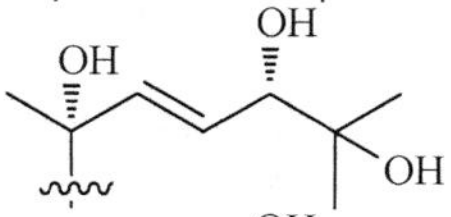	$C_{36}H_{62}O_{11}$	670
5**	三七皂苷SP₁₉	-Glc	-H	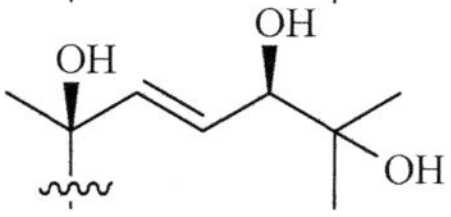	$C_{36}H_{62}O_{11}$	670
6**	20(R)-25-羟基人参皂苷Rh₁	-H	-Glc	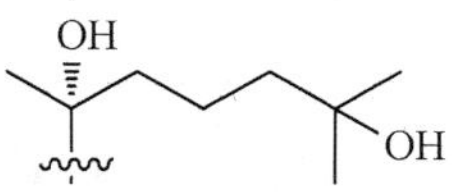	$C_{36}H_{64}O_{10}$	656

**：熟三七中含有的皂苷

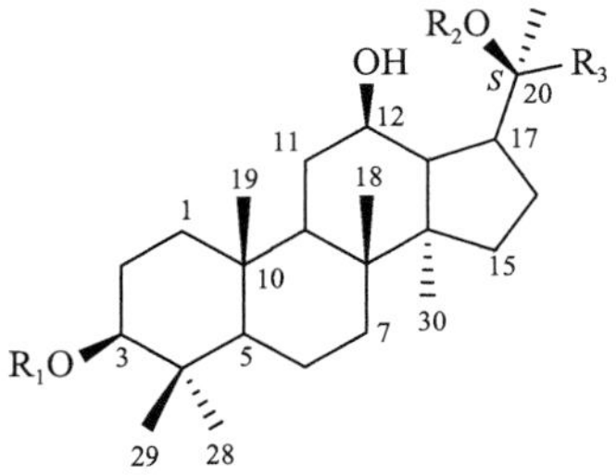

图 1-7 三七中 G 类皂苷化学结构

研究者从三七中分离得到的 G 类皂苷成分有 13 个，其结构见表 1-7。

表 1-7 三七中 G 类皂苷成分的化学结构

序号	化合物	R_1	R_2	R_3	分子式	分子量
1	三七皂苷A	-Glc2-1Glc	-Glc6-1Glc	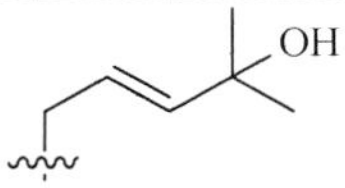	$C_{54}H_{92}O_{24}$	1124
2	三七皂苷B	-Glc2-1Glc	-Glc6-1Glc	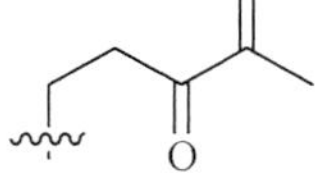	$C_{54}H_{90}O_{24}$	1122
3	三七皂苷C	-Glc2-1Glc	-Glc6-1Glc	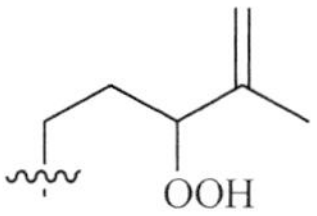	$C_{54}H_{92}O_{25}$	1140
4	三七皂苷E	-Glc2-1Glc	-Glc	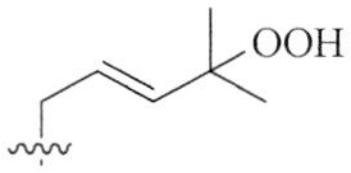	$C_{48}H_{82}O_{20}$	978
5	三七皂苷H	-Glc2-1Xyl	-Glc	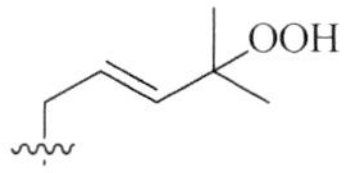	$C_{47}H_{80}O_{19}$	948
6	野三七皂苷H	-Glc2-1Glc	-Glc2-1Xyl	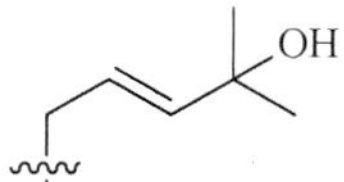	$C_{53}H_{90}O_{23}$	1094
7	三七皂苷K	-Glc2-1Glc	-Glc6-1Glc	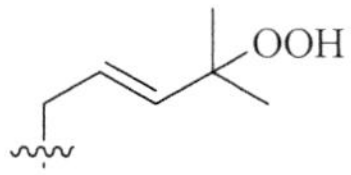	$C_{54}H_{92}O_{25}$	1140
8**	三七皂苷ST$_4$	-Glc2-1Glc2-1Xyl	-H	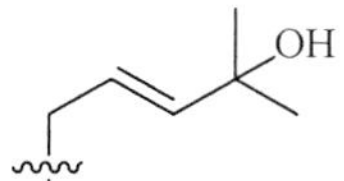	$C_{47}H_{80}O_{18}$	932
9**	三七皂苷SFt$_1$	-Glc	-H	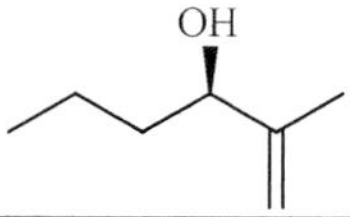	$C_{36}H_{62}O_9$	638

续表

序号	化合物	R_1	R_2	R_3	分子式	分子量
10**	三七皂苷SFt$_2$	-Glc	-H	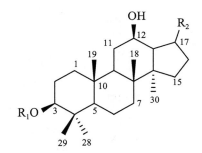	$C_{36}H_{64}O_{10}$	656
11**	三七皂苷SP$_1$	-Glc2-1Glc	-H		$C_{42}H_{72}O_{15}$	816
12**	三七皂苷SP$_2$	-Glc2-1Glc	-H		$C_{42}H_{72}O_{15}$	816
13**	三七皂苷SP$_3$	-Glc2-1Glc	-H		$C_{42}H_{72}O_{15}$	816

**：熟三七中含有的皂苷

图 1-8　三七中 H 类皂苷化学结构

研究者从三七中分离得到的 H 类皂苷成分有 19 个，其结构见表 1-8。

表 1-8　三七中 H 类皂苷成分的化学结构

序号	化合物	R_1	R_2	分子式	分子量
1	三七皂苷R$_7$	-Glc		$C_{36}H_{62}O_8$	622
2**	三七皂苷ST$_2$	-Glc2-1Glc		$C_{43}H_{74}O_{15}$	830
3**	三七皂苷ST$_3$	-Glc2-1Glc		$C_{43}H_{74}O_{15}$	830
4**	三七皂苷SFt$_3$	-Glc2-1Glc2-1Xyl		$C_{47}H_{78}O_{16}$	898

续表

序号	化合物	R_1	R_2	分子式	分子量
5**	三七皂苷SFt$_4$	-Glc		$C_{47}H_{78}O_{16}$	898
6*	人参皂苷Rh$_3$	-Glc		$C_{36}H_{60}O_8$	620
7**	人参皂苷Rk$_2$	-Glc		$C_{36}H_{60}O_8$	620
8**	人参皂苷Rk$_1$	-Glc2-1Glc		$C_{42}H_{72}O_{14}$	782
9**	人参皂苷Rs$_5$	-Glc2-1Glc(6-OAc)		$C_{44}H_{74}O_{16}$	840
10**	人参皂苷Rs$_4$	-Glc2-1Glc(6-OAc)		$C_{44}H_{74}O_{16}$	840
11**	人参皂苷Rg$_5$	-Glc2-1Glc		$C_{42}H_{72}O_{14}$	782
12**	人参皂苷R$_{10}$	-Glc		$C_{31}H_{52}O_8$	552
13**	三七皂苷ST$_{10}$	-Glc2-1Glc		$C_{38}H_{62}O_{13}$	726
14**	三七皂苷ST$_{11}$	-Glc2-1Xyl		$C_{41}H_{68}O_{11}$	736
15**	三七皂苷ST$_{12}$	-Glc2-1Xyl		$C_{41}H_{68}O_{11}$	736
16**	25-羟基人参皂苷 Rk$_1$	-Glc2-1Glc		$C_{42}H_{72}O_{13}$	784
17**	25-羟基-E-20(22)-人参皂苷 Rg$_3$	-Glc2-1Glc		$C_{42}H_{72}O_{13}$	784
18**	三七皂苷ST$_{11}$	-Glc2-1Glc		$C_{42}H_{72}O_{15}$	816
19**	三七皂苷ST$_{17}$	-Glc2-1Glc		$C_{43}H_{72}O_{14}$	812

*：生三七和熟三七中均含有的皂苷；**：熟三七中含有的皂苷

1.2 皂苷及其苷元的提取分离

1.2.1 三七总皂苷的提取

1. 溶剂提取法

溶剂提取法的原理是根据各种成分在溶剂中的溶解度不同,选用适当溶剂,而将有效成分从药材组织内溶解出来的方法。用于三七总皂苷提取的溶剂主要有乙醇、甲醇、丁醇等(王忠全,2009)。

冷浸法：潘旭初(2003)采用冷浸法,取三七粗粉 0.5 g,加水约 5 滴,搅匀,再加以水饱和的正丁醇 5 mL,密塞,振摇约 10min,放置 2 h,离心,取上清液,加以 3 倍量正丁醇饱和的水,摇匀,放置使分层。取正丁醇层,置蒸发皿中,蒸干残渣加甲醇 1mL 使溶解,得三七总皂苷。

渗漉法：渗漉法是较好的提取方法,设备简单,操作安全,节能降耗,减少成分破坏,有煎煮法不可比拟的优点(沈玉聪等,2014)。魏均娴等(1986)将三七叶磨细放入渗滤筒,以 95% 乙醇浸泡提取五次,减压浓缩乙醇溶液,以溶剂汽油提取除去叶绿素,然后用乙酸乙酯提取,水母液再用水饱和正丁醇提取多次。正丁醇液用少量水洗,减压回收正丁醇,浓缩后析出皂苷。皂苷再加丙酮沉淀和洗涤得精制三七叶苷。唐红芳等(2001)将三七粉碎成粗粉,照《中国药典》中渗漉法,用 75% 的溶媒浸渍 24 h 以后,以每千克每分钟 1～3 mL 速度缓缓渗漉,收集相当于三七 10 倍量的渗漉液即得。使用本工艺提取的渗漉液经测定其三七总皂苷的含量为 5.6 mg/mL,提取率为 95.9%。

浸渍法：浸渍法是最常用的一种浸出方法,除特别规定外,浸渍法在常温下进行,产物在不低于浸渍温度条件下能较好地保持其澄清度。浸渍法适合于有效成分遇热易挥发和易破坏的药材。瞿林海等(2006)选用过 8 目筛的三七粉,用 10 倍量的 70% 乙醇提取 3 次,每次 1.5 h,所得三七总皂苷为 85.74 ± 3.16mg/s 生药。

热回流提取法：采用回流提取法提取三七总皂苷时,其影响因素主要有溶剂浓度、溶剂用量、提取次数、提取时间等方面。罗晓健等(2002)采用热回流法，提取溶剂用量为药材用量的 13 倍，乙醇浓度为 30%，提取温度 70℃，加热时间 40 min，提取 2 次，三七总皂苷的平均提取率为 94.92%；樊钰虎等（2007）研究发现用 8 倍量 50% 的乙醇提取 2 次，每次 2h 所得的三七总皂苷提取率最高；郑义等（2008）认为用 10 倍量的 70% 的乙醇提取 3 次，每次 1.5h 可充分有效地提取三七总皂苷。本方法提取率高，生产成本低，适宜工业生产。

2. 超声波提取法

超声波提取法，不仅具有设备简单、易操作的特点，而且有提取率较高、所需时间不长、温度低、对有效成分破坏小等优点。贾永光等（2007）研究了双频超声对三七总皂苷提取的影响，采用单因素试验法分别比较了在不同浓度、不同料液比、不同超声作用时间、不同提取温度的条件下，40kHz、25kHz 的单频超声和双频超声（40kHz/25kHz）不同的作用效果，结果表明在相同的条件下，双频超声明显优于两种单频超声，并且得出了在双频超声条件下最佳的提取工艺，即用 80% 的乙醇、料液比为 1:20、超声 30min、提取温度 40℃，三七总皂苷提取率可达 82.41%。

周琳等（2006）在 pH 值为 4.5，酶解温度为 50 ℃，酶解时间为 2.5 h 的条件下，纤维素酶用量为 15 U/g(生药)、果胶酶用量为 140 U/g(生药)，超声时间为 90 min，加水量为 8 倍量。结果所得三七提取液中总皂苷的含量为 10.33%，提取物得率 35.17%，表明超声酶法操作简便，工艺条件稳定。

3. 微波萃取法

郭子杰等（2007）优化了微波浸提三七皂苷的工艺条件，得出最佳条件为：微波辐射功率 600W，微波辐射时间 10min，料液比 1：4，80% 甲醇。并证明微波处理后的三七中皂苷物质的浸取速率至少是未经微波处理的 4 倍，大大提高了提取效率。此外，微波还会促使三七中的细胞壁破裂，有利于皂苷成分的溶出。但随着时间的延长，会造成提取液中皂苷成分的损失。微波萃取因为规模小，目前很少用于工业化生产。

1.2.2　三七总皂苷的分离纯化

由于大孔吸附树脂具有吸附容量大、选择性好、易解吸、易再生、成本低、效率高等优点，三七总皂苷的分离纯化多采用大孔树脂。郑明等（2007）考察了 D-101 型大孔吸附树脂分离纯化三七总皂苷的工艺条件和参数。通过 D-101 型大孔吸附树脂纯化后，70% 乙醇洗脱液干燥后总产物中三七总皂苷的纯度可达 90%。谢茵等（2006）在研究三七总皂苷分离纯化工艺中，采用 HPD-100 型大孔吸附树脂，用 70% 乙醇为洗脱剂，三七总皂苷的洗脱率达 98% 以上，纯度为 79.6%。此外，吴少雄等（2005）将一定量三七茎叶经清洗、粉碎后，用不同体积分数乙醇回流提取一定时间，过滤、脱色素、浓缩，浓缩后的提取液减压蒸馏除去乙醇溶液，经 AB-8 大孔吸附树脂柱，水洗脱，去多糖等杂质，弃去洗脱液，再用不同体积分数乙醇洗脱得洗脱液，减压回收乙醇，真空干燥，即得三七叶苷。

1.2.3　单体皂苷的提取分离

周家明等 (2010) 选用乙醇对三七进行回流提取，经 D-101 树脂柱纯化得到三七总皂苷，三七总皂苷再经硅胶柱"氯仿 - 甲醇 - 水"溶剂梯度洗脱获得纯度为 60% 的三七皂苷 R_1、R_2 及人参皂苷 Rg_1 有效部位群。张雁等 (2011) 则选取甲醇浸提法从三七根中提取三七皂苷 R_1，再用大孔树脂和硅胶柱层析法对其进行分离纯化，得到 R_1 单品。王莉等 (2013) 将酶解法与传统提取法作对比，结果表明酶解渗漉提取不使用乙醇，加入复合酶，可达到节约成本、提高提取效率的效果。

金银萍等 (2011) 利用硅胶柱层析，对三七总皂苷中人参皂苷 Rg_1 进行分离纯化。用少量甲醇加热超声溶解三七总皂苷，吸附在 100～200 目硅胶上，55℃以下拌成干粉状。用 200～300 目硅胶装柱，以二氯甲烷与甲醇 10：1 恒梯度洗脱 4 个保留体积，之后以二氯甲烷与甲醇 3：1 恒梯度洗脱，以 TLC 追踪检测分析人参皂苷 Rg_1。将含目标物的组分经反相硅胶柱层析，60% 甲醇恒梯度洗脱，TLC 检测分离结果，最后减压回收至干，得到人参皂苷 Rg_1。该方法简单易行，成本较低，适合大规模工业生产和药理活性试验研究。

1.3　皂苷及其苷元的结构鉴定及其波谱特征

达玛烷型皂苷是由环氧鲨烯的全椅式构象形成，属于四环三萜类皂苷，在达玛烷骨架的 C-3、C-12 和 C-20 均有羟基取代，结构特点是 C-8 位有角甲基，为 β- 构型，C-13 位连有 β-H，C-10 位有 β-CH₃，17 位有 β- 侧链，C-20 位构型为 R 或 S，且大多数为 S 构型。根据达玛烷四环三萜 C-6 位是否有羟基取代将其分为两类，原人参二醇型皂苷和原人参三醇型皂苷，达玛烷型皂苷成苷的位置通常在苷元的 C-3、C-6 或 C-20 位。

1.3.1 达玛烷型皂苷的 ^{13}C NMR 谱图特征

原人参二醇型皂苷和原人参三醇型皂苷的 ^{13}C NMR 谱图区别：

二者均在在高场区 δ_C 16～29 出现 8 个特征甲基信号，其中原人参二醇型皂苷 C-18 和 C-19 的化学位移分别为 δ_C 15.9 和 16.4，而原人参三醇型皂苷 C-18 和 C-19 的化学位移分别为 δ_C 17.7 和 17.7。在中场区 δ_C 55～62 出现 C-5 的特征信号，其中原人参二醇型皂苷的化学位移为 δ_C 55 左右，而原人参三醇型皂苷的化学位移为 δ_C 61 左右，这是由于 C-6 位羟基的存在使得 C-5 位碳的化学位移向低场移动 5～6 ppm，一般只有 C-5 位信号化学位移处于 δ_C 61 左右，与其他碳信号没有重合，可以比较方便地确认 C-6 位羟基的存在与否，是区别原人参二醇型皂苷和原人参三醇型皂苷的主要方法。同时由于 C-6 位羟基的存在，C-11、C-12 和 C-13 位碳的化学位移也有相应的变化。

1.3.2 达玛烷型皂苷的 ^{1}H NMR 谱图特征

原人参二醇型皂苷和原人参三醇型皂苷的 1HNMR 谱图区别：

原人参二醇型皂苷的 H-3 位质子信号化学位移出现在 δ_H 3.3 处，原人参三醇型皂苷的 C-6 位被羟基取代后，H-3 位质子信号化学位移受其影响向低场位移 0.2 左右，出现在 δ_H 3.5 处，由于此类皂苷中 δ_H 3.0～4.0 处再无其他信号，可以利用这一差异清楚地区分原人参二醇型皂苷和原人参三醇型皂苷。

原人参二醇型皂苷的 H-18 和 H-19 的化学位移分别为 δ_H 0.9～1.0 和 0.8，而原人参三醇型皂苷的 H-18 和 H-19 的化学位移分别为 δ_H 1.1～1.2 和 1.0。由于 C-6 位羟基的影响，A 环四位上两个偕甲基信号也分别向低场位移至 δ_H 2.1 和 1.35，尤其以处于平伏位置的 C-28 位甲基受影响最大，可向低场位移达到 0.8ppm。

通常，C-6 位有羟基取代时，H-6 位的化学位移 δ_H 为 4.42～4.69，C-6 位没有羟基取代时，H-6 位的化学位移 δ_H 为 1.39～1.42，δ_H 0.75～1.62 出现 8 组甲基的质子信号。

1.3.3 达玛烷型皂苷侧链的 ^{13}C NMR 谱图特征

达玛烷型人参皂苷中，24- 烯是最常见的侧链类型，C-24 和 C-25 位出现在 δ_C126 和 131 左右；23- 烯中 C-23 和 C-24 位出现在 δ_C 126 和 138 左右；22- 烯中 C-22 和 C-23 位出现在 δ_C 138 和 127 左右；末端烯内侧链均在较低场，20(22)- 烯中 C-20 位出现在 δ_C 140 左右，20(21)- 烯中 C-20 位出现在 δ_C 155 左右；25(26)- 烯 -24- 醇中 C-25 位出现在 δ_C 149 左右。侧链被羟基取代后，相连碳向低场位移 δ_C 60～80，相邻碳向低场位移 δ_C 4～5；过氧羟基取代后相连碳向低场位移 δ_C 80～90，相邻碳变化不大。

1.3.4 达玛烷型人参皂苷立体构型的谱图特点

1. 20S- 和 20R- 原人参二醇型皂苷和原人参三醇型皂苷的 ^{13}C NMR 谱图区别

20S- 原人参二醇型皂苷和原人参三醇型皂苷的 C-17 位化学位移为 δ_C 54-55，而 20R- 原人参二醇型皂苷和原人参三醇型皂苷的 C-17 位化学位移为 δ_C 50～51。其中 20R- 和 20S- 原人参二醇型皂苷的谱图区别如表 1-9。

表 1-9　20R- 和 20S- 原人参二醇型皂苷的 ^{13}C NMR 的主要区别

碳位	20R- 原人参二醇型	20S- 原人参二醇型
13	49.3	48.5
16	26.7	26.8
17	50.7	54.7
21	22.6	26.9
22	43.3	35.8
23	22.8	22.9
24	126.0	126.2

2. 达玛烷型皂苷侧链烯键顺反构型的 NMR 谱图区别

20(22), 24- 二烯侧链中，20(22) 烯键为 E 时，C-21 位甲基信号在 δ_C 13.1；当烯键为 Z 时，C-21 位甲基信号在 δ_C 27.5。

20(22)，25- 羟基侧链中，20(22) 烯键为 E 时，C-24 位甲基信号在 δ_C 44.4；当烯键为 Z 时，C-21 位甲基信号在 δ_C 40.3。

(20S)-24- 烯 -26/27- 羟基侧链中，24 烯键为 E 时，C-26 和 C-27 位甲基信号分别在 δ_C 68.2 和 14.0；当 24 烯键为 Z 时，C-26 和 C-27 位甲基信号分别在

δ_C 21.8 和 60.9。

20，25- 二羟基侧链中，20(S) 时，C-21 位甲基信号在 δ_C 27.4；20(R) 时，C-21 位甲基信号在 δ_C 23.0。

1.3.5 达玛烷型人参皂苷的苷化位移

苷元与糖通过苷化形成苷，由此产生的苷化是向低场位移，若苷元 3-OH 苷化，可使 C-3 位向低场位移 8～10 ppm，但是 C-28 位 COOH 成酯苷时，羰基碳向高场位移 2～5 ppm，糖的信号一般出现在 δ_C 105～107 和 98 左右。

糖和苷元结合部位的不同，苷元对端基碳信号的影响也不相同，如 C-3 和 C-6 位葡萄糖的端基碳信号出现在 δ_C 105～106，而 C-20 位葡萄糖的端基碳信号出现在 δ_C 98 左右。此外，C-3 位苷化向低场位移至 δ_C 89 左右，C-6 位苷化向低场位移至 δ_C 79～80，C-20 位苷化向低场位移至 δ_C 83 左右。

1.3.6 达玛烷型人参皂苷连接糖数的NMR谱图特点

^{1}H NMR 中糖的端基氢在 δ_H 4.0～6.0，可以根据此区间氢的数目确定糖的个数。如果端基氢重叠可以结合 ^{13}C NMR 确定，糖的端基碳一般出现在 δ_C 95～110，此区域除去苷元上碳的数目就是结构中糖的数目。

1.3.7 达玛烷型人参皂苷糖构型的结构确定

糖的构型包括绝对构型和端基的相对构型，确定糖的绝对构型可将其水解，测定各个单糖的旋光。端基的相对构型借助端基氢的耦合常数和化学位移来确定。C-2 位氢处于直立键的吡喃糖中，如果端基氢的耦合常数在 2～3 Hz 之间，糖的端基构型为 α 型；如果端基氢的耦合常数在 7～8 Hz 之间，糖的端基构型为 β 型。对于 C-2 位氢处于平伏键的吡喃糖（如鼠李糖）不能用此方法判断。

1.3.8 主要化合物的波谱数据

三七皂苷 A

【化学名】3-O-[β-D-glucopyranosyl(1 → 2)-α-D-glucopyranosyl]-20-O-[α-D-glucopyranosyl(1 → 6)-α-D-glucopyranosyl] 3α,l2α,20(S),25-tetrahydroxydammar-23-ene

【英文名】notoginsenoside A

【结构式】

【分子式及分子量】$C_{54}H_{92}O_{24}$, 1124

【物理性状】无色晶体；mp. 197～200 ℃，$[\alpha]_D^{24} = +18.9$ ($c = 0.1$, MeOH)

【波谱数据】

^{1}H-NMR (pyridine-d_5, 500 MHz) δ：0.85, 0.89, 1.03, 1.11, 1.29, 1.61 (各 3H，s, 19, 30, 18, 29, 28, 21-H_3)，1.55 (6H, s, 26, 27-H_3), 3.28 (1H, dd, $J = 3.4$, 11.2 Hz, 3-H), 4.34 (1H, m, 12-H), 4.92 (1H, d, $J = 7.6$ Hz, 1'''-H), 5.10 (1H, d, $J = 7.6$ Hz, 1''''-H), 5.18 (1H, d, $J = 7.6$ Hz, 1'''-H), 5.37 (1H, d, $J = 7.3$ Hz, 1''-H), 6.08 (1H, d, $J = 15.6$ Hz, 24-H), 6.19 (1H, ddd-1ike, 23-H);

^{13}C-NMR(pyridine-d_5, 125 MHz)：化学位移见表 1-10。

表 1-10　^{13}C-NMR 数据

碳位	苷元部分	碳位	糖基部分
	δ_C		δ_C
1	39.2	3-O-Glc-1'	105.1
2	26.8	2'	83.3
3	89.1	3'	78.3
4	39.7	4'	71.7
5	56.4	5'	78.1
6	18.5	6'	62.8
7	35.1	3-O-Glc-1"	106
8	40.1	2"	77.1
9	50.1	3"	77.9
10	36.9	4"	71.8
11	30.8	5"	78.2
12	70.0	6"	62.7
13	49.5	20-O-Glc-1'''	98.1

碳位	苷元部分	碳位	糖基部分
	δ_C		δ_C
14	51.5	2'''	75.1
15	30.6	3'''	78.7
16	26.4	4'''	71.6
17	52.1	5'''	77.1
18	16.0	6'''	70.5
19	16.3	20-O-Glc-1''''	104.8
20	83.4	2''''	75.2
21	23.3	3''''	78.3
22	39.7	4''''	71.6
23	122.7	5''''	78.3
24	142.3	6''''	62.9
25	70.0		
26	30.6		
27	30.7		
28	28.1		
29	16.6		
30	17.2		

【参考文献】Yoshikawa M, 1997b

三七皂苷 B

【化学名】3-O-[α-D-glucopyranosyl (1→2)-α-D-glucopyranosyl]-20-O-[α-D-glucopyranosyl (1→6)-α-D-glucopyranosyl] 3β,12β,20(S)-trihydroxydammar-25-en-24-one

【英文名】notoginsenoside B

【结构式】

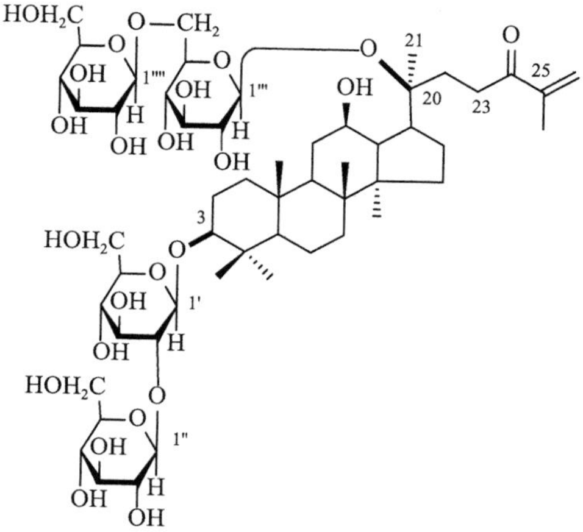

【分子式及分子量】$C_{54}H_{90}O_{24}$，1122

【物理性状】无色晶体；mp. $201\sim204℃$，$[\alpha]_D^{24}=+17.8$ (c=0.1, MeOH)

【波谱数据】

^{1}H-NMR (pyridine-d_5, 500 MHz) δ：0.82, 0.92, 0.97, 1.11, 1.28, 1.59, 1.83（各 3H，s, 19, 18, 30, 29, 28, 21, 27-H_3), 3.26 (1H, dd-like, 3-H), 4.18 (1H, m, 12-H), 4.93 (1H, d, J = 7.6 Hz, 1'-H), 5.03 (1H, d, J = 7.2 Hz, 1'''-H), 5.11 (1H, d, J = 7.3 Hz, 1''-H), 5.38 (1H, d, J = 7.6 Hz, 1''-H), 5.77, 6.37（各 1H，s, 26-H_2);

^{13}C-NMR(pyridine-d_5, 125 MHz): 化学位移见表 1-11。

表 1-11　^{13}C-NMR 数据

碳位	苷元部分 δ_C	碳位	糖基部分 δ_C
1	39.2	3-O-Glc-1'	105.6
2	26.8	2'	83.5
3	89.0	3'	78.4
4	39.7	4'	71.7
5	56.4	5'	78.1
6	18.4	6'	62.8
7	35.1	3-O-Glc-1''	106.0
8	40.0	2''	77.1
9	50.2	3''	78.0
10	36.9	4''	71.7
11	30.8	5''	78.3
12	70.2	6''	62.7
13	49.5	20-O-Glc-1'''	98.0
14	51.5	2'''	74.8
15	30.7	3'''	79.4
16	26.7	4'''	71.3
17	52.1	5'''	76.7
18	16.0	6'''	70.3
19	16.3	20-O-Glc-1''''	105.1
20	83.2	2''''	75.2
21	21.9	3''''	78.5
22	32.8	4''''	71.8
23	29.8	5''''	78.5
24	202.2	6''''	62.9
25	144.4		
26	17.8		
27	125.6		
28	28.1		
29	16.6		
30	17.4		

【参考文献】Yoshikawa M et al., 1997b

三七皂苷 B₁

【化学名】dammar-20(22)-en-3,12,25-triol-6-*O*-*β*-D-glucopyranoside

【英文名】sanchinoside B₁

【结构式】

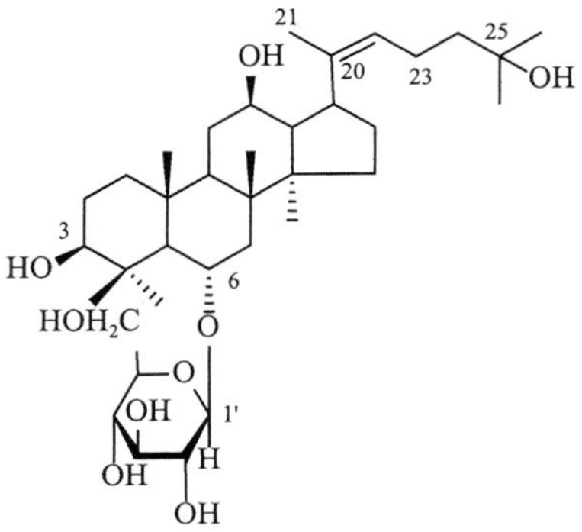

【分子式及分子量】$C_{36}H_{62}O_9$，638

【物理性状】白色粉末；mp. 144~146℃

【波谱数据】

1H-NMR (pyridine-d5, 400 MHz) δ: 0.83 (3H, s, H-30) , 1.04 (3H, s, H-19), 1.23 (3H, s, H-18),1.34 (3H, s, H-26),1.61 (3H, s,H-27), 1.81 (3H, s, H-29), 1.86 (3H, s, H-21), 2.07 (3H, s, H-28),5.02 (1H, d, J =7.0 Hz, Glc-H-1),5.68 (1H, t, J = 7.4 Hz, H-22);

^{13}C-NMR (pyridine-d_5, 100 MHz): 化学位移见表 1-12。

表 1-12　^{13}C-NMR 数据

碳位	苷元部分	碳位	糖基部分
	δ_C		δ_C
1	39.4	6-*O*-Glc-1'	105.9
2	27.9	2'	75.4
3	78.6	3'	80.0
4	40.3	4'	71.8
5	61.4	5'	79.5
6	78.0	6'	63.1
7	45.4		
8	41.1		
9	50.6		
10	39.7		
11	32.1		
12	72.6		
13	50.2		

续表

碳位	苷元部分	碳位	糖基部分
	δ_C		δ_C
14	51.1		
15	32.5		
16	27.4		
17	52.6		
18	17.4		
19	17.7		
20	140.1		
21	12.5		
22	123.7		
23	25.7		
24	41.4		
25	71.0		
26	28.7		
27	29.9		
28	31.7		
29	16.2		
30	16.8		

【参考文献】李珂珂等 ,2015；魏均娴等 ,1985

三七皂苷 C

【化学名】3-O-[β-D-glmopyranosyl (1→2)β-D-glucopyranosyl]-20-O-[β-D-glucopyranosyl (1 → 6)-β-D-glucopyranosyl] 3β,l2 α,20(S)-trihydroxy-24ξ-hydroperoxy-dammar-25-ene

【英文名】notoginsenoside C

【结构式】

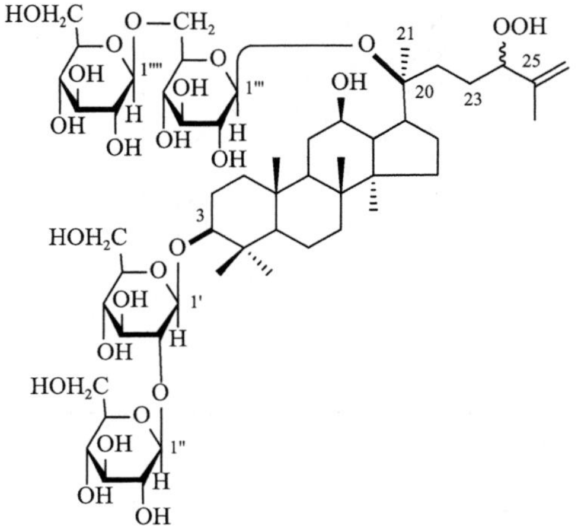

【分子式及分子量】$C_{54}H_{92}O_{25}$, 1140

【物理性状】无色晶体；mp. 199～202℃, $[\alpha]_D^{22} = +14.4$ ($c = 0.1$, MeOH)

【波谱数据】

^{1}H-NMR (pyridine-d_5, 500 MHz) δ: 0.83, 0.94, 0.99, 1.10, 1.28, 1.63, 1.96 (各 3H，s, 19, 30, 18, 29, 28, 21, 27-H$_3$), 1.97 (m), 2.55 (m), 3.27 (1H, dd, $J = 2.9$, 11.0Hz, 3-H), 4.14 (1H, m, 12-H) 4.79(1H, dd-like, 24-H), 4.91 (1H, d, $J = 7.3$Hz, 1'-H), 5.09 (1H, d-like, 1'''-H), 5.10, 5.30(各 1H, m, 26-H), 5.10 (1H, d-like, 1''''-H), 5.36 (1H, d, $J = 7.6$ Hz,1''-H);

^{13}C-NMR (pyridine-d_5, 125 MHz): 化学位移见表 1-13。

表 1-13　^{13}C-NMR 数据

碳位	苷元部分 δ_C	碳位	糖基部分 δ_C
1	39.2	3-O-Glc-1'	105.1
2	26.8	2'	83.3
3	89.0	3'	78.3
4	39.7	4'	71.6
5	56.4	5'	78.2
6	18.5	6'	62.8
7	35.1	3-O-Glc-1''	106.0
8	40.0	2''	77.1
9	50.2	3''	78.1
10	36.9	4''	71.7
11	30.9	5''	78.3
12	70.2	6''	62.7
13	49.4	20-O-Glc-1'''	98.1
14	51.4	2'''	74.8
15	30.8	3'''	79.1
16	26.7	4'''	71.5
17	51.7	5'''	77.0
18	16.0	6'''	70.0
19	16.3	20-O-Glc-1''''	105.2
20	83.4	2''''	75.2
21	22.6	3''''	78.4
22	32.6	4''''	71.8
23	26.3	5''''	78.4
24	90.0	6''''	62.9
25	146.0		
26	113.5		
27	17.6		
28	28.1		
29	16.6		
30	17.4		

【参考文献】Yoshikawa M et al., 1997b

三七皂苷 D

【化学名】3-O-[β-D-xylopyranosyl(1 → 2)-β-D-glucopyranosyl(1 → 2)-β-D-gluco-pyranosyl]-20-O- [β-D-xylopyranosyl(1 → 6)-β-D-glucopyranosyl(1 → 6)-β-D-gluco-pyranosyl]-20(S)-protopanaxadiol

【英文名】notoginsenoside D

【结构式】

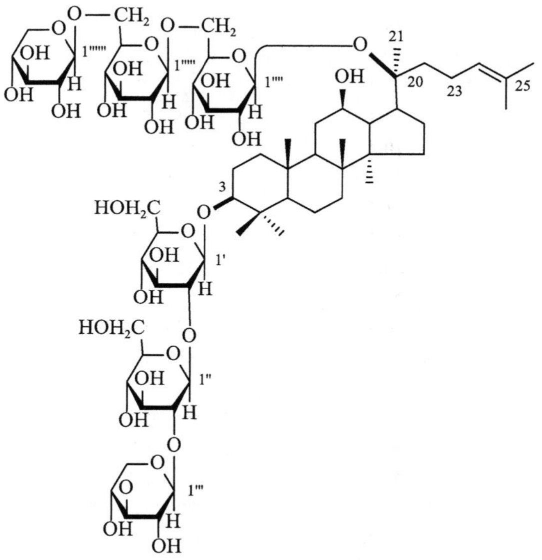

【分子式及分子量】$C_{64}H_{108}O_{31}$, 1372

【物理性状】无色晶体；mp. 207～210℃ , $[\alpha]_D^{22}$ = + 6.50 (c= 0.1, MeOH)

【波谱数据】

^{1}H-NMR (pyridine-d_5, 500 MHz) δ: 0.80, 0.95, 0.98, 1.11, 1.28, 1.62 (各 3H ,s, 19, 18, 30, 29, 28, 26-H$_3$), 1.66 (6H, s, 21, 27-H$_3$), 3.29 (1H, dd, J = 3.3, 10.4Hz, 3-H), 4.08 (1H, m, 12-H), 4.92 (1H, d, J = 7.9 Hz, 1''-H), 4.9(1H, d, J = 8.5Hz, 1'''''-H), 5.02 (1H, d, J = 7.6Hz, 1''''-H), 5.12 (1H, d, J = 7.6Hz, 1''''-H), 5.31 (1H, d-like, 24-H), 5.38 (1H, d, J = 7.0Hz, 1''-H), 5.52 (1H, d, J = 7.9Hz, 1'-H);

^{13}C-NMR(pyridine-d_5, 125 MHz): 化学位移见表 1-14。

表 1-14 ^{13}C-NMR 数据

碳位	苷元部分 δ_C	碳位	糖基部分 δ_C
1	39.2	3-O-Glc-1'	105.2
2	26.7	2'	83.1
3	89.0	3'	78.7
4	39.8	4'	71.6
5	56.5	5'	78.7
6	18.5	6'	63.3
7	35.2	3-O-Glc-1"	103.6
8	40.1	2"	85.0
9	50.3	3"	78.1
10	36.9	4"	72.3
11	30.8	5"	78.3
12	70.2	6"	63.3
13	49.5	3-O-Xyl-1'''	106.8
14	51.4	2'''	76.3
15	30.8	3'''	79.6
16	26.7	4'''	72.0
17	51.6	5'''	67.8
18	16.0	20-O-Glc-1''''	98.3
19	16.3	2''''	75.3
20	83.5	3''''	78.3
21	22.4	4''''	72.0
22	36.3	5''''	77.4
23	23.2	6''''	70.8
24	126.0	20-O-Glc-1'''''	105.8
25	131.0	2'''''	75.5
26	25.8	3'''''	78.7
27	18.0	4'''''	71.6
28	28.1	5'''''	77.4
29	16.7	6'''''	70.3
30	17.5	20-O-Xyl-1''''''	106.3
		2''''''	75.3
		3''''''	79.1
		4''''''	71.2
		5''''''	67.5

【参考文献】Yoshikawa M et al.,1997b

三七皂苷 E

【化 学 名】3-O-[β-D-glucopyranosyl(1 → 2)-β-D-glucopyranosyl]-20-O-[β-D-glucopyranosyl-3,12, 20(S)-trihydroxy-25-hydroperoxydammar-23-ene

【英文名】notoginsenoside E

【结构式】

【分子式及分子量】$C_{48}H_{82}O_{20}$, 978

【物理性状】无色晶体；mp. 202～204℃, $[\alpha]_D^{24} = +19.2$ ($c = 0.1$, MeOH)

【波谱数据】

^{1}H-NMR (pyridine-d_5, 500 MHz) δ: 0.83, 0.89, 1.00, 1.12, 1.30, 1.58, 1.59, 1.61 (各 3H, s, 19, 30, 18, 29, 28, 26, 27, 21-H$_3$), 3.26 (1H, dd, 3-H), 4.01 (1H, m, 12-H), 4.95 (1H, d, $J = 7.0$ Hz, 1'-H), 5.22 (1H, d, $J = 7.6$ Hz, 1'''-H), 5.39 (1H, d, $J = 6.7$ Hz, 1''-H), 6.07 (1H, d, $J = 15.0$ Hz, 24-H), 6.16 (1H, m, 23-H);

^{13}C-NMR(pyridine-d_5, 125 MHz): 化学位移见表 1-15。

表 1-15　^{13}C-NMR 数据

碳位	苷元部分	碳位	糖基部分
	δ_C		δ_C
1	39.0	3-O-Glc-1'	105.0
2	26.5	2'	83.0
3	88.9	3'	78.1
4	39.6	4'	71.5
5	56.3	5'	78.1
6	18.3	6'	63.8
7	35.0	20-O-Glc-1''	105.8
8	39.9	2''	77.0
9	50.0	3''	77.8
10	36.8	4''	71.6
11	30.8	5''	78.2
12	70.4	6''	62.6
13	49.3	20-O-Glc-1'''	98.2
14	51.4	2'''	75.2

碳位	苷元部分	碳位	糖基部分
	δ_C		δ_C
15	30.5	3'''	78.6
16	26.3	4'''	71.4
17	52.2	5'''	78.0
18	15.8	6'''	62.8
19	16.1		
20	83.3		
21	23.2		
22	39.5		
23	126.3		
24	138.0		
25	81.2		
26	25.0		
27	25.3		
28	28.0		
29	16.4		
30	17.0		

【参考文献】Yoshikawa M et al., 1997a

三七皂苷 Fa

【化学名】20(*S*)-protopanaxadiol-3-*O*-α-D-xylopyranosyl(1→2)-α-D-glucopyranosyl(1→2)-α- D-glucopyranoside-20-*O*-α-D-glucopyranosyl(1→6)-α-D-glucopyranoside

【英文名】notoginsenoside Fa

【结构式】

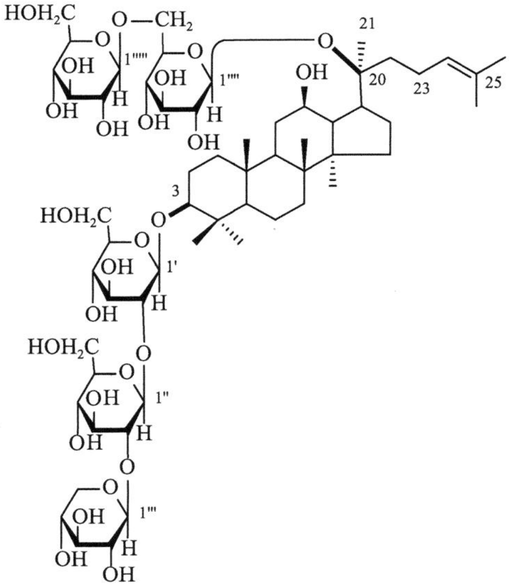

【分子式及分子量】$C_{59}H_{100}O_{27}$, 1240

【物理性状】白色粉末；mp. 193~196℃，$[\alpha]_D^{26} = +2.1$ ($c = 0.37$, MeOH)

【波谱数据】

^{13}C-NMR (CD$_3$OD, 100 MHz)：化学位移见表 1-16。

表 1-16　^{13}C-NMR 数据

碳位	苷元部分 δ_C	碳位	糖基部分 δ_C
1	40.33	3-O-Glc-1'	104.96
2	27.33	2'	84.49
3	90.60	3'	77.82
4	40.72	4'	72.07
5	57.60	5'	78.17
6	18.30	6'	62.95
7	35.93	3-O-Glc-1"	103.4
8	41.06	2"	85.14
9	52.90	3"	78.69
10	38.00	4"	71.12
11	30.93	5"	77.26
12	70.43	6"	63.22
13	51.17	3-O-Xyl-1'''	106.64
14	52.48	2'''	75.81
15	31.58	3'''	78.89
16	27.33	4'''	71.12
17	52.90	5'''	67.31
18	16.79	20-O-Glc-1''''	98.16
19	16.39	2''''	75.31
20	84.50	3''''	78.03
21	22.50	4''''	71.85
22	36.84	5''''	76.21
23	23.42	6''''	69.94
24	126.15	20-O-Glc-1'''''	105.28
25	132.39	2'''''	74.92
26	25.99	3'''''	78.61
27	18.05	4'''''	71.12
28	28.39	5'''''	78.17
29	16.79	6'''''	62.95
30	17.47		

【参考文献】魏均娴等，1992b

三七皂苷 Fc

【化学名】20(S)-protopanaxadiol-3-O-β-D-xylopyranosyl(1→2)-β-D-glucopyra-nosyl(1→2)-β-D-glucopyranoside-20-O-β-D-xylopyranosyl(1→6)-β-D-glucopyranoside

【结构式】

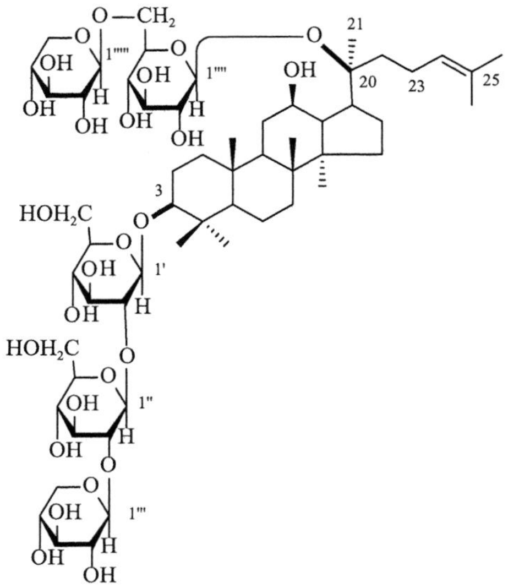

【分子式及分子量】$C_{58}H_{98}O_{26}$，1210

【物理性状】白色粉末；mp. 210~240℃

【波谱数据】

^{13}C-NMR (pyridine-d_5, 125 MHz)：化学位移见表 1-17。

表 1-17　^{13}C-NMR 数据

碳位	苷元部分	碳位	糖基部分
	δ_C		δ_C
1	39.2	3-O-Glc-1'	104.7
2	26.7	2'	83.0
3	89.0	3'	77.8
4	39.7	4'	71.6
5	56.4	5'	77.8
6	18.5	6'	62.7
7	35.3	3-O-Glc-1"	103.2
8	40.0	2"	83.5
9	50.2	3"	78.1
10	36.2	4"	71.1
11	30.8	5"	77.9
12	70.2	6"	62.9
13	49.5	3-O-Xyl-1‴	106.6
14	51.4	2‴	75.8

续表

碳位	苷元部分	碳位	糖基部分
	δ_C		δ_C
15	30.8	3'''	78.9
16	26.7	4'''	71.1
17	51.4	5'''	67.3
18	16.2	20-O-Glc-1''''	98.0
19	16.1	2''''	75.4
20	83.5	3''''	78.1
21	22.2	4''''	71.6
22	35.5	5''''	76.8
23	23.1	6''''	70.3
24	126.0	20-O-Xyl-1'''''	105.7
25	131.0	2'''''	74.6
26	25.8	3'''''	79.2
27	17.9	4'''''	70.9
28	28.1	5'''''	66.9
29	16.6		
30	17.4		

【参考文献】魏均娴等,1986

人参皂苷 Fe

【化学名】20(S)-protopanaxadiol-3-O-β-D-glucopyranoside-20-O-α-L-arabinofur-anosyl(1 → 6)- β-D-glucopyranoside

【结构式】

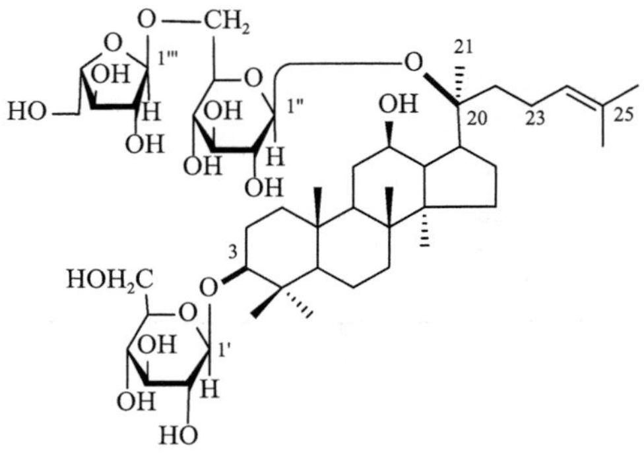

【分子式及分子量】$C_{47}H_{80}O_{17}$，916

【物理性状】白色粉末；mp. 185~190℃

【波谱数据】

^{13}C-NMR (pyridine-d_5, 100 MHz): 化学位移见表 1-18。

表 1-18 ^{13}C-NMR 数据

碳位	苷元部分 δ_C	碳位	糖基部分 δ_C
1	37.9	3-O-Glc-1'	105.5
2	25.4	2'	74.4
3	87.5	3'	77.6
4	38.3	4'	70.6
5	51.1	5'	76.9
6	17.1	6'	61.8
7	33.8	20-O-Glc-1"	96.7
8	38.7	2"	73.7
9	48.9	3"	77.4
10	35.6	4"	70.8
11	29.4	5"	75.1
12	68.9	6"	67.1
13	48.1	20-O-Ara-1'''	108.7
14	50.1	2'''	82.0
15	29.5	3'''	77.8
16	25.4	4'''	84.9
17	50.3	5'''	61.3
18	14.9		
19	14.6		
20	81.8		
21	21.0		
22	34.8		
23	21.8		
24	24.7		
25	29.6		
26	24.3		
27	16.5		
28	26.8		
29	15.4		
30	16.0		

【参考文献】Yang T R et al., 1983

三七皂苷 Ft$_1$

【化学名】(3β, 12β, 20R)-12,20-dihydroxydammar-24-en-3-yl-O-β-D-xylopyranosyl (1 → 2)-O-β- D-glucopyranosyl(1 → 2)-β-D-glucopyranoside

【英文名】notoginsenoside Ft$_1$

【结构式】

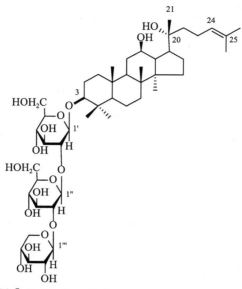

【分子式及分子量】C$_{47}$H$_{80}$O$_{17}$, 916

【物理性状】白色粉末；mp. 238～240℃

【波谱数据】

^{1}H-NMR (pyridine-d_5, 500 MHz) 和 ^{13}C-NMR(pyridine-d_5, 125 MHz): 化学位移见表 1-19。

表 1-19 ^{1}H-NMR 和 ^{13}C-NMR 数据

碳位	苷元部分		碳位	糖基部分	
	δ_H, mult (J in Hz)	δ_C		δ_H, mult (J in Hz)	δ_C
1	0.70 ~ 0.84 (m);1.49 ~ 1.57 (m)	39.2 (t)	3-O-Glc-1'	4.93 (d, J=7.5)	104.8(d)
2	2.19(dd, J=4.2, 13.8);1.76 ~ 1.87 (m)	26.7 (t)	2'	4.22 (t, J=7.7)	83.0(d)
3	3.29 (dd, J=4.2, 11.5)	89.0 (d)	3'	4.20 (t, J=7.7)	78.0(d)
4	—	39.8 (s)	4'	4.14 (t, J=9.5)	71.9(d)
5	0.62 ~ 0.75 (m)	56.4 (d)	5'	3.83 ~ 3.94(m)	77.8(d)
6	1.44 ~ 1.54 (m);1.30 ~ 1.42 (m)	18.5 (t)	6'	4.55 (dd, J=2.5, 11.2)	63.0(t)
7	1.19 ~ 1.30 (m);1.42 ~ 1.56 (m)	35.2 (t)		4.33 (dd, J=3.0, 11.2)	

续表

碳位	苷元部分		碳位	糖基部分	
	δ_H, mult (*J* in Hz)	δ_C		δ_H, mult (*J* in Hz)	δ_C
8	—	40.1 (*s*)	3-*O*-Glc-1"	5.51 (d, *J*=7.7)	103.2(*d*)
9	1.36~1.45 (*m*)	50.4 (*d*)	2"	4.24 (t, *J*=7.7)	84.6(*d*)
10	—	37.0 (*s*)	3"	4.28 (t, *J*=7.7)	78.3(*d*)
11	1.95~2.05 (*m*);1.46~1.59 (*m*)	32.2 (*t*)	4"	4.33 (t, *J*=7.7)	70.9(*d*)
12	3.85~3.96 (*m*)	71.2 (*d*)	5"	3.89~3.99 (*m*)	77.8(*d*)
13	1.96~2.06 (*m*)	49.2 (*d*)	6"	4.49 (dd, *J*=3.3,11.6),	63.0(*t*)
14	—	51.8 (*s*)		4.46 (dd, *J*=4.2,11.6)	
15	1.00~1.09 (*m*);1.50~1.63 (*m*)	31.5 (*t*)	3-*O*-Xyl-1‴	5.71 (d, *J*=7.5)	106.5(*d*)
16	1.88~2.01 (*m*); 1.31~1.42 (*m*)	26.8 (*t*)	2‴	4.08~4.16 (*m*)	76.0(*d*)
17	2.4 (dd, *J*=6.9, 10.2)	50.7 (*s*)	3‴	4.21~4.34 (*m*)	78.7(*d*)
18	1.00 (*s*)	15.9 (*q*)	4‴	4.16~4.26 (*m*)	0.8(*d*)
19	0.80 (*s*)	16.4 (*q*)	5‴	4.27~4.40 (*m*)	67.5(*t*)
20	—	73.1 (*s*)		3.63 (t, *J*=10.4)	
21	1.42 (*s*)	22.8 (*q*)			
22	1.69~1.80 (*m*);1.65~1.77 (*m*)	43.2 (*t*)			
23	2.50~2.61 (*m*);2.41~2.53 (*m*)	22.7 (*t*)			
24	5.32 (t, *J*=7.2)	126.1 (*d*)			
25	—	130.8 (*s*)			
26	1.69 (*s*)	25.9 (*q*)			
27	1.65 (*s*)	17.7 (*q*)			
28	1.29 (*s*)	28.2 (*q*)			
29	1.11 (*s*)	16.7 (*q*)			
30	0.98 (*s*)	17.4 (*q*)			

【参考文献】Chen J T et al., 2006

三七皂苷 Ft$_2$

【化学名】(3β,12β)-12,20-dihydroxydammar-24-en-3-yl-*O*-β-D-xylopyranosyl (1→2)-*O*-β-D-glucopyranosyl(1→2)-β-D-glucopyranoside

【英文名】notoginsenoside Ft$_2$

【结构式】

【分子式及分子量】$C_{47}H_{82}O_{18}$, 934

【物理性状】白色粉末；mp. 238~240℃

【波谱数据】

^{1}H-NMR (pyridine-d_5, 500 MHz) 和 ^{13}C-NMR(pyridine-d_5, 125 MHz)：化学位移见表 1-20。

表 1-20　^{1}H-NMR 和 ^{13}C-NMR 数据

碳位	苷元部分		碳位	糖基部分	
	δ_H, mult (J in Hz)	δ_C		δ_H, mult (J in Hz)	δ_C
1	0.71~0.84 (m); 1.45~1.55(m)	39.2 (t)	3-O-Glc-1'	4.90 (d, J=7.3)	104.8(d)
2	2.19 (dd, J=3.4, 12.3); 1.75~1.87(m)	26.8 (t)	2'	4.22 (t, J=7.7)	83.0(d)
3	3.27 (dd, J=4.3, 11.5)	89.0 (d)	3'	4.19 (t, J=7.7)	78.0(d)
4	—	39.8 (s)	4'	4.11 (t, J=9.5)	71.9(d)
5	0.63~0.77 (m)	56.4 (d)	5'	3.83~3.92 (m)	77.8(d)
6	1.44~1.56 (m); 1.30~1.40(m)	18.5 (t)	6'	4.53 (dd, J=2.6, 11.8)	63.0(t)
7	1.18~1.27 (m);1.40~1.52 (m)	35.2 (t)		4.33 (dd, J=3.0, 11.2)	
8	—	40.0 (s)	3-O-Glc -1"	5.54 (d, J=7.7)	103.2(d)
9	1.35~1.44(m)	49.3 (d)	2"	4.21 (dd, J=7.7)	84.6(d)
10	—	37.0 (s)	3"	4.28(t, J=7.7, 9.2)	78.3(d)
11	1.95~2.04 (m); 1.46~1.57(m)	32.2 (t)	4"	4.30 (t, J=7.7)	70.9(d)
12	3.85~3.95 (m)	71.2 (d)	5"	3.86~3.96 (m)	77.8(d)
13	1.95~2.06 (m)	48.7 (d)	6"	4.47 (dd, J=2.9,11.5)	63.0(t)
14	—	51.7 (s)		4.43 (dd, J=3.7,11.5)	
15	1.01~1.11 (m); 1.47~1.61(m)	31.5 (t)	3-O-Xyl -1'''	5.72 (d, J=7.5)	106.5(d)

碳位	苷元部分		碳位	糖基部分	
	δ_H, mult (J in Hz)	δ_C		δ_H, mult (J in Hz)	δ_C
16	1.86 ~ 1.99 (*m*); 1.35 ~ 1.47(*m*)	26.8 (*t*)	2'''	4.07 ~ 4.16 (*m*)	75.9(*d*)
17	2.30 ~ 2.41 (*m*)	54.8 (*s*)	3'''	4.21 ~ 4.35 (*m*)	78.7(*d*)
18	0.99 (*s*)	15.9 (*q*)	4'''	4.14 ~ 4.25 (*m*)	70.8(*d*)
19	0.79 (*s*)	16.4 (*q*)	5'''	4.30 ~ 4.42 (*m*)	67.5(*t*)
20	—	73.5 (*s*)		3.63 (t, *J*=10.4)	
21	1.40 (*s*)	28.2 (*q*)			
22	1.91 ~ 2.06 (*m*); 1.49~1.60(*m*)	36.7 (*t*)			
23	2.04 ~ 2.16 (*m*); 1.87~1.99(*m*)	19.3 (*t*)			
24	1.54 ~ 1.69 (*m*)	45.7 (*t*)			
25	—	70.0 (*s*)			
26	1.40 (*s*)	30.0 (*q*)			
27	1.39 (*s*)	30.2 (*q*)			
28	1.29 (*s*)	28.2 (*q*)			
29	1.08 (*s*)	16.7 (*q*)			
30	0.93 (*s*)	17.4 (*q*)			

【参考文献】Chen J T et al., 2006

三七皂苷 Ft₃

【化学名】(3β, 12β, 2 ξ)-12,20,24-dihydroxydammar-25-en-3-yl-*O*-β-D-xylopyranosyl(1 → 2)- *O*-β-D-glucopyranosyl(1 → 2)-β-D-glucopyranoside

【英文名】notoginsenoside Ft₃

【结构式】

【分子式及分子量】$C_{47}H_{80}O_{18}$, 932

【物理性状】白色粉末；mp. 223～225℃

【波谱数据】

^{1}H-NMR (pyridine-d_5, 500 MHz) 和 ^{13}C-NMR(pyridine-d_5, 125 MHz)：化学位移见表 1-21。

表 1-21　^{1}H-NMR 和 ^{13}C-NMR 数据

碳位	苷元部分		碳位	糖基部分	
	δ_H, mult (J in Hz)	δ_C		δ_H, mult (J in Hz)	δ_C
1	0.70～0.83 (m); 1.46～1.56(m)	39.3 (t)	3-O-Glc-1'	4.90 (d, J=7.3)	104.8(d)
2	2.18 (dd, J=3.4, 12.3); 1.77～1.89(m)	26.8 (t)	2'	4.22 (t, J=7.7)	82.9(d)
3	3.28 (dd, J=4.3, 11.5)	89.2 (d)	3'	4.19 (t, J=7.7)	78.0(d)
4	—	39.9 (s)	4'	4.11 (t, J=9.5)	71.9(d)
5	0.61～0.55 (m)	56.6 (d)	5'	3.82～3.91 (m)	77.7(d)
6	1.45～1.55 (m);1.30～1.42(m)	18.5 (t)	6'	4.53 (dd, J=2.6, 11.8)	63.1(t)
7	1.13～1.27 (m);1.38～1.54(m)	35.3 (t)		4.33 (dd, J=3.0, 11.2)	
8	—	40.2 (s)	3-O- Glc -1"	5.53 (d, J=7.7)	103.3(d)
9	1.35～1.45 (m)	49.7 (d)	2"	4.22 (dd, J=7.7, 9.2)	84.7(d)
10	—	37.1 (s)	3"	4.28 (t, J=7.7)	78.3(d)
11	1.94～2.04 (m); 1.45～1.59(m)	32.2 (t)	4"	4.3 (t, J=7.7)	71.0(d)
12	3.86～3.95 (m)	71.3 (d)	5"	3.86～3.97 (m)	77.7(d)
13	1.95～2.08 (m)	48.7 (d)	6"	4.47 (dd, J=2.9,11.5)	63.1(t)
14	—	51.8 (s)		4.43 (dd, J=3.7,11.5)	
15	1.00～1.10 (m);1.50～1.63(m)	31.5 (t)	3-O-Xyl -1'''	5.72 (d, J=7.5)	106.5(d)
16	1.83～1.96 (m);1.35～1.47(m)	26.8 (t)	2'''	4.08～4.15 (m)	75.9(d)
17	2.29～2.40 (m)	54.9 (s)	3'''	4.21～4.35 (m)	78.7(d)
18	0.96 (s)	16.0 (q)	4'''	4.15～4.25 (m)	70.8(d)
19	0.80 (s)	16.5 (q)	5'''	4.30～4.41 (m)	67.4(t)
20	—	73.3 (s)		3.63 (t, J=10.4)	
21	1.42 (s)	27.5 (q)			
22	1.53～1.67 (m);1.40～1.52(m)	32.3 (t)			
23	1.76～1.90 (m);1.65～1.75(m)	30.7 (t)			

碳位	苷元部分		碳位	糖基部分	
	δ_H, mult (J in Hz)	δ_C		δ_H, mult (J in Hz)	δ_C
24	4.43 (t, J=6.0)	76.1 (d)			
25	—	150.0 (s)			
26	5.19～5.32 (m);5.21～5.35(m)	111.1 (t)			
27	1.91 (s)	17.2 (q)			
28	1.28 (s)	28.2 (q)			
29	1.09 (s)	16.8 (q)			
30	0.95 (s)	17.2 (q)			

【参考文献】Chen J T et al., 2006

三七皂苷 Fp₁

【化学名】(20S)-20-O-(α-L-arabinopyranosyl(1 → 6)-β-D-glucopyranosyl)-6-O-(β-D-glucopyranosyl)-protopanaxatriol

【英文名】notoginsenoside Fp₁

【结构式】

【分子式及分子量】$C_{47}H_{80}O_{18}$, 932

【物理性状】无色晶体；mp. 185～187℃,$[\alpha]_D^{17}$ = + 12.08 (c=0.35, MeOH)

【波谱数据】

^{1}H-NMR (pyridine-d_5, 500 MHz) δ: 0.79, 1.01, 1.15, 1.64, 1.64, 1.69, 1.71, 2.05 (各 3H , s, H₃-30, 19, 18, 21, 29, 26, 27, 28), 4.98 (1H, d, J = 6.1 Hz, H-1'''), 5.01 (1H, d, J = 7.8 Hz, H-1'), 5.09 (1H, d, J = 7.5 Hz, H-1");

^{13}C-NMR(pyridine-d_5, 125 MHz): 化学位移见表 1-22。

表 1-22 ^{13}C-NMR 数据

碳位	苷元部分 δ_C	碳位	糖基部分 δ_C
1	39.8	6-O-Glc-1'	106.0
2	28.0	2'	75.6
3	78.8	3'	79.7
4	40.5	4'	71.8
5	61.5	5'	78.2
6	80.3	6'	63.2
7	45.2	20-O-Glc-1"	98.2
8	41.2	2"	75.0
9	50.1	3"	79.3
10	39.6	4"	72.0
11	30.9	5"	76.8
12	70.4	6"	69.3
13	49.2	20-O-Ara(p)-1'''	104.8
14	51.5	2'''	72.3
15	30.7	3'''	74.2
16	26.8	4'''	68.7
17	51.7	5'''	65.7
18	17.7		
19	17.7		
20	83.7		
21	22.4		
22	36.3		
23	23.3		
24	126.1		
25	131.3		
26	25.9		
27	18.0		
28	31.9		
29	16.5		
30	17.3		

【参考文献】Wang X Y et al., 2008

三七皂苷 Fp$_2$

【化学名】(20S)-20-O-(α-L-arabinofuranosyl-(1 → 6)-β-D-glucopyranosyl)-3-O-(β-D- xylopyranosyl-(1 → 2)- β-D-glucopyranosyl-(1 → 2)-β-D-glucopyranosyl) proto-panaxadiol

【英文名】notoginsenoside Fp$_2$

【结构式】

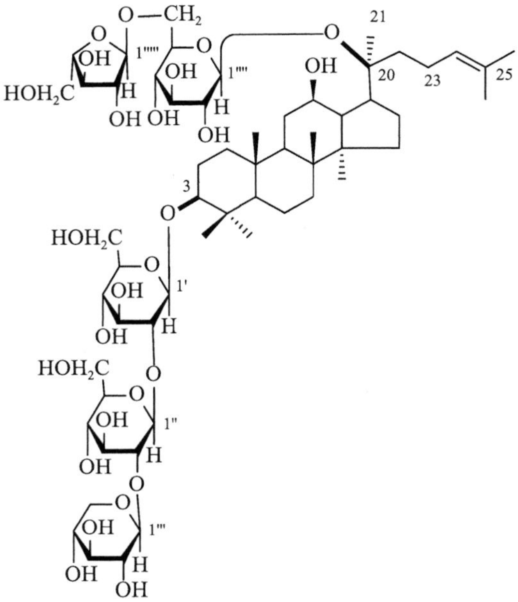

【分子式及分子量】$C_{58}H_{98}O_{26}$, 1210

【物理性状】无色晶体；mp. 166～168℃，$[\alpha]_D^{17} = -2.94$ (c= 0.51, MeOH)

【波谱数据】

^{1}H-NMR (pyridine-d_5, 500 MHz) δ: 0.77, 0.93, 0.93, 1.08, 1.25, 1.60, 1.62, 1.65 (各3H, s, H$_3$-19, 18, 30, 29, 28, 26, 21, 27), 4.91 (1H, d, J = 6.4 Hz, H-1'), 5.49 (1H, d, J = 6.4 Hz, H-1"), 5.12 (1H, d, J = 5.1 Hz, H-1""), 5.38 (1H, d, J = 5.6 Hz, H-1"'), 5.64 (1H, s, H-1"""）;

^{13}C-NMR(pyridine-d_5, 125 MHz): 化学位移见表 1-23。

表 1-23　^{13}C-NMR 数据

碳位	苷元部分	碳位	糖基部分
	δ_C		δ_C
1	39.3	3-O-Glc-1'	104.8
2	26.7	2'	83.0
3	89.1	3'	77.8
4	39.8	4'	71.3

续表

碳位	苷元部分	碳位	糖基部分
	δ_{C}		δ_{C}
5	56.5	5'	78.3
6	18.5	6'	63.1
7	35.2	3-O-Glc-1"	103.2
8	40.1	2"	84.6
9	49.8	3"	78.0
10	37.0	4"	71.9
11	30.9	5"	79.3
12	70.4	6"	63.0
13	49.5	3-O-Xyl-1'''	106.5
14	51.5	2'''	76.0
15	30.8	3'''	78.7
16	26.8	4'''	70.8
17	51.8	5'''	67.5
18	16.1	20-O-Glc-1''''	98.2
19	16.4	2''''	75.1
20	83.5	3''''	76.0
21	22.5	4''''	72.2
22	36.3	5''''	76.6
23	23.3	6''''	68.6
24	126.1	20-O-Ara(f)-1'''''	110.2
25	131.1	2'''''	83.4
26	25.9	3'''''	79.0
27	18.0	4'''''	86.2
28	28.2	5'''''	62.8
29	16.8		
30	17.5		

【参考文献】Wang X Y et al., 2008

三七皂苷 G

【化学名】3-O-[β-D-glucopyranosyl-(1→2)-β-D-glucopyranosyl]-20-O-(β-D-glucopyranosyl)-3, 7,20(S)-trihydroxydammar-5,24-diene

【英文名】notoginsenoside G

【结构式】

【分子式及分子量】$C_{48}H_{80}O_{19}$, 960

【物理性状】无色晶体；mp. 204~206℃, $[\alpha]_D^{24}$ = +39.2 (c =0.1, MeOH)

【波谱数据】

^{1}H-NMR (pyridine-d_5, 500 MHz) δ: 1.13 (6H, s, 19,30-H$_3$), 1.26, 1.42, 1.49, 1.59, 1.60, 1.65（各 3H, s, 18, 29, 28, 26, 27, 21-H$_3$), 1.77 (1H, m, 9-H), 3.33 (1H, dd, J = 4.6, 11.9 Hz, 3-H), 4.09 (1H, m, 12-H), 4.70 (1H, d, J = 2.1 Hz, 7-H), 4.88 (1H, d, J=7.6 Hz, 1'-H), 5.22 (1H, d, J = 7.6 Hz, 1'''-H), 5.34 (1H, d, J = 6.7 Hz, 1''-H), 5.27 (1H, dd, 24-H), 5.83 (1H, d, J = 2.1 Hz, 6-H);

^{13}C-NMR(pyridine-d_5, 125 MHz): 化学位移见表 1-24。

表 1-24 ^{13}C-NMR 数据

碳位	苷元部分 δ_C	碳位	糖基部分 δ_C
1	39.5	3-O-Glc-1'	104.9
2	27.1	2'	83.5
3	88.0	3'	78.2
4	42.7	4'	71.6
5	147.1	5'	78.3
6	127.5	6'	62.8
7	71.2	20-O-Glc-1''	106.1
8	42.3	2''	77.1
9	47.4	3''	77.9
10	38.1	4''	71.6
11	33.2	5''	78.4
12	69.8	6''	62.7
13	50.4	20-O-Glc-1'''	98.4

碳位	苷元部分	碳位	糖基部分
	δ_C		δ_C
14	51.0	2'''	75.2
15	34.5	3'''	79.1
16	27.0	4'''	71.5
17	51.2	5'''	78.1
18	10.7	6'''	62.8
19	18.2		
20	82.5		
21	22.6		
22	36.4		
23	23.3		
24	125.9		
25	131.0		
26	25.8		
27	17.8		
28	28.3		
29	23.9		
30	20.4		

【参考文献】Yoshikawa M et al., 1997a

三七皂苷 H

【化学名】6-O-[β-D-xylopyranosyl-(1→2)-β-D-glucopyranosyl]-20-O-(β-D-glu-copyranosyl)-3,6, 12,20(S)-pentahydroxydammar-23-ene

【英文名】notoginsenoside H

【结构式】

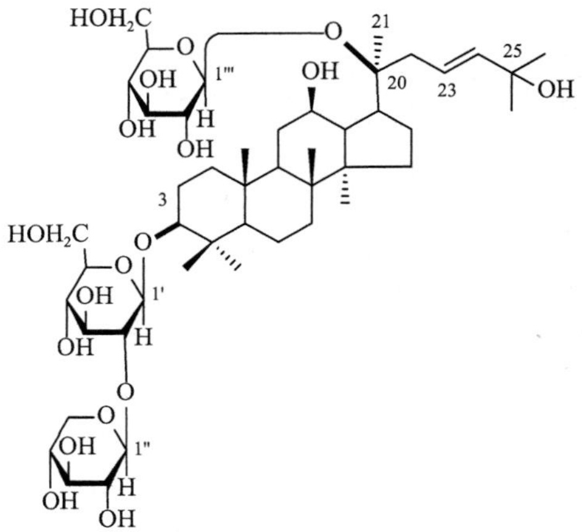

【分子式及分子量】$C_{47}H_{80}O_{19}$, 948

【物理性状】无色晶体；mp. 201～203℃，$[\alpha]_D^{25} = +14.9$ (c= 0.1, MeOH)

【波谱数据】

^{1}H-NMR (pyridine-d_5, 500 MHz) δ: 0.73, 0.99, 1.19, 1.48, 1.55, 2.08 (各 3H, s, 30, 19, 18, 29, 26, 28-H$_3$), 1.56 (6H, s, 21,27-H$_3$), 3.50 (1H, dd, J = 3.7, 10.4 Hz, 3-H), 4.35 (1H, m, 6-H), 4.93 (1H, d, J = 7.3 Hz, 1'-H), 5.19 (1H, d, J = 7.3 Hz, 1'''-H), 5.76 (1H, brs, 12-H), 5.77 (1H, d, J = 7.9 Hz, 1''-H), 6.04 (1H, d, J = 15.6 Hz, 24-H), 6.30 (1H, ddd, 23-H);

^{13}C-NMR(pyridine-d_5, 125 MHz): 化学位移见表 1-25。

表 1-25　^{13}C-NMR 数据

碳位	苷元部分 δ_C	碳位	糖基部分 δ_C
1	39.4	3-O-Glc-1'	103.4
2	27.8	2'	80.1
3	78.8	3'	79.8
4	40.2	4'	71.7
5	61.3	5'	78.0
6	79.5	6'	62.8
7	44.8	3-O-Xyl-1''	104.8
8	41.1	2''	75.9
9	49.8	3''	78.7
10	39.6	4''	71.3
11	30.9	5''	67.2
12	70.6	20-O-Glc-1'''	98.2
13	49.1	2'''	75.3
14	51.5	3'''	78.8
15	30.6	4'''	71.5
16	26.4	5'''	78.3
17	52.4	6'''	62.8
18	17.5		
19	17.6		
20	83.2		
21	23.1		
22	39.1		
23	122.7		
24	142.1		
25	70.0		

续表

碳位	苷元部分	碳位	糖基部分
	δ_C		δ_C
26	30.6		
27	30.9		
28	31.7		
29	16.7		
30	16.9		

【参考文献】Yoshikawa M et al., 1997a

三七皂苷 I

【化学名】3-O-[β-D-glucopyranosyl-(1 → 2)-β-D-glucopyranosyl]-20-O-[β-D-glu-copyranosyl- (1 → 6)-β-D-glucopyranosyl]-3,20(S)-dihydroxydammar-24-ene

【英文名】notoginsenoside I

【结构式】

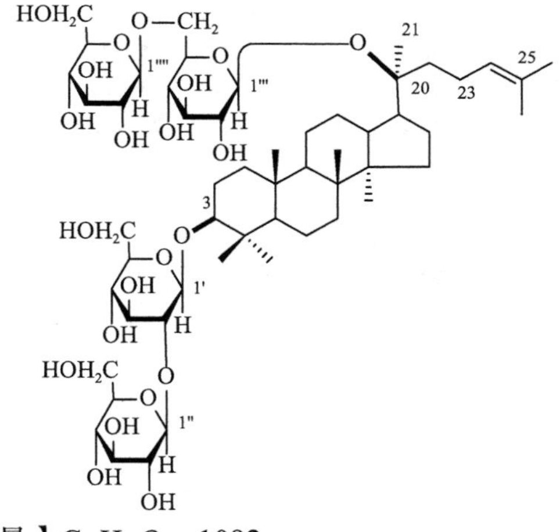

【分子式及分子量】$C_{54}H_{92}O_{22}$, 1092

【物理性状】无色晶体；mp. 209～211℃，$[\alpha]_D^{24}$ = + 0.8 (c = 0.l, MeOH)

【波谱数据】

^{1}H-NMR (pyridine-d_5, 500 MHz) δ: 0.81, 0.98, 0.99, 1.12, 1.28, 1.53 (各3H, s, 19, 30, 18, 29, 28, 21-H_3), 1.72 (6H, s, 26,27-H_3), 3.29 (1H, dd, J = 4.0, 11.3 Hz, 3-H), 4.93 (1H, d, J = 7.6 Hz, 1'-H), 5.05 (1H, d, J = 7.6 Hz, 1'''-H), 5.09 (1H, d, J = 7.6 Hz, 1''''-H), 5.37 (1H, d, J = 7.6 Hz, 1''-H), 5.40 (1H, brs, 24-H);

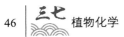

^{13}C-NMR(pyridine-d_5, 125 MHz): 化学位移见表 1-26。

表 1-26 ^{13}C-NMR 数据

碳位	苷元部分 δ_C	碳位	糖基部分 δ_C
1	39.3	3-O-Glc-1'	105.0
2	26.8	2'	83.2
3	89.0	3'	78.2
4	39.7	4'	71.7
5	56.3	5'	78.0
6	18.4	6'	62.8
7	35.6	3-O-Glc-1"	105.9
8	40.6	2"	77.0
9	51.0	3"	77.9
10	36.9	4"	71.6
11	21.9	5"	78.3
12	25.5	6"	62.6
13	42.5	20-O-Glc-1'''	98.6
14	50.6	2'''	75.4
15	31.5	3'''	78.8
16	28.0	4'''	71.6
17	48.4	5'''	76.7
18	15.7	6'''	70.4
19	16.4	20-O-Glc-1''''	105.4
20	82.4	2''''	75.1
21	21.3	3''''	78.3
22	40.4	4''''	71.7
23	23.2	5''''	78.3
24	126.1	6''''	62.8
25	130.6		
26	25.8		
27	18.0		
28	28.0		
29	16.6		
30	16.8		

【参考文献】Yoshikawa M et al., 1997a

三七皂苷 J

【化学名】6-O-(β-D-glucopyranosyl)-20-O-(β-D-glucopyranosyl-3, 6, 12,-20(S),24ξ, 25-hexahydroxydammar-24-ene

【英文名】notoginsenoside J

【结构式】

【分子式及分子量】$C_{42}H_{76}O_{16}$, 834

【物理性状】无色晶体；mp. 205～207℃，$[\alpha]_D^{28}=+9.3°$ ($c=0.3$, MeOH)

【波谱数据】

^{1}H-NMR (pyridine-d_5, 500 MHz) δ: 0.77, 1.03, 1.13, 1.53, 1.54, 1.57, 1.58, 2.03 (各 3H, s, 30, 19, 18, 26, 27, 29, 21, 28-H_3), 3.49 (1H, dd, $J = 3.4$, 11.6 Hz, 3-H), 3.74 (1H, dd, 24-H), 4.47 (1H, ddd, 6-H), 4.98 (1H, d, $J = 7.6$ Hz, 1'-H), 5.19 (1H, d, $J = 7.6$ Hz, 1''-H);

^{13}C-NMR(pyridine-d_5, 125 MHz): 化学位移见表 1-27。

表 1-27 ^{13}C-NMR 数据

碳位	苷元部分	碳位	糖基部分
	δ_C		δ_C
1	39.5	6-O-Glc-1'	106.0
2	28.0	2'	75.5
3	78.8	3'	78.8
4	40.4	4'	72.0
5	61.5	5'	78.0
6	80.1	6'	63.2
7	45.2	20-O-Glc-1''	98.3
8	41.2	2''	75.4
9	50.0	3''	78.8
10	39.8	4''	71.8
11	30.9	5''	78.8
12	70.5	6''	63.4
13	49.0		
14	51.5		
15	31.2		
16	26.8		

碳位	苷元部分	碳位	糖基部分
	δ_C		δ_C
17	52.8		
18	17.5		
19	17.6		
20	83.5		
21	22.8		
22	33.9		
23	27.1		
24	79.8		
25	72.9		
26	26.0		
27	26.5		
28	31.8		
29	16.4		
30	17.1		

【参考文献】Yoshikawa M et al., 1997a

三七皂苷K

【化学名】3-O-[β-D-glucopyranosyl (1→2)-β-D-glucopyranosyl]-20-O-[β-D-gluco-pyranosyl (1 → 6)-β-D-glucopyranosyl]-3,12,20(S)-trihydroxy-25-hydroperoxydammar-23-ene

【英文名】notoginsenoside K

【结构式】

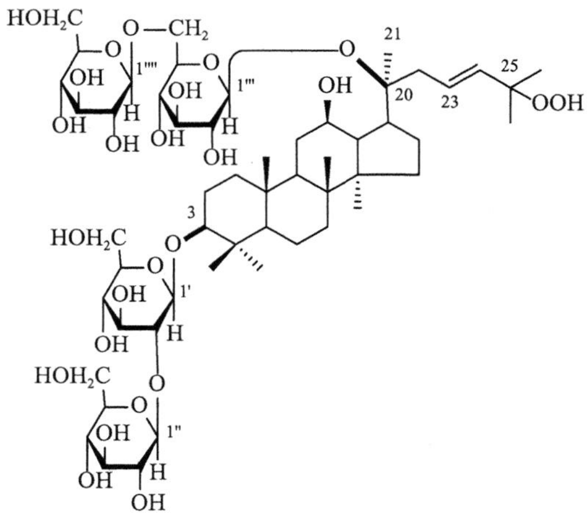

【分子式及分子量】$C_{54}H_{92}O_{25}$, 1140

【物理性状】无色晶体

【波谱数据】

^{1}H-NMR (pyridine-d_5, 500 MHz) δ: 0.87, 0.90, 1.04, 1.11, 1.30, 1.58, 1.59, 1.61 (各 3H, s, 8*H$_3$), 4.90, 5.08, 5.16, 5.34 (各 1H, d, J=7.3, 7.9, 7.9, 7.6 Hz, 1', 1", 1"', 1""-H), 6.13(2H, s, 23, 24-H);

^{13}C-NMR(pyridine-d_5, 125 MHz): 化学位移见表 1-28。

表 1-28 ^{13}C-NMR 数据

碳位	苷元部分 δ_C	碳位	糖基部分 δ_C
1	39.2	3-O-Glc-1'	105.1
2	26.8	2'	83.2
3	89.0	3'	78.1
4	39.7	4'	71.7
5	56.4	5'	78.0
6	18.5	6'	62.8
7	35.1	3-O-Glc-1"	106.0
8	40.0	2"	77.1
9	50.1	3"	78.0
10	36.9	4"	71.6
11	30.8	5"	78.2
12	70.5	6"	62.7
13	49.6	20-O-Glc-1"'	98.2
14	51.5	2"'	75.2
15	30.5	3"'	78.8
16	26.3	4"'	71.6
17	52.0	5"'	77.0
18	16.0	6"'	69.9
19	16.3	20-O-Glc-1""	105.0
20	83.4	2""	75.0
21	23.4	3""	78.3
22	39.7	4""	71.8
23	126.6	5""	78.4
24	138.1	6""	62.8
25	81.3		
26	25.1		
27	25.5		
28	28.1		
29	16.6		
30	17.2		

【参考文献】Yoshikawa M et al., 1997a

三七皂苷 L

【化学名】3-O-β-D-xylopyranosyl(1→2)-β-D-glucopyranosyl-20(S)-protopanax-adiol-20-O-β-D- glucopyranosyl-(1 → 6)-β-D-glucopyranoside

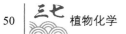

【英文名】notoginsenoside L

【结构式】

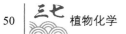

【分子式及分子量】$C_{53}H_{90}O_{22}$, 1078

【物理性状】无色晶体；mp. 195～197℃, $[\alpha]_D^{28}$ = + 20.4 (c = 0.1, MeOH)

【波谱数据】

^{1}H-NMR (pyridine-d_5, 500 MHz) δ: 0.85, 0.97, 0.98, 1.10, 1.30, 1.62, 1.65, 1.67 (各 3H, s, 19, 18, 30, 29, 28, 26, 21, 27-H$_3$), 3.28 (1H, dd, J = 4.2, 11.2 Hz, 3-H), 4.15 (1H, m, 12-H), 4.90 (1H, d, J = 7.6 Hz, Glc-1'-H), 5.05 (1H, d, J = 7.6 Hz, Glc-1''''-H), 5.10 (1H, d, J = 7.9 Hz, Glc-1'''-H), 5.23 (1H, d, J = 7.4 Hz, Xyl-1''-H), 5.31(1H, t-like, 24-H)；

^{13}C-NMR(pyridine-d_5, 125 MHz): 化学位移见表 1-29。

表 1-29 ^{13}C-NMR 数据

碳位	苷元部分	碳位	糖基部分
	δ_C		δ_C
1	39.5	3-O-Glc-1'	105.0
2	26.9	2'	84.1
3	89.1	3'	78.5
4	39.8	4'	71.8
5	56.6	5'	78.1
6	18.5	6'	63.0
7	35.3	3-O-Xyl-1''	107.0
8	40.1	2''	76.5
9	50.3	3''	78.2
10	37.0	4''	71.2
11	30.9	5''	67.5
12	70.2	20-O-Glc-1'''	98.1

碳位	苷元部分	碳位	糖基部分
	δ_C		δ_C
13	49.6	2'''	74.9
14	51.5	3'''	79.2
15	30.8	4'''	71.7
16	26.7	5'''	77.0
17	51.8	6'''	70.3
18	10.5	20-O-Glc-1''''	105.3
19	16.3	2''''	75.3
20	83.5	3''''	78.4
21	22.5	4''''	71.9
22	36.3	5''''	78.3
23	23.3	6''''	62.9
24	126.0		
25	131.1		
26	25.8		
27	18.0		
28	27.9		
29	16.3		
30	16.1		

【参考文献】Yoshikawa M et al., 2001

三七皂苷 M

【化学名】6-O-α-D-glucopyranosyl (1→6)-β-D-glucopyranosyl 20(S)-protopanax-atriol 20-O-β-D-glucopyranoside

【英文名】notoginsenoside M

【结构式】

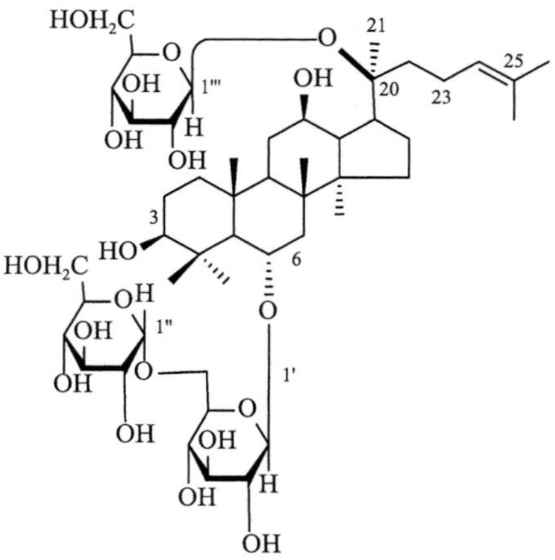

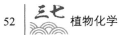

【分子式及分子量】$C_{48}H_{82}O_{19}$, 962

【物理性状】无色晶体；mp. 187～189℃, $[\alpha]_D^{24} = + 27.4$ (c =0.3, MeOH)

【波谱数据】

^{1}H-NMR (pyridine-d_5, 500 MHz) δ: 0.91, 0.98, 1.21, 1.53, 1.59, 2.07 (各 3H, s, 30, 19, 18, 29, 27, 28-H$_3$), 1.56 (6H, s, 21, 26-H$_3$), 3.49 (1H, dd, J = 4.6, 11.3 Hz, 3-H), 4.14 (1H, m, 12-H), 4.35 (1H, m, 6-H), 5.03 (1H, d, J = 7.6 Hz, Glc-1'-H), 5.16 (1H, d, J = 7.6 Hz, Glc-1'''-H), 5.22 (1H, t-like, 24-H), 5.50 (1H, d, J = 3.7 Hz, Glc-1''-H)；

^{13}C-NMR(pyridine-d_5, 125 MHz): 化学位移见表 1-30。

表 1-30 ^{13}C-NMR 数据

碳位	苷元部分 δ_C	碳位	糖基部分 δ_C
1	39.7	6-O-Glc-1'	106.1
2	27.8	2'	75.4
3	78.7	3'	79.3
4	40.2	4'	71.6
5	61.4	5'	76.2
6	79.6	6'	69.1
7	45.7	6-O-Glc-1''	101.3
8	41.3	2''	73.9
9	50.0	3''	75.2
10	39.5	4''	72.2
11	30.8	5''	74.0
12	70.3	6''	62.9
13	49.1	20-O-Glc-1'''	98.2
14	51.7	2'''	75.1
15	30.8	3'''	79.2
16	26.7	4'''	71.5
17	51.4	5'''	78.2
18	17.7	6'''	62.7
19	17.5		
20	83.4		
21	22.3		
22	35.8		
23	23.1		
24	126.0		
25	130.9		
26	25.7		
27	17.8		
28	31.6		
29	16.6		
30	17.3		

【参考文献】Yoshikawa M et al., 2001

三七皂苷 N

【化学名】6-O-α-D-glucopyranosyl(1→4)-β-D-glucopyranosyl-20(S)-protopanax-atriol 20-O-β-D- glucopyranoside

【英文名】notoginsenoside N

【结构式】

【分子式及分子量】$C_{48}H_{82}O_{19}$, 962

【物理性状】无色晶体；mp. 186～188℃，$[\alpha]_D^{24} = +50.0$ (c= 0.3, MeOH)

【波谱数据】

^{1}H-NMR (pyridine-d_5, 500 MHz) δ: 0.80,1.01, 1.15, 1.60, 2.03（各 3H, s, 30, 19, 18, 29, 27, 28-H_3), 1.61 (9H, s, 21, 27-H_3), 3.51 (1H, dd, J = 4.6, 11.3 Hz, 3-H), 4.09 (1H, m, 12-H), 4.32 (1H, m, 6-H), 4.89 (1H, d, J = 7.6 Hz, Glc-1'-H), 5.17 (1H, d, J = 7.6 Hz,Glc-1'''-H), 5.27 (1H, t-like, 24-H), 5.88 (1H, d, J = 3.7 Hz, Glc-1"-H)；

^{13}C-NMR(pyridine-d_5, 125 MHz): 化学位移见表 1-31。

表 1-31　^{13}C-NMR 数据

碳位	苷元部分 δ_C	碳位	糖基部分 δ_C
1	39.7	6-O-Glc-1'	105.7
2	27.9	2'	74.9
3	78.6	3'	78.9
4	40.4	4'	81.3
5	61.4	5'	76.5
6	80.3	6'	62.2
7	44.9	6-O-Glc-1"	103.0
8	41.1	2"	74.4

续表

碳位	苷元部分	碳位	糖基部分
	δ_C		δ_C
9	50.0	3″	75.3
10	39.4	4″	72.0
11	30.9	5″	75.5
12	70.3	6″	62.9
13	49.1	20-O-Glc-1‴	98.3
14	51.4	2‴	75.2
15	30.7	3‴	79.2
16	26.6	4‴	71.6
17	51.6	5‴	78.2
18	17.5	6‴	62.9
19	17.5		
20	83.3		
21	22.4		
22	36.1		
23	23.3		
24	126.0		
25	131.0		
26	25.8		
27	18.0		
28	31.7		
29	16.3		
30	17.2		

【参考文献】Yoshikawa M et al., 2001

三七皂苷 O

【化学名】3-O-β-D-glucopyranosyl-20 (S)-protopanaxadiol 20-O-β-D-xylopyranosyl(1→3)-β-D- xylopyranosyl(1→6)-β-D-glucopyranoside

【英文名】notoginsenoside O

【结构式】

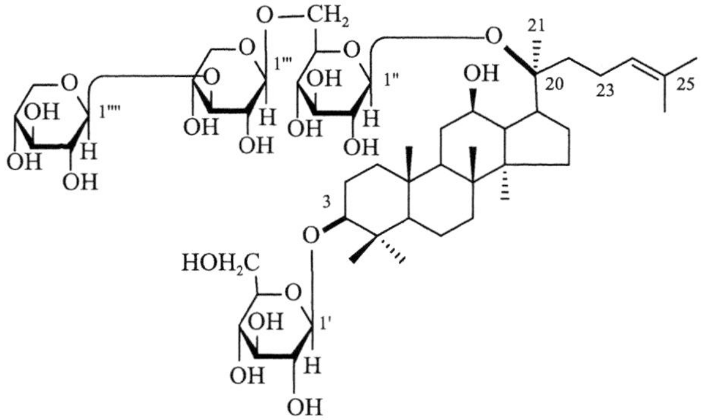

【分子式及分子量】$C_{52}H_{88}O_{21}$, 1048

【物理性状】无色晶体；mp. 196～198℃，$[\alpha]_D^{28}$=+0.3°(c=1.3, MeOH)

【波谱数据】

^{1}H-NMR (pyridine-d_5, 500 MHz) δ: 0.84, 0.98, 0.98, 0.99, 1.29, 1.63, 1.63, 1.68（各3H, s, H$_3$ -19, 18, 30, 29, 28, 26, 21, 27），4.89 (1H, d, J = 7.7 Hz, H-1'), 4.97 (1H, d, J = 7.6 Hz, H-1'''), 5.09 (1H, d, J = 7.6 Hz, H-1''), 5.19 (1H, d, J = 7.4 Hz, H-1''''), 5.34 (1H, d-like, H-24)；

^{13}C-NMR(pyridine-d_5, 125 MHz): 化学位移见表 1-32。

表 1-32　^{13}C-NMR 数据

碳位	苷元部分 δ_C	碳位	糖基部分 δ_C
1	39.3	3-O-Glc-1'	106.7
2	26.7	2'	75.7
3	88.7	3'	78.6
4	39.6	4'	71.9
5	56.4	5'	78.1
6	18.4	6'	63.1
7	35.1	20-O-Glc-1''	97.9
8	40.1	2''	75.3
9	50.2	3''	79.2
10	37.0	4''	71.4
11	30.7	5''	76.8
12	70.1	6''	70.1
13	49.5	20-O-Xyl-1'''	105.2
14	51.7	2'''	73.4
15	30.7	3'''	86.2
16	26.8	4'''	70.8
17	51.7	5'''	66.1
18	16.1	20-O-Xyl-1''''	105.9
19	16.3	2''''	74.7
20	83.4	3''''	77.9
21	22.3	4''''	71.0
22	36.2	5''''	67.2
23	23.2		
24	125.9		
25	130.8		
26	25.8		
27	18.0		
28	28.1		

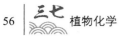
续表

碳位	苷元部分	碳位	糖基部分
	δ_C		δ_C
29	16.8		
30	17.5		

【参考文献】Yoshikawa M et al., 2003

三七皂苷 P

【化学名】3-*O*-*β*-D-glucopyranosyl-20 (*S*)-protopanaxadiol 20-*O*-*β*-D-xylopyrano-syl (1→4)-*β*-D- xylopyranosyl (1→6)-*β*-D-glucopyranoside

【英文名】notoginsenoside P

【结构式】

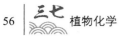

【分子式及分子量】$C_{52}H_{88}O_{21}$, 1048

【物理性状】无色晶体；mp. 194～196℃, $[\alpha]_D^{28}$ = + 2.1 (*c* = 1.0, MeOH)

【波谱数据】

^{1}H-NMR (pyridine-d_5, 500 MHz) δ: 0.83, 0.98, 0.99, 1.00, 1.29, 1.63, 1.63, 1.67 (各 3H, s, H_3-19, 18, 30, 29, 28, 26, 21, 27), 4.89 (1H, d-like, H-1'''') , 4.90 (1H, d-like, H-1'''), 4.91 (1H, d-like, H-1'), 5.09 (1H, d, *J* = 7.7 Hz, H-1''), 5.31 (1H, d-like, H-24) ;

^{13}C-NMR(pyridine-d_5, 125 MHz): 化学位移见表 1-33。

表 1-33 　^{13}C-NMR 数据

碳位	苷元部分	碳位	糖基部分
	δ_C		δ_C
1	39.3	3-*O*-Glc-1'	106.9
2	26.7	2'	75.8
3	88.9	3'	78.8

续表

碳位	苷元部分	碳位	糖基部分
	δ_C		δ_C
4	39.7	4'	72.1
5	56.5	5'	78.3
6	18.5	6'	63.2
7	35.2	20-O-Glc-1"	98.1
8	40.1	2"	75.0
9	50.3	3"	79.2
10	37.1	4"	71.7
11	30.8	5"	76.6
12	70.2	6"	70.2
13	49.7	20-O-Xyl-1'''	105.5
14	51.5	2'''	73.7
15	31.0	3'''	75.6
16	26.6	4'''	76.8
17	51.7	5'''	64.5
18	16.1	20-O-Xyl-1''''	103.8
19	16.3	2''''	74.6
20	83.5	3''''	77.9
21	22.4	4''''	71.0
22	36.2	5''''	67.4
23	23.2		
24	126.1		
25	131		
26	25.8		
27	17.9		
28	28.2		
29	16.8		
30	17.5		

【参考文献】Yoshikawa M et al., 2003

三七皂苷 Q

【化学名】3-O-β-D-xylopyranosyl-(1→2)-β-D-glucopyranosyl(1→2)-β-D-glucopyranosyl-20(S)- protopanaxadiol-20-O-β-D-xylopyranosyl(1 → 4)-β-D-xylopyranosyl(1 → 6)-β-D-glucopyranoside

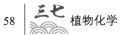
【英文名】notoginsenoside Q

【结构式】

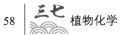

【分子式及分子量】$C_{63}H_{106}O_{30}$, 1342

【物理性状】无色晶体；mp. 194～196℃，$[\alpha]_D^{28} = -0.6$ ($c = 0.70$, MeOH)

【波谱数据】

^{1}H-NMR (pyridine-d_5, 500 MHz) δ：0.81, 0.96, 0.96, 1.10, 1.27, 1.62, 1.62, 1.66 (各 3H, s, H$_3$-19, 18, 30, 29, 28, 26, 21, 27), 4.89 (1H, d, $J = 7.0$ Hz, H-1'), 4.89 (1H, d, $J = 7.0$ Hz, H-1''''), 4.89 (1H, d, $J = 7.0$ Hz, H-1'''''), 5.08 (1H, d, $J = 7.3$ Hz, H-1''''), 5.31 (1H, d-like, H-24), 5.35 (1H, d, $J = 6.7$ Hz, H-1'''), 5.47 (1H, d, $J = 9.1$ Hz, H-1'')；

^{13}C-NMR(pyridine-d_5, 125 MHz)：化学位移见表 1-34。

表 1-34 ^{13}C-NMR 数据

碳位	苷元部分	碳位	糖基部分
	δ_C		δ_C
1	39.3	3-O-Glc-1'	104.7
2	26.7	2'	83.0
3	89.1	3'	77.7
4	39.8	4'	71.7
5	56.5	5'	77.8
6	18.5	6'	63.0

续表

碳位	苷元部分	碳位	糖基部分
	δ_C		δ_C
7	35.2	3-O-Glc-1"	103.2
8	40.1	2"	84.6
9	50.3	3"	78.2
10	37.0	4"	71.2
11	30.9	5"	77.6
12	70.2	6"	63.1
13	49.7	3-O-Xyl-1'''	106.4
14	51.5	2'''	75.6
15	30.8	3'''	79.2
16	26.8	4'''	70.7
17	51.7	5'''	67.4
18	16.1	20-O-Glc-1''''	98.1
19	16.3	2''''	74.9
20	83.5	3''''	78.7
21	22.3	4''''	72.0
22	36.2	5''''	76.6
23	23.2	6''''	70.1
24	126.1	20-O-Xyl-1'''''	105.5
25	131.0	2'''''	73.7
26	25.8	3'''''	75.9
27	17.9	4'''''	76.8
28	28.1	5'''''	64.5
29	16.7	20-O-Xyl-1''''''	103.8
30	17.5	2''''''	74.6
		3''''''	77.9
		4''''''	71.0
		5''''''	67.4

【参考文献】Yoshikawa M et al., 2003

三七皂苷 R_1

【化学名】(20S)-protopanaxatriol 6-[O-β-D-xylopyranosyl-(1→2)-β-D-glucopyranosyl]-20-O-β-D-glucopyranoside

【英文名】notoginsenoside R_1

【结构式】

【分子式及分子量】 $C_{47}H_{80}O_{18}$, 932

【物理性状】无色晶体；mp. 215～217℃，$[\alpha]_D^{25} = +15.0$ ($c = 1.0$, MeOH)

【波谱数据】

^{1}H-NMR (pyridine-d_5, 400 MHz) δ: 0.80 (3H, s,H-30),0.96 (3H, s, H-19), 1.13 (3H, s, H-18), 1.44 (3H, s, H-29), 1.58 (3H, s, H-21), 1.60 (6H, s, H-26,H-27), 2.00 (3H, s, H-28), 4.89 (1H, d, $J = 7.6$ Hz, H-1'''), 4.91 (1H, d, $J = 6.8$ Hz, H-1'), 5.14 (1H, d, $J = 7.7$ Hz, H-1"),5.51(1H, br.s, H-24);

^{13}C-NMR (pyridine-d_5, 100 MHz): 化学位移见表 1-35。

表 1-35　^{13}C-NMR 数据

碳位	苷元部分	碳位	糖基部分
	δ_C		δ_C
1	40.7	6-O-Glc-1'	103.6
2	27.9	2'	79.6
3	78.1	3'	78.9
4	40.3	4'	71.6
5	61.4	5'	80.2
6	79.4	6'	62.9
7	45.0	6-O-Xyl-1"	104.8
8	41.3	2"	75.9
9	50.0	3"	79.2
10	39.7	4"	71.8
11	30.8	5"	67.3
12	70.3	20-O-Glc-1'''	98.3
13	49.2	2'''	75.2

续表

碳位	苷元部分	碳位	糖基部分
	δ_C		δ_C
14	51.5	3'''	78.9
15	30.0	4'''	71.7
16	26.7	5'''	79.5
17	51.8	6'''	63.2
18	17.2		
19	17.4		
20	83.4		
21	22.4		
22	36.1		
23	23.3		
24	126.0		
25	130.9		
26	25.8		
27	17.6		
28	32.3		
29	17.9		
30	16.8		

【参考文献】曾江等，2007；魏均娴等，1992a; Zhou J et al., 1981

三七皂苷 R$_2$

【化学名】(20*S*)-protopanaxatriol 6-*O*-*β*-D-xylopyranosyl-(1→2)-*β*-D-glucopyranoside

【英文名】notoginsenoside R$_2$

【结构式】

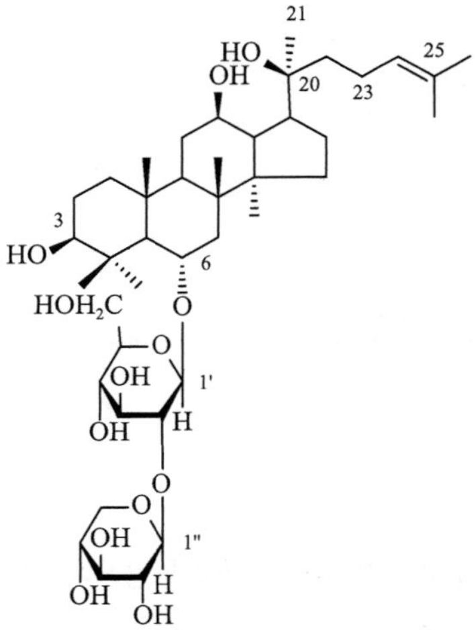

【分子式及分子量】$C_{41}H_{70}O_{13}$, 770

【物理性状】无色晶体；$[\alpha]_D^{15} = +10.3$ ($c = 1.0$, MeOH)

【波谱数据】

^{13}C-NMR(pyridine-d_5, 125 MHz): 化学位移见表 1-36。

表 1-36　^{13}C-NMR 数据

碳位	苷元部分	碳位	糖基部分
	δ_C		δ_C
1	39.6	6-O-Glc-1'	103.3
2	27.6	2'	79.6
3	77.8	3'	78.6
4	40.1	4'	71.6
5	61.2	5'	79.9
6	79.4	6'	62.7
7	44.9	6-O-Xyl-1"	104.6
8	41.0	2"	75.6
9	50.1	3"	78.6
10	39.6	4"	71.6
11	31.6	5"	67.1
12	71.1		
13	48.1		
14	51.6		
15	31.6		
16	26.6		
17	54.6		
18	17.5		
19	17.3		
20	72.9		
21	27.0		
22	35.7		
23	22.9		
24	126.2		
25	130.9		
26	25.8		
27	17.5		
28	32.0		
29	17.9		
30	16.6		

【参考文献】Zhou J et al., 1981

三七皂苷 R₃

【化学名】20(S)-protopanaxatriol 6-O-β-D-glucopyranosyl-20-O-β-D-glucopyranosyl(1→6)-β-D- glucopyranoside

【英文名】notoginsenoside R$_3$

【结构式】

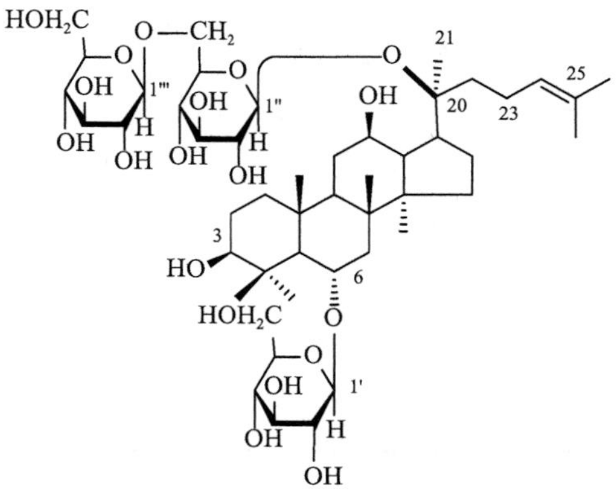

【分子式及分子量】C$_{48}$H$_{82}$O$_{19}$, 962

【物理性状】白色粉末；$[\alpha]_D^{16} = +23.7$ ($c = 0.97$, MeOH)

【波谱数据】

^{13}C-NMR(pyridine-d_5, 125 MHz): 化学位移见表 1-37。

表 1-37　^{13}C-NMR 数据

碳位	苷元部分 δ_C	碳位	糖基部分 δ_C
1	39.5	6-O-Glc-1'	105.7
2	27.7	2'	75.1
3	78.0	3'	79.7
4	40.1	4'	71.5
5	61.2	5'	79.3
6	78.9	6'	62.6
7	44.9	20-O-Glc-1"	97.9
8	40.9	2"	74.6
9	49.7	3"	78.0
10	39.5	4"	71.5
11	30.5	5"	76.7
12	70.0	6"	71.5
13	48.9	20-O-Glc-1'''	105.0
14	51.1	2'''	74.6
15	30.9	3'''	78.0
16	26.5	4'''	71.5
17	51.1	5'''	78.0
18	17.6	6'''	62.6
19	17.6		

续表

碳位	苷元部分	碳位	糖基部分
	δ_C		δ_C
20	83.2		
21	22.2		
22	35.9		
23	23.0		
24	125.7		
25	130.7		
26	25.7		
27	17.6		
28	31.5		
29	16.1		
30	17.4		

【参考文献】Matsuura H et al., 1983

三七皂苷 R4

【化学名】20(*S*)-protopanaxadiol 3-[*O*-β-D-glucopyranosyl(1→2)-β-D-glucopyranosyl]-20-α-D- xylopyranosyl(1→6)-β-D-glucopyranosyl(1→6)-β-D-glucopyranoside

【英文名】notoginsenoside R4

【结构式】

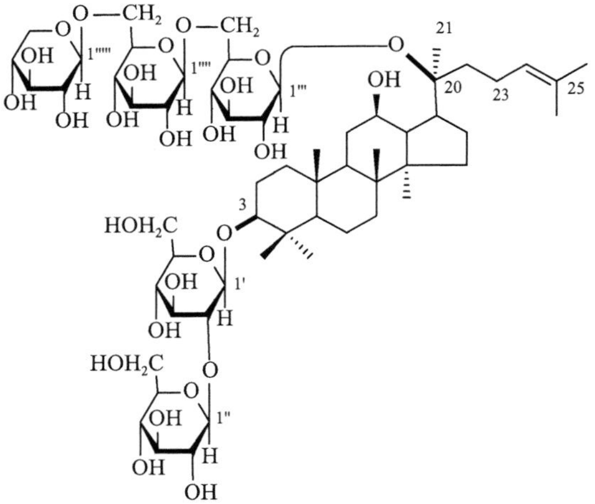

【分子式及分子量】$C_{59}H_{82}O_{19}$，1240

【物理性状】白色粉末；$[\alpha]_D^{16} = +8.9$ ($c = 1.0$, MeOH)

【波谱数据】

^{13}C-NMR(pyridine-d_5, 25 MHz)：化学位移见表 1-38。

表 1-38 ^{13}C-NMR 数据

碳位	苷元部分	碳位	糖基部分
	δ_C		δ_C
1	39.0	3-O-Glc-1'	105.0
2	26.6	2'	82.6
3	89.2	3'	77.7
4	39.5	4'	71.4
5	56.3	5'	77.7
6	18.4	6'	62.6
7	35.1	3-O-Glc-1"	105.2
8	39.9	2"	76.5
9	50.0	3"	78.6
10	36.7	4"	71.4
11	30.6	5"	77.7
12	70.0	6"	62.6
13	49.2	20-O-Glc-1'''	97.8
14	51.3	2'''	74.7
15	30.6	3'''	77.7
16	26.6	4'''	71.4
17	51.3	5'''	76.5
18	16.1	6'''	71.2
19	15.9	20-O-Glc-1''''	105.0
20	83.5	2''''	74.7
21	22.3	3''''	77.7
22	36.1	4''''	71.4
23	22.8	5''''	76.5
24	125.7	6''''	69.6
25	130.9	20-O-Xyl-1'''''	105.2
26	25.7	2'''''	74.7
27	17.8	3'''''	77.7
28	27.9	4'''''	71.0
29	16.5	5'''''	66.7
30	17.3		

【参考文献】Matsuura H et al., 1983

三七皂苷 R$_6$

【化学名】20(S)-protopanaxatriol 6-O-β-D-glucopyranosyl-20-O-α-D-glucopyranosyl(1→6)-β-D- glucopyranoside

【英文名】notoginsenoside R$_6$

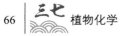

【结构式】

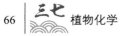

【分子式及分子量】$C_{48}H_{82}O_{19}$, 962

【物理性状】白色粉末；$[\alpha]_D^{17} = +44.3$ ($c = 0.5$, MeOH)

【波谱数据】

^{13}C-NMR(pyridine-d_5, 25 MHz): 化学位移见表 1-39。

表 1-39　^{13}C-NMR 数据

碳位	苷元部分	碳位	糖基部分
	δ_C		δ_C
1	39.6	6-O-Glc-1'	105.8
2	27.7	2'	75.4
3	78.0	3'	79.9
4	40.3	4'	71.8
5	61.4	5'	79.1
6	79.4	6'	62.7
7	45.1	20-O-Glc-1"	97.9
8	41.1	2"	75.2
9	49.9	3"	78.7
10	39.6	4"	71.8
11	30.7	5"	76.1
12	70.4	6"	68.0
13	48.9	20-O-Glc-1'''	100.3
14	51.3	2'''	73.9
15	30.7	3'''	75.2
16	26.6	4'''	71.8
17	51.3	5'''	73.9
18	17.5	6'''	62.7
19	17.5		
20	83.4		

续表

碳位	苷元部分	碳位	糖基部分
	δ_C		δ_C
21	22.5		
22	36.0		
23	23.2		
24	126.0		
25	130.9		
26	25.7		
27	17.9		
28	31.7		
29	16.3		
30	17.2		

【参考文献】Matsuura H et al., 1983

三七皂苷 R_7

【化学名】panaxadiol 3-O-β-D-glucopyranoside

【英文名】notoginsenoside R_7

【结构式】

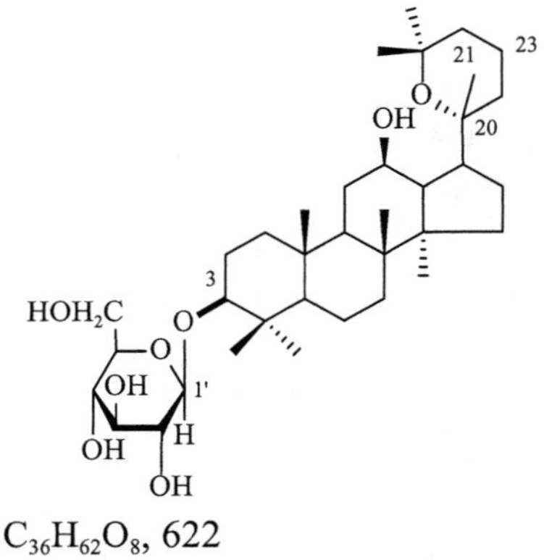

【分子式及分子量】$C_{36}H_{62}O_8$, 622

【物理性状】灰黄色粉末；mp. 167～169℃, $[\alpha]_D^{24} = +3.83$ ($c = 0.392$, MeOH)

【波谱数据】

^{1}H-NMR (pyridine-d_5) δ: 0.80 (3H, s, CH_3-4α),0.91 (3H, s, CH_3-14α), 0.93 (3H, s, CH_3-10β), 0.99 (3H, s, CH_3-8β), 1.20 (3H, s, CH_3-4β), 1.21(3H, s, CH_3-20α), 1.24, 1.31 (各3H, s, H-26, 27), 3.36 (1 H, m, H-3a), 3.76 (1H, m, H-12a), 4.94 (1H, d, J= 7.76Hz, H-1'), 6.09 (1H,s,OH-12β)。

^{13}C-NMR(pyridine-d_5)：化学位移见表 1-40。

表 1-40　^{13}C-NMR 数据

碳位	苷元部分 δ_C	碳位	糖基部分 δ_C
1	39.2	3-O-Glc-1'	107.0
2	26.8	2'	75.8
3	88.8	3'	78.8
4	40.1	4'	71.9
5	56.4	5'	78.4
6	18.5	6'	63.1
7	35.9		
8	37.0		
9	50.2		
10	39.7		
11	31.2		
12	70.3		
13	49.9		
14	51.4		
15	31.4		
16	25.4		
17	55.1		
18	16.6		
19	16.4		
20	77.0		
21	27.4		
22	35.3		
23	30.0		
24	36.6		
25	73.1		
26	33.2		
27	19.7		
28	28.2		
29	15.9		
30	17.3		

【参考文献】赵平等, 1993

三七皂苷 R$_8$

【化学名】20(S)-dammar-22-ene-3β,6α,12β,20,25-pentol 6-O-β-D-glucopyranoside

【英文名】notoginsenoside R$_8$

【结构式】

【分子式及分子量】$C_{36}H_{62}O_{10}$, 654

【物理性状】白色粉末；$[\alpha]_D^{18} = + 29$ ($c = 0.45$, MeOH)

【波谱数据】

^{1}H-NMR (pyridine-d_5, 500 MHz) 和 ^{13}C-NMR (pyridine-d_5, 125 MHz): 化学位移见表 1-41。

表 1-41　^{1}H-NMR 和 ^{13}C-NMR 数据

碳位	苷元部分		碳位	糖基部分	
	δ_H, mult (J in Hz)	δ_C		δ_H, mult (J in Hz)	δ_C
1	1.71 (1H, m); 1.03 (1H, m)	39.6	6-O-Glc-1'	5.04 (1H, d, J=7.6)	106.0
2	1.86 (1H, m) ; 1.42 (1H, br s)	28.0	2'	4.10 (1H, t, 8.8)	75.6
3	3.53 (1H, dd, J=10.8,5.0)	78.8	3'	4.27 (1H, t, 9.0)	79.6
4	—	40.4	4'	4.21 (1H, t, 9.2)	72.1
5	1.44 (1H, br s)	61.6	5'	3.95 (1H, m)	78.1
6	4.45 (1H, ddd, J=10.2,10.2,3.0)	80.1	6'	4.57 (1H, dd, J=11.6,3.2); 4.37 (1H, dd, J=11.6, 6.0)	63.3
7	2.54 (1H, dd, J=12.9,2.7); 1.94 (1H, t, J=10.8)	45.4			
8	—	41.3			
9	1.59 (1H, m)	50.4			
10	—	39.8			
11	2.14 (1H, dd, J=9.2, 3.6); 1.51 (1H, d, J=4.8)	32.3			
12	3.90 (1H, m)	71.2			
13	2.03(1H, d, J=10.6)	48.7			
14	—	51.6			
15	1.66 (1H, m) ; 1.11 (1H, t, J=10.4)	31.4			
16	1.77 (1H, ddd, J=12.2,9.9,3.0) ; 1.35(1H, d, J=8.0)	26.7			

续表

碳位	苷元部分		碳位	糖基部分	
	δ_H, mult (J in Hz)	δ_C		δ_H, mult (J in Hz)	δ_C
17	2.30 (1H, dd, J=10.8,7.2)	54.2			
18	1.26 (3H, s)	17.6			
19	1.06 (3H, s)	17.8			
20	—	73.4			
21	1.39 (3H, s)	27.8			
22	6.06 (1H, d, J=15.9)	137.7			
23	6.25 (1H, ddd, J=15.9,8.4,5.6)	127.4			
24	2.78 (1H, dd, J=13.9,5.3); 2.39 (1H, dd, J=14.0, 9.6)	40.2			
25	—	81.4			
26	1.56 (3H, s)	25.4			
27	1.56 (3H, s)	25.2			
28	2.07 (3H, s)	31.8			
29	1.62 (3H, s)	16.5			
30	0.80 (3H, s)	17.0			

【参考文献】Zhao P et al., 1996

三七皂苷 R₉

【化学名】20(*R*)-dammar-22-ene-3β, 6α,12β, 20, 25-pentol 6-*O*-β-D-glucopyranoside

【英文名】notoginsenoside R₉

【结构式】

【分子式及分子量】$C_{36}H_{62}O_{10}$, 654

【物理性状】白色粉末；$[\alpha]_D^{18}$= + 27 (c = 0.32, MeOH)

【波谱数据】

^{1}H-NMR (pyridine-d_5, 500 MHz) 和 ^{13}C-NMR(pyridine-d_5, 125 MHz): 化学位移见表 1-42。

表 1-42 ^{1}H-NMR 和 ^{13}C-NMR 数据

碳位	苷元部分		碳位	糖基部分	
	δ_H, mult (J in Hz)	δ_C		δ_H, mult (J in Hz)	δ_C
1	1.70 (1H, m); 0.98 (1H, m)	39.5	6-O-Glc-1'	5.03 (1H, d, J=7.8)	106.0
2	1.86 (1H, m); 1.42(1H, br s)	28.0	2'	4.10 (1H, t, 8.8)	75.5
3	3.52 (1H, dd, J=10.8,5.2)	78.7	3'	4.30 (1H, t, 9.4)	79.6
4	—	40.4	4'	4.23 (1H, t, 9.4)	72.1
5	1.43(1H, br s)	61.5	5'	3.96 (1H, m)	78.1
6	4.43(1H, ddd, J=10.2,10.2,3.0); 2.53 (1H, dd, J=13.0, 2.9)	80.1	6'	4.54 (1H, dd, J=11.6,3.2); 4.38 (1H, dd, J=11.6, 6.0)	63.3
7	1.96(1H, t, J=10.6)	45.3			
8	—	41.2			
9	1.61 (1H, m)	50.3			
10	—	39.8			
11	2.13 (1H, dd, J=8.8, 3.4); 1.48 (1H, br s)	32.3			
12	3.91 (1H, m)	71.0			
13	2.01 (1H, m)	49.1			
14	—	51.8			
15	1.66 (1H, m); 1.15 (1H, t, J=10.2)	31.4			
16	1.86, 1.26 (2H, m)	26.5			
17	2.36 (1H, dd, J=10.8,7.0)	51.2			
18	1.21(3H, s)	17.5			
19	1.06(3H, s)	17.7			
20	—	73.9			
21	1.40(3H, s)	22.5			
22	6.05 (1H, d, J=15.8)	138.1			
23	6.27 (1H, ddd, J=15.8,8.5,5.6)	126.9			
24	2.51, 2.43 (2H,m)	46.4			
25	—	81.4			
26	1.54(3H, s)	25.4			
27	1.54(3H, s)	25.3			
28	2.06 (3H, s)	31.8			
29	1.64 (3H, s)	16.4			
30	0.81 (3H, s)	17.1			

【参考文献】Zhao P et al., 1996

三七皂苷 R$_{10}$

【化学名】6-O-(β-D-glucopyranosyl)-3β, 6α, 12β-trihydroxy-22, 23, 24, 25, 26, 27-hexanordammaran-20-one

【英文名】notoginsenoside R$_{10}$

【结构式】

【分子式及分子量】$C_{30}H_{50}O_9$, 554

【物理性状】白色粉末

【波谱数据】

^{1}H-NMR (pyridine-d_5, 500 MHz) 和 ^{13}C-NMR(pyridine-d_5, 125 MHz): 化学位移见表 1-43。

表 1-43 ^{1}H-NMR 和 ^{13}C-NMR 数据

碳位	苷元部分		碳位	糖基部分	
	δ_H, mult (J in Hz)	δ_C		δ_H, mult (J in Hz)	δ_C
1	1.64 (1H, m);1.00 (1H, m)	39.6	6-O-Glc-1'	5.00(1H, d, J=7.8)	106.0
2	1.86 (1H, m); 1.67 (1H, m)	28.0	2'	4.08(1H, t, J=8.2)	75.5
3	3.51 (1H, dd, J=11.4,4.8)	78.6	3'	4.23(1H, t, J=8.6)	79.6
4	—	40.4	4'	4.19(1H, t, J=8.8)	72.0
5	1.43 (1H, br,s)	61.5	5'	3.92(1H, m)	78.0
6	4.45 (1H, ddd, J=10.0,10.0,2.6); 2.50 (1H, dd, J=12.7,2.9)	80.0	6'	4.50(1H, dd, J=11.5,2.3)	63.2
7	1.90 (1H, t, J=11.8)	45.6		4.34(1H,dd, J=11.1,5.4)	
8		41.3			
9	1.56 (1H, m)	50.9			
10	—	39.8			
11	2.06 (1H, m) ; 1.51 (1H, br, s)	32.9			
12	3.85 (1H, m)	71.4			
13	3.05 (1H, m)	52.9			
14	—	51.4			
15	1.55 (1H, m); 1.20 (1H, m)	31.0			
16	1.78 (1H, m); 1.35 (1H, m)	27.7			
17	2.34 (1H, m)	54.4			
18	1.16 (3H, s)	17.4			
19	0.97 (3H, s)	17.8			
20	—	213.5			
21	2.37 (3H, s)	30.4			

续表

碳位	苷元部分		碳位	糖基部分	
	δ_H, mult (J in Hz)	δ_C		δ_H, mult (J in Hz)	δ_C
28	2.05 (3H, s)	31.8			
29	1.58 (3H, s)	16.4			
30	0.76 (3H, s)	16.9			

【参考文献】Li Z H et al., 2001

三七皂苷 S

【化学名】3-O-β-D-xylopyranosyl-(1→2)-β-D-glucopyranosyl(1→2)-β-D-gluco-pyranosyl-20 (S)-protopanaxadiol-20-O-β-D-xylopyranosyl(1→5)-α-L-larabinofuranosyl-(1→6)-β-D-glucopyranoside

【英文名】notoginsenoside S

【结构式】

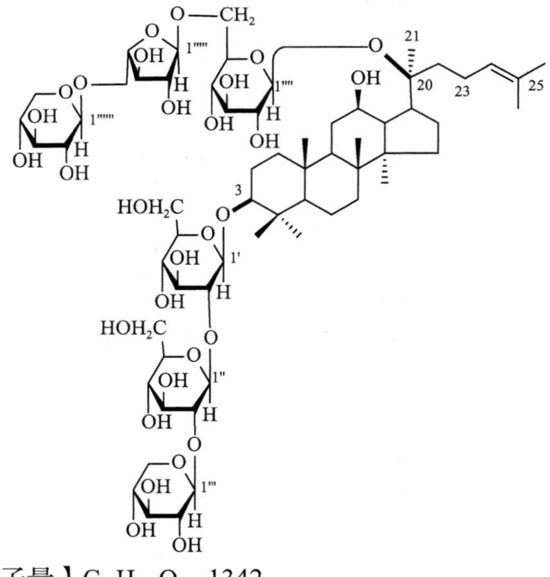

【分子式及分子量】$C_{63}H_{106}O_{30}$, 1342

【物理性状】无色晶体；mp. 186～188℃；$[\alpha]_D^{28} = -8.7$ (c =1.4, MeOH)

【波谱数据】

^{1}H-NMR (pyridine-d_5, 500 MHz) δ: 0.81, 0.94, 0.96, 1.11, 1.27, 1.61, 1.63, 1.67 (各3H, s, H$_3$-19, 18, 30, 29, 28, 26, 21, 27), 4.85 (1H, d, J = 7.6 Hz, H-1""""), 4.89 (1H, d, J = 7.3 Hz, H-1'), 5.09 (1H, d, J = 6.7 Hz, H-1""), 5.32 (1H, d-like, H-24), 5.35 (1H, d, J = 6.4 Hz, H-1‴), 5.46 (1H, d, J = 7.6 Hz, H-1″), 5.59 (1H, brs, H-1‴‴‴);

^{13}C-NMR(pyridine-d_5, 125 MHz): 化学位移见表 1-44。

表 1-44　^{13}C-NMR 数据

碳位	苷元部分 δ_C	碳位	糖基部分 δ_C
1	39.3	3-O-Glc-1′	104.7
2	26.8	2′	83.0
3	89.1	3′	77.7
4	39.8	4′	72.1
5	56.5	5′	77.7
6	18.5	6′	63.0
7	35.2	3-O-Glc-1″	103.2
8	40.1	2″	84.4
9	50.2	3″	78.2
10	37.0	4″	71.1
11	30.9	5″	77.7
12	69.9	6″	63.1
13	49.5	3-O-Xyl-1‴	106.4
14	51.5	2‴	75.9
15	30.8	3‴	79.2
16	26.9	4‴	70.7
17	51.5	5‴	67.4
18	16.1	20-O-Glc-1‴‴	98.1
19	16.3	2‴‴	74.9
20	83.7	3‴‴	77.9
21	22.4	4‴‴	72.0
22	36.2	5‴‴	76.3
23	23.3	6‴‴	68.3
24	126.0	20-O-Ara(f)-1‴‴‴	110.0
25	131.1	2‴‴‴	83.4
26	25.8	3‴‴‴	78.2
27	17.9	4‴‴‴	84.6
28	28.1	5‴‴‴	70.3
29	16.7	20-O-Xyl-1‴‴‴‴	105.7
30	17.4	2‴‴‴‴	75.1
		3‴‴‴‴	77.6
		4‴‴‴‴	71.2
		5‴‴‴‴	67.1

【参考文献】Yoshikawa M et al., 2003

三七皂苷 ST$_1$

【化学名】3β,6α,12β,24,25-pentahydroxydammar-20(22)(E)-ene-6-O-β-D-gluco-pyranoside

【英文名】notoginsenoside ST$_1$

【结构式】

【分子式及分子量】C$_{36}$H$_{62}$O$_{10}$, 654

【物理性状】白色无定形粉末；mp. 168～171℃；$[\alpha]_D^{26}$ =+ 29.1 (c =0.249, MeOH)；IR ν_{max}^{KBr} cm^{-1}: 3424, 2961, 2931, 2876, 1637, 1462, 1384, 1156, 1075, 1031, 928, 890

【波谱数据】

^{1}H-NMR (pyridine-d_5, 500 MHz) δ: 0.82 (3H, s, H-18), 1.03 (1H, m, H-1b),1.03 (3H, s, H-30), 1.16 (1H, m, H-15b),1.22 (3H, s, H-19),1.42 (1H, m, H-16b), 1.44 (1H, m, H-5),1.46 (1H, m, H-11b),1.49 (3H, s, H-27),1.51 (3H, s, H-26), 1.57 (1H, m, H-9), 1.61 (3H, s, H-29), 1.70 (1H, m, H-1a),1.72 (1H, m, H-15a), 1.83 (3H, s, H-21),1.85 (1H, m, H-2b),1.86 (1H, m, H-16a),δ_H 1.93 (1H, m, H-2a),1.97 (1H, m, H-7b),1.99 (1H, m, H-13), 2.04 (1H, m, H-11a),2.07 (3H, s, H-28), 2.53 (1H, m, H-7a),2.58 (1H, m, H-23),2.82 (1H, m, H-17),3.53 (1H, dd, J = 11.5, 4.3 Hz, H-3), 3.80 (1H, m, H-24), 3.94 (1H, m, H-12), 4.43 (1H, m, H-6), 5.74 (1H, t, J = 7.0 Hz, H-22)；

^{13}C-NMR (pyridine-d_5, 125 MHz) δ: 化学位移见表 1-45。

表 1-45　^{13}C-NMR 数据

碳位	苷元部分	碳位	糖基部分
	δ_C		δ_C
1	39.5	6-O-Glc-1'	106.1
2	28.0	2'	75.5
3	78.6	3'	79.7

碳位	苷元部分 δ_C	碳位	糖基部分 δ_C
4	40.4	4'	71.9
5	61.5	5'	78.2
6	80.1	6'	63.1
7	45.4		
8	41.4		
9	50.5		
10	39.8		
11	32.7		
12	72.5		
13	50.3		
14	50.7		
15	32.5		
16	27.7		
17	51.3		
18	16.9		
19	17.4		
20	141.8		
21	13.1		
22	123.9		
23	31.2		
24	79.0		
25	72.3		
26	26.6		
27	26.0		
28	31.8		
29	16.4		
30	17.7		

【参考文献】Liao P Y et al.,2008

三七皂苷 ST₂

【化学名】$3\alpha,12\alpha,24,25$-tetrahydroxy-23-methoxydammar-20(22)(*E*)-ene-3-*O*-β-D-glucopyranosyl-(1→2)- β-D-glucopyranoside

【英文名】notoginsenoside ST₂

【结构式】

【分子式及分子量】$C_{43}H_{74}O_{15}$, 830

【物理性状】白色无定形粉末；mp. 172～177 ℃；$[\alpha]_D^{26} = -9.4$ ($c = 0.264$, MeOH)；IR ν_{max}^{KBr} cm^{-1}: 417, 2944, 2877, 1640, 1549, 1465, 1452, 1388, 1370, 1077, 1033, 978

【波谱数据】

^{1}H-NMR (pyridine-d_5, 500 MHz) δ: 0.66 (1H, m, H-5),0.74 (1H, m, H-1b),0.79 (3H, s, H-18),0.91 (3H, s, H-30),1.01 (3H, s, H-19),1.08 (3H, s, H-29),1.10 (1H, m, H-15b), 1.22 (1H, m, H-7b),1.26 (3H, s, H-28),1.36 (1H, m, H-9),1.36 (1H, m, H-6b), 1.41 (1H, m, H-11b),1.45 (3H, s, H-27),1.46 (1H, m, H-7a),1.49 (1H, m, H-6a),1.50 (1H, m, H-1a),1.57 (1H, m, H-16b), 1.60 (3H, s, H-26),1.67 (1H, m, H-15a),1.81 (1H, m, H-2b), 1.91 (1H, m, H-11a),1.91 (3H, s, H-21),1.94 (1H, m, H-16a), 1.97 (1H, m, H-13), 2.18 (1H, m, H-2a), 2.83 (1H, m, H-17),3.26 (1H, m, H-3), 3.32 (3H, s, -OCH$_3$), 3.83 (1H, m, H-12), 3.85 (1H,d, $J = 6.5$ Hz, H-24),4.31 (1H, m, H-23), 5.68 (1H,d, $J = 9.8$ Hz, H-22)；

^{13}C-NMR (pyridine-d_5, 125 MHz): 化学位移见 1-46。

表 1-46　^{13}C-NMR 数据

碳位	苷元部分	碳位	糖基部分
	δ_C		δ_C
1	39.3	3-O-Glc-1'	105.2
2	26.8	2'	83.4
3	88.9	3'	78.0

续表

碳位	苷元部分 δ_C	碳位	糖基部分 δ_C
4	39.8	4'	71.6
5	56.4	5'	78.4
6	18.5	6'	62.7
7	35.4	Glc II -1″	106.1
8	40.3	Glc II -2″	77.2
9	50.7	Glc II -3″	78.2
10	37.1	Glc II -4″	71.6
11	32.3	Glc II -5″	78.4
12	71.9	Glc II -6″	62.8
13	51.0		
14	50.9		
15	32.7		
16	28.6		
17	51.4		
18	16.5		
19	15.9		
20	143.5		
21	13.3		
22	123.5		
23	79.5		
24	80.7		
25	72.3		
26	29.4		
27	24.8		
28	28.2		
29	16.7		
30	17.0		
-OCH$_3$	55.1		

【参考文献】Liao P Y et al., 2008

三七皂苷 ST$_3$

【化学名】3α,12α,24,25-tetrahydroxy-23-methoxydammar-20(22)(Z)-ene-3-O-α-D-glucopyranosyl-(1→2)-α-D-glucopyranoside

【英文名】notoginsenoside ST$_3$

【结构式】

【分子式及分子量】$C_{43}H_{74}O_{15}$, 830

【物理性状】白色无定形粉末；mp. 171～175 ℃；$[\alpha]_D^{26}$ =+ 20.3 (c= 0.254, MeOH); IR ν_{max}^{KBr} cm^{-1}: 3418, 2944, 2877, 1640, 1549, 1465, 1453, 1389, 1372, 1161, 1078, 1038, 978

【波谱数据】

^{1}H-NMR (pyridine-d_5, 500 MHz) δ:0.66 (1H, m, H-5),0.72 (1H, m, H-1b),0.75 (3H, s, H-18), 0.93 (3H, s, H-30), 0.97 (3H, s, H-19),1.08 (1H, m, H-15b),1.08 (3H, s, H-29),1.21 (1H, m, H-7b), 1.27 (3H, s, H-28), 1.34 (1H, m, H-6b),1.35 (1H, m, H-9),1.36 (1H, m, H-11b),1.45 (1H, m, H-7a),1.45 (1H, m, H-1a), 1.47 (1H, m, H-6a),1.52 (1H, m, H-16b), 1.52 (3H, s, H-27),1.56 (3H, s, H-26), 1.69 (1H, m, H-15a), 1.80 (1H, m, H-2b),1.91 (1H, m, H-11a),2.01 (1H, m, H-16a),2.08 (3H, s, H-21),2.09 (1H, m, H-13),2.17 (1H, m, H-2a),2.77 (1H, m, H-17),3.28 (1H, dd, J= 11.5, 4.0 Hz, H-3), 3.41 (3H, s, -OCH$_3$), 3.77 (1H,d, J= 4.9 Hz, H-24),3.87 (1H, m, H-12), 4.48 (1H, m, H-23),5.80 (1H, d, J= 9.7 Hz, H-22);

^{13}C-NMR (pyridine-d_5, 125 MHz) δ: 化学位移见表 1-47。

表 1-47　^{13}C-NMR 数据

碳位	苷元部分	碳位	糖基部分
	δ_C		δ_C
1	39.3	3-O-Glc-1'	105.2
2	26.8	2'	83.4
3	89.0	3'	78.0
4	39.8	4'	71.6

续表

碳位	苷元部分 δ_C	碳位	糖基部分 δ_C
5	56.4	5'	78.4
6	18.5	6'	62.9
7	35.4	GlcII-1"	106.1
8	40.3	GlcII-2"	77.2
9	51.0	GlcII-3"'	78.2
10	37.0	GlcII-4"	71.6
11	33.2	GlcII-5"	78.4
12	72.2	GlcII-6"	62.7
13	52.0		
14	51.1		
15	32.7		
16	30.0		
17	50.1		
18	16.5		
19	15.9		
20	145.3		
21	15.5		
22	123.2		
23	78.2		
24	80.7		
25	72.5		
26	28.5		
27	26.1		
28	28.2		
29	16.6		
30	17.1		
$-OCH_3$	55.4		

【参考文献】Liao P Y et al., 2008

三七皂苷 ST_5

【化学名】$3\beta,12\beta,20(S),25$-tetrahydroxydammar-23-ene-3-O-β-D-xylopyranosyl($1\rightarrow2$)-β-D- glucopyranosyl-($1\rightarrow2$)-β-D-glucopyranoside

【英文名】notoginsenoside ST_5

【结构式】

【分子式及分子量】$C_{47}H_{80}O_{18}$，932

【物理性状】白色无定形粉末；mp. 193～196 ℃；$[\alpha]_D^{26}$ =+2.3 (c=0.257, MeOH)；IR ν_{max}^{KBr} cm^{-1}: 3422, 2940, 2878, 1639, 1461, 1375, 1077, 1043, 896

【波谱数据】

^{1}H-NMR (pyridine-d_5, 500 MHz) δ: 0.69 (1H, m, H-5), 0.78 (1H, m, H-1b),0.80 (3H, s, H-18), 0.94 (3H, s, H-30), 1.02 (3H, s, H-19),1.04 (1H, m, H-15b),1.11 (3H, s, H-29), 1.25 (1H, m, H-7b),1.28 (3H, s, H-28),1.38 (1H, m, H-6b),1.40 (1H, m, H-9),1.43 (3H, s, H-21),1.47 (1H, m, H-16b),1.48 (1H, m, H-1a),1.48 (1H, m, H-7a),1.49 (1H, m, H-11b),1.49 (1H, m, H-6a),1.54 (3H, s, H-27), 1.55 (3H, s, H-26), 1.60 (1H, m, H-15a),1.86 (1H, m, H-2b),1.91 (1H, m, H-16a), 2.03 (1H, m, H-11a),2.06 (1H, m, H-13),2.19 (1H, m, H-2a),2.36 (1H, m, H-17), 2.49 (1H, m, H-22b),2.78 (1H, m, H-22a),3.30 (1H, m, H-3), 3.90 (1H, m, H-12), 6.02 (1H,d, J = 15.5 Hz, H-24), 6.31 (1H, m, H-23)；

^{13}C-NMR (pyridine-d_5, 125 MHz) δ: 化学位移见表 1-48。

表 1-48　^{13}C-NMR 数据

碳位	苷元部分 δ_C	碳位	糖基部分 δ_C
1	39.2	3-O-Glc-1'	104.8
2	26.8	2'	83.0
3	89.0	3'	78.7

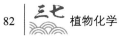

续表

碳位	苷元部分	碳位	糖基部分
	δ_C		δ_C
4	39.8	4'	71.1
5	56.5	5'	78.3
6	18.5	6'	63.0
7	35.2	Glc II -1"	103.2
8	40.2	Glc II -2"	84.6
9	50.5	Glc II -3"	78.0
10	37.0	Glc II -4"	71.9
11	32.2	Glc II -5"	77.8
12	71.2	Glc II -6"	63.0
13	49.0	Xyl-1'''	106.5
14	51.8	Xyl-2'''	76.0
15	31.3	Xyl-3'''	77.8
16	26.8	Xyl-4'''	70.8
17	54.2	Xyl-5'''	67.5
18	16.5		
19	15.9		
20	73.4		
21	27.7		
22	40.1		
23	123.9		
24	142.0		
25	69.9		
26	30.8		
27	30.8		
28	28.2		
29	16.7		
30	17.1		

【参考文献】Liao P Y et al., 2008

三七皂苷 ST₆

【化学名】$(3\beta,6\alpha,12\beta,20E,23E)$-3,6,12-trihydroxy-27-anordammar-20,23-diene-25-one-6-O-β-D-glucopyranoside

【英文名】notoginsenoside ST₆

【结构式】

【分子式及分子量】$C_{35}H_{56}O_9$，620

【物理性状】白色无定形粉末；$[\alpha]_D^{20} = +11.7$ (c=1.00, MeOH); UV (MeOH) λ_{max} (lgε) 300 nm (3.48) and 201nm (2.99) ; IR ν_{max}^{KBr} cm^{-1}: 3425, 2956, 2931, 2876, 1618, 1583, 1383, 1269, 1074, 1032, 579, 532

【波谱数据】

^{1}H-NMR (pyridine-d_5, 600 MHz) δ：0.86 (3H, s, H-30), 1.02 (1H, m, H-1b),1.06 (3H, s, H-19), 1.18 (1H, m, H-15b), 1.27 (3H, s, H-18), 1.42 (1H, m, H-16b),1.45 (1H, d, J = 11.4 Hz, H-5),1.49 (1H, m, H-11b),1.57 (1H, m, H-9),1.65 (3H, s, H-29),1.68 (1H, m, H-1a),1.75 (1H, m, H-15a),1.75 (1H, m, H-16a),1.87 (1H, m, H-2b),1.94 (1H, m, H-2a),1.98 (1H, m, H-7b), 2.06 (1H, m, H-11a), 2.07 (3H, s, H-21),2.10 (3H, s, H-28),2.12 (1H, m, H-13),2.26 (3H, s, H-26),2.56 (1H, br d, J = 12.6 Hz, H-7a),2.83 (1H, m, H-17),3.55 (1H, m, H-3), 3.92 (1H, m, H-12),4.00 (1H, m, H-5'), 4.14 (1H, t, J = 7.2 Hz, H-2'), 4.26 (1H, t, J = 8.4 Hz, H-4'), 4.30 (1H, t, J = 8.4 Hz, H-3'), 4.41 (1H, dd, J = 11.4, 5.4 Hz, H-6'a), 4.46 (1H, m, H-6),4.58 (1H, br d, J = 11.4 Hz, H-6'b), 5.07 (1H, d, J = 7.8 Hz, H-1'), 6.18 (1H, d, J = 15.6 Hz, H-24),6.27 (1H, d, J = 11.4 Hz, H-22), 7.67 (1H, dd, J = 15.6, 11.4 Hz, H-23);

^{13}C-NMR (pyridine-d_5, 150 MHz)：化学位移见表 1-49。

表 1-49　^{13}C-NMR 数据

碳位	苷元部分 δ_C	碳位	糖基部分 δ_C
1	39.5	6-O-Glc-1'	106.0
2	27.9	2'	75.3

续表

碳位	苷元部分	碳位	糖基部分
	δ_C		δ_C
3	78.6	3'	79.7
4	40.4	4'	71.9
5	61.5	5'	78.2
6	80.0	6'	63.1
7	45.1		
8	41.1		
9	50.7		
10	39.7		
11	33.0		
12	71.7		
13	52.1		
14	51.2		
15	32.7		
16	29.7		
17	51.2		
18	17.4		
19	17.7		
20	156.8		
21	14.8		
22	123.7		
23	140.5		
24	128.5		
25	198.1		
26	27.1		
27	—		
28	31.7		
29	16.4		
30	16.8		

【参考文献】Gu C Z et al., 2015a

三七皂苷 ST_7

【化学名】(3β,6α,12β,20Z,23E)-3,6,12-trihydroxy-27-anordammar-20,23-diene-25-one-6-O- β-D-glucopyranoside

【英文名】notoginsenoside ST_7

【结构式】

【分子式及分子量】$C_{35}H_{56}O_9$, 620

【物理性状】白色无定形粉末；$[\alpha]_D^{20} =+1.2$ ($c= 0.92$, MeOH); UV (MeOH) λ_{max} (lgε) 300 nm (3.43), and 201nm (2.95) ; IR ν_{max}^{KBr} cm^{-1}: 3426, 2956, 2931, 2876, 1618, 1582, 1384, 1268, 1384, 1156, 1074, 1032, 927, 574, 530

【波谱数据】

^{1}H-NMR (pyridine-d_5, 600 MHz)δ：0.85 (3H, s, H-30),1.02 (1H, m, H-1b),1.07 (3H, s, H-19),1.19 (1H, m, H-15b),1.26 (3H, s, H-18), 1.42 (1H, m, H-16b), 1.46 (1H, d, $J = 10.8$ Hz, H-5), 1.49 (1H, m, H-11b),1.58 (1H, m, H-9),1.65 (3H, s, H-29), 1.68 (1H, m, H-1a), 1.75 (1H, m, H-15a), 1.87 (1H, m, H-2b), 1.90 (1H, m, H-16a), 1.95 (1H, m, H-2a), 1.98 (1H, m, H-7b),2.05 (1H, m, H-11a), 2.10 (3H, s, H-21),2.11 (3H, s, H-28),2.12 (1H, m, H-13),2.21 (3H, s, H-26), 2.57 (1H, dd, $J = 12.6, 3.0$ Hz, H-7a),2.83 (1H, m, H-17),3.55 (1H, m, H-3), 3.92 (1H, m, H-12),4.00 (1H, m, H-5'), 4.14 (1H, t, $J =7.8$ Hz, H-2'), 4.27 (1H, t, $J = 9.0$ Hz, H-4'),4.31 (1H, t, $J = 9.0$ Hz, H-3'),4.41 (1H, dd, $J = 11.4, 5.4$ Hz, H-6a'),4.47 (1H, m, H-6),4.58 (1H, dd, $J = 12.0, 2.4$ Hz, H-6b'),5.08 (1H, d, $J = 7.8$ Hz, H-1'),6.20 (1H, d, $J = 15.6$ Hz, H-24),6.27 (1H, d, $J = 11.4$ Hz, H-22), 7.66 (1H, dd, $J = 15.6, 11.4$ Hz, H-23)；

^{13}C-NMR (pyridine-d_5, 150 MHz)：化学位移见表 1-50。

表 1-50　^{13}C-NMR 数据

碳位	苷元部分	碳位	糖基部分
	δ_C		δ_C
1	39.9	6-O-Glc-1'	106.5
2	28.4	2'	75.9
3	78.9	3'	80.2
4	40.8	4'	72.2

碳位	苷元部分 δ_C	碳位	糖基部分 δ_C
5	61.8	5'	78.7
6	80.5	6'	63.5
7	45.7		
8	41.8		
9	51.1		
10	40.1		
11	33.6		
12	72.0		
13	51.6		
14	51.1		
15	33.2		
16	30.1		
17	51.1		
18	17.8		
19	18.2		
20	157.5		
21	21.3		
22	123.7		
23	140.8		
24	128.6		
25	198.4		
26	28.1		
27	—		
28	32.1		
29	16.8		
30	17.1		

【参考文献】Gu C Z et al., 2015a

三七皂苷 ST$_8$

【化 学 名】(3β,6α,12β,20E)-3,6,12-trihydroxy-24,25,26,27-tetranordammar-20(22)-ene-23-enal- 6-O-β-D-glucopyranoside

【英 文 名】notoginsenoside ST$_8$

【结构式】

【分子式及分子量】$C_{32}H_{52}O_9$, 580

【物理性状】白色无定形粉末；$[\alpha]_D^{20} = +24.3$ ($c = 1.85$, MeOH); UV (MeOH) λ_{max} (lgε) 249 (3.34) nm;v_{max}^{KBr} cm^{-1}: 3425, 2955, 2935, 2876, 1647, 1450, 1368, 1154, 1074, 1032, 613, 531

【波谱数据】

^{1}H-NMR (pyridine-d_5, 600 MHz) δ: 0.79 (3H, s, H-30),0.97 (1H, m, H-1b),1.03 (3H, s, H-19), 1.18 (1H, m, H-15b), 1.21 (3H, s, H-18), 1.40 (1H, m, H-16b), 1.41 (1H, d, $J = 12.6$ Hz, H-5),1.51 (1H, m, H-11b), 1.53 (1H, m, H-9), 1.61 (3H, s, H-29),1.64 (1H, m, H-1a), 1.72 (1H, m, H-16a), 1.73 (1H, m, H-15a), 1.85 (1H, m, H-2b),1.92 (1H, m, H-2a), 1.93 (1H, m, H-7b), 2.00 (1H, m, H-11a), 2.08 (3H, s, H-28),2.11 (1H, m, H-13), 2.30 (3H, s, H-21), 2.52 (1H, dd, $J = 12.0$, 3.6 Hz, H-7a),2.76 (1H, m, H-17),3.54 (1H, dd, $J = 11.4$, 4.8 Hz, H-3), 3.87 (1H, m, H-12),3.97 (1H, m, H-5'), 4.10 (1H, t, $J = 9.6$ Hz, H-2'),4.23 (1H, t, $J = 10.8$ Hz, H-4'), 4.28 (1H, t, $J = 10.8$ Hz, H-3'), 4.38 (1H, dd, $J = 13.8$, 6.6 Hz, H-6'b),4.43 (1H, m, H-6), 4.55 (1H, dd, $J = 12.0$, 1.8 Hz, H-6'a), 5.03 (1H, d, $J = 7.8$ Hz, H-1'),6.24 (1H, d, $J = 8.4$ Hz, H-22), 10.21 (1H, d, $J = 8.4$ Hz, H-23);

^{13}C-NMR (pyridine-d_5, 150 MHz)：化学位移见表 1-51。

表 1-51 ^{13}C-NMR 数据

碳位	苷元部分 δ_C	碳位	糖基部分 δ_C
1	39.5	6-O-Glc-1'	106.0
2	27.9	2'	75.5
3	78.3	3'	79.7

续表

碳位	苷元部分	碳位	糖基部分
	δ_C		δ_C
4	40.4	4'	71.8
5	61.4	5'	78.1
6	80.1	6'	63.1
7	45.4		
8	41.3		
9	50.7		
10	39.7		
11	33.0		
12	71.5		
13	52.6		
14	51.3		
15	32.8		
16	30.0		
17	51.0		
18	17.3		
19	17.7		
20	170.0		
21	15.3		
22	127.4		
23	191.5		
24	—		
25	—		
26	—		
27	—		
28	31.7		
29	16.3		
30	16.7		

【参考文献】Gu C Z et al., 2015a

三七皂苷 ST_9

【化学名】$(3\beta,6\alpha,12\beta,20Z)$-3, 6, 12-trihydroxy-24, 25, 26, 27-tetranordammar-20(22)-ene-23-enal- 6-O-β-D-glucopyranoside

【英文名】notoginsenoside ST_9

【结构式】

【分子式及分子量】$C_{32}H_{52}O_9$, 580

【物理性状】白色无定形粉末；$[\alpha]_D^{20} =+ 9.0$ ($c =1.02$, MeOH); 紫外 UV (MeOH) λ_{max} (lgε) 249nm (3.19); IR ν_{max}^{KBr} cm^{-1}: 3424, 2955, 2927, 2873, 2855, 1647, 1462, 1383, 1154, 1074, 1034, 636, 533

【波谱数据】

^{1}H-NMR (pyridine-d_5, 600 MHz) δ： 0.89 (3H, s, H-30), 1.01 (1H, m, H-1b),1.06 (3H, s, H-19), 1.23 (1H, m, H-15b),1.26 (3H, s, H-18), 1.45 (1H, d, $J = 10.8$ Hz, H-5),1.45 (1H, m, H-16b),1.50 (1H, m, H-11b), 1.58 (1H, m, H-9), 1.65 (3H, s, H-29),1.67 (1H, m, H-1a), 1.77 (1H, m, H-15a), 1.81 (1H, m, H-16a),1.86 (1H, m, H-2b), 1.94 (1H, m, H-2a), 1.96 (1H, m, H-11a),1.97 (1H, m, H-7b),2.10 (3H, s, H-21),2.12 (3H, s, H-28),2.19 (1H, m, H-13), 2.57 (1H, dd, $J = 12.6$, 3.0 Hz, H-7a),2.79 (1H, m, H-17),3.55 (1H, dd, $J = 11.4$, 4.2 Hz, H-3), 3.94 (1H, m, H-12),4.00 (1H, m, H-5'),4.14 (1H, t, $J = 8.4$ Hz, H-2'), 4.26 (1H, t, $J = 9.6$ Hz, H-4'),4.31 (1H, t, $J = 8.4$ Hz, H-3'), 4.41 (1H, dd, $J = 11.4$, 2.4 Hz, H-6'b), 4.47 (1H, m, H-6), 4.58 (1H, dd, $J = 11.4$, 5.4 Hz, H-6'a), 5.07 (1H, d, $J = 7.8$ Hz, H-1'),6.07 (1H, d, $J = 7.8$ Hz, H-22), 10.46 (1H, d, $J = 7.8$ Hz, H-23);

^{13}C-NMR (pyridine-d_5, 150 MHz)：化学位移见表 1-52。

表 1-52 ^{13}C-NMR 数据

碳位	苷元部分 δ_C	碳位	糖基部分 δ_C
1	39.5	6-O-Glc-1'	106.0
2	27.9	2'	75.4
3	78.5	3'	79.6
4	40.4	4'	71.9

碳位	苷元部分 δ_{C}	碳位	糖基部分 δ_{C}
5	61.4	5'	78.2
6	80.0	6'	63.1
7	45.4		
8	41.4		
9	50.7		
10	39.7		
11	33.2		
12	71.5		
13	50.7		
14	51.2		
15	32.8		
16	29.8		
17	50.7		
18	17.3		
19	17.7		
20	169.0		
21	21.3		
22	128.6		
23	190.4		
24	—		
25	—		
26	—		
27	—		
28	31.7		
29	16.3		
30	16.7		

【参考文献】Gu C Z et al., 2015a

三七皂苷 ST$_{10}$

【化学名】(3β, 12β, 20E)-3, 12-dihydroxy-24, 25, 26, 27-tetranordammar-20(22)-ene-23-enal-3-O- β-D-glucopyranosyl(1→2)-β-D-glucopyranoside

【英文名】notoginsenoside ST$_{10}$

【结构式】

【分子式及分子量】$C_{38}H_{62}O_{13}$, 726

【物理性状】白色无定形粉末；旋光 $[\alpha]_D^{20} = -1.5$ (c = 0.78, MeOH); UV (MeOH) λ_{max} (lgε) 249nm (3.35); IR ν_{max}^{KBr} cm^{-1}: 3425, 2943, 2929, 2877, 2858, 1641, 1384, 1160, 1077, 1073, 895, 621, 577

【波谱数据】

^{1}H-NMR (pyridine-d_5, 600 MHz) δ：0.68 (1H, br d, J = 11.4Hz, H-5),0.74 (1H, m, H-1b), 0.82 (3H, s, H-19),0.96 (3H, s, H-30), 1.02 (3H, s, H-18),1.12 (1H, m, H-15b), 1.13 (3H, s, H-29), 1.22 (1H, m, H-7b),1.32 (3H, s, H-28), 1.37 (1H, m, H-6b),1.39 (1H, m, H-9),1.46 (1H, m, H-7a),1.47 (1H, m, H-11b),1.49 (1H, m, H-1a), 1.50 (1H, m, H-6a), 1.50 (1H, m, H-16b),1.70 (1H, m, H-15a),1.83 (1H, m, H-2b), 1.95 (1H, m, H-11a), 2.10 (1H, m, H-16a), 2.12 (1H, m, H-13), 2.22 (1H, m, H-2a),2.33 (3H, s, H-21),2.86 (1H, m, H-17),3.31 (1H, dd, J = 11.4, 4.2 Hz, H-3), 3.90 (1H, m, H-12), 3.97 (1H, m, H-5'),3.97 (1H, m, H-5''),4.18 (1H, m, H-2''), 4.19 (1H, m, H-4'), 4.29 (1H, m, H-2'), 4.29 (1H, m, H-3''), 4.36 (1H, m, H-3'),4.39 (1H, m, H-6'b), 4.39 (1H, m, H-6'b), 4.40 (1H, m, H-4''),4.61 (1H, m, H-6'a), 4.61 (1H, m, H-6''a), 4.97 (1H, d, J = 7.8 Hz, H-1'),5.42 (1H, d, J = 7.2 Hz, H-1''),6.29 (1H, d, J = 8.4 Hz, H-22),10.20 (1H, d, J = 8.4 Hz, H-23);

^{13}C-NMR (pyridine-d_5, 150 MHz)：化学位移见表 1-53。

表 1-53 ^{13}C-NMR 数据

碳位	苷元部分 δ_C	碳位	糖基部分 δ_C
1	39.6	3-O-Glc-1'	105.6
2	27.2	2'	83.9
3	89.3	3'	78.8
4	40.1	4'	72.0
5	56.7	5'	78.8
6	18.8	6'	63.2
7	35.8	GlcII-1"	106.5
8	40.7	GlcII-2"	77.6
9	51.3	GlcII-3"	78.4
10	37.4	GlcII-4"	72.0
11	33.4	GlcII-5"	78.8
12	71.9	GlcII-6"	63.1
13	53.4		
14	51.7		
15	33.3		
16	30.4		
17	51.5		
18	16.2		
19	16.9		
20	170.6		
21	15.8		
22	127.9		
23	191.9		
24	—		
25	—		
26	—		
27	—		
28	28.5		
29	17.0		
30	17.3		

【参考文献】Gu C Z et al., 2015a

三七皂苷 ST_{11}

【化学名】(3β, 12β, 20E)-3, 12-dihydroxydammar-20(22), 24-diene-3-O-β-D-xylopy-ranosyl(1→2) -β-D-glucopyranoside

【英文名】notoginsenoside ST_{11}

【结构式】

【分子式及分子量】$C_{41}H_{68}O_{11}$, 736

【物理性状】白色无定形粉末；$[\alpha]_D^{20} = -8.4$ ($c = 0.57$, MeOH); IR ν_{max}^{KBr} cm^{-1}: 3424, 2927, 2857, 2856, 1631, 1384, 1162, 1077, 1043, 895, 609, 575

【波谱数据】

^{1}H-NMR (pyridine-d_5, 600 MHz) δ: 0.71 (1H, br d, $J = 11.4$ Hz, H-5),0.76 (1H, m, H-1b),0.83 (3H, s, H-19), 0.99 (3H, s, H-30), 1.01 (1H, m, H-15b), 1.03 (3H, s, H-18),1.13 (3H, s, H-29),1.23 (1H, m, H-7b),1.32 (3H, s, H-28),1.42 (1H, m, H-9), 1.43 (1H, m, H-6b), 1.44 (1H, m, H-11b),1.44 (1H, m, H-23b), 1.48 (1H, m, H-7a), 1.48 (1H, m, H-1a),1.53 (1H, m, H-16b), 1.55 (1H, m, H-6a), 1.59 (3H, s, H-27),1.63 (3H, s, H-26),1.67 (1H, m, H-15a),1.82 (1H, m, H-2b),1.84 (3H, s, H-21),1.93 (1H, m, H-11a),1.95 (1H, m, H-16a),2.01 (1H, m, H-13), 2.21 (1H, m, H-2a), 2.80 (1H, m, H-23b), 2.82 (1H, m, H-17),3.31 (1H, dd, $J = 11.4$, 4.2 Hz, H-3), 3.73 (1H, m, H-5"b), 3.97 (1H, m, H-12),3.97 (1H, m, H-5'),4.17 (1H, m, H-2"), 4.20 (1H, m, H-3"), 4.20 (1H, m, H-2'), 4.20 (1H, m, H-4'), 4.28 (1H, m, H-4"),4.35 (1H, m, H-3'), 4.39 (1H, m, H-6b'), 4.43 (1H, m, H-5"a),4.61 (1H, m, H-6a'), 4.96 (1H, d, $J = 7.8$ Hz, H-1'),5.24 (1H, t, $J = 7.2$ Hz, H-24), 5.31 (1H, d, $J = 6.6$ Hz, H-1"), 5.53 (1H, t, $J = 7.2$ Hz, H-22);

^{13}C-NMR (pyridine-d_5, 150 MHz) δ: 化学位移见表 1-54。

表 1-54 ^{13}C-NMR 数据

碳位	苷元部分	碳位	糖基部分
	δ_C		δ_C
1	39.7	3-O-Glc-1'	105.5
2	26.3	2'	84.5
3	89.4	3'	78.9
4	40.2	4'	72.0
5	56.8	5'	78.7
6	18.9	6'	63.2
7	35.8	Xyl-1"	107.5
8	40.7	2"	77.1
9	51.2	3"	78.7
10	37.4	4"	71.6
11	32.7	5"	68.0
12	73.0		
13	51.4		
14	51.3		
15	33.1		
16	29.3		
17	50.9		
18	16.7		
19	17.0		
20	140.0		
21	13.6		
22	123.6		
23	27.4		
24	123.6		
25	131.7		
26	25.8		
27	18.2		
28	28.5		
29	16.2		
30	17.4		

【参考文献】Gu C Z et al., 2015a

三七皂苷 ST$_{12}$

【化学名】(3β, 12β)-3, 12-dihydroxydammar-20(21), 24-diene-3-O-β-D-xylopyra-nosyl(1→2)-β- D-glucopyranoside

【英文名】notoginsenoside ST$_{12}$

【结构式】

【分子式及分子量】$C_{41}H_{68}O_{11}$, 736

【物理性状】白色无定形粉末；$[\alpha]_D^{20} = -4.7$ ($c= 0.53$, MeOH); IR v_{max}^{KBr} cm^{-1}: 3424, 2928, 2875, 2857, 1632, 1384, 1162, 1077, 1043, 895, 611, 575

【波谱数据】

^{1}H-NMR (pyridine-d_5, 600 MHz) δ：0.72 (1H, br d, $J = 11.4$ Hz, H-5),0.78 (1H, m, H-1b), 0.84 (3H, s, H-19),1.00 (3H, s, H-30),1.03 (3H, s, H-18),1.14 (3H, s, H-29), 1.15 (1H, m, H-15b),1.24 (1H, m, H-7b),1.33 (3H, s, H-28), 1.42 (1H, m, H-6b), 1.43 (1H, m, H-9),1.46 (1H, m, H-23b), 1.47 (1H, m, H-11b), 1.48 (1H, m, H-7a),1.50 (1H, m, H-1a),1.55 (1H, m, H-6a), 1.59 (1H, m, H-16b), 1.61 (3H, s, H-27),1.67 (3H, s, H-26),1.72 (1H, m, H-15a), 1.85 (1H, m, H-2b), 1.96 (1H, m, H-11a), 2.09 (1H, m, H-16a), 2.11 (1H, m, H-13),2.22 (1H, m, H-23a),2.32 (1H, m, H-22b),2.32 (1H, m, H-2a),2.51 (1H, m, H-22a),2.86 (1H, m, H-17),3.31 (1H, dd, $J = 11.4$, 5.4 Hz, H-3),3.74 (1H, m, H-5"b), 3.94 (1H, m, H-12), 3.98 (1H, m, H-5'),4.17 (1H, m, H-2"),4.21 (1H, m, H-2'), 4.21 (1H, m, H-4'), 4.21 (1H, m, H-3"),4.28 (1H, m, H-4"), 4.36 (1H, m, H-3'),4.39 (1H, m, H-6'b), 4.43 (1H, m, H-5"a),4.61 (1H, m, H-6'a), 4.93 (3H, br s, H-21b),4.97 (1H, d, $J = 7.2$ Hz, H-1'), 5.18 (3H, br s, H-21a), 5.31 (1H, t, $J = 7.2$ Hz, H-24),5.32 (1H, d, $J = 7.2$ Hz, H-1");

^{13}C-NMR (pyridine-d_5, 150 MHz)：化学位移见表 1-55。

表 1-55 ^{13}C-NMR 数据

碳位	苷元部分 δ$_C$	碳位	糖基部分 δ$_C$
1	39.7	3-O-Glc-1'	105.5
2	27.4	2'	84.5
3	89.4	3'	78.9
4	40.2	4'	72.0
5	56.7	5'	78.1
6	18.9	6'	63.3
7	35.8	Xyl-1"	107.5
8	40.6	Xyl-2"	77.1
9	51.3	Xyl-3"	78.7
10	37.9	Xyl-4"	71.6
11	33.2	Xyl-5"	68.0
12	72.8		
13	52.9		
14	51.7		
15	33.0		
16	31.2		
17	48.7		
18	16.2		
19	16.9		
20	155.9		
21	108.5		
22	34.2		
23	27.2		
24	125.8		
25	131.6		
26	26.2		
27	18.2		
28	28.2		
29	16.7		
30	17.4		

【参考文献】Gu C Z et al., 2015a

三七皂苷 ST$_{13}$

【化学名】(3β,6α,12β,20Z)-3,6,12,25-tetrahydroxydammar-20(22)-ene-6-O-β-D-glucopyranoside

【英文名】notoginsenoside ST$_{13}$

【结构式】

【分子式及分子量】$C_{36}H_{62}O_9$, 638

【物理性状】白色无定形粉末；$[\alpha]_D^{20}=+ 0.57$ (c =1.16, MeOH); IR ν_{max}^{KBr}, cm^{-1}: 3425, 2963, 2934, 2876, 1631, 1462, 1384, 1152, 1075, 1029, 928, 587

【波谱数据】

^{1}H-NMR (pyridine-d_5, 600 MHz) δ：0.86 (3H, s, H-30),1.06 (1H, m, H-1b),1.07 (3H, s, H-19),1.17 (1H, m, H-15b), 1.26 (3H, s, H-18),1.41 (3H, s, H-26), 1.41 (3H, s, H-27), 1.44 (1H, m, H-16b),1.46 (1H, m, H-9),1.47 (1H, br d, J =10.8 Hz, H-5),1.48 (1H, m, H-11b),1.58 (1H, m, H-13), 1.64 (3H, s, H-29), 1.72 (1H, m, H-1a),1.73 (1H, m, H-16a),1.74 (1H, m, H-15a),1.78 (1H, m, H-24b),1.83 (1H, m, H-24a),1.88 (1H, m, H-2b),1.95 (3H, s, H-21), 1.95 (1H, m, H-2a), 1.98 (1H, m, H-7b),2.05 (1H, m, H-11a),2.09 (1H, m, H-17), 2.11 (3H, s, H-28),2.51 (1H, m, H-23b),2.56 (1H, m, H-23a), 2.57 (1H, dd, J =13.2, 3.0 Hz, H-7a),3.56 (1H, m, H-3), 3.90 (1H, m, H-12), 3.99 (1H, m, H-5'),4.14 (1H, t, J = 7.8 Hz, H-2'),4.27 (1H, m, H-4'), 4.30 (1H, m, H-3'),4.42 (1H, m, H-6'b), 4.47 (1H, m, H-6), 4.57 (1H, br d, J =7.8 Hz, H-6'a),5.08 (1H, d, J =7.8 Hz, H-1'),5.35 (1H, t, J = 7.2 Hz, H-22);

^{13}C-NMR (pyridine-d_5, 150 MHz) δ：化学位移见表 1-56。

表 1-56　^{13}C-NMR 数据

碳位	苷元部分	碳位	糖基部分
	δ_C		δ_C
1	39.7	6-O-Glc-1'	106.0
2	27.9	2'	75.5
3	78.6	3'	79.6
4	40.4	4'	71.9

碳位	苷元部分	碳位	糖基部分
	δ_C		δ_C
5	61.4	5'	78.1
6	80.0	6'	63.1
7	45.3		
8	41.3		
9	50.2		
10	39.5		
11	32.6		
12	72.4		
13	50.6		
14	51.1		
15	32.6		
16	28.3		
17	50.6		
18	17.4		
19	17.7		
20	139.1		
21	19.9		
22	126.0		
23	23.2		
24	45.0		
25	69.6		
26	30.0		
27	29.8		
28	31.7		
29	16.4		
30	16.8		

【参考文献】Gu C Z et al., 2015a

三七皂苷 ST₁₄

【化学名】(3β,6α,12β,20S,22E)-3,6,12,20-tetra-hydroxydammar-22(23),24-diene-6-O-β-D-glucopyranoside

【英文名】notoginsenoside ST₁₄

【结构式】

【分子式及分子量】$C_{36}H_{60}O_9$, 636

【物理性状】白色无定形粉末；$[\alpha]_D^{20}=-1.8$ ($c=0.51$, MeOH); IR ν_{max}^{KBr} cm^{-1}: 3424, 2959, 2929, 2876, 2854, 1632, 1453, 1383, 1153, 1076, 1031, 929, 640, 596

【波谱数据】

^{1}H-NMR (pyridine-d_5, 600 MHz) δ: 0.81 (3H, s, H-30),0.98 (3H, s, H-19), 1.03 (1H, m, H-1b),1.15 (1H, m, H-15b),1.18 (3H, s, H-18), 1.25 (1H, m, H-16b), 1.45 (1H, d, $J = 10.8$ Hz, H-5),1.46 (1H, m, H-11b),1.57 (3H, s, H-21),1.58 (1H, m, H-9), 1.61 (3H, s, H-27), 1.62 (3H, s, H-29),1.62 (1H, m, H-15a), 1.64 (1H, m, H-16a),1.64 (1H, m, H-1a),1.69 (3H, s, H-26), 1.82 (1H, m, H-2b),1.93 (1H, m, H-7b), 1.94 (1H, m, H-2a),1.97 (1H, m, H-13),2.06 (1H, m, H-11a), 2.10 (3H, s, H-28),2.34 (1H, m, H-17),2.55 (1H, br d, $J=12..0$ Hz, H-7a),3.54 (1H, m, H-3), 3.92 (1H, m, H-12),3.98 (1H, m, H-5'), 4.13 (1H, m, H-2'), 4.27 (1H, m, H-4'), 4.29 (1H, m, H-3'), 4.41 (1H, m, H-6a'), 4.42 (1H, m, H-6),4.56 (1H, m, H-6b'), 5.05 (1H, d, $J = 7.8$ Hz, H-1'), 6.10 (1H, d, $J = 10.8$ Hz, H-24), 6.14 (1H, d, $J = 15.0$ Hz, H-22), 7.01 (1H, dd, $J = 15.0, 10.8$ Hz, H-23);

^{13}C-NMR (pyridine-d_5, 150MHz)：化学位移见表 1-57。

表 1-57　　^{13}C-NMR 数据

碳位	苷元部分	碳位	糖基部分
	δ_C		δ_C
1	39.7	6-O-Glc-1'	106.0
2	27.9	2'	75.5
3	78.6	3'	79.6
4	40.4	4'	71.9
5	61.4	5'	78.1
6	80.0	6'	63.1
7	45.3		

碳位	苷元部分	碳位	糖基部分
	δ_C		δ_C
8	41.3		
9	50.2		
10	39.5		
11	32.6		
12	72.4		
13	50.6		
14	51.1		
15	32.6		
16	28.3		
17	50.6		
18	17.4		
19	17.7		
20	139.1		
21	19.9		
22	126.0		
23	23.2		
24	45.0		
25	69.6		
26	30.0		
27	29.8		
28	31.7		
29	16.4		
30	16.8		

【参考文献】Gu C Z et al.,2015a

三七皂苷 SFt₁

【化学名】无

【英文名】notoginsenoside SFt$_1$

【结构式】

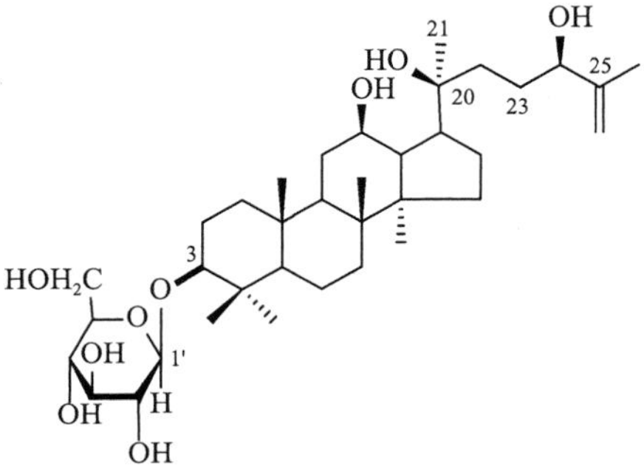

【分子式及分子量】$C_{36}H_{62}O_9$, 638

【物理性状】白色无定形粉末；$[\alpha]_D^{24}=+9.4$ ($c=0.20$, MeOH); IR ν_{max}^{KBr} cm^{-1}: 3442, 2947, 1640, 1078, 1022

【波谱数据】

^{1}H-NMR (pyridine-d_5, 500 MHz) δ: 0.72 (1H, t, $J=11.5$ Hz, H-5), 0.74 (1H, br s, H-1b), 0.78 (3H, s, H-19), 0.95 (3H, s, H-30), 0.95 (3H, s, H-18), 0.98 (3H, s, H-29), 1.20 (1H, br d, $J=11.5$ Hz,, H-7b), 1.31 (3H, s, H-28), 1.39 (1H, m, H-11b), 1.40 (1H, m, H-6b), 1.42 (1H, m, H-9), 1.44 (3H, s, H-21), 1.47 (1H, m, H-2b), 1.48 (1H, m, H-7a), 1.50 (1H, m, H-1a), 1.52 (1H, m, H-6a), 1.52 (1H, m, H-15b), 1.54 (1H, m, H-22b), 1.81 (1H, m, H-16b), 1.88 (3H, s, H-26), 1.90 (1H, m, H-2a), 2.02 (1H, m, H-15a), 2.04 (1H, m, H-22a), 2.09 (1H, m, H-23), 2.12 (1H, m, H-13), 2.17 (1H, m, H-11a), 2.22 (1H, m, H-16a), 2.37 (1H, m, H-17), 3.37 (1H, dd, $J=11.5$, 4.0 Hz, H-3), 3.93 (1H, m, H-4'), 4.01 (1H, m, H-3'), 4.02 (1H, m, H-2'), 4.25 (1H, m, H-12), 4.25 (1H, m, H-5'), 4.41 (1H, m, H-24), 4.41 (1H, m, H-6'b), 4.60 (1H, dd, $J=11.5$, 5.0 Hz, H-6'a), 4.91 (3H, s, H-27b), 4.96 (1H, d, $J=7.8$ Hz, H-1'), 5.26 (3H, s, H-27a);

^{13}C-NMR (pyridine-d_5, 125 MHz): 化学位移见表1-58。

表 1-58　^{13}C-NMR 数据

碳位	苷元部分 δ_C	碳位	糖基部分 δ_C
1	39.2	6-O-Glc-1'	107.0
2	26.8	2'	75.8
3	88.8	3'	78.8
4	39.7	4'	71.0
5	56.4	5'	78.4
6	18.5	6'	63.1
7	35.2		
8	40.0		
9	50.4		
10	37.0		
11	32.3		
12	71.9		
13	48.6		
14	51.8		
15	32.3		
16	26.9		
17	54.9		
18	16.4		
19	16.8		

碳位	苷元部分	碳位	糖基部分
	δ_C		δ_C
20	73.1		
21	27.5		
22	31.4		
23	30.7		
24	76.1		
25	150.0		
26	18.5		
27	109.9		
28	28.2		
29	15.9		
30	17.1		

【参考文献】Liu Q et al., 2011

三七皂苷 SFt₂

【化学名】无

【英文名】notoginsenoside SFt₂

【结构式】

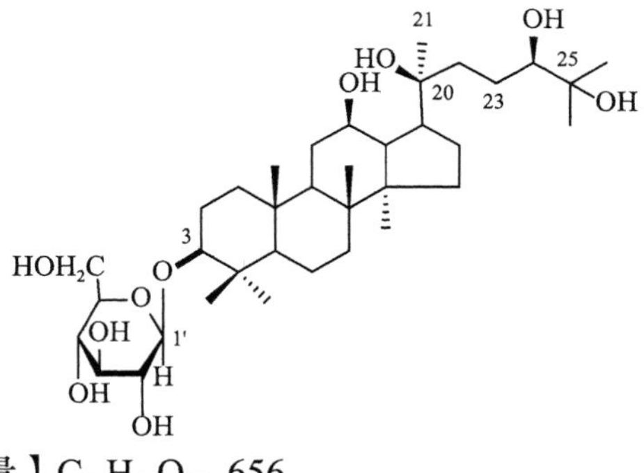

【分子式及分子量】$C_{36}H_{64}O_{10}$, 656

【物理性状】白色无定形粉末；$[\alpha]_D^{24} = -3.1$ (c = 0.12, MeOH); IR ν_{max}^{KBr} cm^{-1}: 3425, 2946, 1640, 1078, 1021

【波谱数据】

^{1}H-NMR (pyridine-d_5, 500 MHz) δ: 0.73 (1H, t, J = 11.5 Hz, H-5), 0.75 (1H, br s, H-1b), 0.79 (3H, s, H-19), 0.94 (3H, s, H-18), 0.96 (3H, s, H-30), 1.00 (3H, s, H-29), 1.02 (1H, m, H-15b), 1.22 (1H, br d, J = 11.0 Hz, H-7b), 1.32 (3H, s, H-28), 1.34 (1H, m, H-6b), 1.37 (1H, m, H-11b), 1.40 (1H, m, H-9), 1.43 (1H, m, H-7a), 1.46 (3H, s,

H-21), 1.48 (1H, m, H-1a),1.48 (1H, m, H-6a),1.51 (3H, s, H-27), 1.54 (3H, s, H-26), 1.56 (1H, m, H-15a),1.80 (1H, m, H-23), 1.83 (1H, m, H-22b),1.90 (1H, m, H-22a), 2.00 (1H, m, H-11a),2.06 (1H, m, H-13), 2.08 (1H, m, H-2b),2.08 (1H, m, H-16b),2.20 (1H, m, H-2a), 2.20 (1H, m, H-16a),2.37 (1H, m, H-17),2.53 (1H, m, H-23),3.38 (1H, dd, $J = 11.5, 3.5$ Hz, H-3), 3.82 (1H, d, $J = 10.0$ Hz, H-24),3.90 (1H, m, H-4'),4.03 (1H, m, H-5'),4.06 (1H, t, $J = 8.5$ Hz, H-2'), 4.25 (1H, m, H-3'), 4.25 (1H, m, H-12), 4.42 (1H, dd, $J = 11.5, 5.0$ Hz, H-6'b), 4.61 (1H, br d, $J = 11.5$ Hz, H-6'a),4.97 (1H, d, $J = 7.7$ Hz, H-1')；

^{13}C-NMR (pyridine-d_5, 125 MHz)：化学位移见表 1-59。

表 1-59 ^{13}C-NMR 数据

碳位	苷元部分	碳位	糖基部分
	δ_C		δ_C
1	39.7	6-O-Glc-1'	107.0
2	26.8	2'	75.8
3	88.8	3'	78.8
4	39.2	4'	71.0
5	56.4	5'	78.4
6	18.5	6'	63.1
7	35.2		
8	40.0		
9	50.5		
10	37.0		
11	32.1		
12	71.9		
13	48.6		
14	51.8		
15	31.5		
16	26.8		
17	54.6		
18	16.4		
19	16.8		
20	73.3		
21	27.5		
22	27.0		
23	33.9		
24	80.1		
25	72.8		
26	26.2		
27	26.0		
28	28.2		
29	15.8		
30	17.1		

【参考文献】Liu Q et al., 2011

三七皂苷 SFt₃

【化学名】无

【英文名】notoginsenoside SFt₃

【结构式】

【分子式及分子量】$C_{47}H_{78}O_{16}$, 898

【物理性状】白色无定形粉末；$[\alpha]_D^{24} = -3.6$ ($c = 0.28$, MeOH); IRν_{max}^{KBr} cm^{-1}: 3424, 2943, 1639, 1076, 1044

【波谱数据】

^{1}H-NMR (pyridine-d_5, 500 MHz) δ：0.68 (1H, t, $J = 11.2$ Hz, H-5),0.75 (1H, m, H-1b), 0.78 (3H, s, H-19),0.95 (3H, s, H-18),0.99 (3H, s, H-30), 1.10 (1H, m, H-15b), 1.10 (3H, s, H-29), 1.28 (3H, s, H-28),1.38 (1H, m, H-7b), 1.38 (1H, m, H-9),1.40 (2H, m, H-6), 1.46 (1H, m, H-7a),1.48 (1H, m, H-15a),1.56 (1H, br s, H-16b), 1.58 (3H, s, H-27),1.64 (3H, s, H-26),1.78 (1H, m, H-1a), 1.80 (1H, m, H-2b),2.05 (2H, m, H-11),2.05 (1H, m, H-16a),2.18 (1H, br d, $J = 11.6$ Hz, H-2a), 2.29 (1H, m, H-22b), 2.37 (1H, m, H-23b),2.46 (1H, m, H-22a),2.79 (1H, m, H-17), 2.96 (1H, m, H-23a),3.29 (1H, dd, $J = 12.0, 4.0$ Hz, H-3), 3.68 (1H, m, H-13),3.87 (1H, m, H-12),3.97 (1H, m, H-6'b), 3.97 (1H, m, H-5'''), 4.09 (1H, m, H-2'), 4.09 (1H, m, H-2'''), 4.13 (1H, m, H-4''),4.13 (1H, m, H-4'), 4.13 (1H, m, H-4'''),4.23 (1H, m, H-2''), 4.27 (1H, m, H-6''b),4.28 (1H, m, H-5'),4.29 (1H, m, H-5''), 4.34 (1H, m, H-3''),4.36 (1H, m, H-3'''),4.37 (1H, m, H-3'),

4.48 (1H, dd, J = 11.0, 1.8 Hz, H-6''a), 4.58 (1H, br d, J = 11.6 Hz, H-6'a), 4.94 (1H, d, J = 7.6 Hz, H-1'),5.14 (2H, s, H-21),5.28 (1H, m, H-24),5.42 (1H, d, J = 6.5 Hz, H-1'''), 5.53 (1H, d, J = 7.6 Hz, H-1'');

^{13}C-NMR (pyridine-d_5, 125 MHz) δ：化学位移见表 1-60。

表 1-60　^{13}C-NMR 数据

碳位	苷元部分 δ_C	碳位	糖基部分 δ_C
1	39.8	6-O-Glc-1'	104.8
2	26.8	2'	83.0
3	88.9	3'	78.7
4	39.3	4'	71.1
5	56.4	5'	78.3
6	18.5	6'	63.0
7	35.2	Glc-1''	103.2
8	40.2	2''	84.6
9	48.2	3''	78.0
10	37.0	4''	71.7
11	32.6	5''	77.9
12	72.4	6''	62.8
13	52.8	Xyl-1'''	106.5
14	51.2	2'''	76.0
15	32.6	3'''	77.8
16	30.9	4'''	70.7
17	50.8	5'''	67.5
18	16.5		
19	15.8		
20	155.5		
21	108.0		
22	33.8		
23	27.1		
24	125.4		
25	131.2		
26	25.8		
27	17.8		
28	28.1		
29	16.7		
30	17.0		

【参考文献】Liu Q et al., 2011

三七皂苷 SFt$_4$

【化学名】无

【英文名】notoginsenoside SFt$_4$

【结构式】

【分子式及分子量】$C_{47}H_{78}O_{16}$, 898

【物理性状】白色无定形粉末；旋光 $[\alpha]_D^{24} = -7.2$ $(c = 0.12,\text{MeOH})$; IR $v_{\max}^{\text{KBr}}$ cm^{-1}: 3443, 2927, 1640, 1076, 1044

【波谱数据】

^{1}H-NMR (pyridine-d_5, 500 MHz) δ：0.67 (1H, t, $J = 11.2$ Hz, H-5), 0.74 (1H, m, H-1b),0.78 (3H, s, H-19), 0.94 (3H, s, H-18),0.99 (3H, s, H-30),1.04 (1H, m, H-15b), 1.04 (1H, m, H-6b),1.09 (3H, s, H-29), 1.20 (1H, br d, $J = 10.5$ Hz, H-7b),1.27 (3H, s, H-28),1.35 (2H, m, H-11b), 1.39 (1H, m, H-9), 1.42 (1H, m, H-7a),1.47 (1H, m, H-6a),1.48 (1H, br s, H-16b),1.50 (1H, m, H-15a),1.56 (3H, s, H-27), 1.60 (3H, s, H-26), 1.74 (1H, m, H-1a), 1.78 (1H, m, H-2b),1.81 (3H, s, H-21),1.97 (2H, m, H-11a),1.97 (1H, m, H-16a), 2.18 (1H, dd, $J = 13.5, 3.0$ Hz, H-2a),2.77 (2H, m, H-23),2.77 (1H, m, H-17),3.28 (1H, dd, $J = 12.0, 4.4$ Hz, H-3),3.68 (1H, m, H-13), 3.85 (1H, m, H-5'''), 3.91 (1H, m, H-12), 4.08 (1H, m, H-2'),4.11 (1H, m, H-4''),4.12 (1H, m, H-2'''), 4.14 (1H, m, H-4'''), 4.20 (1H, m, H-2''), 4.22 (1H, m, H-4'), 4.24 (1H, m, H-5'), 4.26 (1H, m, H-6''b), 4.27 (1H, m, H-3''), 4.32 (1H, m, H-3'''), 4.34 (1H, m, H-6'b),4.35 (1H, m, H-5''), 4.36 (1H, m, H-3'), 4.47 (1H, dd, $J =11.2, 2.4$ Hz, H-6''a),4.57 (1H, br d, $J = 10.0$ Hz, H-6'a), 4.93 (1H, d, $J = 7.7$ Hz, H-1'), 5.21 (1H, t, $J = 7.2$ Hz, H-24), 5.41 (1H, d, $J = 6.5$ Hz, H-1'''), 5.49 (1H, t, $J = 6.8$ Hz, H-22), 5.52 (1H, d, $J = 7.7$ Hz, H-1'') ；

^{13}C-NMR (pyridine-d_5, 125 MHz)：化学位移见表 1-61。

表 1-61 ^{13}C-NMR 数据

碳位	苷元部分 δ_C	碳位	糖基部分 δ_C
1	39.3	6-O-Glc-1'	104.9
2	28.8	2'	83.0
3	88.9	3'	78.7
4	40.3	4'	71.2
5	56.4	5'	78.4
6	18.5	6'	63.0
7	35.4	Glc-1"	103.2
8	39.8	2"	84.6
9	50.9	3"	78.0
10	37.1	4"	71.8
11	32.3	5"	77.9
12	72.6	6"	62.8
13	50.8	Xyl-1‴	106.5
14	50.5	2‴	76.0
15	32.7	3‴	77.9
16	26.8	4‴	70.8
17	51.0	5‴	67.5
18	16.5		
19	16.7		
20	140.2		
21	13.2		
22	123.6		
23	27.5		
24	123.8		
25	131.3		
26	25.8		
27	17.8		
28	28.1		
29	15.8		
30	17.1		

【参考文献】Liu Q et al., 2011

三七皂苷 SP$_1$

【化学名】(3β,12β,20S,22E,24S)-3,12,20,24,25-pentahydroxydammar-22-ene-3-O-β-D-glucopyranosyl-(1→2)-β-D-glucopyranoside

【英文名】notoginsenoside SP$_1$

【结构式】

【分子式及分子量】$C_{42}H_{72}O_{15}$, 816

【物理性状】白色无定形粉末；旋光 $[\alpha]_D^{21} = -6.6$ $(c = 0.86, MeOH)$; IR $\nu_{max}^{KBr} cm^{-1}$: 3423, 2964, 2935, 2876, 1633, 1463, 1368, 1154, 1076, 1043, 659, 571

【波谱数据】

^{1}H-NMR (pyridine-d_5, 600 MHz) δ: 0.67 (1H, br d, $J = 11.4$ Hz, H-5), 0.74 (1H, m, H-1b), 0.79 (3H, s, H-19), 0.97 (3H, s, H-30), 1.01 (3H, s, H-18), 1.03 (1H, m, H-15b), 1.10 (3H, s, H-29), 1.21 (1H, m, H-7b), 1.29 (3H, s, H-28), 1.35 (1H, m, H-6b), 1.39 (1H, m, H-9), 1.40 (2H, m, H-11b), 1.47 (1H, m, H-7a), 1.47 (1H, m, H-6a), 1.48 (1H, m, H-1a), 1.58 (3H, s, H-21), 1.59 (1H, m, H-15a), 1.60 (1H, m, H-16b), 1.60 (3H, s, H-26), 1.61 (3H, s, H-27), 1.81 (1H, m, H-2b), 1.91 (1H, m, H-16a), 2.02 (2H, m, H-11a), 2.04 (1H, m, H-13), 2.19 (1H, m, H-2a), 2.41 (1H, m, H-17), 3.29 (1H, br d, $J = 9.6$ Hz, H-3), 3.95 (1H, m, H-12), 3.95 (1H, m, H-5''), 3.95 (1H, m, H-5'), 4.17 (1H, m, H-4'), 4.17 (1H, m, H-2''), 4.28 (1H, m, H-3''), 4.28 (1H, m, H-2'), 4.30 (1H, m, H-3'), 4.36 (1H, m, H-4''), 4.39 (1H, m, H-6'b), 4.47 (1H, d, $J = 6.0$ Hz, H-24), 4.51 (1H, m, H-6''a), 4.51 (1H, m, H-6''b), 4.58 (1H, m, H-6'a), 4.95 (1H, d, $J = 7.8$ Hz, H-1'), 5.41 (1H, d, $J = 7.2$ Hz, H-1''), 6.44 (1H, dd, $J = 15.6, 6.0$ Hz, H-23), 6.51 (1H, d, $J = 15.6$ Hz, H-22);

^{13}C-NMR (pyridine-d_5, 150 MHz)：化学位移见表 1-62。

表 1-62　^{13}C-NMR 数据

碳位	苷元部分	碳位	糖基部分
	δ_C		δ_C
1	39.5	3-O-Glc-1'	105.2
2	26.7	2'	83.4
3	89.0	3'	78.0
4	39.7	4'	71.6
5	56.4	5'	78.3
6	18.4	6'	62.7
7	35.2	Glc-1"	106.1
8	39.9	2"	77.2
9	50.4	3"	78.2
10	36.9	4"	72.6
11	32.1	5"	78.3
12	71.0	6"	62.8
13	50.1		
14	51.9		
15	31.5		
16	27.0		
17	53.7		
18	15.9		
19	16.4		
20	74.1		
21	28.8		
22	136.1		
23	130.3		
24	80.1		
25	72.7		
26	27.0		
27	25.6		
28	28.1		
29	16.6		
30	17.3		

【参考文献】Gu C Z et al., 2015b

三七皂苷 SP$_2$

【化学名】(3β,12β,20S,22E,24R)-3,12,20,24,25-pentahydroxydammar-22-ene-3-O-β-D-glucopyranosyl(1→2) glucopyranoside

【英文名】notoginsenoside SP$_2$

【结构式】

【分子式及分子量】 $C_{42}H_{72}O_{15}$, 816

【物理性状】白色无定形粉末；$[\alpha]_D^{25} = + 5.6$ ($c = 1.4$, MeOH); IR ν_{max}^{KBr} cm^{-1}: 3418, 2965, 2944, 2877, 1632, 1452, 1371, 1165, 1077, 1028, 625, 576

【波谱数据】

^{1}H-NMR (pyridine-d_5, 600 MHz) δ: 0.66 (1H, br d, $J = 12.0$ Hz, H-5), 0.73 (1H, m, H-1b), 0.78 (3H, s, H-19), 0.97 (3H, s, H-30), 1.01 (3H, s, H-18), 1.03 (1H, m, H-15b), 1.10 (3H, s, H-29), 1.21 (1H, m, H-7b), 1.29 (3H, s, H-28), 1.34 (1H, m, H-6b), 1.39 (1H, m, H-9), 1.43 (1H, m, H-7a), 1.46 (1H, m, H-1a), 1.47 (1H, m, H-6a), 1.48 (2H, m, H-11b), 1.57 (1H, m, H-16b), 1.57 (3H, s, H-21), 1.59 (1H, m, H-15a), 1.62 (3H, s, H-26), 1.63 (3H, s, H-27), 1.80 (1H, m, H-2b), 1.92 (1H, m, H-16a), 1.99 (1H, m, H-13), 2.00 (2H, m, H-11a), 2.18 (1H, m, H-2a), 2.40 (1H, m, H-17), 3.28 (1H, dd, $J = 11.0$, 4.2 Hz, H-3), 3.94 (1H, m, H-12), 3.95 (1H, m, H-5'), 3.95 (1H, m, H-5'), 4.16 (1H, m, H-4'), 4.16 (1H, m, H-2'), 4.27 (1H, m, H-3'), 4.28 (1H, m, H-2'), 4.34 (1H, m, H-3'), 4.37 (1H, m, H-6'b), 4.37 (1H, m, H-4'), 4.50 (1H, m, H-6'a), 4.50 (1H, m, H-6'b), 4.50 (1H, d, $J = 6.6$ Hz, H-24), 4.58 (1H, m, H-6'a), 4.94 (1H, d, $J = 7.8$ Hz, H-1'), 5.40 (1H, d, $J = 7.2$ Hz, H-1'), 6.42 (1H, d, $J = 15.6$ Hz, H-22), 6.55 (1H, dd, $J = 15.6$, 6.6 Hz, H-23);

^{13}C-NMR (pyridine-d_5, 150 MHz)：化学位移见表 1-63。

表 1-63　^{13}C-NMR 数据

碳位	苷元部分	碳位	糖基部分
	δ_C		δ_C
1	39.5	3-O-Glc-1'	105.1
2	26.7	2'	83.3
3	89.0	3'	78.3
4	39.7	4'	71.6
5	56.4	5'	78.1
6	18.4	6'	62.7
7	35.2	Glc-1"	106.0
8	39.9	2"	77.2
9	50.4	3"	78.0
10	36.9	4"	71.6
11	32.0	5"	78.1
12	71.0	6"	62.8
13	50.1		
14	51.9		
15	31.5		
16	27.0		
17	53.7		
18	15.9		
19	16.4		
20	74.0		
21	29.3		
22	136.3		
23	130.4		
24	80.0		
25	72.8		
26	26.5		
27	25.7		
28	28.1		
29	16.6		
30	17.3		

【参考文献】Gu C Z et al., 2015b

三七皂苷 SP$_3$

【化学名】(3β,12β,20R,22E,24R)-3,12,20,24,25-pentahydroxydammar-22-ene-3-O-β-D- glucopyranosyl-(1→2) glucopyranoside

【英文名】notoginsenoside SP$_3$

【结构式】

【分子式及分子量】$C_{42}H_{72}O_{15}$, 816

【物理性状】白色无定形粉末；$[\alpha]_D^{21} = -5.5$ (c=1.7,MeOH); IR ν_{max}^{KBr} cm^{-1}: 3424, 2941, 2878, 1639, 1464, 1454, 1414,1384, 1198, 1170, 1077, 1038, 979, 646, 602, 579

【波谱数据】

^{1}H-NMR (pyridine-d_5, 600 MHz) δ: 0.68 (1H, br d, J =12.0 Hz, H-5), 0.75 (1H, m, H-1b),0.84 (3H, s, H-19),0.93 (3H, s, H-30),1.01 (1H, m, H-15b),1.03 (3H, s, H-18),1.13 (3H, s, H-29),1.22 (1H, m, H-7b),1.31 (3H, s, H-28),1.37 (1H, m, H-6b), 1.41 (1H, m, H-9), 1.41 (2H, m, H-11b),1.44 (1H, m, H-7a), 1.44 (1H, m, H-16b),1.49 (1H, m, H-6a),1.50 (1H, m, H-1a),1.55 (1H, m, H-15a), 1.57 (3H, s, H-21),1.57 (3H, s, H-26), 1.58 (3H, s, H-27), 1.84 (1H, m, H-2b),1.87 (1H, m, H-16a),2.02 (1H, m, H-13),2.07 (2H, m, H-11a),2.22 (1H, m, H-2a), 2.41 (1H, m, H-17),3.31 (1H, dd, J =12.0, 4.2 Hz, H-3), 3.95 (1H, m, H-12), 3.96 (1H, m, H-5'), 3.96 (1H, m, H-5'),4.17 (1H, m, H-2'), 4.18 (1H, m, H-4'),4.29 (1H, m, H-2'), 4.29 (1H, m, H-3'), 4.36 (1H, m, H-3'), 4.38 (1H, m, H-4'), 4.39 (1H, m, H-6'b),4.40 (1H, m, H-6'b), 4.47 (1H, d, J = 6.6 Hz, H-24), 4.52 (1H, m, H-6'a),4.60 (1H, m, H-6'a),4.96 (1H, d, J = 7.8 Hz, H-1'), 5.42 (1H, d, J = 7.8 Hz, H-1'),6.37 (1H, d, J = 15.6 Hz, H-22), 6.47 (1H, dd, J = 15.6, 6.6 Hz, H-23);

^{13}C-NMR (pyridine-d_5, 150 MHz)：化学位移见表 1-64。

表 1-64 ^{13}C-NMR 数据

碳位	苷元部分	碳位	糖基部分
	δ_C		δ_C
1	39.6	3-O-Glc-1'	105.7
2	27.2	2'	83.9
3	89.4	3'	78.5
4	40.2	4'	72.1
5	56.9	5'	78.7
6	18.9	6'	63.3
7	35.6	Glc-1"	106.5
8	40.5	2"	77.7
9	50.8	3"	78.8
10	37.4	4"	72.1
11	32.5	5"	78.7
12	71.2	6"	63.1
13	50.2		
14	52.3		
15	31.8		
16	27.8		
17	52.5		
18	16.3		
19	16.9		
20	74.0		
21	21.9		
22	141.5		
23	128.8		
24	80.5		
25	73.2		
26	27.2		
27	26.3		
28	28.6		
29	17.1		
30	17.7		

【参考文献】Gu C Z et al., 2015b

三七皂苷 SP$_4$

【化学名】(3β,6α,12β,20R,22E,24S)-3,6,12,20,24,25-hexahydroxydammar-22-ene-6-O-β-D-glucopyranoside

【英文名】notoginsenoside SP$_4$

【结构式】

【分子式及分子量】$C_{36}H_{62}O_{11}$, 670

【物理性状】白色无定形粉末；$[\alpha]_D^{21} = -12.9$ (c= 0.55, MeOH); IR ν_{max}^{KBr} cm^{-1}: 3428, 2962, 2930, 2876, 2856, 1636, 1464, 1414, 1384, 1154, 1077, 1033, 641, 534

【波谱数据】

^{1}H-NMR (pyridine-d_5, 600 MHz) δ: 0.79 (3H, s, H-30), 1.02 (1H, m, H-1b), 1.06 (3H, s, H-19), 1.08 (1H, m, H-15b), 1.25 (3H, s, H-18), 1.36 (1H, m, H-16b), 1.45 (1H, br d, J = 10.8 Hz, H-5), 1.57 (3H, s, H-21), 1.57 (3H, s, H-26), 1.58 (2H, m, H-11b), 1.58 (1H, m, H-15a), 1.58 (1H, m, H-9), 1.59 (3H, s, H-27), 1.64 (3H, s, H-29), 1.69 (1H, m, H-1a), 1.78 (1H, m, H-16a), 1.88 (1H, m, H-2b), 1.94 (1H, m, H-7b), 1.95 (1H, m, H-2a), 2.03 (1H, m, H-13), 2.10 (3H, s, H-28), 2.19 (2H, m, H-11a), 2.36 (1H, m, H-17), 2.55 (1H, dd, J = 12.6, 3.0 Hz, H-7a), 3.56 (1H, dd, J = 11.4, 4.2 Hz, H-3), 3.94 (1H, m, H-12), 3.99 (1H, m, H-5'), 4.13 (1H, t, J = 7.8 Hz, H-2'), 4.26 (1H, t, J = 9.0 Hz, H-4'), 4.31 (1H, t, J = 9.0 Hz, H-3'), 4.40 (1H, dd, J=11.4, 5.4 Hz, H-6'b), 4.46 (1H, m, H-6), 4.49 (1H, d, J = 6.6 Hz, H-24), 4.57 (1H, dd, J = 11.4, 2.4 Hz, H-6'a), 5.06 (1H, d, J = 7.8 Hz, H-1'), 6.40 (1H, d, J = 15.6 Hz, H-22), 6.47 (1H, dd, J = 15.6, 5.4 Hz, H-23)；

^{13}C-NMR (pyridine-d_5, 150 MHz)：化学位移见表 1-65。

表 1-65　^{13}C-NMR 数据

碳位	苷元部分 δ_C	碳位	糖基部分 δ_C
1	39.7	3-O-Glc-1'	106.1
2	28.0	2'	75.5
3	78.6	3'	79.7

碳位	苷元部分	碳位	糖基部分
	δ_C		δ_C
4	40.4	4'	71.8
5	61.4	5'	78.2
6	80.2	6'	63.1
7	45.6		
8	41.1		
9	50.1		
10	39.4		
11	32.1		
12	70.8		
13	49.4		
14	51.7		
15	31.4		
16	27.3		
17	52.2		
18	17.4		
19	17.7		
20	73.5		
21	21.5		
22	140.4		
23	128.3		
24	79.7		
25	72.8		
26	26.5		
27	25.9		
28	31.8		
29	16.4		
30	17.0		

【参考文献】Gu C Z et al., 2015b

三七皂苷 SP$_5$

【化学名】(3β, 6α, 12β, 20E, 23S, 24R)-3, 6, 12, 23, 24, 25-hexahydroxydammar-20(22)-ene-6-O-β-D- glucopyranoside

【英文名】notoginsenoside SP$_5$

【结构式】

【分子式及分子量】$C_{36}H_{62}O_{11}$, 670

【物理性状】白色无定形粉末；$[\alpha]_D^{21}$= +10.2 (c= 0.54, MeOH); IR ν_{max}^{KBr} cm^{-1}: 3424, 2961, 2933, 2876, 1631, 1462, 1384, 1156, 1075, 1029, 928, 574, 532

【波谱数据】

^{1}H-NMR (pyridine-d_5, 600 MHz) δ：0.79 (3H, s, H-30), 1.02 (1H, m, H-1b), 1.03 (3H, s, H-19), 1.14 (1H, m, H-15b), 1.20 (3H, s, H-18), 1.45 (1H, br d, J =10.2 Hz, H-5), 1.50 (1H, m, H-16b), 1.56 (2H, m, H-11b), 1.58 (1H, m, H-9), 1.63 (3H, s, H-26), 1.63 (3H, s, H-29), 1.64 (3H, s, H-27), 1.68 (1H, m, H-1a), 1.71 (1H, m, H-15a), 1.72 (1H, m, H-16a), 1.88 (1H, m, H-2b), 1.96 (1H, m, H-2a), 1.96 (1H, m, H-7b), 1.99 (3H, s, H-21), 2.06 (2H, m, H-11a), 2.10 (1H, m, H-13), 2.11 (3H, s, H-28), 2.55 (1H, dd, J=12.6, 3.0 Hz, H-7a), 2.72 (1H, m, H-17), 3.56 (1H, m, H-3), 3.78 (1H, d, J = 3.0 Hz, H-24), 3.91 (1H, m, H-12), 3.99 (1H, m, H-5'), 4.14 (1H, t, J = 7.8 Hz, H-2'), 4.28 (1H, m, H-4'), 4.31 (1H, m, H-3'), 4.41 (1H, dd, J = 11.4, 5.4 Hz, H-6'b), 4.46 (1H, m, H-6), 4.57 (1H, br d, J = 10.8 Hz, H-6'a), 5.06 (1H, d, J = 7.8 Hz, H-1'), 5.20 (1H, dd, J = 8.4, 3.0 Hz, H-23), 6.18 (1H, d, J = 8.4 Hz, H-22)；

^{13}C-NMR (pyridine-d_5, 150 MHz) δ：化学位移见表 1-66。

表 1-66　^{13}C-NMR 数据

碳位	苷元部分	碳位	糖基部分
	δ_C		δ_C
1	39.9	6-O-Glc-1'	106.5
2	28.4	2'	75.9
3	78.9	3'	80.1

续表

碳位	苷元部分	碳位	糖基部分
	δ_C		δ_C
4	40.8	4'	72.2
5	61.8	5'	78.6
6	80.5	6'	63.4
7	45.6		
8	41.7		
9	51.0		
10	40.1		
11	33.1		
12	72.8		
13	51.7		
14	51.3		
15	32.8		
16	29.8		
17	50.4		
18	17.8		
19	18.2		
20	142.0		
21	15.4		
22	127.7		
23	69.0		
24	80.8		
25	73.6		
26	28.6		
27	27.1		
28	32.2		
29	16.8		
30	17.2		

【参考文献】Gu C Z et al., 2015b

三七皂苷 SP$_6$

【化学名】(3β, 6α, 12β, 20E, 23R, 24S) - 3, 6, 12, 23, 24, 25 - hexahydroxydammar-20(22)-ene-6-O-β-D -glucopyranoside

【英文名】notoginsenoside SP$_6$

【结构式】

【分子式及分子量】$C_{36}H_{62}O_{11}$, 670

【物理性状】白色无定形粉末；$[\alpha]_D^{21} = -5.7$ ($c = 0.77$, MeOH); IR ν_{max}^{KBr} cm^{-1}: 3421, 2964, 2935, 2878, 1629, 1462, 1384, 1155, 1074, 1031, 928, 891, 588, 533

【波谱数据】

^{1}H-NMR (pyridine-d_5, 600 MHz) δ：0.78 (3H, s, H-30), 1.02 (1H, m, H-1b), 1.04 (3H, s, H-19), 1.13 (1H, m, H-15b), 1.24 (3H, s, H-18), 1.44 (1H, br d, $J = 10.8$ Hz, H-5), 1.46 (1H, m, H-16b), 1.47 (2H, m, H-11b), 1.53 (1H, m, H-9), 1.59 (3H, s, H-27), 1.64 (3H, s, H-29), 1.67 (3H, s, H-26), 1.68 (1H, m, H-15a), 1.69 (1H, m, H-1a), 1.78 (1H, m, H-16a), 1.87 (1H, m, H-2b), 1.92 (3H, s, H-21), 1.94 (1H, m, H-2a), 1.95 (1H, m, H-7b), 1.99 (1H, m, H-13), 2.04 (2H, m, H-11a), 2.10 (3H, s, H-28), 2.54 (1H, dd, $J = 12.6, 3.0$ Hz, H-7a), 2.79 (1H, m, H-17), 3.55 (1H, dd, $J = 11.4, 4.8$ Hz, H-3), 3.86 (1H, m, H-12), 3.88 (1H, d, $J = 4.8$ Hz, H-24), 3.98 (1H, m, H-5'), 4.13 (1H, t, $J = 8.4$ Hz, H-2'), 4.26 (1H, t, $J = 9.0$ Hz, H-4'), 4.30 (1H, t, $J = 8.4$ Hz, H-3'), 4.41 (1H, dd, $J = 11.4, 5.4$ Hz, H-6'b), 4.47 (1H, m, H-6), 4.56 (1H, dd, $J = 11.4, 2.4$ Hz, H-6'a), 5.06 (1H, d, $J = 7.8$ Hz, H-1'), 5.08 (1H, dd, $J = 9.0, 4.8$ Hz, H-23), 6.11 (1H, d, $J = 9.0$ Hz, H-22)；

^{13}C-NMR (pyridine-d_5, 150 MHz): 化学位移见表 1-67。

表 1-67　^{13}C-NMR 数据

碳位	苷元部分 δ_C	碳位	糖基部分 δ_C
1	39.7	6-O-Glc-1'	106.0
2	27.9	2'	75.4
3	78.5	3'	79.6

续表

碳位	苷元部分	碳位	糖基部分
	δ_C		δ_C
4	40.3	4'	71.7
5	61.4	5'	78.1
6	80.0	6'	63.0
7	45.3		
8	41.2		
9	50.4		
10	39.4		
11	32.5		
12	72.0		
13	50.7		
14	50.7		
15	32.3		
16	27.9		
17	50.9		
18	17.3		
19	17.7		
20	140.1		
21	13.1		
22	127.9		
23	69.2		
24	80.7		
25	72.9		
26	28.9		
27	25.5		
28	31.7		
29	16.3		
30	16.6		

【参考文献】Gu C Z et al., 2015b

三七皂苷 SP$_7$

【化学名】(3β, 6α, 12β, 20Z, 23S, 24R) - 3, 6, 12, 23, 24, 25 - hexahydroxydammar-20(22)-ene-6-O-β-D- glucopyranoside

【英文名】notoginsenoside SP$_7$

【结构式】

【分子式及分子量】$C_{36}H_{62}O_{11}$, 670

【物理性状】白色无定形粉末；$[\alpha]_D^{21} = -5.7$ (c =0.77, MeOH); IR ν_{max}^{KBr} cm^{-1}: 3421, 2964, 2935, 2878, 1629, 1462, 1384, 1155, 1074, 1031, 928, 891, 588, 533

【波谱数据】

^{1}H-NMR (pyridine-d_5, 600 MHz) δ：0.82 (3H, s, H-30), 1.03 (1H, m, H-1b), 1.06 (3H, s, H-19), 1.12 (1H, m, H-15b), 1.25 (3H, s, H-18), 1.43 (1H, m, H-16b), 1.45 (1H, d, J =10.2 Hz, H-5), 1.49 (2H, m, H-11b), 1.56 (1H, m, H-9), 1.64 (3H, s, H-29), 1.68 (3H, s, H-27), 1.69 (3H, s, H-26), 1.69 (1H, m, H-15a), 1.70 (1H, m, H-1a), 1.83 (1H, m, H-16a), 1.87 (1H, m, H-2b), 1.92 (3H, s, H-21), 1.95 (1H, m, H-2a), 1.95 (1H, m, H-7b), 2.06 (2H, m, H-11a), 2.08 (1H, m, H-13), 2.11 (3H, s, H-28), 2.55 (1H, dd, J =12.6, 3.0 Hz, H-7a), 3.55 (1H, m, H-3), 3.55 (1H, m, H-17), 3.90 (1H, m, H-12), 3.90 (1H, m, H-5'), 4.00 (1H, d, J = 4.8 Hz, H-24), 4.13 (1H, t, J=7.8 Hz, H-2'), 4.20 (1H, t, J = 9.0 Hz, H-4'), 4.30 (1H, t, J = 8.4 Hz, H-3'), 4.41 (1H, dd, J = 11.4, 5.4 Hz, H-6'b), 4.45 (1H, m, H-6), 4.60 (1H, dd, J = 11.4, 2.4 Hz, H-6'a), 5.07 (1H, d, J = 7.8 Hz, H-1'), 5.36 (1H, dd, J = 9.0, 4.8 Hz, H-23), 5.87 (1H, d, J = 9.0 Hz, H-22)；

^{13}C-NMR (pyridine-d_5, 150 MHz)：化学位移见表 1-68。

表 1-68　^{13}C-NMR 数据

碳位	苷元部分	碳位	糖基部分
	δ_C		δ_C
1	39.9	6-O-Glc-1'	106.6
2	28.4	2'	75.6
3	79.0	3'	80.1

续表

碳位	苷元部分	碳位	糖基部分
	δ_C		δ_C
4	40.8	4'	72.3
5	61.9	5'	78.7
6	80.6	6'	63.4
7	45.8		
8	41.1		
9	51.1		
10	40.1		
11	33.0		
12	72.4		
13	51.1		
14	51.5		
15	33.1		
16	28.8		
17	41.7		
18	17.8		
19	18.2		
20	140.6		
21	20.3		
22	128.8		
23	68.3		
24	81.0		
25	73.6		
26	29.6		
27	26.4		
28	32.1		
29	16.8		
30	17.1		

【参考文献】Gu C Z et al., 2015b

三七皂苷 SP$_8$

【化学名】$(3\beta, 6\alpha, 12\beta, 20Z, 23R, 24S)$ - 3, 6, 12, 23, 24, 25 - hexahydroxydammar-20(22) -ene-6-O-β-D-glucopyranoside

【英文名】notoginsenoside SP$_8$

【结构式】

【分子式及分子量】$C_{36}H_{62}O_{11}$, 670

【物理性状】白色无定形粉末；$[\alpha]_D^{21} = -4.7$ ($c = 1.0$, MeOH); IR ν_{max}^{KBr} cm^{-1}: 3423, 2962, 2933, 2876, 1631, 1462, 1383, 1155, 1076, 1031, 612, 552

【波谱数据】

^{1}H-NMR (pyridine-d_5, 600 MHz) δ：0.80 (3H, s, H-30), 1.06 (3H, s, H-19), 1.07 (1H, m, H-1b), 1.18 (1H, m, H-15b), 1.25 (3H, s, H-18), 1.46 (1H, d, $J = 10.2$ Hz, H-5), 1.50 (2H, m, H-11b), 1.52 (1H, m, H-16b), 1.61 (1H, m, H-9), 1.61 (3H, s, H-26), 1.65 (3H, s, H-29), 1.66 (3H, s, H-27), 1.70 (1H, m, H-15a), 1.70 (1H, m, H-16a), 1.71 (1H, m, H-1a), 1.82 (1H, m, H-2b), 1.85 (3H, s, H-21), 1.95 (1H, m, H-2a), 1.95 (1H, m, H-7b), 2.07 (1H, m, H-13), 2.09 (2H, m, H-11a), 2.10 (3H, s, H-28), 2.56 (1H, dd, $J = 12.6, 3.0$ Hz, H-7a), 3.55 (1H, m, H-3), 3.61 (1H, m, H-17), 3.72 (1H, d, $J = 1.8$ Hz, H-24), 3.96 (1H, m, H-12), 3.99 (1H, m, H-5'), 4.14 (1H, m, H-2'), 4.27 (1H, t, m, H-4'), 4.31 (1H, t, m, H-3'), 4.41 (1H, m, H-6'b), 4.47 (1H, m, H-6), 4.57 (1H, br d, $J = 11.4$ Hz, H-6'a), 5.07 (1H, d, $J = 7.8$ Hz, H-1'), 5.42 (1H, dd, $J = 7.8, 1.8$ Hz, H-23), 6.00 (1H, d, $J = 7.8$ Hz, H-22);

^{13}C-NMR (pyridine-d_5, 150 MHz): 化学位移见表 1-69。

表 1-69 ^{13}C-NMR 数据

碳位	苷元部分	碳位	糖基部分
	δ_C		δ_C
1	39.9	6-O-Glc-1'	106.5
2	28.0	2'	75.9
3	78.9	3'	80.2

续表

碳位	苷元部分	碳位	糖基部分
	δ_C		δ_C
4	40.8	4'	72.2
5	61.8	5'	78.7
6	80.5	6'	63.4
7	45.7		
8	41.7		
9	51.2		
10	40.1		
11	32.7		
12	73.1		
13	51.7		
14	51.7		
15	33.6		
16	28.4		
17	41.5		
18	17.6		
19	18.2		
20	144.2		
21	19.5		
22	127.7		
23	67.2		
24	80.3		
25	73.5		
26	28.4		
27	27.5		
28	32.2		
29	16.8		
30	17.1		

【参考文献】Gu C Z et al., 2015b

三七皂苷 SP$_9$

【化学名】(3β,6α,12β,20E,23S,24R) -23-methoxy-3,6,12,24,25-pentadroxydammar-20(22)-ene-6- O-β-D-glucopyranoside

【英文名】notoginsenoside SP$_9$

【结构式】

【分子式及分子量】C$_{37}$H$_{64}$O$_{11}$, 684

【物理性状】白色无定形粉末；$[\alpha]_D^{21}$= + 22.2 (c= 0.19, MeOH); IR ν_{max}^{KBr} cm^{-1}: 3426, 2960, 2933, 2877, 1631, 1457, 1384, 1155, 1074, 1030, 893, 573, 529

【波谱数据】

^{1}H-NMR (pyridine-d_5, 600 MHz) δ：0.80 (3H, s, H-30),0.97 (1H, m, H-1b), 1.00 (3H, s, H-19), 1.08 (1H, m, H-15b),1.21 (3H, s, H-18),1.41 (1H, d, J = 12.6 Hz, H-5), 1.43 (2H, m, H-11b), 1.44 (1H, m, H-16b),1.52 (1H, m, H-9),1.52 (3H, s, H-27), 1.55 (3H, s, H-26),1.60 (3H, s, H-29), 1.63 (1H, m, H-1a), 1.73 (1H, m, H-15a), 1.83 (1H, m, H-2b), 1.89 (1H, m, H-16a), 1.90 (1H, m, H-2a), 1.92 (1H, m, H-7b), 1.98 (3H, s, H-21),2.02 (2H, m, H-11a), 2.07 (3H, s, H-28), 2.09 (1H, m, H-13), 2.51 (1H, dd, J = 15.0, 3.0 Hz, H-7a),2.69 (1H, m, H-17),3.40 (3H, s, m, -OCH$_3$), 3.52 (1H, m, H-3), 3.75 (1H, d, J = 4.8 Hz, H-24),3.86 (1H, m, H-12),3.94 (1H, m, H-5'),4.10 (1H, t, J = 9.0 Hz, H-2'),4.23 (1H, t, m, H-4'), 4.26 (1H, m, H-3'),4.37 (1H, m, H-6'b), 4.42 (1H, m, H-6), 4.49 (1H, dd, J = 10.0, 4.8 Hz, H-23), 4.53 (1H, br d, J = 13.8 Hz, H-6'a),5.02 (1H, d, J = 7.8 Hz, H-1'),5.78 (1H, d, J = 10.0 Hz, H-22);

^{13}C-NMR (pyridine-d_5, 150 MHz)：化学位移见表 1-70。

表 1-70　^{13}C-NMR 数据

碳位	苷元部分	碳位	糖基部分
	δ_C		δ_C
1	39.5	6-O-Glc-1'	106.0
2	27.9	2'	75.4
3	78.5	3'	79.6

续表

碳位	苷元部分	碳位	糖基部分
	δ_C		δ_C
4	40.3	4'	71.8
5	61.4	5'	78.1
6	80.0	6'	63.1
7	45.1		
8	41.3		
9	50.7		
10	39.7		
11	33.1		
12	72.1		
13	51.5		
14	50.9		
15	32.3		
16	29.5		
17	50.3		
18	17.3		
19	17.7		
20	145.1		
21	15.2		
22	123.1		
23	78.2		
24	80.5		
25	72.4		
26	28.3		
27	26.0		
28	31.7		
29	16.3		
30	16.8		
—OCH$_3$	55.3		

【参考文献】Gu C Z et al., 2015b

三七皂苷 SP$_{10}$

【化学名】(3β, 6α,12β,20E,23R,24R) -23-methoxy-3,6,12,24,25-pentadroxydammar-20(22)-ene- 6-O-β-D-glucopyranoside

【英文名】notoginsenoside SP$_{10}$

【结构式】

【分子式及分子量】$C_{37}H_{64}O_{11}$, 684

【物理性状】白色无定形粉末；$[\alpha]_D^{21} = -23.7$ (c =0.43, MeOH); IR ν_{max}^{KBr} cm^{-1}: 3431, 2960, 2932, 2877, 1631, 1452,1384, 1155, 1073, 1030, 928, 579, 530

【波谱数据】

^{1}H-NMR (pyridine-d_5, 600 MHz) δ: 0.80 (3H, s, H-30),1.03 (1H, m, H-1b),1.05 (3H, s, H-19), 1.17 (1H, m, H-15b),1.26 (3H, s, H-18), 1.44 (1H, d, J = 10.8 Hz, H-5),1.48 (2H, m, H-11b),1.52 (1H, m, H-16b),1.52 (3H, s, H-27),1.55 (1H, m, H-9), 1.64 (3H, s, H-29),1.65 (3H, s, H-26), 1.71 (1H, m, H-1a), 1.74 (1H, m, H-15a),1.85 (1H, m, H-16a),1.87 (1H, m, H-2b), 1.94 (1H, m, H-2a), 1.95 (3H, s, H-21), 1.97 (1H, m, H-7b),2.03 (1H, m, H-13), 2.05 (2H, m, H-11a), 2.10 (3H, s, H-28), 2.55 (1H, br d, J = 12.6 Hz, H-7a),2.82 (1H, m, H-17),3.34 (3H, s, m, -OCH$_3$), 3.55 (1H, m, H-3), 3.86 (1H, m, H-12),3.90 (1H, d, J = 6.6 Hz, H-24),3.99 (1H, m, H-5'),4.13 (1H, t, J = 7.8 Hz, H-2'),4.26 (1H, t, m, H-4'), 4.31 (1H, m, H-3'), 4.35 (1H, dd, J = 9.6, 6.6 Hz, H-23), 4.41 (1H, m, H-6'b), 4.46 (1H, m, H-6), 4.57 (1H, br d, J=10.8 Hz, H-6'a), 5.07 (1H, d, J = 7.2 Hz, H-1'), 5.72 (1H, d, J = 9.6 Hz, H-22);

^{13}C-NMR (pyridine-d_5, 150 MHz)：化学位移见表 1-71。

表 1-71　^{13}C-NMR 数据

碳位	苷元部分	碳位	糖基部分
	δ_C		δ_C
1	39.5	6-O-Glc-1'	106.0
2	27.9	2'	75.4
3	78.5	3'	79.6

续表

碳位	苷元部分	碳位	糖基部分
	δ_C		δ_C
4	40.3	4'	71.8
5	61.4	5'	78.1
6	80.1	6'	63.1
7	45.4		
8	41.3		
9	50.5		
10	39.7		
11	32.2		
12	72.2		
13	50.7		
14	50.7		
15	32.5		
16	28.4		
17	51.2		
18	17.4		
19	17.7		
20	143.4		
21	13.3		
22	123.0		
23	79.4		
24	80.6		
25	72.5		
26	29.2		
27	24.8		
28	31.7		
29	16.4		
30	16.7		
—OCH$_3$	55.1		

【参考文献】Gu C Z et al., 2015b

三七皂苷 SP$_{11}$

【化学名】(3β, 12β, 20E, 23S, 24R) 3, 12, 23, 24, 25 - pentahydroxydmmar-20(22)-ene-3-O-β-D- glucopyranosyl(1→2)-β-D-glucopyranoside

【英文名】notoginsenoside SP$_{11}$

【结构式】

【分子式及分子量】$C_{42}H_{72}O_{15}$, 816

【物理性状】白色无定形粉末；$[\alpha]_D^{21} = -9.4$ ($c= 0.89$, MeOH); IR ν_{max}^{KBr} cm^{-1}: 3424, 2944, 2877, 1632, 1552, 1463, 1453, 1385, 1161, 1077, 1030, 895, 593, 579

【波谱数据】

^{1}H-NMR (pyridine-d_5, 600 MHz) δ：0.66 (1H, br d, $J = 11.4$ Hz, H-5), 0.73 (1H, m, H-1b), 0.78 (3H, s, H-19), 0.93 (3H, s, H-30), 0.97 (3H, s, H-18), 1.06 (1H, m, H-15b), 1.11 (3H, s, H-29), 1.20 (1H, m, H-7b), 1.29 (3H, s, H-28), 1.34 (1H, m, H-6b), 1.37 (1H, m, H-9), 1.42 (2H, m, H-11b), 1.43 (1H, m, H-7a), 1.47 (1H, m, H-1a), 1.47 (1H, m, H-6a), 1.55 (1H, m, H-16b), 1.63 (3H, s, H-26), 1.63 (3H, s, H-27), 1.65 (1H, m, H-15a), 1.82 (1H, m, H-2b), 1.92 (2H, m, H-11a), 1.97 (1H, m, H-16a), 2.01 (3H, s, H-21), 2.08 (1H, m, H-13), 2.20 (1H, m, H-2a), 2.77 (1H, m, H-17), 3.29 (1H, dd, $J = 11.4$, 4.2 Hz, H-3), 3.79 (1H, d, $J = 3.6$ Hz, H-24), 3.90 (1H, m, H-12), 3.96 (1H, m, H-5"), 3.96 (1H, m, H-5'), 4.17 (1H, m, H-2"), 4.18 (1H, m, H-4'), 4.28 (1H, m, H-2'), 4.28 (1H, m, H-3"), 4.35 (1H, m, H-3'), 4.38 (1H, m, H-6'b), 4.38 (1H, m, H-6"b), 4.38 (1H, m, H-4"), 4.60 (1H, m, H-6"a), 4.61 (1H, br d, $J = 10.0$ Hz, H-6'a), 4.95 (1H, d, $J = 7.8$ Hz, H-1'), 5.19 (1H, dd, $J = 8.4$, 3.6 Hz, H-23), 5.41 (1H, d, $J = 7.8$ Hz, H-1"), 6.20 (1H, d, $J = 8.4$ Hz, H-22);

^{13}C-NMR (pyridine-d_5, 150 MHz) δ：化学位移见表 1-72。

表 1-72　^{13}C-NMR 数据

碳位	苷元部分	碳位	糖基部分
	δ_C		δ_C
1	39.2	3-O-Glc-1'	105.2
2	26.8	2'	83.4
3	88.9	3'	78.3
4	39.7	4'	71.6
5	56.4	5'	78.3
6	18.4	6'	62.8
7	35.3	Glc-1"	106.0
8	40.2	2"	77.1
9	50.8	3"	78.2
10	37.0	4"	71.6
11	32.6	5"	78.3
12	72.2	6"	62.7
13	51.6		
14	51.0		
15	32.5		
16	29.1		
17	50.0		
18	15.8		
19	16.5		
20	144.7		
21	15.0		
22	127.3		
23	68.3		
24	80.2		
25	73.2		
26	28.1		
27	26.7		
28	28.1		
29	16.6		
30	17.0		

【参考文献】Gu C Z et al., 2015b

三七皂苷 SP$_{12}$

【化学名】(3β, 6α, 12β, 20E, 23R, 24R)-24, 25-epoxy-3, 6, 12, 23-tetrahydroxydammar-20(22)-ene-6- O-β-D-glucopyranoside

【英文名】notoginsenoside SP$_{12}$

【结构式】

【分子式及分子量】$C_{36}H_{60}O_{10}$, 652

【物理性状】白色无定形粉末；$[\alpha]_D^{21} = +19.0$ ($c= 0.92$, MeOH); IR ν_{max}^{KBr} cm^{-1}: 3425, 2961, 2929, 2875, 1631, 1583, 1383, 1153, 1075, 1026, 972, 578

【波谱数据】

^{1}H-NMR (pyridine-d_5, 600 MHz) δ: 0.82 (3H, s, H-30), 0.99 (1H, m, H-1b), 1.03 (3H, s, H-19), 1.16 (1H, m, H-15b), 1.23 (3H, s, H-18), 1.30 (3H, s, H-26), 1.43 (1H, d, $J = 10.2$ Hz, H-5), 1.44 (1H, m, H-16b), 1.46 (2H, m, H-11b), 1.51 (3H, s, H-27), 1.55 (1H, m, H-9), 1.63 (3H, s, H-29), 1.67 (1H, m, H-1a), 1.69 (1H, m, H-15a), 1.69 (1H, m, H-16a), 1.86 (1H, m, H-2b), 1.87 (3H, s, H-21), 1.94 (1H, m, H-2a), 1.95 (1H, m, H-7b), 2.01 (1H, m, H-13), 2.03 (2H, m, H-11a), 2.10 (3H, s, H-28), 2.54 (1H, dd, $J = 12.6, 3.0$ Hz, H-7a), 2.83 (1H, m, H-17), 3.27 (1H, d, $J = 8.4$ Hz, H-24), 3.55 (1H, dd, $J = 11.4, 4.2$ Hz, H-3), 3.90 (1H, m, H-12), 3.99 (1H, m, H-5'), 4.13 (1H, t, $J = 8.4$ Hz, H-2'), 4.26 (1H, t, $J = 7.8$ Hz, H-4'), 4.31 (1H, t, $J = 8.4$ Hz, H-3'), 4.41 (1H, dd, $J = 11.4, 5.4$ Hz, H-6'b), 4.45 (1H, m, H-6), 4.57 (1H, dd, $J = 11.4, 2.4$ Hz, H-6'a), 4.72 (1H, dd, $J = 9.6, 8.4$ Hz, H-23), 5.05 (1H, d, $J = 7.8$ Hz, H-1'), 5.93 (1H, d, $J = 9.6$ Hz, H-22)；

^{13}C-NMR (pyridine-d_5, 150 MHz) δ: 化学位移见表 1-73。

表 1-73　^{13}C-NMR 数据

碳位	苷元部分	碳位	糖基部分
	δ_C		δ_C
1	39.5	6-O-Glc-1'	106.0
2	27.9	2'	75.5

续表

碳位	苷元部分	碳位	糖基部分
	δ_C		δ_C
3	78.6	3'	79.7
4	40.4	4'	71.9
5	61.4	5'	78.2
6	80.1	6'	63.1
7	45.2		
8	41.7		
9	50.7		
10	39.7		
11	32.5		
12	72.3		
13	50.9		
14	50.7		
15	32.7		
16	28.6		
17	50.6		
18	17.3		
19	17.7		
20	143.0		
21	13.7		
22	124.7		
23	68.6		
24	68.7		
25	58.4		
26	25.2		
27	20.1		
28	31.7		
29	16.3		
30	16.7		

【参考文献】Gu C Z et al., 2015b

三七皂苷 SP$_{13}$

【化学名】(3β,6α,12β,20E,23S,24S)-24,25-epoxy-3,6,12,23-tetrahydroxydammar-20(22)-ene-6- O-β-D-glucopyranoside

【英文名】notoginsenoside SP$_{13}$

【结构式】

【分子式及分子量】$C_{36}H_{60}O_{10}$，652

【物理性状】白色无定形粉末；$[\alpha]_D^{21} = + 17.0$ (c =0.64, MeOH); IR ν_{max}^{KBr} cm^{-1}: 3421, 2959, 2931, 2875, 1631, 1460,1382, 1154, 1073, 1029, 892, 574

【波谱数据】

^{1}H-NMR (pyridine-d_5, 600 MHz) δ：0.84 (3H, s, H-30), 1.03 (1H, m, H-1b),1.05 (3H, s, H-19), 1.17 (1H, m, H-15b), 1.25 (3H, s, H-18), 1.31 (3H, s, H-26), 1.38 (3H, s, H-27), 1.45 (1H, m, H-16b), 1.46 (1H, d, J = 10.8 Hz, H-5),1.50 (2H, m, H-11b), 1.58 (1H, m, H-9),1.65 (3H, s, H-29),1.69 (1H, m, H-1a), 1.73 (1H, m, H-16a), 1.73 (1H, m, H-15a), 1.89 (1H, m, H-2b), 1.95 (1H, m, H-2a), 1.95 (3H, s, H-21), 1.97 (1H, m, H-7b),2.07 (2H, m, H-11a), 2.09 (1H, m, H-13), 2.11 (3H, s, H-28), 2.56 (1H, dd, J = 12.6, 2.4 Hz, H-7a),2.79 (1H, m, H-17),3.27 (1H, d, J = 7.8 Hz, H-24), 3.56 (1H, dd, J = 12.0, 4.8 Hz, H-3), 3.97 (1H, m, H-12),3.99 (1H, m, H-5'),4.14 (1H, t, J = 8.4 Hz, H-2'), 4.26 (1H, t, J = 9.0 Hz, H-4'), 4.31 (1H, t, J = 8.4 Hz, H-3'), 4.40 (1H, J = 12.0, 5.4 Hz, H-6'b), 4.46 (1H, m, H-6), 4.57 (1H, dd, J = 11.4, 2.4 Hz, H-6'a), 4.68 (1H, dd, J = 9.0, 7.8 Hz, H-23), 5.00 (1H, d, J = 7.8 Hz, H-1'), 5.88 (1H, d, J = 9.0 Hz, H-22);

13C-NMR (pyridine-d5, 150 MHz)：化学位移见表 1-74;

表 1-74 ^{13}C-NMR 数据

碳位	苷元部分	碳位	糖基部分
	δ_C		δ_C
1	39.5	6-O-Glc-1'	106.0
2	27.9	2'	75.5
3	78.6	3'	79.7

续表

碳位	苷元部分	碳位	糖基部分
	δ_C		δ_C
4	40.4	4'	71.7
5	61.4	5'	78.2
6	80.1	6'	63.1
7	45.3		
8	41.3		
9	50.6		
10	39.7		
11	32.5		
12	72.3		
13	50.6		
14	51.0		
15	32.4		
16	29.2		
17	50.4		
18	17.4		
19	17.7		
20	143.6		
21	14.1		
22	124.3		
23	68.4		
24	68.7		
25	58.7		
26	25.1		
27	19.9		
28	31.7		
29	16.3		
30	16.8		

【参考文献】Gu C Z et al., 2015b

三七皂苷 SP$_{14}$

【化学名】(3β,6α,12β,20E,23S,24S)-24, 25-epoxy-23-methoxy-3,6,12-trihydroxy-dammar-20(22)- ene-6-O-β-D-glucopyranoside

【英文名】notoginsenoside SP$_{14}$

【结构式】

【分子式及分子量】$C_{37}H_{62}O_{10}$, 666

【物理性状】白色无定形粉末；$[\alpha]_D^{21} = +3.9$ ($c= 1.0$, MeOH); IR ν_{max}^{KBr} cm^{-1}:
3431, 3426, 2960, 2932, 2878, 1633, 1452,1380, 1152, 1071, 1027, 645, 561

【波谱数据】

^{1}H-NMR (pyridine-d_5, 600 MHz) δ：0.84 (3H, s, H-30),0.99 (1H, m, H-1b),1.05 (3H, s, H-19),1.24 (3H, s, H-26), 1.25 (3H, s, H-18),1.26 (1H, m, H-15b),1.43 (1H, d, $J = 10.2$ Hz, H-5),1.47 (1H, m, H-16b), 1.47 (3H, s, H-27),1.55 (1H, m, H-9),1.55 (2H, m, H-11b),1.65 (3H, s, H-29),1.66 (1H, m, H-1a), 1.72 (1H, m, H-15a), 1.84 (1H, m, H-2b), 1.87 (1H, m, H-16a), 1.91 (3H, s, H-21),1.92 (1H, m, H-2a), 1.95 (1H, m, H-7b), 2.00 (1H, m, H-13),2.02 (2H, m, H-11a),2.11 (3H, s, H-28), 2.55 (1H, dd, $J = 12.6$, 3.0 Hz, H-7a),2.81 (1H, m, H-17),3.11 (1H, d, $J = 7.8$ Hz, H-24),3.43 (3H, s, -OCH$_3$), 3.54 (1H, m, H-3), 3.88 (1H, m, H-12),3.99 (1H, m, H-5'), 4.09 (1H, dd, $J = 9.6$, 7.8 Hz, H-23), 4.13 (1H, t, $J = 7.8$ Hz, H-2'),4.26 (1H, m, H-4'),4.30 (1H, m , H-3'), 4.40 (1H, m, H-6'b),4.45 (1H, m, H-6), 4.56 (1H, br d, $J = 11.4$ Hz, H-6'a),5.06 (1H, d, $J = 7.8$ Hz, H-1'),5.55 (1H, d, $J = 9.6$ Hz, H-22);

^{13}C-NMR (pyridine-d_5, 150 MHz)：化学位移见表 1-75。

表 1-75　^{13}C-NMR 数据

碳位	苷元部分	碳位	糖基部分
	δ_C		δ_C
1	39.8	6-O-Glc-1'	106.5
2	28.4	2'	75.9
3	78.9	3'	80.1

续表

碳位	苷元部分	碳位	糖基部分
	δ_C		δ_C
4	40.8	4'	72.2
5	61.8	5'	78.7
6	80.5	6'	63.4
7	45.7		
8	41.7		
9	51.0		
10	40.1		
11	33.1		
12	72.5		
13	51.1		
14	51.3		
15	33.2		
16	29.6		
17	51.1		
18	17.7		
19	18.2		
20	146.9		
21	14.4		
22	120.7		
23	78.4		
24	67.1		
25	57.8		
26	25.4		
27	20.4		
28	32.2		
29	16.8		
30	17.1		
—OCH₃	56.1		

【参考文献】Gu C Z et al., 2015b

三七皂苷 SP₁₅

【化学名】$(3\beta,6\alpha,12\beta,20Z,23R,24R)$-24,25-epoxy-3,6,12,23-tetrahydroxydammar-20(22)-ene-6- O-β-D-glucopyranoside

【英文名】notoginsenoside SP₁₅

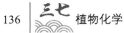

【结构式】

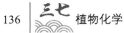

【分子式及分子量】C$_{36}$H$_{60}$O$_{10}$, 652

【物理性状】白色无定形粉末；$[\alpha]_D^{21}$ = − 24.2 (c= 0.83, MeOH); IR ν_{max}^{KBr} cm^{-1}: 3424, 2960, 2935, 2876, 1631, 1453,1383, 1074, 1034, 973, 596, 531

【波谱数据】

^{1}H-NMR (pyridine-d_5, 600 MHz) δ: 0.84 (3H, s, H-30),1.04 (1H, m, H-1b),1.07 (3H, s, H-19), 1.21 (1H, m, H-15b),1.26 (3H, s, H-18), 1.32 (3H, s, H-26), 1.35 (3H, s, H-27), 1.46 (1H, d, J = 10.2 Hz, H-5),1.50 (2H, m, H-11b),1.54 (1H, m, H-16b), 1.61 (1H, m, H-9),1.65 (3H, s, H-29),1.69 (1H, m, H-1a), 1.72 (1H, m, H-15a),1.79 (1H, m, H-16a),1.87 (1H, m, H-2b), 1.89 (3H, s, H-21), 1.94 (1H, m, H-2a),1.94 (1H, m, H-7b), 2.07 (1H, m, H-13), 2.10 (2H, m, H-11a), 2.11 (3H, s, H-28),2.57 (1H, dd, J = 12.6, 2.4 Hz, H-7a), 3.23 (1H, d, J = 7.8 Hz, H-24),3.47 (1H, m, H-17), 3.54 (1H, m, H-3),3.99 (1H, m, H-12),4.00 (1H, m, H-5'),4.14 (1H, t, J = 7.8 Hz, H-2'), 4.26 (1H, m, H-4'),4.31 (1H, m, H-3'),4.41 (1H, m, H-6'b), 4.47 (1H, m, H-6), 4.58 (1H, br d, J = 11.4 Hz, H-6'a),4.81 (1H, dd, J = 8.4, 7.8 Hz, H-23), 5.07 (1H, d, J = 7.8 Hz, H-1'),5.61 (1H, d, J = 8.4 Hz, H-22);

^{13}C-NMR (pyridine-d_5, 150 MHz)：化学位移见表 1-76。

表 1-76　^{13}C-NMR 数据

碳位	苷元部分	碳位	糖基部分
	δ_C		δ_C
1	39.9	6-O-Glc-1'	106.5
2	28.4	2'	75.9
3	78.7	3'	80.1
4	41.6	4'	72.2

续表

碳位	苷元部分 δ_C	碳位	糖基部分 δ_C
5	61.8	5'	78.9
6	80.5	6'	63.5
7	45.8		
8	41.8		
9	51.1		
10	40.1		
11	32.6		
12	73.1		
13	51.7		
14	51.8		
15	33.6		
16	27.9		
17	41.6		
18	17.6		
19	18.2		
20	146.0		
21	19.5		
22	123.6		
23	67.8		
24	68.7		
25	58.2		
26	25.6		
27	19.8		
28	32.1		
29	16.8		
30	17.1		

【参考文献】Gu C Z et al., 2015a

三七皂苷 SP$_{16}$

【化学名】(3β,6α,12β,20Z,23S,24S)-24,25-epoxy-23-methoxy-3,6,12-trihydroxy-dammar-20(22)- ene-6-O-β-D-glucopyranoside

【英文名】notoginsenoside SP$_{16}$

【结构式】

【分子式及分子量】$C_{37}H_{62}O_{10}$, 666

【物理性状】白色无定形粉末；$[\alpha]_D^{21} = -13.7$ ($c = 1.0$, MeOH); IR ν_{max}^{KBr} cm^{-1}: 3433, 2961, 2934, 2877, 1631, 1553, 1460, 1384, 1073, 1033, 591, 538

【波谱数据】

^{1}H-NMR (pyridine-d_5, 600 MHz) δ: 0.90 (3H, s, H-30), 1.06 (3H, s, H-19), 1.07 (1H, m, H-1b), 1.23 (1H, m, H-15b), 1.25 (3H, s, H-26), 1.27 (3H, s, H-18), 1.41 (1H, m, H-16b), 1.48 (1H, d, $J = 10.8$ Hz, H-5), 1.51 (2H, m, H-11b), 1.58 (1H, m, H-9), 1.63 (3H, s, H-27), 1.66 (3H, s, H-29), 1.69 (1H, m, H-1a), 1.76 (1H, m, H-15a), 1.88 (1H, m, H-2b), 1.95 (1H, m, H-16a), 1.96 (1H, m, H-2a), 2.02 (1H, m, H-7b), 2.04 (3H, s, H-21), 2.07 (2H, m, H-11a), 2.13 (3H, s, H-28), 2.14 (1H, m, H-13), 2.58 (1H, dd, $J = 13.2, 3.0$ Hz, H-7a), 3.16 (1H, d, $J = 7.8$ Hz, H-24), 3.30 (1H, m, H-17), 3.43 (3H, s, -OCH$_3$), 3.57 (1H, m, H-3), 3.84 (1H, m, H-12), 4.01 (1H, m, H-5'), 4.16 (1H, t, $J = 7.8$ Hz, H-2'), 4.26 (1H, dd, $J = 9.0, 7.8$ Hz, H-23), 4.26 (1H, m, H-4'), 4.32 (1H, m, H-3'), 4.41 (1H, m, H-6'b), 4.48 (1H, m, H-6), 4.59 (1H, br d, $J = 10.8$ Hz, H-6'a), 5.09 (1H, d, $J = 7.8$ Hz, H-1'), 5.33 (1H, d, $J = 9.0$ Hz, H-22);

^{13}C-NMR (pyridine-d_5, 150 MHz): 化学位移见表 1-77。

表 1-77　^{13}C-NMR 数据

碳位	苷元部分 δ_C	碳位	糖基部分 δ_C
1	39.9	6-O-Glc-1'	106.4
2	28.4	2'	75.9
3	79.0	3'	80.2
4	40.9	4'	72.2

续表

碳位	苷元部分	碳位	糖基部分
	δ_C		δ_C
5	61.8	5'	78.7
6	80.4	6'	63.5
7	45.7		
8	41.8		
9	51.0		
10	40.1		
11	33.5		
12	72.3		
13	50.4		
14	51.6		
15	32.9		
16	30.0		
17	42.1		
18	17.8		
19	18.2		
20	147.4		
21	21.3		
22	121.1		
23	77.7		
24	67.1		
25	58.0		
26	25.5		
27	20.4		
28	32.1		
29	16.8		
30	17.2		
—OCH$_3$	56.3		

【参考文献】Gu C Z et al., 2015b

三七皂苷 SP$_{17}$

【化学名】(3β, 12β, 20E, 23S,24S)-24,25-epoxy-23-methoxy-3,12-dihydroxydammar-20(22)-ene- 3-O-β-D-glucopyranosyl(1→2)-β-D-glucopyranoside

【英文名】notoginsenoside SP$_{17}$

【结构式】

【分子式及分子量】$C_{43}H_{72}O_{14}$, 812

【物理性状】白色无定形粉末；$[\alpha]_D^{21} = -9.0$ (c = 0.9, MeOH); IR ν_{max}^{KBr} cm^{-1}: 3423, 2944, 2876, 1632, 1564, 1453, 1414, 1384, 1160, 1076, 1038, 980, 627

【波谱数据】

^{1}H-NMR (pyridine-d_5, 600 MHz) δ：0.67 (1H, br d, J = 12.0 Hz, H-5), 0.72 (1H, m, H-1b), 0.81 (3H, s, H-19), 0.97 (3H, s, H-30), 1.03 (3H, s, H-18), 1.11 (1H, m, H-16b), 1.13 (3H, s, H-29), 1.23 (1H, m, H-7b), 1.23 (1H, m, H-15b), 1.24 (3H, s, H-26), 1.31 (3H, s, H-28), 1.37 (1H, m, H-6b), 1.38 (1H, m, H-9), 1.44 (2H, m, H-11b), 1.47 (1H, dd, J = 13.2, 3.0 Hz, H-7a), 1.47 (3H, s, H-27), 1.48 (1H, m, H-1a), 1.49 (1H, m, H-6a), 1.69 (1H, m, H-16a), 1.82 (1H, m, H-2b), 1.91 (2H, m, H-11a), 1.92 (3H, s, H-21), 2.02 (1H, m, H-15a), 2.14 (1H, m, H-13), 2.20 (1H, m, H-2a), 2.88 (1H, m, H-17), 3.13 (1H, d, J = 7.8 Hz, H-24), 3.29 (1H, m, H-3), 3.45 (3H, s, -OCH$_3$), 3.89 (1H, m, H-12), 3.96 (1H, m, H-5'), 3.96 (1H, m, H-5''), 4.11 (1H, dd, J = 9.6, 7.8 Hz, H-23), 4.16 (1H, m, H-2''), 4.18 (1H, m, H-4'), 4.28 (1H, m, H-3''), 4.28 (1H, m, H-2'), 4.35 (1H, m, H-3'), 4.38 (1H, m, H-4''), 4.39 (1H, m, H-6'b), 4.39 (1H, m, H-6''b), 4.60 (1H, m, H-6'a), 4.60 (1H, m, H-6''a), 4.96 (1H, d, J = 7.8 Hz, H-1'), 5.41 (1H, d, J = 7.2 Hz, H-1''), 5.58 (1H, d, J = 9.6 Hz, H-22);

^{13}C-NMR (pyridine-d_5, 150 MHz)：化学位移见表 1-78。

表 1-78 ^{13}C-NMR 数据

碳位	苷元部分	碳位	糖基部分
	δ_C		δ_C
1	39.2	3-O-Glc-1'	105.3
2	26.7	2'	83.5
3	89.0	3'	78.4
4	39.7	4'	71.6
5	56.5	5'	78.4
6	18.4	6'	62.7
7	35.4	Glc-1"	106.2
8	40.2	2"	77.2
9	50.8	3"	78.0
10	37.0	4"	71.6
11	32.7	5"	78.4
12	72.1	6"	62.8
13	51.1		
14	51.0		
15	32.8		
16	29.3		
17	50.8		
18	15.8		
19	16.5		
20	146.5		
21	14.0		
22	120.4		
23	78.1		
24	66.8		
25	57.3		
26	25.0		
27	20.0		
28	28.2		
29	16.6		
30	16.9		
—OCH$_3$	55.6		

【参考文献】Gu C Z et al., 2015b

三七皂苷 SP$_{18}$

【化学名】$(3\beta, 6\alpha, 12\beta, 20E, 24)$-24,25-epoxy-23-one-3,6,12-trihydroxydammar-20(22)-ene-6-O- β-D-glucopyranoside

【英文名】notoginsenoside SP$_{18}$

【结构式】

【分子式及分子量】$C_{36}H_{58}O_{10}$, 650

【物理性状】白色无定形粉末; $[\alpha]_D^{21} = +18.7$ ($c = 0.57$, MeOH); UV (MeOH) λ_{max} (lgε): 257nm(3.26); IR ν_{max}^{KBr} cm^{-1}: 3432, 2960, 2932, 2875, 1630, 1614, 1384, 1155, 1075, 1033, 576

【波谱数据】

^{1}H-NMR (pyridine-d_5, 600 MHz) δ: 0.84 (3H, s, H-30),1.02 (1H, m, H-1b),1.04 (3H, s, H-19),1.21 (1H, m, H-15b), 1.25 (3H, s, H-18), 1.29 (3H, s, H-26), 1.34 (3H, s, H-27),1.45 (1H, d, $J = 10.8$ Hz, H-5),1.46 (2H, m, H-11b), 1.57 (1H, m, H-9),1.64 (3H, s, H-29),1.68 (1H, m, H-16b),1.68 (1H, m, H-1a), 1.76 (1H, m, H-15a), 1.86 (1H, m, H-2b), 1.88 (1H, m, H-16a),1.94 (1H, m, H-2a), 1.97 (1H, m, H-7b),2.06 (2H, m, H-11a),2.12 (3H, s, H-28),2.16 (1H, m, H-13),2.54 (3H, s, H-21), 2.57 (1H, dd, $J = 12.6$, 3.0 Hz, H-7a),2.82 (1H, m, H-17),3.55 (1H, dd, $J = 11.4$, 4.8 Hz, H-3), 3.58 (1H, s, H-24), 3.88 (1H, m, H-12), 3.99 (1H, m, H-5'), 4.14 (1H, t, $J = 7.8$ Hz, H-2'),4.27 (1H, t, $J = 9.0$ Hz, H-4'), 4.30 (1H, t, $J = 7.8$ Hz, H-3'), 4.41 (1H, dd, $J = 11.4$, 5.4 Hz, H-6'b),4.46 (1H, m, H-6), 4.57 (1H, dd, $J = 11.4$, 2.4 Hz, H-6'a), 5.08 (1H, d, $J = 7.8$ Hz, H-1'), 6.78 (1H, s, H-22);

^{13}C-NMR (pyridine-d_5, 150 MHz): 化学位移见表 1-79。

表 1-79 SP$_{18}$ 的 ^{13}C-NMR 数据

碳位	苷元部分 δ_C	碳位	糖基部分 δ_C
1	40.1	3-O-Glc-1'	106.5
2	28.4	2'	75.8

续表

碳位	苷元部分	碳位	糖基部分
	δ_C		δ_C
3	78.8	3'	80.1
4	40.8	4'	72.2
5	61.7	5'	78.6
6	80.5	6'	63.4
7	45.8		
8	41.5		
9	51.1		
10	39.8		
11	33.6		
12	72.0		
13	52.8		
14	51.7		
15	33.4		
16	30.0		
17	52.3		
18	17.8		
19	18.2		
20	167.9		
21	17.7		
22	120.6		
23	196.4		
24	67.0		
25	61.1		
26	25.2		
27	19.1		
28	32.2		
29	16.8		
30	17.2		

【参考文献】Gu C Z et al., 2015b

三七皂苷 T

【化学名】3 - O - β - D - xylopyranosyl (1→2) - β - D - glucopyranosyl(1→2)-β-D-glucopyranosyl-20(S)-protopanaxadiol-20-O-β-D-xylopyranosyl(1→3)-β-D-glucopyranosyl(1→6)-β-D-glucopyranoside

【英文名】notoginsenoside T

【结构式】

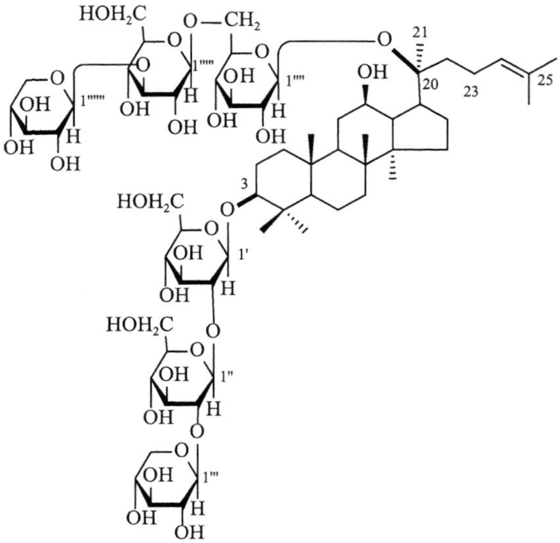

【分子式及分子量】$C_{63}H_{108}O_{31}$，1372

【物理性状】无色晶体；mp. 196～198℃，$[\alpha]_D^{28}$ = + 6.8 (c =1.2, MeOH)

【波谱数据】

^{1}H-NMR (pyridine-d_5, 500 MHz) δ: 0.83, 0.96, 0.98, 1.11, 1.28, 1.64, 1.64, 1.69 (各 3H, s, H$_3$-19, 18, 30, 29, 28, 26, 21, 27), 4.90 (1H, d, J = 7.3 Hz, H-1'), 5.08 (1H, d, J = 7.0 Hz, H-1""), 5.09 (1H, d, J = 7.3 Hz, H-1""), 5.22 (1H, d, J = 7.3 Hz, H-1""""), 5.34 (1H, d-like, H-24), 5.36 (1H, d, J = 6.7 Hz, H-1'''), 5.48 (1H, J = 8.9 Hz, H-1");

^{13}C-NMR(pyridine-d_5, 125 MHz)：化学位移见表 1-80。

表 1-80　^{13}C-NMR 数据

碳位	苷元部分	碳位	糖基部分
	δ_C		δ_C
1	39.3	3-O-Glc-1'	104.7
2	26.7	2'	83.0
3	89.1	3'	77.6
4	39.8	4'	71.5
5	56.5	5'	77.9
6	18.5	6'	63.0
7	35.2	3-O-Glc-1"	103.2
8	40.1	2"	84.6

续表

碳位	苷元部分	碳位	糖基部分
	δ_C		δ_C
9	50.3	3"	78.2
10	37.0	4"	70.7
11	29.9	5"	77.7
12	70.2	6"	63.1
13	49.6	3-O-Xyl-1'''	106.4
14	51.4	2'''	75.9
15	30.7	3'''	79.2
16	26.8	4'''	69.9
17	51.7	5'''	67.4
18	16.1	20-O-Glc-1''''	98.1
19	16.3	2''''	74.9
20	83.6	3''''	78.0
21	22.4	4''''	72.0
22	36.2	5''''	77.7
23	23.2	6''''	69.7
24	126.1	20-O-Glc-1'''''	104.9
25	131.1	2'''''	74.2
26	25.8	3'''''	87.6
27	17.5	4'''''	71.2
28	28.1	5'''''	78.1
29	16.7	6'''''	62.5
30	18.0	20-O-Xyl-1''''''	106.3
		2''''''	75.4
		3''''''	77.1
		4''''''	70.9
		5''''''	67.3

【参考文献】Yoshikawa M et al. 2003

三七皂苷 T₁

【化学名】(3β, 6α, 12β, 20E, 23RS)-24, 25-epoxy-6-[(β-D-glucopyranosyl) oxy]-dammar-20(22)- ene-3,12,23-triol

【英文名】notoginsenoside T₁

【结构式】

【分子式及分子量】$C_{36}H_{60}O_{10}$, 652

【物理性状】白色粉末；mp. 131～133 ℃, $[\alpha]_D^{25} = +14.49$ ($c = 0.5$, MeOH)

【波谱数据】

^{1}H-NMR (pyridine-d_5, 500 MHz) 和 ^{13}C-NMR(pyridine-d_5, 125 MHz)：化学位移见表 1-81。

表 1-81　^{1}H-NMR 和 ^{13}C-NMR 数据

碳位	苷元部分		碳位	糖基部分	
	δ_H	δ_C		δ_H	δ_C
1	1.01, 1.68 (2m)	39.6	6-O-Glc-1'	5.02 (d, J=8.0)	106.1
2	1.80, 1.91 (2m)	28.0	2'	4.09 (t, J=8.3)	75.5
3	3.51 (dd, J= 4.5, 11.5)	78.6	3'	4.26 (t, J=9.0)	79.7
4	—	40.4	4'	4.21 (t, J=8.7)	72.0
5	1.42	61.5	5'	3.95 (ddd, J= 2.6,5.1, 8.3)	78.2
6	4.42 (ddd, J= 3.5, 10.6, 13.5)	80.1	6'	4.36 (dd, J=5.1, 11.5)	63.2
7	1.94; 2.52 (dd, J= 2.9, 12.8)	45.5		4.53 (dd, J=2.6, 11.5)	
8	—	41.4			
9	1.54	50.8			
10	—	39.8			
11	1.42, 2.12	32.8			
12	3.87 (dd, J= 5.8, 10.6)	72.4			
13	1.99	50.7			
14	—	50.9			
15	1.14, 1.68	31.8			
16	1.46, 1.78	28.7			
17	2.81 (ddd, J= 6.1, 6.7, 10.6)	51.0			
18	1.22 (s)	17.8			
19	1.03 (s)	17.4			

续表

碳位	苷元部分		碳位	糖基部分	
	δ_H	δ_C		δ_H	δ_C
20	—	143.1			
21	1.85 (s)	13.8			
22	5.89 (d, J = 9.6)	124.8			
23	4.68 (dd, J = 8.0, 9.6)	68.9			
24	3.22 (d, J = 8.0)	68.6			
25	—	58.6			
26	1.28 (s)	25.3			
27	1.48 (s)	20.2			
28	2.06(s)	31.8			
29	1.60 (s)	16.4			
30	0.82(s)	16.8			

【参考文献】Teng R W et al., 2004

三七皂苷 T₂

【化学名】(3β, 6α, 12β, 20E, 23RS) - 24, 25 - epoxy - 6 -[(β - D - glucopyranosyl) oxy]-23-methoxydammar- 20(22)-ene-3, 12-diol

【英文名】notoginsenoside T₂

【结构式】

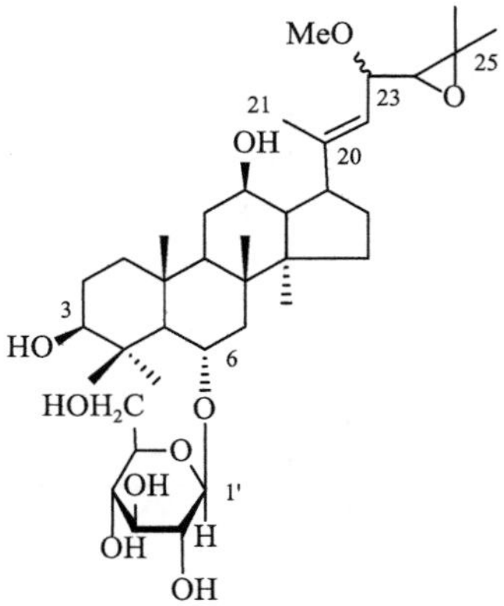

【分子式及分子量】$C_{37}H_{62}O_{10}$, 666

【物理性状】白色粉末；mp. 155～157 ℃, $[\alpha]_D^{25}$ = + 28.38 (c = 0.41, MeOH)

【波谱数据】

^{1}H-NMR (pyridine-d_5, 500 MHz) 和 ^{13}C-NMR(pyridine-d_5, 125 MHz): 化学位移见表 1-82。

表 1-82   ¹H-NMR 和 ¹³C-NMR 数据

碳位	苷元部分		碳位	糖基部分	
	δ_H, mult (J in Hz)	δ_C		δ_H, mult (J in Hz)	δ_C
1	1.01, 1.68 (2m)	39.5	6-O-Glc-1'	5.03 (d, J=7.3)	106.1
2	1.80, 1.96 (2m)	28.0	2'	4.10	75.5
3	3.52	78.6	3'	4.26 (t, J=8.7)	79.7
4	—	40.4	4'	4.22 (t, J=9.2)	71.9
5	1.42	61.5	5'	3.96 (ddd, J=3.6, 5.9, 9.2)	78.2
6	4.44(ddd, J = 3.52, 11.0,14.2)	80.1	6'	4.37 (br. d, J=10.5)	63.2
7	1.94; 2.54	45.4		4.53 (br. d, J=10.5)	
8	—	41.4			
9	1.57	50.8			
10	—	39.8			
11	1.45, 2.12	32.7			
12	3.86	72.2			
13	1.99	50.7			
14	—	50.8			
15	1.16, 1.70	32.6			
16	1.47, 1.75	29.3			
17	2.79	51.0			
18	1.22 (s)	17.8			
19	1.04 (s)	17.4			
20	—	146.5			
21	1.89 (s)	14.1			
22	5.52(d, J= 10.0)	120.6			
23	4.07(dd, J= 7.8, 10.0)	78.0			
24	3.09 (d, J=7.8)	66.7			
25	—	57.3			
26	1.26 (s)	25.0			
27	1.44 (s)	20.0			
28	2.07 (s)	31.8			
29	1.60 (s)	16.4			
30	0.83(s)	16.8			
MeO	3.42 (s)	55.6			

【参考文献】Teng R W et al., 2004

三七皂苷 T₃

【化 学 名】(3β,6α,12β,20S)-6-O-[(β-D-glucopyranosyl)oxy]-20-ethoxydammar-24-ene-3,12-diol

【英文名】notoginsenoside T₃

【结构式】

【分子式及分子量】$C_{38}H_{66}O_9$, 666

【物理性状】白色粉末；mp. 154～156 ℃，$[\alpha]_D^{28} = +24.95$ ($c=0.54$, C_5H_5N)

【波谱数据】

^{1}H-NMR (pyridine-d_5, 500 MHz) 和 ^{13}C-NMR(pyridine-d_5, 125 MHz)：化学位移见表 1-83。

表 1-83　^{1}H-NMR 和 ^{13}C-NMR 数据

碳位	苷元部分		碳位	糖基部分	
	δ_H, mult (J in Hz)	δ_C		δ_H, mult (J in Hz)	δ_C
1	1.05, 1.73 (2m)	39.5	6-O-Glc-1'	5.03 (d, J=7.1)	106.1
2	1.82, 1.92 (2m)	26.3	2'	4.09 (t, J=7.6)	75.5
3	3.52 (dd, J=4.2, 10.5)	78.6	3'	4.25 (t, J=8.5)	79.7
4	—	40.4	4'	4.20 (t, J=9.0)	72.0
5	1.42	61.5	5'	3.95	78.2
6	4.43 (ddd, J=3.1, 11.0, 13.0)	80.1	6'	4.35 (dd, J=5.3,12.1); 4.53 (dd, J=3.4,12.1)	63.2
7	1.94 (t, J=12.4); 2.51 (br. d, J=11.6)	45.3			
8	—	41.2			
9	1.58	50.0			
10	—	39.7			
11	1.45, 2.14	31.4			
12	3.78	70.6			
13	1.84	49.4			
14	—	51.7			
15	1.11, 1.60	31.3			
16	1.21, 1.80	28.0			
17	2.28	47.4			
18	1.16 (s)	17.7			
19	1.05 (s)	17.4			
20	—	80.0			

续表

碳位	苷元部分		碳位	糖基部分	
	δ_H, mult (J in Hz)	δ_C		δ_H, mult (J in Hz)	δ_C
21	1.19 (s)	19.1			
22	1.41,1.62	36.4			
23	1.17,2.08	21.8			
24	5.19 (d, J=7.1)	125.1			
25	—	131.3			
26	1.71 (s)	25.8			
27	1.62 (s)	17.7			
28	2.07 (s)	31.8			
29	1.60 (s)	15.8			
30	0.84 (s)	16.4			
EtO	1.22 (t, J = 6.8);	15.6			
	3.41 (q, J = 6.8)	56.5			

【参考文献】Teng R W et al., 2004

三七皂苷 T$_4$

【化学名】(3β, 6α, 12β, 20S, 22E, 24RS)-6-O-[(β-D-glucopyranosyl)oxy]dammar-22-ene-3,12,20,24,25- pentol

【英文名】notoginsenoside T$_4$

【结构式】

【分子式及分子量】C$_{38}$H$_{62}$O$_{11}$, 670

【物理性状】白色粉末；mp. >350℃, $[\alpha]_D^{25}$= + 25.56 (c= 0.23, MeOH)

【波谱数据】

^{1}H-NMR (pyridine-d_5, 500 MHz) 和 ^{13}C-NMR (pyridine-d_5, 125 MHz)：化学位移见表 1-84。

表 1-84 ^{1}H-NMR 和 ^{13}C-NMR 数据

碳位	苷元部分		碳位	糖基部分	
	δ_H, mult (J in Hz)	δ_C		δ_H, mult (J in Hz)	δ_C
1	1.02, 1.68 (2m)	39.5	6-O-Glc-1'	5.00 (d, J=7.5)	106.1
2	1.75, 1.85 (2m)	28.0	2'	4.07 (t, J=8.20)	75.5
3	3.51	78.7	3'	4.25 (t, J=8.6)	79.7
4	—	40.4	4'	4.20 (t, J=8.6)	71.9
5	1.40	61.5	5'	3.94	78.2
6	4.40	80.1	6	4.34 (dd, J=5.6,11.9); 4.51 (dd, J=3.0,11.9)	63.2
7	1.90, 2.49	45.3			
8	—	41.2			
9	1.53	50.3			
10	—	39.7			
11	1.52, 2.02	32.3			
12	3.90	71.1			
13	1.98	50.0			
14	—	51.9			
15	1.12, 1.58	31.5			
16	1.45, 1.74	26.6			
17	2.31	53.7			
18	1.20 (s)	17.6			
19	1.00 (s)	17.8			
20	—	74.1			
21	1.53 (s)	29.3			
22	6.35 (d, J=16.1)	136.4			
23	6.50 (dd, J=6.7,16.1)	130.6			
24	4.47 (d, J=6.7)	80.2			
25	—	72.9			
26	1.58 (s)	26.8			
27	1.58 (s)	25.7			
28	2.04(s)	31.8			
29	1.59 (s)	16.4			
30	0.81 (s)	17.2			

【参考文献】Teng R W et al., 2004

三七皂苷 T$_5$

【化学名】(3β, 6α, 12β, 24E) - 6 - O - [(β - D - xylopyranosyl - (1→2) - β - D - glucopyranosyl)oxy] dammara-20(21),24-diene-3,12-diol

【英文名】notoginsenoside T$_5$

【结构式】

【分子式及分子量】$C_{41}H_{68}O_{12}$, 752

【物理性状】白色粉末；mp. $161 \sim 163\,^{\circ}\text{C}$，$[\alpha]_D^{25} = +5.59$（$c = 0.31$, MeOH）

【波谱数据】

^{1}H-NMR (pyridine-d_5, 500 MHz) 和 ^{13}C-NMR(pyridine-d_5, 125 MHz)：化学位移见表 1-85。

表 1-85　^{1}H-NMR 和 ^{13}C-NMR 数据

碳位	苷元部分		碳位	糖基部分	
	δ_H, mult (J in Hz)	δ_C		δ_H, mult (J in Hz)	δ_C
1	0.99, 1.66 (2m)	39.6	6-O-Glc-1'	4.93(d, J= 7.0)	103.6
2	1.80, 1.90 (2m)	27.8	2'	4.36	79.9
3	3.48	78.8	3'	4.31	78.1
4	—	40.3	4'	4.15	71.8
5	1.39	61.4	5'	3.82	79.5
6	4.34	80.3	6'	4.34; 4.46(br. d, J= 11.9)	63.0
7	1.94, 2.40	45.2	6-O-Xyl-1"	5.74 (d, J= 6.8)	104.9
8	—	41.3	2"	4.12	75.9
9	1.52	52.2	3"	4.14	78.9
10	—	39.8	4"	4.22	71.3
11	1.41, 2.10	32.8	5"	3.63,4.3	67.3
12	3.96	72.5			
13	2.01	50.6			
14	—	51.3			
15	1.19, 1.72	32.8			
16	1.50, 1.97	27.8			
17	2.74	52.2			
18	1.20 (s)	17.8			
19	0.97 (s)	17.8			
20	—	155.5			
21	4.89,5.11 (2 br. s)	108.2			

续表

碳位	苷元部分		碳位	糖基部分	
	δ_H, mult (J in Hz)	δ_C		δ_H, mult (J in Hz)	δ_C
22	2.26, 2.46	33.8			
23	2.27,2.92 (t, J=7.3)	30.8			
24	5.28 (d, J=6.5)	125.4			
25	—	131.3			
26	1.66 (s)	25.8			
27	1.59 (s)	17.4			
28	2.06(s)	31.8			
29	1.45 (s)	16.7			
30	0.81(s)	16.8			

【参考文献】Teng R W et al., 2004

人参皂苷 C-K

【化学名】20(S)-protopanaxadiol-20-O-β-D-glucopyranoside

【英文名】ginsenoside C-K

【结构式】

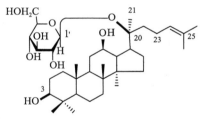

【分子式及分子量】$C_{36}H_{62}O_8$, 622

【物理性状】白色无定形粉末；mp. 177~178℃

【波谱数据】

^{1}H-NMR (pyridine-d_5, 300 MHz) δ: 0.87 (3H, s, H-19), 0.91 (3H, s ,H-18), 0.93 (3H,s ,H-30), 0.99 (3H, s, H-29), 1.58 (6H, s, H-26, 27), 1.61(3H, s, H-21), 5.19(1H, d, J = 7.7 Hz, H-1');

^{13}C-NMR(pyridine-d_5, 75 MHz)：化学位移见表 1-86。

表 1-86　^{13}C-NMR 数据

碳位	苷元部分	碳位	糖基部分
	δ_C		δ_C
1	39.4	20-O-Glc-1'	98.3
2	28.3	2'	75.2
3	78.3	3'	79.4

续表

碳位	苷元部分 δ_C	碳位	糖基部分 δ_C
4	39.6	4'	71.7
5	56.4	5'	78.1
6	18.8	6'	62.9
7	35.2		
8	40.1		
9	50.3		
10	37.4		
11	30.8		
12	70.2		
13	49.5		
14	51.5		
15	31.0		
16	26.7		
17	51.6		
18	16.4		
19	16.1		
20	83.3		
21	22.4		
22	36.2		
23	23.2		
24	125.9		
25	130.9		
26	25.8		
27	17.8		
28	28.7		
29	16.4		
30	17.4		

【参考文献】姜彬慧等, 2004

人参皂苷 F$_1$

【化学名】20-O-β-glucopyranosyl-20(S)-protopanaxatriol

【英文名】ginsenoside F$_1$

【结构式】

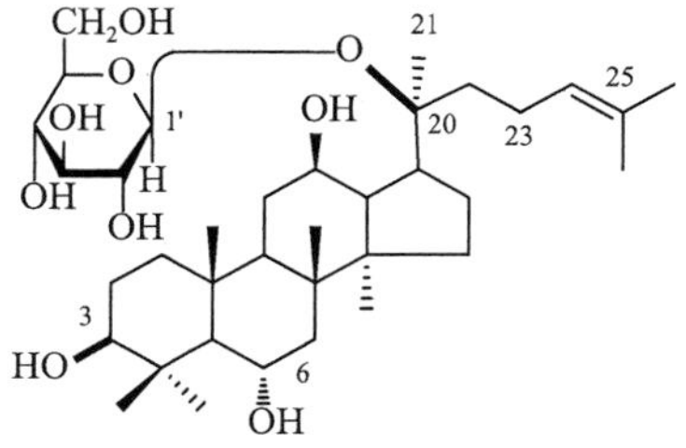

【分子式及分子量】$C_{36}H_{62}O_9$, 638

【物理性状】白色粉末；mp. 185~187℃ , $[\alpha]_D^{26}$= + 36.6 (c =1.12, MeOH)

【波谱数据】

^{1}H-NMR (pyridine-d_5, 400 MHz) δ: 0.96 (3H, s, H-30), 1.00 (3H, s, H-19), 1.08 (3H, s, H-18), 1.44 (3H, s, H-28), 1.55 (3H, s, H-29), 1.58 (3H, s, H-26), 1.61 (3H, s, H-27), 1.98 (3H, s, H-21), 5.22 (1H, d, J = 6.3 Hz, H-1'), 5.74 (1H, br.s, H-24);

^{13}C-NMR(pyridine-d_5, 100 MHz)：化学位移见表 1-87。

表 1-87 ^{13}C-NMR 数据

碳位	苷元部分	碳位	糖基部分
	δ_C		δ_C
1	39.4	20-O-Glc-1'	98.3
2	28.2	2'	75.2
3	78.3	3'	78.5
4	40.4	4'	71.7
5	61.8	5'	79.4
6	67.8	6'	62.9
7	47.5		
8	41.2		
9	49.9		
10	39.6		
11	31.0		
12	70.2		
13	49.2		
14	51.4		
15	30.8		
16	26.7		
17	51.6		
18	17.6		
19	17.5		
20	83.3		
21	22.4		
22	36.2		
23	23.2		
24	126.0		
25	131.0		
26	25.8		
27	17.8		
28	32.0		
29	16.6		
30	17.4		

【参考文献】宋建平等 , 2006

人参皂苷 F₂

【化学名】3, 20-di-O-β-glucopyranosyl-20(S)-protopanaxadiol

【英文名】ginsenoside F_2

【结构式】

【分子式及分子量】$C_{42}H_{72}O_{13}$, 784

【物理性状】白色粉末；mp. 184~186℃，$[\alpha]_D^{25} = +21.1$ (c= 1.14, MeOH)

【波谱数据】

^{1}H-NMR (pyridine-d_5, 400 MHz) δ: 0.83 (3H, s, H-19), 0.95 (3H, s, H-30), 0.98 (3H, s, H-18), 1.21 (3H, s, H-29), 1.29 (3H, s, H-28), 1.57 (3H, s ,H-26), 1.61 (3H, s, H-27), 1.95 (3H, s, H-21), 4.94 (1H, d, J = 7.2 Hz, H-1"), 5.19 (1H, d, J = 7.7 Hz, H-1'), 5.59(1H, br.s, H-24);

^{13}C-NMR(pyridine-d_5, 100 MHz)：化学位移见表 1-88。

表 1-88　^{13}C-NMR 数据

碳位	苷元部分	碳位	糖基部分
	δ_C		δ_C
1	39.2	3-O-Glc-1'	107.0
2	26.8	2'	75.8
3	88.8	3'	78.8
4	39.7	4'	71.9
5	56.4	5'	78.4
6	18.5	6'	63.1
7	35.2	20-O-Glc-1"	98.3
8	40.1	2"	75.2
9	50.2	3"	79.4
10	37.0	4"	71.6
11	30.9	5"	78.4
12	70.2	6"	62.9
13	49.5		

续表

碳位	苷元部分	碳位	糖基部分
	δ_C		δ_C
14	51.6		
15	30.8		
16	26.7		
17	51.5		
18	16.0		
19	16.3		
20	83.3		
21	22.4		
22	36.2		
23	23.3		
24	126.0		
25	131.0		
26	25.8		
27	17.8		
28	28.2		
29	16.8		
30	17.4		

【参考文献】宋建平等, 2006

人参皂苷 Mc

【化学名】20(*S*) - protopanaxadiol - 20 - *O* - *α* - L - arabinofuranosyl- (1 → 6)-*β* -D- glucopyranoside

【英文名】ginsenoside Mc

【结构式】

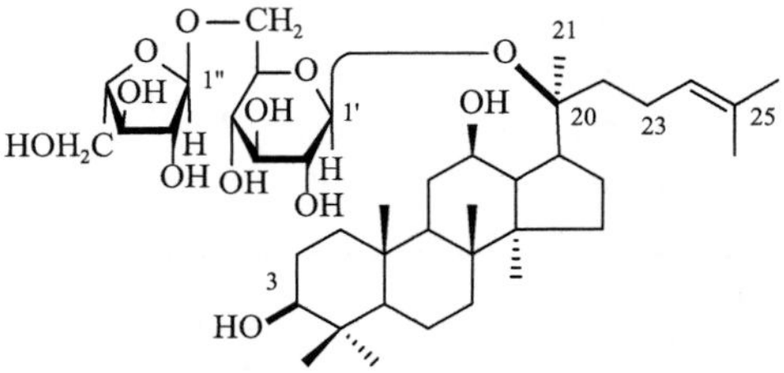

【分子式及分子量】$C_{42}H_{72}O_{13}$, 784

【物理性状】白色无定形粉末；mp. 181~183 ℃

【波谱数据】

^{1}H-NMR (pyridine-d_5, 300 MHz) δ: 0.87 (3H, s, H-19), 0.92 (3H, s ,H-18), 0.98 (3H,s ,H-30), 1.02 (3H, s, H-29), 1.21 (6H, s, H-28), 1.60 (3H, s, H-26), 1.62 (3H, s,

H-27), 1.65 (3H, s, H-21), 5.12 (1H, d, J=7.7 Hz, H-1'), 5.65(1H, d, J=1.7 Hz, H-1");

^{13}C-NMR(pyridine-d_5, 75 MHz)：化学位移见表 1-89。

表 1-89 ^{13}C-NMR 数据

碳位	苷元部分 δ_C	碳位	糖基部分 δ_C
1	39.4	20-O-Glc-1'	98.1
2	28.3	2'	75.1
3	78.1	3'	79.3
4	39.6	4'	72.2
5	56.4	5'	76.6
6	18.8	6'	68.6
7	35.2	20-O-Ara(f)-1"	110.2
8	40.1	2"	83.4
9	50.3	3"	78.9
10	37.4	4"	86.1
11	30.9	5"	62.7
12	70.3		
13	49.5		
14	51.4		
15	30.9		
16	26.7		
17	51.7		
18	16.3		
19	16.1		
20	83.4		
21	22.4		
22	36.2		
23	23.2		
24	126.1		
25	131.0		
26	25.8		
27	17.9		
28	28.7		
29	16.4		
30	17.5		

【参考文献】姜彬慧等, 2004

人参皂苷 Ra$_3$

【化学名】20(S)-protopanaxadiol-3-O-(β-D-glucopyranosyl(1→2)-β-D-glucopyranosido)-20-O-β-D- xylopyranosyl(1→3)-β-D-glucopyranosyl(1→6)-β-D-glucopyranoside

【英文名】ginsenoside Ra$_3$

【结构式】

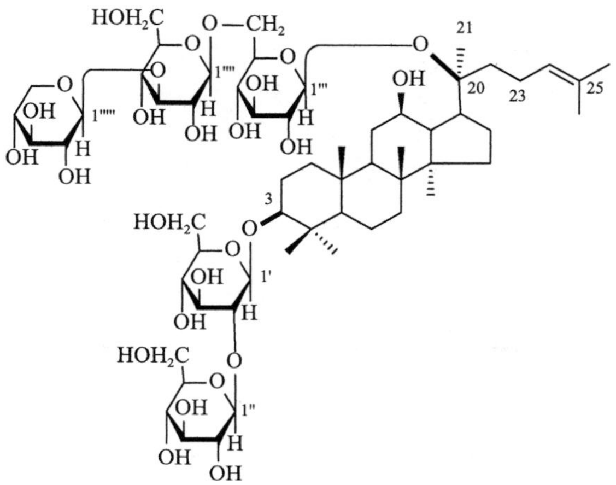

【分子式及分子量】$C_{59}H_{100}O_{27}$, 1040

【物理性状】白色粉末；$[\alpha]_D^{26} = +9.8$ ($c = 0.43$, MeOH)

【波谱数据】

^{13}C-NMR(pyridine-d_5, 25 MHz)：化学位移见表 1-90。

表 1-90 ^{13}C-NMR 数据

碳位	苷元部分 δ_C	碳位	糖基部分 δ_C
1	39.3	3-O-Glc-1'	104.9
2	26.6	2'	83.5
3	89.0	3'	78.0
4	39.7	4'	71.7
5	56.5	5'	78.0
6	18.3	6'	62.7
7	35.1	3-O-Glc-1''	105.9
8	40.0	2''	77.0
9	50.2	3''	79.2
10	36.9	4''	71.7
11	30.8	5''	78.0
12	70.1	6''	62.7
13	49.5	20-O-Glc-1'''	98.0
14	51.4	2'''	74.8
15	30.8	3'''	78.0
16	26.6	4'''	71.7
17	51.6	5'''	77.0
18	16.2	6'''	69.6
19	16.0	20-O-Glc-1''''	104.9
20	83.5	2''''	74.1
21	22.8	3''''	87.5

碳位	苷元部分	碳位	糖基部分
	δ_C		δ_C
22	36.1	4''''	71.3
23	23.2	5''''	78.0
24	126.0	6''''	62.4
25	130.9	20-O-Glc-1'''''	106.3
26	25.8	2'''''	75.3
27	17.9	3'''''	77.0
28	28.0	4'''''	70.8
29	16.5	5'''''	67.3
30	17.4		

【参考文献】曾江等，2007

人参皂苷 Rb$_1$

【化学名】(3β, 12β)-20-[(6-O-β-D-glucopyranosyl-β-D-glucopyranosyl)oxy]-12-hydroxydammar- 24-en-3-yl-2-O-β-D-glucopyranosyl-β-D-glucopyranoside

【英文名】ginsenoside Rb$_1$

【结构式】

【分子式及分子量】C$_{54}$H$_{92}$O$_{23}$, 1108

【物理性状】白色粉末；mp. 195~197 ℃ ，$[\alpha]_D^{26}$ = + 11.5 (c =0.56, MeOH); IR ν_{max}^{KBr} cm^{-1}: 3365, 2919, 1590, 1079, 1032

【波谱数据】

^{1}H-NMR (pyridine-d_5, 400 MHz) δ:0.82 (3H, s, H-19), 0.96(3H, s, H-18), 0.97 (3H, s, H-30), 1.10 (3H, s,H-29), 1.28 (6H, s,H-28), 1.61 (3H, s,H-26), 1.65 (3H, s,

H-21), 1.66 (3H, s, H-27), 4.88(1H, d, J = 7.6Hz, H-1'), 5.06(1H, d, J = 7.7Hz, H-1""),
5.09(1H, d, J = 7.6Hz, H-1'''), 5.34 (1H, d, J = 7.7Hz,H-1"), 5.50 (1H, br.s, H-24);

^{13}C-NMR(pyridine-d_5, 100 MHz): 化学位移见表 1-91。

表 1-91　^{13}C-NMR 数据

碳位	苷元部分	碳位	糖基部分
	δ_C		δ_C
1	39.3	3-O-Glc-1'	105.3
2	26.7	2'	83.5
3	89.0	3'	77.1
4	39.8	4'	71.7
5	56.5	5'	78.0
6	18.5	6'	62.9
7	35.2	3-O-Glc-1"	106.1
8	40.1	2"	77.1
9	50.3	3"	78.4
10	37.0	4"	71.8
11	30.8	5"	78.1
12	70.2	6"	62.9
13	49.6	20-O-Glc-1'''	98.1
14	51.5	2'''	75.2
15	31.0	3'''	78.2
16	26.8	4'''	71.5
17	51.7	5'''	76.7
18	16.3	6'''	70.2
19	16.0	20-O-Glc-1""	105.1
20	83.6	2""	75.3
21	22.4	3""	79.2
22	36.2	4""	71.8
23	23.3	5""	78.0
24	126.0	6""	62.8
25	131.0		
26	25.8		
27	17.8		
28	28.2		
29	16.6		
30	17.4		

【参考文献】曾江等, 2007

人参皂苷 Rb$_2$

【化学名】3-O-[β-D-glucopyranosyl(1→2)-β-D-glucopyranosyl]-20-O-[β-D-glu-copyranosyl (1 → 6)-α-L-arabinopyranosyl]-3β,12β,20β-trihydroxydammar-24-ene

【英文名】ginsenoside Rb$_2$

【结构式】

【分子式及分子量】$C_{53}H_{90}O_{22}$, 1078

【物理性状】白色粉末；mp. 181~183℃, $[\alpha]_D^{20} = +14.08$ (c =0.50, MeOH); IR ν_{max}^{KBr} cm^{-1}: 3389, 2942, 1640, 1077, 1029

【波谱数据】

^{1}H-NMR (pyridine-d_5, 400 MHz) δ:0.81 (3H, s, H-19), 0.94 (3H, s, H-30), 0.95 (3H, s, H-18), 1.07 (3H, s, H-29), 1.26 (6H, s,H-28), 1.61 (3H, s, H-21),1.62 (3H, s, H-27),1.65 (3H, s, H-26),4.86(1H, d, J=7.6Hz, H-1'),4.94 (1H, d, J = 6.0Hz, H-1''''),5.07 (1H, d, J= 7.6Hz,H-1'''),5.29 (1H, d, J = 7.6Hz, H-1''),5.30(1H, br.s, H-24);

^{13}C-NMR(pyridine-d_5, 100 MHz)：化学位移见表 1-92。

表 1-92　^{13}C-NMR 数据

碳位	苷元部分 δ_C	碳位	糖基部分 δ_C
1	39.6	3-O-Glc-1'	105.3
2	27.1	2'	83.7
3	89.3	3'	78.4
4	40.1	4'	72.1
5	56.8	5'	78.2
6	18.8	6'	63.1
7	35.6	3-O-Glc-1''	106.2
8	40.4	2''	77.3
9	50.6	3''	79.4
10	37.3	4''	72.0
11	31.1	5''	78.2
12	70.6	6''	63.2
13	49.8	20-O-Glc-1'''	98.3

续表

碳位	苷元部分	碳位	糖基部分
	δ_C		δ_C
14	51.8	2'''	75.2
15	31.1	3'''	78.6
16	27.1	4'''	72.0
17	52.1	5'''	76.9
18	16.4	6'''	69.5
19	16.7	20-O-Ara(p)-1''''	104.7
20	83.8	2''''	72.4
21	22.7	3''''	74.3
22	36.6	4''''	68.8
23	23.6	5''''	65.7
24	126.2		
25	131.3		
26	26.2		
27	18.3		
28	28.5		
29	17.0		
30	17.8		

【参考文献】Cho J G et al., 2010

人参皂苷 Rb₃

【化学名】3-O-[β-D-glucopyranosyl(1→2)-β-D-glucopyranosyl]-20-O-[β-D-glucopyranosyl (1→6)-β-D-xylopyranosyl]-3β,12β,20β-trihydroxydammar-24-ene

【英文名】ginsenoside Rb₃

【结构式】

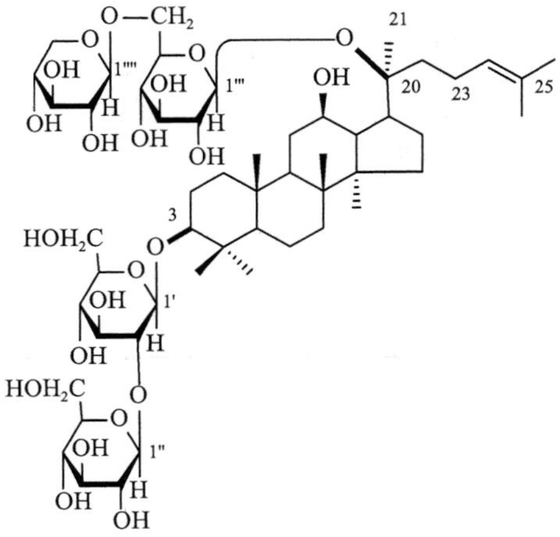

【分子式及分子量】C₅₃H₉₀O₂₂, 1078

【物理性状】白色粉末；mp. 192~195℃，$[\alpha]_D^{25} = + 7.2$ (c =0.31, MeOH)

【波谱数据】

^{1}H-NMR (pyridine-d_5, 400 MHz) δ:4.71(1H, d, J = 7.2Hz, H-1'), 4.78 (1H, d, J = 6.8 Hz, H-1''''), 5.18(1H, d, J = 8.0Hz, H-1'''), 5.34(1H, d, J=7.2Hz, H-1'')；

^{13}C-NMR(pyridine-d_5, 100 MHz): 化学位移见表 1-93。

表 1-93 ^{13}C-NMR 数据

碳位	苷元部分 δ_C	碳位	糖基部分 δ_C
1	39.4	3-O-Glc-1'	105.1
2	26.6	2'	83.4
3	89.3	3'	77.7
4	39.7	4'	71.7
5	56.5	5'	77.3
6	18.5	6'	62.9
7	35.1	3-O-Glc-1''	105.6
8	40.1	2''	76.7
9	50.2	3''	78.1
10	37.0	4''	71.7
11	30.8	5''	78.1
12	70.2	6''	62.8
13	49.5	20-O-Glc-1'''	98.1
14	51.5	2'''	74.8
15	30.8	3'''	79.0
16	26.7	4'''	71.7
17	51.7	5'''	76.7
18	16.2	6'''	69.9
19	16.1	20-O-Xyl-1''''	105.3
20	83.5	2''''	74.5
21	22.3	3''''	78.8
22	36.2	4''''	70.8
23	23.1	5''''	66.5
24	126.0		
25	130.9		
26	25.7		
27	17.9		
28	28.0		
29	16.5		
30	17.5		

【参考文献】李海舟等，2006

人参皂苷 Rc

【化学名】3-O-[β-D-glucopyranosyl(1 → 2)-β-D-glucopyranosyl]-20-O-[β-D-glucopyranosyl (1 → 6)-α-L-arabinofuranosyl]-3β,12β,20β-trihydroxydammar-24-ene

【英文名】ginsenoside Rc

【结构式】

【分子式及分子量】$C_{53}H_{90}O_{22}$, 1078

【物理性状】白色粉末；mp. 193~196 ℃；$[\alpha]_D^{26} = +2.1$ (c =0.37, MeOH); IR ν_{max}^{KBr} cm^{-1}: 3367, 2943, 1649, 1078, 1031

【波谱数据】

^{1}H-NMR (pyridine-d_5, 400 MHz) δ:0.77 (3H, s, H-19), 0.92 (3H, s, H-18), 0.92 (3H, s, H-30), 1.07 (3H, s, H-29), 1.25 (6H, s,H-28), 1.59 (3H, s, H-26), 1.61(3H, s, H-21), 1.64 (3H, s, H-27), 4.88 (1H, d, J=7.6 Hz, H-1'), 5.11 (1H, d, J = 8.0 Hz,H-1'''), 5.29 (1H, br.s, H-24), 5.35 (1H, d, J = 7.6 Hz, H-1"),5.63 (1H, d, J = 7.2 Hz, H-1"");

^{13}C-NMR(pyridine-d_5, 100 MHz): 化学位移见表 1-94。

表 1-94　^{13}C-NMR 数据

碳位	苷元部分	碳位	糖基部分
	δ_C		δ_C
1	39.0	3-O-Glc-1'	105.1
2	26.6	2'	83.1
3	89.3	3'	77.8
4	39.6	4'	71.5
5	56.3	5'	77.8
6	18.3	6'	62.6
7	35.1	3-O-Glc-1"	105.7
8	39.9	2"	76.8
9	50.1	3"	78.9
10	36.8	4"	71.6

续表

碳位	苷元部分	碳位	糖基部分
	δ_C		δ_C
11	30.7	5″	78.0
12	70.2	6″	62.6
13	49.5	20-O-Glc-1‴	98.0
14	51.4	2‴	75.0
15	30.8	3‴	78.6
16	26.6	4‴	71.5
17	51.6	5‴	76.3
18	16.2	6‴	68.3
19	15.9	20-O-Ara(f)-1⁗	109.9
20	83.1	2⁗	83.5
21	22.2	3⁗	78.6
22	36.0	4⁗	86.1
23	23.1	5⁗	62.7
24	125.9		
25	131.0		
26	25.7		
27	17.8		
28	28.0		
29	16.5		
30	17.4		

【参考文献】李海舟等, 2006

人参皂苷 Rd

【化学名】(20S)-3β-[2-O-(β-D-glucopyranosyl)-β-D-glucopyranosyloxy]-20-(β-D-glucopyranosyloxy)-dammar-24-ene-12β-ol

【英文名】ginsenoside Rd

【结构式】

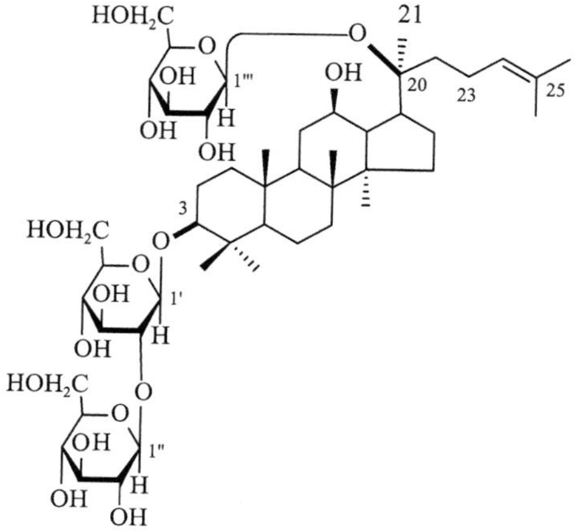

【分子式及分子量】$C_{48}H_{82}O_{18}$, 946

【物理性状】白色粉末；mp. 204~206 ℃ , $[\alpha]_D^{26}$ = + 16.8 (c =0.55, MeOH); IR ν_{max}^{KBr} cm^{-1}: 3366, 2943, 1647, 1077, 1034

【波谱数据】

^{1}H-NMR (pyridine-d_5, 400 MHz) δ:0.81(3H, s, H-19), 0.95 (6H, s, H-18, H-30),1.10 (3H, s, H-29),1.27(3H, s, H-28),1.59 (6H, s,H-21, H-26),1.61 (3H, s, H-27),4.90(1H, d, J = 7.5 Hz, H-1'),5.17 (1H, d, J = 7.7 Hz, H-1'''),5.34 (1H, d, J = 7.5 Hz, H-1''),5.55 (1H, br.s, H-24);

^{13}C-NMR(pyridine-d_5, 100 MHz)：化学位移见表 1-95。

表 1-95 ^{13}C-NMR 数据

碳位	苷元部分 δ_C	碳位	糖基部分 δ_C
1	39.3	3-O-Glc-1'	105.1
2	26.7	2'	83.4
3	89.0	3'	78.2
4	39.8	4'	71.8
5	56.5	5'	78.4
6	18.5	6'	63.0
7	35.2	3-O-Glc-1''	106.1
8	40.1	2''	77.1
9	50.3	3''	79.3
10	37.0	4''	71.8
11	30.8	5''	78.0
12	70.2	6''	63.0
13	49.6	20-O-Glc-1'''	98.3
14	51.5	2'''	75.2
15	31.0	3'''	78.1
16	26.8	4'''	71.8
17	51.7	5'''	78.2
18	16.3	6'''	62.8
19	16.0		
20	83.6		
21	22.4		
22	36.2		
23	23.3		
24	126.0		
25	131.0		
26	25.8		
27	17.8		
28	28.2		
29	16.6		
30	17.4		

【参考文献】曾江等 , 2007

人参皂苷 Re

【化学名】2-*O*-(6-deoxy-*α*-L-mannopyranosyl)-(3*β*,6*α*,12*β*)-20-(*β*-D-glucopyra-nosyloxy)-3,12- dihydroxydammar-24-en-6-yl-*β*-D-glucopyranoside

【英文名】ginsenoside Re

【结构式】

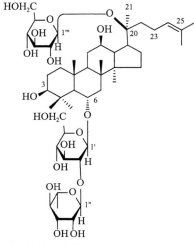

【分子式及分子量】$C_{48}H_{82}O_{18}$, 946

【物理性状】白色粉末; mp. 200~203℃ , $[\alpha]_D^{26} = -1.0$ (c = 1.00, MeOH)

【波谱数据】

^{1}H-NMR (pyridine-d_5, 400 MHz) δ:0.95 (3H, s, H-30), 0.97 (3H, s, H-19), 1.18 (3H, s, H-18), 1.35 (3H, s,H-28), 1.58 (3H, s, H-29), 1.60 (6H, s, H-26 ,H-27),1.75 (3H, d, *J*= 6.2Hz, H-6),2.01 (3H, s, H-21),5.15 (1H, d, *J* = 7.7Hz,H-1'''),5.23 (1H, d, *J*= 6.5 Hz, H-1'),5.57 (1H, br.s,H-24),6.44 (1H, *J* = 7.2Hz, H-1");

^{13}C-NMR(pyridine-d_5, 100 MHz)：化学位移见表 1-96。

表 1-96　^{13}C-NMR 数据

碳位	苷元部分	碳位	糖基部分
	δ_C		δ_C
1	39.8	6-*O*-Glc-1'	101.9
2	27.8	2'	79.4
3	78.8	3'	78.6
4	39.6	4'	72.7

续表

碳位	苷元部分	碳位	糖基部分
	δ_C		δ_C
5	61.0	5'	78.3
6	74.8	6'	63.2
7	46.0	6-O-Rha-1"	101.9
8	41.3	2"	72.4
9	49.7	3"	72.5
10	40.1	4"	74.2
11	30.9	5"	69.0
12	70.4	6"	18.8
13	49.2	20-O-Glc-1'''	98.4
14	51.6	2'''	75.3
15	31.0	3'''	79.2
16	26.8	4'''	71.6
17	51.9	5'''	78.3
18	17.4	6'''	62.9
19	17.4		
20	83.5		
21	22.5		
22	36.1		
23	23.4		
24	126.1		
25	131.1		
26	25.9		
27	17.7		
28	32.3		
29	17.6		
30	17.9		

【参考文献】曾江等, 2007

人参皂苷 Rf

【化学名】20(S)-protopanaxatriol-6-O-β-D-glucopyranosyl (1→2)-β-D-glucopyran-oside

【英文名】ginsenoside Rf

【结构式】

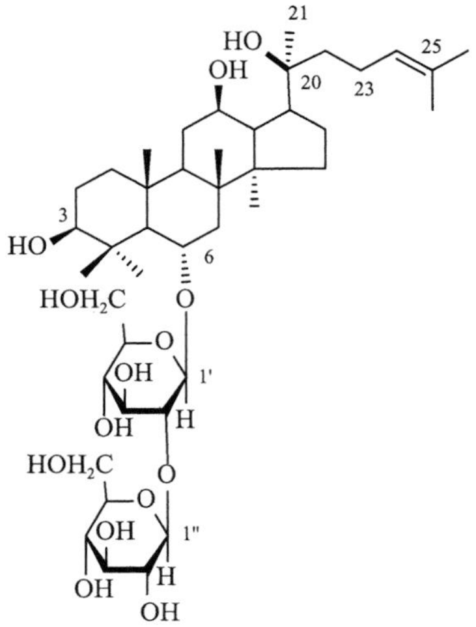

【分子式及分子量】$C_{42}H_{72}O_{14}$, 800

【物理性状】白色粉末；mp. 197~198℃，$[\alpha]_D^{30} = +6.99$ (c =1.0, MeOH)

【波谱数据】

^{13}C-NMR(pyridine-d_5, 25 MHz)：化学位移见表 1-97。

表 1-97　^{13}C-NMR 数据

碳位	苷元部分	碳位	糖基部分
	δ_C		δ_C
1	39.6	6-O-Glc-1'	103.2
2	27.5	2'	79.5
3	77.9	3'	78.7
4	40.0	4'	71.7
5	61.0	5'	79.8
6	79.5	6'	62.9
7	45.0	6-O-Glc-1"	103.2
8	41.1	2"	75.9
9	50.0	3"	78.4
10	39.6	4"	72.3
11	31.1	5"	79.8
12	70.4	6"	63.3
13	48.1		
14	51.6		
15	31.9		
16	26.8		
17	54.5		
18	17.6		
19	17.5		

续表

碳位	苷元部分	碳位	糖基部分
	δ_C		δ_C
20	72.4		
21	26.8		
22	35.7		
23	22.9		
24	125.7		
25	130.1		
26	25.8		
27	17.5		
28	31.9		
29	17.6		
30	16.7		

【参考文献】Zhou J et al., 1981

人参皂苷 Rg₁

【化学名】20(*S*)-protopanaxatriol-3-*O*-β-D-glucopyranosyl-20-*O*-β-D-glucopyranoside.

【英文名】ginsenoside Rg₁

【结构式】

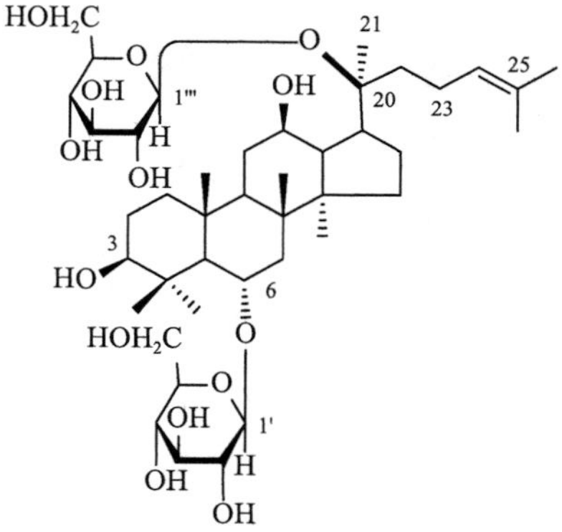

【分子式及分子量】$C_{42}H_{72}O_{14}$, 800

【物理性状】白色粉末;mp. 191~194 ℃ , $[\alpha]_D^{27}$= + 19.5 (*c* =0.68, MeOH)

【波谱数据】

¹H-NMR (pyridine-d_5, 400 MHz) δ: 0.82, 1.04, 1.17, 1.59, 1.60, 1.60, 1.62, 2.07 (各 3H, s, H₃-30, 19, 18, 29, 26, 27, 21, 28), 5.03(1H, d, *J* = 7.8 Hz, H-1'), 5.18(1H, d, *J* = 7.7 Hz,H-1");

¹³C-NMR(pyridine-d_5, 100 MHz)：化学位移见表 1-98。

表 1-98 ^{13}C-NMR 数据

碳位	苷元部分	碳位	糖基部分
	δ_C		δ_C
1	39.7	3-O-Glc-1'	106.0
2	27.9	2'	75.5
3	78.7	3'	80.0
4	40.3	4'	71.9
5	61.5	5'	79.5
6	78.1	6'	63.1
7	45.1	20-O-Glc-1"	98.2
8	41.2	2"	75.2
9	50.1	3"	79.2
10	39.5	4"	71.4
11	30.9	5"	78.1
12	70.3	6"	62.8
13	49.1		
14	51.4		
15	30.8		
16	26.7		
17	51.7		
18	17.6		
19	17.6		
20	83.4		
21	22.5		
22	36.1		
23	23.3		
24	126.0		
25	131.0		
26	25.9		
27	17.9		
28	31.8		
29	16.5		
30	17.2		

【参考文献】李海舟等, 2006

人参皂苷 Rg$_2$

【化学名】6-O-(α-L-rhamnopyranosyl-(1 → 2)-β-D-glucopyranosyl)- 20(S)-proto-panaxatriol

【英文名】ginsenoside Rg$_2$

【结构式】

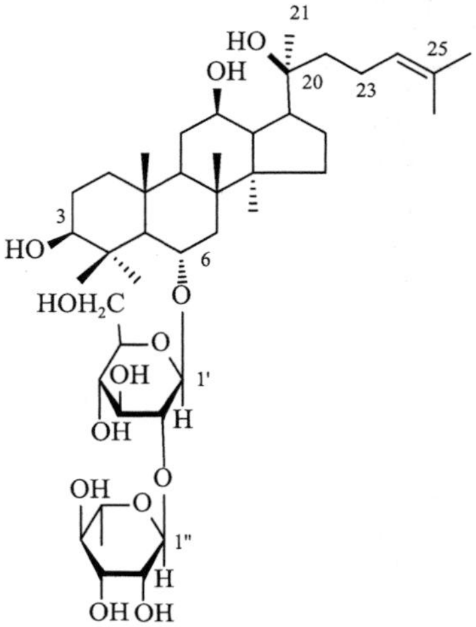

【分子式及分子量】$C_{42}H_{72}O_{13}$, 784

【物理性状】白色无定形粉末；mp.187～189℃；IR ν_{max}^{KBr} cm^{-1}: 3400, 1620

【波谱数据】

^{1}H-NMR (pyridine-d_5, 500 MHz) δ：0.95, 0.97, 1.20, 1.36, 1.40, 1.64, 1.69, 2.14 (各 3H, s, H$_3$-30, 19, 18, 29, 26, 27, 21, 28), 4.81(1H, br s, H-1"), 5.28(1H, d, J = 6.8 Hz, H-1'), 5.35 (1H, t, H- 24);

^{13}C-NMR (pyridine-d_5, 125 MHz) δ：化学位移见表 1-99。

表 1-99 　^{13}C-NMR 数据

碳位	苷元部分	碳位	糖基部分
	δ_C		δ_C
1	39.3	3-O-Glc-1'	101.7
2	27.7	2'	79.4
3	78.4	3'	78.2
4	39.9	4'	72.5
5	60.7	5'	78.3
6	74.2	6'	63.0
7	46.0	3-O-Rha-1"	101.9
8	41.1	2"	72.2
9	49.7	3"	72.4
10	39.5	4"	74.1
11	32.1	5"	69.4
12	70.9	6"	19.1
13	49.7		
14	51.6		

碳位	苷元部分 δ_C	碳位	糖基部分 δ_C
15	32.1		
16	26.7		
17	54.6		
18	18.7		
19	17.6		
20	72.9		
21	27.0		
22	35.7		
23	22.9		
24	126.3		
25	130.7		
26	25.8		
27	17.6		
28	32.0		
29	17.1		
30	16.8		

【参考文献】Ko S R et al., 2003

人参皂苷 Rg$_3$

【化学名】3β, 12β, 20S-triolhydroxydammar-24-ene-3-O-β-D-glucopyranosyl-(1→2)-β-D- glucopyranoside

【英文名】ginsenoside Rg$_3$

【结构式】

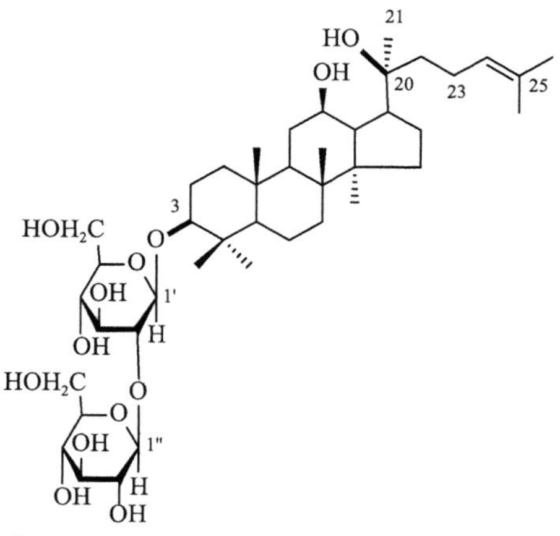

【分子式及分子量】C$_{42}$H$_{72}$O$_{13}$, 784

【物理性状】白色无定形粉末；mp. 175～177℃；$[\alpha]_D^{24}=-5.3$ ($c=0.47$, C_5H_5N)

【波谱数据】

^{1}H-NMR (pyridine-d_5, 500 MHz) δ:0.65 (1H,d, $J=11.7$ Hz, H-5),0.72 (1H, m, H-1b),0.77 (3H, s,H-19),0.92 (3H, s, H-30),0.94 (3H, s, H-18),1.05 (1H, m, H-15b),1.08 (3H, s, H-29),1.19(1H, m, H-7b),1.27 (3H, s, H-28),1.35 (1H, m, H-6b), 1.37 (1H, m, H-9),1.38 (1H, m, H-16b),1.40 (3H, s, H-21),1.42 (1H, m, H-7a),1.46 (1H, m, H-1a),1.49 (1H, m, H-6a),1.50 (1H, m, H-15a),1.55 (1H, m, H-11b),1.60 (3H, s, H-26), 1.60(3H, s, H-27),1.68 (1H, m, H-22b),1.79 (1H, m, H-2b),1.87 (1H,m, H-16a),2.00 (1H, m, H-13),2.01 (1H, m, H-22a),2.02 (1H, m, H-11a),2.16 (1H, m, H-2a),2.26 (1H, m, H-23b),2.33 (1H, m, H-17),2.58 (1H, m,H-23a),3.26 (1H, dd, $J=11.7$, 4.3 Hz, H-3), 3.88 (1H,m, H-5'),3.90 (1H,m, H-12),3.91 (1H, m, H-5″),4.10(1H, m, H-2″),4.11 (1H, m, H-4'),4.21 (1H, m, H-3'),4.23 (1H, m, H-2'), 4.29 (1H, m, H-3″),4.32 (1H, m, H-4″),4.33 (1H, m, H-6'b),4.45 (1H, m, H-6″b), 4.46 (1H, m,H-6″a),4.53 (1H, m, H-6'a),4.90 (1H, d,$J=7.5$ Hz, H-1'),5.28 (1H, t, $J=6.9$ Hz, H-24),5.35 (1H, d, $J=7.6$ Hz, H-1″);

^{13}C-NMR (pyridine-d_5, 125 MHz) δ：化学位移见表 1-100。

表 1-100　^{13}C-NMR 数据

碳位	苷元部分 δ_C	碳位	糖基部分 δ_C
1	39.1	3-O-Glc-1'	105.0
2	26.7	2'	83.4
3	88.9	3'	77.9
4	39.6	4'	71.6
5	56.3	5'	78.2
6	18.4	6'	62.8
7	35.1	Glc-1″	106.0
8	39.9	2″	77.1
9	50.3	3″	78.3
10	36.8	4″	71.6
11	31.3	5″	78.0
12	70.9	6″	62.7
13	48.5		
14	51.6		
15	32.0		

续表

碳位	苷元部分	碳位	糖基部分
	δ_C		δ_C
16	26.8		
17	54.7		
18	15.8		
19	16.3		
20	72.9		
21	27.0		
22	35.8		
23	23.0		
24	126.2		
25	130.7		
26	25.7		
27	17.0		
28	28.1		
29	16.5		
30	17.6		

【参考文献】Yang H et al., 2014

20(R)- 人参皂苷 Rg$_3$

【化学名】3β, 12β, 20R-triol-hydroxydammar-24-ene-3-O-β-D-glucopyranosyl-(1→2)-β-D- glucopyranoside

【英文名】20(R)-ginsenoside Rg$_3$

【结构式】

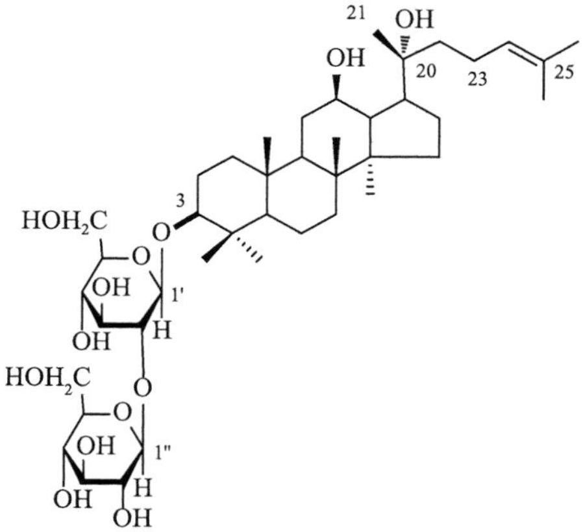

【分子式及分子量】C$_{42}$H$_{72}$O$_{13}$, 784

【物理性状】白色无定形粉末；mp. 315～318℃；$[\alpha]_D^{24} = ^- 10.1$ (c =0.69, C_5H_5N)

【波谱数据】

^{1}H-NMR (pyridine-d_5, 500 MHz) δ:0.66 (1H, d, J =11.5 Hz, H-5),0.72 (1H, m, H-1b),0.80 (3H, s, H-19),0.96(3H, s, H-30),0.99 (3H, s, H-18),1.04 (1H, m, H-15b),1.09 (3H, s, H-29), 1.21 (1H, m,H-7b),1.27 (3H, s, H-28),1.35(1H, m, H-16b),1.37 (3H, s,H-21),1.37 (1H, m, H-9), 1.40 (1H, m, H-6b),1.41 (1H, m, H-7a),1.47 (1H, m, H-1a),1.52 (1H, m, H-6a),1.55 (1H, m, H-11b),1.56 (1H, m, H-15a),1.64 (3H, s, H-27),1.68 (3H, s, H-26),1.71 (2H, m, H-22),1.81 (1H, m, H-2b),1.93 (1H, m, H-16a),1.97 (1H, m, H-13),2.00 (1H, m, H-11a),2.17(1H, m, H-2a), 2.38 (1H, m, H-17),2.47 (1H, m, H-23b), 2.52(1H, m, H-23a), 3.26 (1H, dd, J= 11.7, 4.3 Hz, H-3), 3.89 (1H, m, H-5'),3.91 (1H, m, H-12),3.93 (1H, m, H-5"), 4.12 (1H, m, H-2"),4.13 (1H,m, H-4'),4.20 (1H, m, H-3'), 4.22 (1H, m, H-2'),4.28 (1H, m, H-3"), 4.31 (1H, m, H-4"),4.32 (1H, m, H-6'b),4.45 (1H, m, H-6"b), 4.46 (1H, m, H-6"a),4.54 (1H, m, H-6'a),4.91 (1H, d, J= 7.6 Hz, H-1'),5.30 (1H, t-like,H-24), 5.36 (1H, d, J= 7.6Hz, H-1")；

^{13}C-NMR (pyridine-d_5, 125 MHz)：化学位移见表 1-101。

表 1-101 ^{13}C-NMR 数据

碳位	苷元部分 δ_C	碳位	糖基部分 δ_C
1	39.1	3-O-Glc-1'	105.1
2	26.6	2'	83.4
3	88.9	3'	77.9
4	39.6	4'	71.6
5	56.3	5'	78.2
6	18.4	6'	62.8
7	35.1	Glc-1"	106.0
8	40.0	2"	77.1
9	50.3	3"	78.3
10	36.9	4"	71.6
11	31.4	5"	78.1
12	70.8	6"	62.7
13	49.2		
14	51.7		
15	32.1		
16	26.7		
17	50.6		
18	15.8		

续表

碳位	苷元部分	碳位	糖基部分
	δ_C		δ_C
19	16.3		
20	72.9		
21	22.7		
22	43.2		
23	22.5		
24	126.0		
25	130.7		
26	25.8		
27	17.2		
28	28.1		
29	16.5		
30	17.6		

【参考文献】Yang H et al., 2014

人参皂苷 Rg₅

【化学名】无

【英文名】ginsenoside Rg₅

【结构式】

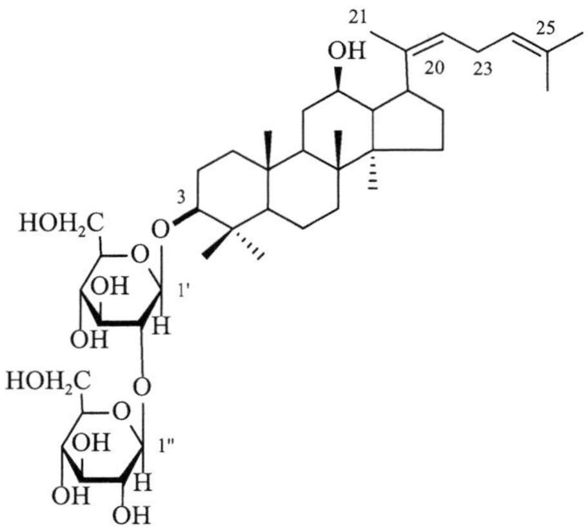

【分子式及分子量】$C_{42}H_{70}O_{12}$，766

【物理性状】白色粉末

【波谱数据】

^{1}H-NMR (pyridine-d_5, 400 MHz) δ: 0.85, 0.99, 1.05, 1.13, 1.32, 1.61, 1.65, 1.84 (各 3H, s, 8*H₃), 4.96 (1H, d, J = 7.5 Hz, H-1'), 5.25 (1H, t, H-24), 5.38(1H, d, J = 7.5

Hz, H-1"), 5.53 (1H, t, H-22);

^{13}C-NMR(pyridine-d_5, 100 MHz)：化学位移见表 1-102。

表 1-102　^{13}C-NMR 数据

碳位	苷元部分 δ_C	碳位	糖基部分 δ_C
1	39.6	3-O-Glc-1'	105.4
2	28.5	2'	83.8
3	89.3	3'	78.6
4	40.6	4'	72.0
5	56.8	5'	78.3
6	18.8	6'	63.1
7	35.7	3-O-Glc-1"	106.4
8	40.1	2"	77.4
9	51.1	3"	78.7
10	37.4	4"	72.1
11	32.6	5"	78.4
12	72.9	6"	63.2
13	50.8		
14	51.4		
15	33.0		
16	27.1		
17	51.3		
18	16.8		
19	16.9		
20	140.5		
21	13.5		
22	123.6		
23	27.8		
24	124.1		
25	131.6		
26	26.0		
27	18.1		
28	29.2		
29	16.2		
30	17.4		

【参考文献】孙成鹏等，2013

人参皂苷 Rh$_1$

【化学名】(3β,6α,12β)-3, 12, 20-trihydroxydammar-24-en-6-yl-β-D-glucopyranoside

【英文名】ginsenoside Rh$_1$

【结构式】

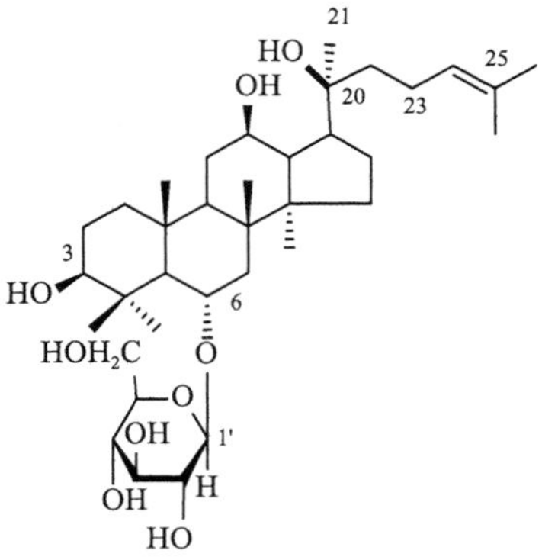

【分子式及分子量】$C_{36}H_{62}O_9$, 638

【物理性状】白色粉末；mp. 168~171℃，$[\alpha]_D^{26} = +6.4$ ($c = 0.36$, MeOH)

【波谱数据】

^{1}H-NMR (pyridine-d_5, 400 MHz) δ:0.82 (3H, s, H-30), 1.02 (3H, s, H-19), 1.39 (3H, s, H-18), 1.59 (3H, s, H-29), 1.62 (3H, s, H-28), 1.68 (6H, s, H-26, H-27), 2.07 (3H, s,H-21), 5.02(1H, d, $J = 7.6$ Hz,H-1');

^{13}C-NMR(pyridine-d_5, 100 MHz): 化学位移见表 1-103。

表 1-103 　^{13}C-NMR 数据

碳位	苷元部分 δ_C	碳位	糖基部分 δ_C
1	39.5	6-O-Glc-1'	106.1
2	28.6	2'	75.5
3	78.7	3'	79.7
4	40.4	4'	71.9
5	61.4	5'	78.2
6	78.2	6'	63.2
7	45.2		
8	41.2		
9	50.1		
10	39.7		
11	30.7		
12	70.3		
13	49.2		
14	51.4		
15	31.0		
16	26.7		

续表

碳位	苷元部分	碳位	糖基部分
	δ_C		δ_C
17	51.7		
18	17.6		
19	17.6		
20	83.4		
21	22.7		
22	36.1		
23	23.3		
24	126.0		
25	131.0		
26	25.8		
27	17.8		
28	31.8		
29	16.4		
30	17.2		

【参考文献】曾江等, 2007

人参皂苷 Rh$_2$

【化学名】无

【英文名】ginsenoside Rh$_2$

【结构式】

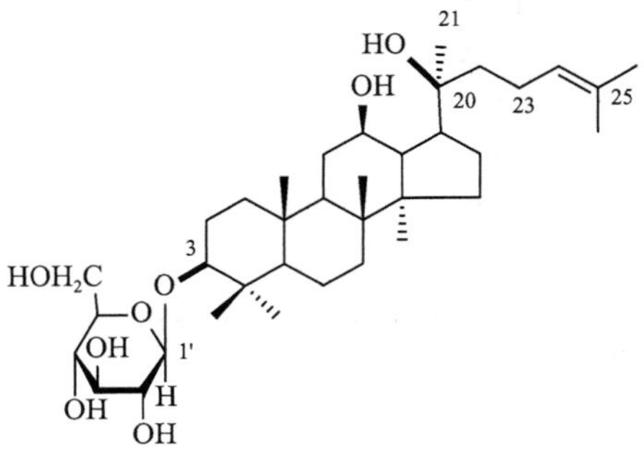

【分子式及分子量】$C_{36}H_{62}O_8$, 622

【物理性状】白色粉末

【波谱数据】

^{13}C-NMR(pyridine-d_5, 100 MHz): 化学位移见表 1-104。

表 1-104 ^{13}C-NMR 数据

碳位	苷元部分 δ_C	碳位	糖基部分 δ_C
1	39.5	3-O-Glc-1'	106.9
2	28.2	2'	75.8
3	77.9	3'	78.8
4	39.5	4'	72.0
5	56.3	5'	78.3
6	18.7	6'	63.2
7	35.2		
8	40.0		
9	50.4		
10	37.3		
11	32.0		
12	70.9		
13	48.5		
14	51.6		
15	31.8		
16	26.8		
17	54.7		
18	16.2		
19	15.8		
20	72.9		
21	26.9		
22	35.8		
23	22.9		
24	126.2		
25	130.6		
26	25.8		
27	17.6		
28	28.6		
29	16.4		
30	17.0		

【参考文献】李海舟等, 2006

人参皂苷 Rh$_4$

【化学名】β-D-glucopyranoside (3β, 6α, 12β, 20E)-3,12-dihydroxydammar-20(22),24-dien-6-yl

【英文名】ginsenoside Rh$_4$

【结构式】

【分子式及分子量】$C_{36}H_{60}O_8$, 620

【物理性状】白色粉末；mp. 160~161 ℃，$[\alpha]_D^{26} = +28.2$ (c =1.0, MeOH)

【波谱数据】

^{1}H-NMR (pyridine-d_5, 400 MHz) δ:0.81 (3H, s, H-19), 1.03 (3H, s, H-18),1.22 (3H, s, H-28), 1.56 (3H, s, H-30), 1.61(3H, s, H-27), 1.66 (3H, s, H-26),1.80 (3H, s, H-21),2.08 (3H, s, H-29), 4.91 (1H, d, J = 7.7 Hz,H-1'), 5.01 (1H, br.t,J = 7.4 Hz, H-24),5.35 (1H, br.t, J = 7.4Hz, H-22);

^{13}C-NMR(pyridine-d_5, 100 MHz)：化学位移见表 1-105。

表 1-105 ^{13}C-NMR 数据

碳位	苷元部分 δ_C	碳位	糖基部分 δ_C
1	38.9	6-O-Glc-1'	105.4
2	27.3	2'	74.8
3	79.5	3'	79.0
4	39.8	4'	72.0
5	60.9	5'	77.5
6	78.0	6'	62.5
7	44.7		
8	40.8		
9	50.0		
10	39.2		
11	31.1		
12	71.2		
13	49.8		
14	50.3		
15	32.0		
16	26.9		
17	50.1		

续表

碳位	苷元部分	碳位	糖基部分
	δ_C		δ_C
18	17.2		
19	17.2		
20	139.5		
21	12.5		
22	122.9		
23	29.4		
24	124.7		
25	130.7		
26	25.1		
27	16.8		
28	31.1		
29	15.8		
30	16.2		

【参考文献】曾江等, 2007; Teng W R et al. 2001

人参皂苷 Rk₁

【化学名】3α, 12α-dihydroxydammar-20(21), 24-diene-3-O-α-D-glucopyranosyl(1→2)-α-D-glucopyranoside

【英文名】ginsenoside Rk₁

【结构式】

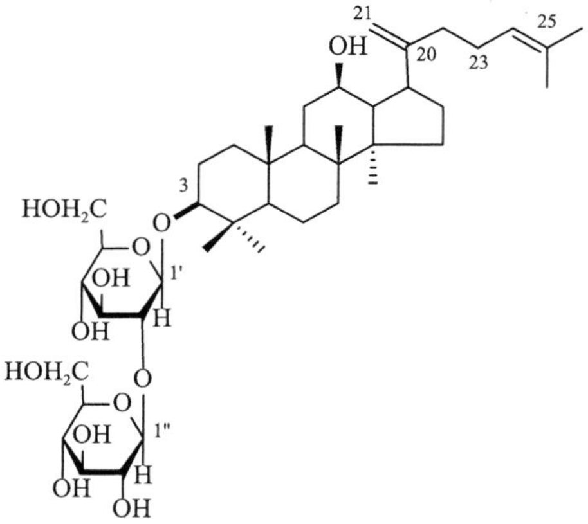

【分子式及分子量】C$_{42}$H$_{70}$O$_{12}$, 766

【物理性状】白色粉末

【波谱数据】

¹H-NMR (pyridine-d_5, 400 MHz) δ: 0.83, 0.98, 1.03, 1.13, 1.32, 1.61, 1.68（各

3H, s, 8*H$_3$), 4.96 (1H, d, J = 7.5Hz,H-1'), 5.17 (1H, s, H-21), 5.30 (1H, t, H-24), 5.41 (1H, d, J = 7.5 Hz, H-1");

^{13}C-NMR(pyridine-d_5, 100 MHz): 化学位移见表 1-106。

表 1-106　^{13}C-NMR 数据

碳位	苷元部分 δ_C	碳位	糖基部分 δ_C
1	39.6	3-O-Glc-1'	105.4
2	27.1	2'	83.9
3	89.3	3'	78.5
4	40.1	4'	72.0
5	56.8	5'	78.3
6	18.8	6'	63.1
7	35.7	3-O-Glc-1"	106.4
8	40.6	2"	77.4
9	48.6	3"	78.7
10	37.4	4"	72.1
11	32.9	5"	78.4
12	72.8	6"	63.2
13	52.8		
14	51.6		
15	33.0		
16	31.1		
17	51.2		
18	16.8		
19	16.1		
20	155.9		
21	108.5		
22	34.2		
23	27.4		
24	125.7		
25	131.5		
26	26.1		
27	18.1		
28	28.5		
29	16.9		
30	17.3		

【参考文献】孙成鹏等, 2013

人参皂苷 Rk$_3$

【化学名】3β, 6α,12β-trihydroxydammar -20(21),24-diene-6-O-β-D-glucopyranoside

【英文名】ginsenoside Rk$_3$

【结构式】

【分子式及分子量】$C_{36}H_{60}O_8$, 620

【物理性状】白色无定形粉末；mp. 145～147℃，$[\alpha]_D^{20} = +19.6$ (c =0.4, MeOH)；
IR ν_{max}^{KBr} cm^{-1}: 3390, 2928, 1652, 1455, 1023

【波谱数据】

^{1}H-NMR (pyridine-d_5, 600 MHz) δ: 0.93 (3H, s, H-30), 1.05 (3H, s, H-19), 1.30 (3H, s, H-18), 1.60 (3H, s, H-29), 1.67 (3H, s, H-27), 1.74 (3H, s, H-26), 2.05 (3H, s, H-28), 2.53 (1H, dd, J = 12.7, 3.2 Hz, H-7a), 2.77 (1H, m, H-17), 3.56 (1H, dd, J = 11.5, 4.5 Hz, H-3), 3.98 (1H, m, H-12), 4.97 (1H, br s, H-21a), 5.01 (1H, d, J = 7.8 Hz, H-1'), 5.23 (1H, br s, H-21b), 5.34 (1H, t, J = 6.8 Hz, H-24)；

^{13}C-NMR (pyridine-d_5, 125 MHz)：化学位移见表 1-107。

表 1-107　^{13}C-NMR 数据

碳位	苷元部分 δ_C	碳位	糖基部分 δ_C
1	39.5	6-O-Glc-1'	106.0
2	27.9	2'	75.4
3	78.5	3'	79.6
4	40.3	4'	71.8
5	61.4	5'	78.1
6	80.0	6'	63.0
7	45.3		
8	41.2		
9	50.6		
10	39.7		
11	32.7		
12	72.4		
13	52.0		
14	51.1		
15	32.5		

续表

碳位	苷元部分	碳位	糖基部分
	δ_C		δ_C
16	30.7		
17	48.2		
18	17.3		
19	17.7		
20	155.4		
21	108.1		
22	33.7		
23	27.0		
24	125.3		
25	131.1		
26	25.7		
27	17.3		
28	31.7		
29	16.3		
30	16.7		

【参考文献】Park I H et al., 2002

3-O-β-D- 吡喃葡萄糖基 -(1→2)-D- 吡喃葡萄糖苷 - 达玛烷 -(E)-20(22)- 烯 -12β, 25- 二醇

【化学名】3-O-β-D-glucopyranosyl-(1→2)-D-glucopyranoside-12β,25-dihydroxy-dammar-(E)- 20(22)-ene

【结构式】

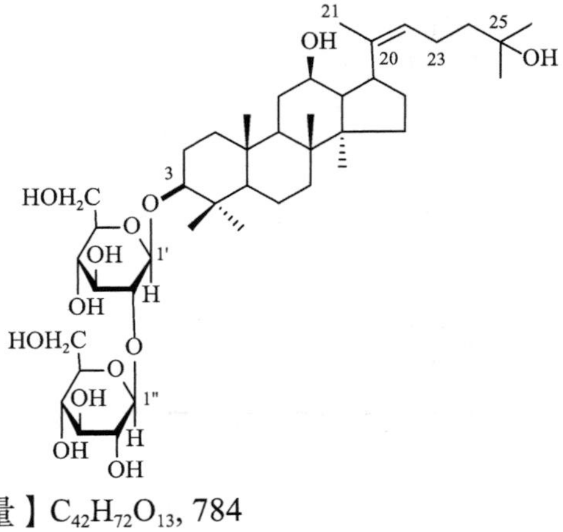

【分子式及分子量】$C_{42}H_{72}O_{13}$, 784

【物理性状】白色粉末；mp. 191~193℃；IR ν_{max}^{KBr} cm^{-1}: 3425, 1640, 1078

【波谱数据】

^{1}H-NMR (pyridine-d_5, 500 MHz) δ:0.81 (3H,s, H-19), 0.94 (3H,s, H-30),1.01 (3H,

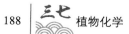

s,H-18),1.10 (3H, s, H-29),1.28 (3H, s, H-28),1.34 (6H, s, H-26, H-27),1.81 (3H, s,H-21),3.27 (1H, dd, J = 4.5, 11.7 Hz, H-3),5.35 (1H, d, J = 7.7Hz, H-1'), 5.60 (1H, t, J = 6.6Hz, H-22);

^{13}C-NMR(pyridine-d_5, 125 MHz)：化学位移见表 1-108。

表 1-108 ^{13}C-NMR 数据

碳位	苷元部分	碳位	糖基部分
	δ_C		δ_C
1	39.3	3-O-Glc-1'	105.1
2	28.8	2'	83.5
3	89.0	3'	78.0
4	39.7	4'	71.7
5	56.5	5'	78.1
6	18.5	6'	62.9
7	35.4	3-O-Glc-1"	106.1
8	40.3	2"	77.1
9	50.6	3"	78.4
10	37.1	4"	71.8
11	32.2	5"	78.2
12	72.6	6"	62.8
13	51.0		
14	50.9		
15	32.7		
16	18.5		
17	50.8		
18	15.9		
19	16.5		
20	139.7		
21	13.1		
22	125.6		
23	23.7		
24	44.3		
25	69.5		
26	29.8		
27	30.0		
28	28.1		
29	16.6		
30	17.1		

【参考文献】刘利民等, 2011

越南参皂苷 R$_{15}$

【化学名】无

【英文名】Vinaginsenoside R$_{15}$

【结构式】

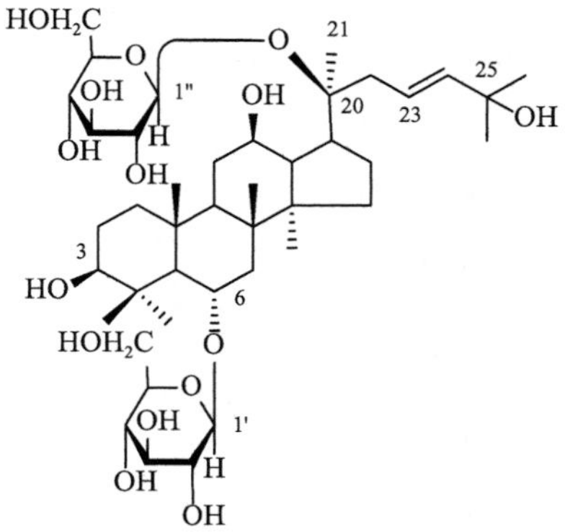

【分子式及分子量】$C_{42}H_{72}O_{13}$, 784

【物理性状】白色粉末；mp. 222~224℃；IR ν_{max}^{KBr} cm^{-1}: 3425, 1640, 1078

【波谱数据】

^{1}H-NMR (pyridine-d_5, 500 MHz) δ: 0.75, 1.05, 1.20, 1.51, 1.51, 1.53, 1.59, 2.04 (各 3H, s, CH$_3$-18, 19, 21, 26-30), 5.00 (1H, d, J = 7.8 Hz, H-1"), 5.15 (1H, d, J =7.7 Hz, H-1');

^{13}C-NMR(pyridine-d_5, 125 MHz): 化学位移见表 1-109。

表 1-109　^{13}C-NMR 数据

碳位	苷元部分	碳位	糖基部分
	δ_C		δ_C
1	39.4	6-O-Glc-1'	105.9
2	27.9	2'	75.5
3	78.3	3'	79.6
4	40.4	4'	71.9
5	61.4	5'	78.1
6	80.1	6'	62.9
7	45.1	20-O-Glc-1"	98.2
8	41.2	2"	75.3
9	49.9	3"	79.9
10	39.7	4"	71.7
11	31.1	5"	78.7
12	70.5	6"	63.1
13	49.2		
14	51.5		
15	30.6		
16	26.4		
17	52.4		
18	17.6		

碳位	苷元部分	碳位	糖基部分
	δ_C		δ_C
19	17.5		
20	83.2		
21	23.0		
22	39.3		
23	122.9		
24	142.1		
25	69.9		
26	30.5		
27	30.9		
28	31.8		
29	16.4		
30	17.0		

【参考文献】刘利民等, 2011

越南参皂苷 R₃

【化学名】无

【英文名】Vinaginsenoside R₃

【结构式】

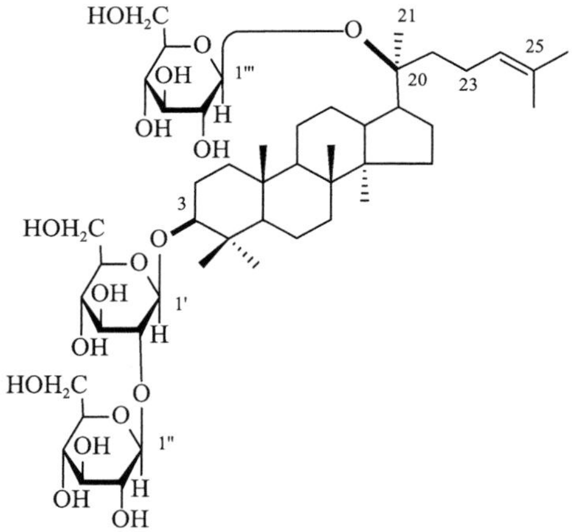

【分子式及分子量】$C_{48}H_{82}O_{17}$, 930

【物理性状】白色粉末；mp. 253~256℃；IR ν_{max}^{KBr} cm^{-1}: 3423, 1640, 1076

【波谱数据】

¹H-NMR (pyridine-d_5, 500 MHz) δ:0.78 (3H, s, H-19), 0.96 (3H, s, H-30),0.97 (3H, s, H-29),1.10 (3H, s, H-18),1.27 (3H, s, H-28), 1.49 (3H, s, H-27),1.65 (3H, s,

H-26),1.67 (3H,s, H-21),3.48 (1H, dd, J= 4.0, 11.4Hz, H-3),4.91 (1H,d, J = 8.1Hz, H-1'), 5.07 (1H, d, J=7.7Hz, H-1'''), 5.29 (1H, t, H-24),5.35 (1H, d, J=7.7Hz, H-1'');

^{13}C-NMR(pyridine-d_5, 125 MHz): 化学位移见表 1-110。

表 1-110 ^{13}C-NMR 数据

碳位	苷元部分	碳位	糖基部分
	δ_C		δ_C
1	39.4	3-O-Glc-1'	105.1
2	26.9	2'	83.5
3	89.0	3'	78.0
4	39.8	4'	71.7
5	56.4	5'	77.9
6	18.5	6'	62.8
7	35.7	3-O-Glc-1''	106.1
8	40.3	2''	77.1
9	51.1	3''	78.2
10	37.0	4''	72.1
11	22.0	5''	78.0
12	25.6	6''	63.2
13	42.6	20-O-Glc-1'''	98.6
14	50.7	2'''	75.7
15	31.6	3'''	78.1
16	28.1	4'''	71.8
17	48.6	5'''	78.4
18	16.6	6'''	62.9
19	16.5		
20	82.3		
21	21.6		
22	40.7		
23	23.3		
24	126.2		
25	130.7		
26	25.8		
27	17.9		
28	28.1		
29	15.8		
30	16.8		

【参考文献】刘利民等, 2011

拟人参皂苷 RT$_3$

【化学名】无

【英文名】pseudoginsenoside RT$_3$

【结构式】

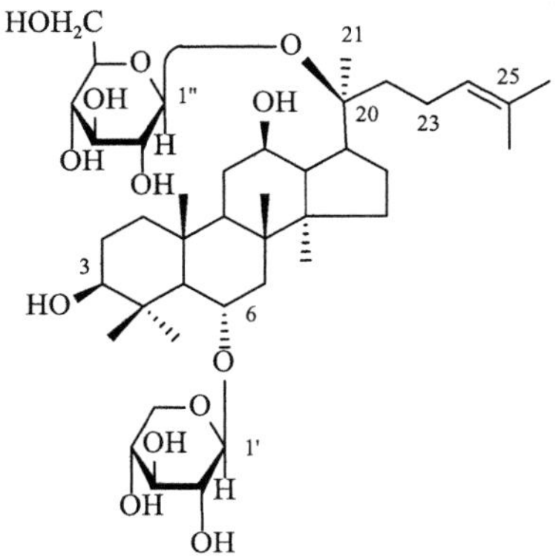

【分子式及分子量】$C_{41}H_{70}O_{13}$, 770

【物理性状】白色粉末; mp. 197~199℃; IR ν_{max}^{KBr} cm^{-1}: 3407, 1643, 1075

【波谱数据】

^{1}H-NMR (pyridine-d_5, 500 MHz) δ:0.89 (3H, s, H-19), 1.00 (3H, s, H-30),1.12 (3H, s, H-29),1.51 (3H, s, H-18),1.57 (9H, s, H-26, H-27, H-28),1.99 (3H, s, H-21),4.95 (1H, d, J=7.5Hz, H-1"),5.13 (1H, d, J = 7.8Hz,H-1'),5.22 (1H, t, H-24);

^{13}C-NMR(pyridine-d_5, 125 MHz): 化学位移见表 1-111。

表 1-111　^{13}C-NMR 数据

碳位	苷元部分 δ_C	碳位	糖基部分 δ_C
1	39.4	6-O-Xyl-1'	106.5
2	27.8	2'	75.2
3	78.6	3'	79.0
4	40.2	4'	71.1
5	61.4	5'	67.0
6	78.2	20-O-Glc-1"	98.2
7	45.4	2"	75.1
8	41.2	3"	79.6
9	50.0	4"	71.6
10	39.6	5"	79.2
11	30.9	6"	62.8
12	70.2		
13	49.2		
14	51.4		
15	30.8		
16	26.6		

续表

碳位	苷元部分	碳位	糖基部分
	δ_C		δ_C
17	51.6		
18	17.5		
19	17.5		
20	83.3		
21	22.3		
22	36.1		
23	23.2		
24	125.9		
25	130.9		
26	25.7		
27	17.7		
28	31.6		
29	16.4		
30	17.3		

【参考文献】刘利民等, 2011

6-O-(β-D- 吡喃葡萄糖基）-20-O-(β-D- 吡喃木糖基)- 达玛烷 -24- 烯 -3β, 6α,12β,20 (S)- 四醇

【化学名】6-O-(β-D-glucopyranosyl)-20-O-(β-D-xylopyranosyl)-3β,6α,12β,20(S)-tetrahydroxydammar-24-ene

【结构式】

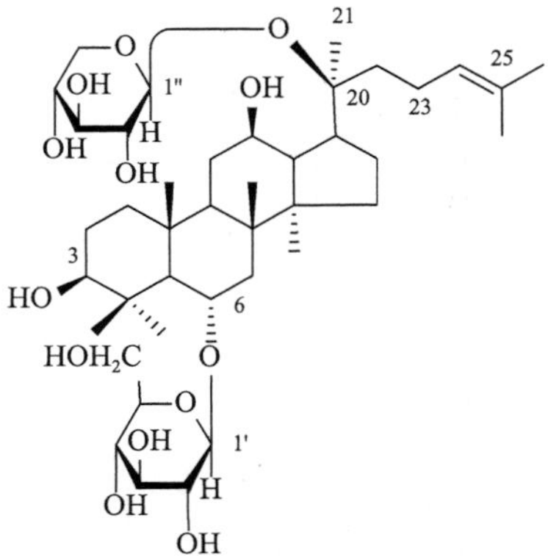

【分子式及分子量】$C_{41}H_{70}O_{13}$, 770

【物理性状】白色粉末 ; mp. 199~201℃ ; IR ν_{max}^{KBr} cm^{-1}: 3424, 1637, 1077

【波谱数据】

^{1}H-NMR (pyridine-d_5, 500 MHz) δ: 0.77, 0.98, 1.12, 1.49, 1.55, 1.58, 1.59, 2.00

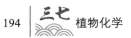

（各3H, s, CH$_3$-18, 19, 21, 26-30), 4.93 (1H, d, J = 7.2Hz, H-1"), 4.96 (1H, d, J = 7.8Hz, H-1');

^{13}C-NMR(pyridine-d_5, 125 MHz)：化学位移见表 1-112。

表 1-112 ^{13}C-NMR 数据

碳位	苷元部分 δ_C	碳位	糖基部分 δ_C
1	39.4	6-O-Glc-1'	106.9
2	27.8	2'	75.4
3	78.6	3'	79.5
4	40.3	4'	71.8
5	61.4	5'	78.0
6	80.0	6'	63.1
7	45.1	20-O-Xyl-1"	98.6
8	41.1	2"	72.6
9	49.9	3"	75.1
10	39.6	4"	70.1
11	30.9	5"	66.8
12	69.5		
13	49.1		
14	51.5		
15	30.6		
16	26.5		
17	51.3		
18	17.5		
19	17.5		
20	83.0		
21	22.1		
22	36.0		
23	23.1		
24	125.8		
25	131.0		
26	25.7		
27	17.7		
28	31.7		
29	16.3		
30	17.2		

【参考文献】刘利民等, 2011

绞股蓝皂苷Ⅸ

【化学名】3-O-β-D-glucopyranosyl-20-O-(β-D-glucopyranosyl-(1-6)-β-D-xylopyranosyl)-dammar-24- ene-2,12, 20-triol

【英文名】gypenoside Ⅸ

【结构式】

【分子式及分子量】$C_{47}H_{80}O_{17}$, 916

【物理性状】白色粉末；mp. 183~185℃，$[\alpha]_D^{25}$ + 14.2 (c =1.5, MeOH)

【波谱数据】

^{1}H-NMR (pyridine-d_5, 100 MHz) δ: 0.83, 0.98, 0.98, 0.98, 1.28, 1.63, 1.65, 1.66 (各 3H, s, 8*H$_3$), 4.87(1H, d, J = 7.0 Hz), 4.92 (1H, d, J = 6.5 Hz), 5.06 (1H, d, J = 7.5 Hz);

^{13}C-NMR(pyridine-d_5, 25 MHz): 化学位移见表 1-113。

表 1-113　^{13}C-NMR 数据

碳位	苷元部分	碳位	糖基部分
	δ_C		δ_C
1	39.3	3-O-Glc-1'	106.9
2	26.7	2'	75.8
3	88.9	3'	78.8
4	39.7	4'	71.6
5	56.5	5'	78.4
6	18.5	6'	63.0
7	35.2	20-O-Glc-1"	98.2
8	40.1	2"	74.9
9	50.3	3"	79.4
10	37.0	4"	71.9
11	30.8	5"	76.9
12	70.1	6"	70.2
13	49.6	20-O-Xyl-1"'	105.8
14	51.7	2"'	74.9
15	30.9	3"'	77.9
16	26.8	4"'	71.1

续表

碳位	苷元部分	碳位	糖基部分
	δ_C		δ_C
17	51.5	5'''	67.0
18	16.1		
19	16.4		
20	83.5		
21	22.4		
22	36.2		
23	23.3		
24	126.1		
25	131.1		
26	25.9		
27	18.0		
28	28.2		
29	16.8		
30	17.5		

【参考文献】魏均娴等, 1992a; 竹本常松, 1983

绞股蓝皂苷 XIII

【化学名】20(S)-protopanaxadiol-20-O-[β-D-xylopyranosyl-(1→6)-β-D-glucopyranoside]

【英文名】gypenoside XIII

【结构式】

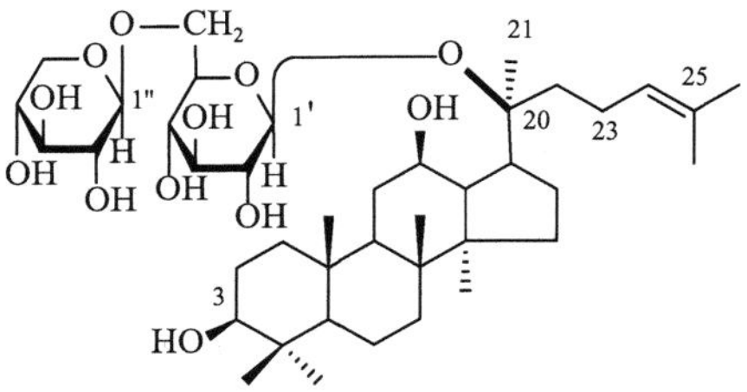

【分子式及分子量】$C_{41}H_{70}O_{12}$, 754

【物理性状】白色粉末 ;mp. 156~158℃ , $[\alpha]_D^{25} = + 26.5$ (c =0.3, MeOH)

【波谱数据】

^{1}H-NMR (pyridine-d_5, 400 MHz) δ: 0.91, 0.96, 1.01, 1.03, 1.22, 1.53, 1.63, 1.65 (各 3H, s, 8*H$_3$), 4.96 (1H, d, J = 7.0 Hz), 5.08(1H, d, J = 7.0 Hz);

^{13}C-NMR(pyridine-d_5, 100 MHz): 化学位移见表 1-114。

表 1-114　^{13}C-NMR 数据

碳位	苷元部分	碳位	糖基部分
	δ_C		δ_C
1	39.6	20-*O*-Glc-1'	98.1
2	28.3	2'	74.9
3	78.2	3'	79.3
4	39.5	4'	71.9
5	56.5	5'	76.9
6	18.9	6'	70.2
7	35.3	20-*O*-Xyl-1"	105.8
8	40.2	2"	74.9
9	50.4	3"	77.9
10	37.5	4"	71.1
11	30.9	5"	67.0
12	70.9		
13	48.7		
14	51.9		
15	31.5		
16	26.8		
17	54.8		
18	16.5		
19	16.0		
20	73.0		
21	27.2		
22	36.0		
23	23.1		
24	126.2		
25	130.0		
26	25.9		
27	17.5		
28	28.2		
29	16.9		
30	16.9		

【参考文献】李海舟等 , 2006; 竹本常松 , 1983

绞股蓝皂苷 XV

【化学名】20(*S*)-protopanaxadiol-3-*O*-[*β*-glucopyranosyl-(1 → 2)-*β*-xylopyrano-side]-20-*O*- [*β*-xylopyranosyl- (1 → 6)-*α*-D-glucopyranoside]

【英文名】gypenoside XV

【结构式】

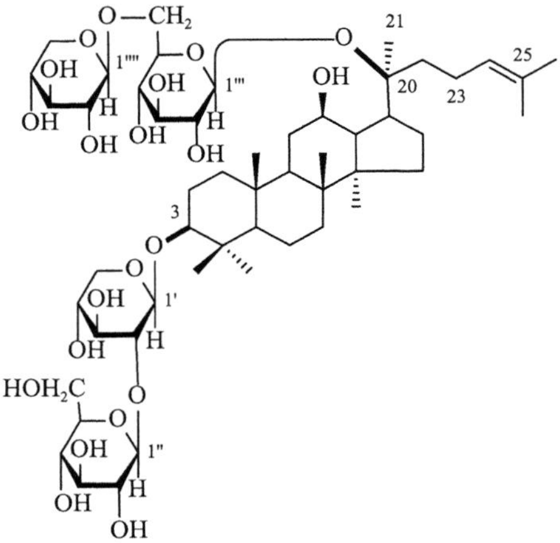

【分子式及分子量】$C_{52}H_{88}O_{21}$, 1048

【物理性状】白色粉末；mp. 180~182℃，$[\alpha]_D^{22} = +1.36$ (c =0.6, MeOH)

【波谱数据】

^{1}H-NMR (pyridine-d_5, 100 MHz) δ: 0.87, 0.98, 0.98, 1.10, 1.27, 1.63, 1.63, 1.67 (各3H, s, 8*H_3), 4.88 (1H, d, J = 7.0 Hz), 4.95 (1H, d, J = 7 Hz), 5.09 (1H, d, J = 7 Hz), 5.33 (1H, d, J = 7 Hz);

^{13}C-NMR (CD$_3$OD, 100 MHz): 化学位移见表 1-115。

表 1-115　^{13}C-NMR 数据

碳位	苷元部分 δ_C	碳位	糖基部分 δ_C
1	40.55	3-O-Xyl-1'	105.47
2	27.02	2'	85.00
3	90.66	3'	77.68
4	40.23	4'	71.20
5	57.61	5'	66.82
6	19.26	3-O-Glc-1"	106.69
7	35.91	2"	77.17
8	41.05	3"	78.30
9	52.02	4"	71.98
10	37.96	5"	78.30
11	31.39	6"	62.85
12	71.20	20-O-Glc-1'''	98.12
13	51.15	2'''	75.69
14	52.52	3'''	78.56

续表

碳位	苷元部分	碳位	糖基部分
	δ_C		δ_C
15	31.52	4'''	71.72
16	27.19	5'''	76.61
17	53.13	6'''	70.01
18	16.33	20-O-Xyl-1''''	105.36
19	16.74	2''''	74.07
20	84.66	3''''	77.68
21	22.35	4''''	71.20
22	37.90	5''''	66.82
23	23.44		
24	127.61		
25	132.28		
26	25.99		
27	18.23		
28	28.46		
29	17.28		
30	17.42		

【参考文献】魏均娴等 , 1992b; Takemoto T et al., 1983

绞股蓝皂苷XVII

【化 学 名】20(*S*)-protopanaxadiol-3-*O*-β-D-glucopyranoside-20-*O*-[β-D-glucopyra-nosyl-(1→6)-α- D-glucopyranoside]

【英文名】gypenoside XVII

【结构式】

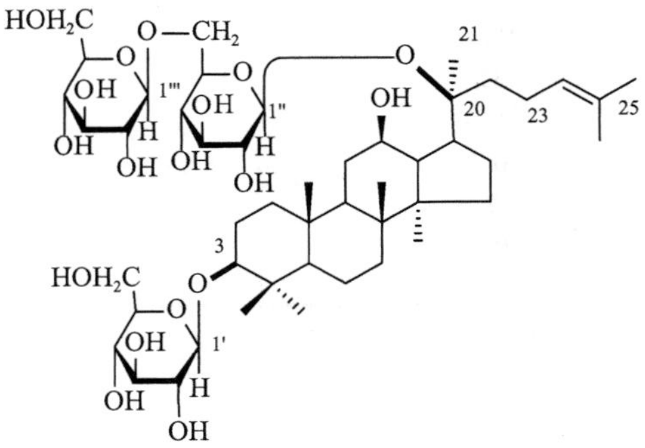

【分子式及分子量】$C_{48}H_{82}O_{18}$, 946

【物理性状】白色粉末 ; mp. 179~181℃ , $[\alpha]_D^{22} = + 20.6$ ($c =1.4$, MeOH)

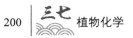

【波谱数据】

^{1}H-NMR (pyridine-d_5, 100 MHz) δ: 0.82, 0.98, 0.98, 0.98, 1.25, 1.61, 1.65, 1.66 (各 3H, s, 8*H$_3$), 4.79(1H, d, J = 7.0 Hz), 5.03(1H, d, J = 7 Hz), 5.10(1H, d, J=7 Hz);

^{13}C-NMR (CD$_3$OD, 100 MHz): 化学位移见表 1-116。

表 1-116 　^{13}C-NMR 数据

碳位	苷元部分 δ_C	碳位	糖基部分 δ_C
1	40.22	3-O-Glc-1'	106.67
2	21.17	2'	75.66
3	90.68	3'	78.53
4	40.33	4'	71.69
5	57.79	5'	78.27
6	19.25	6'	62.83
7	35.87	20-O-Glc-1"	98.10
8	40.99	2"	75.13
9	51.12	3"	78.53
10	37.94	4"	71.54
11	30.85	5"	77.91
12	71.54	6"	70.28
13	49.72	20-O-Glc-1'''	104.97
14	52.41	2'''	75.27
15	31.51	3'''	77.91
16	27.25	4'''	71.69
17	52.47	5'''	78.53
18	16.33	6'''	62.83
19	16.71		
20	84.98		
21	22.53		
22	36.80		
23	23.90		
24	126.01		
25	132.26		
26	25.93		
27	18.03		
28	28.46		
29	16.82		
30	17.41		

【参考文献】魏均娴等, 1992b; Takemoto T et al., 1983

三七花皂苷 A

【化学名】无

【结构式】

【分子式及分子量】$C_{53}H_{90}O_{23}$, 1094

【物理性状】白色粉末；$[\alpha]_D^{25} = -4.93$（MeOH）

【波谱数据】

^{1}H-NMR (CD$_3$OD, 300 MHz) δ：0.86, 0.91, 0.93, 1.02, 1.07, 1.33,（各 3H，s，H-19, 30, 18, 21, 29, 28), 1.29 (6H, s, H-26, 27)，4.60（1H, d, $J = 8$ Hz, H-1'），4.66（1H, d, $J = 8$ Hz, H-1'''），4.82（1H, d, $J = 8$ Hz, H-1"），4.94 (1H, s, H-1'''')，5.71（2H, m, H-23, 24）；

^{13}C-NMR (CD$_3$OD, 75 MHz)：化学位移见表 1-117。

表 1-117 ^{13}C-NMR 数据

碳位	苷元部分	碳位	糖基部分
	δ_C		δ_C
1	39.9	3-O-Glc-1'	105.4
2	27.0	2'	81.1
3	91.3	3'	78.5
4	39.8	4'	71.9
5	57.6	5'	78.1
6	19.2	6'	62.8
7	35.8	3-O-Glc-1"	104.5
8	40.2	2"	77.7
9	50.0	3"	77.9
10	37.9	4"	71.9
11	30.9	5"	78.3
12	71.3	6"	63.1
13	50.0	20-O-Glc-1'''	98.1
14	51.0	2'''	75.3
15	30.1	3'''	78.5
16	27.2	4'''	71.5

续表

碳位	苷元部分 δ_C	碳位	糖基部分 δ_C
17	52.5	5'''	77.7
18	16.4	6'''	68.5
19	16.7	20-O-Ara(f)-1''''	110.0
20	84.6	2''''	83.3
21	23.4	3''''	78.5
22	39.9	4''''	85.7
23	123.8	5''''	62.8
24	141.9		
25	71.5		
26	31.4		
27	31.4		
28	28.4		
29	16.7		
30	17.3		

【参考文献】Wang J R et al., 2009

三七花皂苷 B

【化学名】无

【结构式】

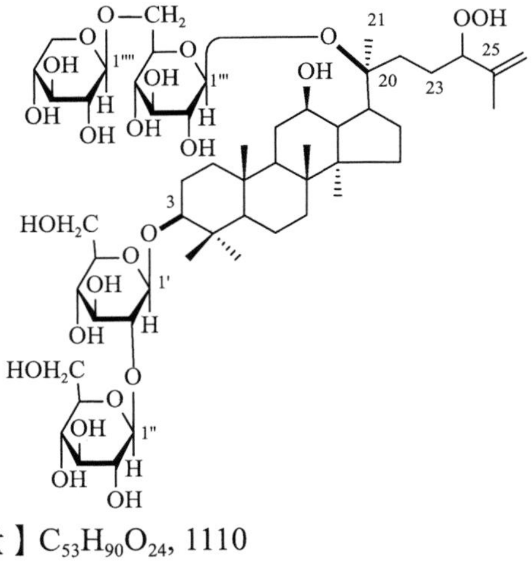

【分子式及分子量】$C_{53}H_{90}O_{24}$，1110

【物理性状】白色粉末；$[\alpha]_D^{25} = -9.50$（MeOH）

【波谱数据】

^{1}H-NMR (pyridine-d_5, 300 MHz) δ：0.81, 0.94, 0.96, 1.11, 1.28, 1.64, 1.96（各

3H, s, H-19, 30, 18, 29, 28, 21,27) , 3.27 (1H, dd, J = 3, 11Hz, H-3), 4.74 (1H, dd-like, H-24) , 4.92 (1H, d, J = 8 Hz, H-1') , 5.00 (1H, d, J = 8 Hz, H-1'''') , 5.05 (1H, d, J = 8 Hz, H-1''') , 5.38 (1H, d, J = 8 Hz, H-1") ;

^{13}C-NMR (pyridine-d_5, 75 MHz): 化学位移见表 1-118。

表 1-118 　^{13}C-NMR 数据

碳位	苷元部分 δ_C	碳位	糖基部分 δ_C
1	39.2	3-O-Glc-1'	105.1
2	26.8	2'	83.4
3	89.0	3'	78.3
4	40.0	4'	71.6
5	56.4	5'	78.1
6	18.4	6'	62.9
7	35.1	3-O-Glc-1"	106.0
8	40.0	2"	77.1
9	50.2	3"	78.1
10	36.9	4"	71.6
11	30.9	5"	78.3
12	71.1	6"	62.7
13	49.5	20-O-Glc-1'''	98.0
14	51.4	2'''	75.0
15	30.7	3'''	79.3
16	26.6	4'''	71.6
17	51.5	5'''	77.1
18	16.0	6'''	70.0
19	16.3	20-O-Xyl-1''''	105.6
20	83.4	2''''	74.8
21	22.4	3''''	78.3
22	32.7	4''''	71.1
23	26.3	5''''	66.9
24	90.1		
25	146.2		
26	113.3		
27	17.4		
28	28.1		
29	16.6		
30	17.4		

【参考文献】Wang J R et al., 2009

三七花皂苷 C

【化学名】无

【结构式】

【分子式及分子量】$C_{53}H_{90}O_{24}$, 1110

【物理性状】白色粉末；$[\alpha]_D^{25} = -14.68$ (MeOH)

【波谱数据】

^{1}H-NMR (pyridine-d_5, 300 MHz) δ：0.80, 0.94, 0.94, 1.11, 1.28, 1.62, 1.97, (各 3H, s, H-19, 30, 18, 29, 28, 21, 27) , 3.27 (1H, dd, J = 3, 11 Hz, H-3), 4.79 (1H, dd-like, H-24), 4.91 (1H, d, J = 8 Hz, H-1'), 5.10 (1H, d-like, H-1''') , 5.39 (1H, d, J = 8 Hz, H-1''), 5.66 (1H, s, H-1'''');

^{13}C-NMR (pyridine-d_5, 75 MHz)：化学位移见表 1-119。

表 1-119　^{13}C-NMR 数据

碳位	苷元部分	碳位	糖基部分
	δ_C		δ_C
1	39.2	3-O-Glc-1'	105.1
2	26.7	2'	83.3
3	89.0	3'	78.3
4	39.7	4'	71.6
5	56.3	5'	78.3
6	18.4	6'	62.9
7	35.1	3-O-Glc-1''	106.0
8	40.0	2''	77.9
9	50.2	3''	78.1
10	36.9	4''	72.0
11	30.9	5''	78.8
12	70.3	6''	62.7
13	49.4	20-O-Glc-1'''	98.0
14	51.4	2'''	74.9
15	30.7	3'''	79.2

续表

碳位	苷元部分	碳位	糖基部分
	δ_C		δ_C
16	26.6	4'''	71.6
17	51.5	5'''	77.1
18	16.0	6'''	68.3
19	16.3	20-O-Ara(f)-1''''	110.0
20	83.4	2''''	83.4
21	22.4	3''''	78.8
22	32.7	4''''	85.9
23	26.5	5''''	62.7
24	90.1		
25	146.1		
26	113.4		
27	17.7		
28	28.1		
29	16.6		
30	17.3		

【参考文献】Wang J R et al., 2009

三七花皂苷 D

【化学名】无

【结构式】

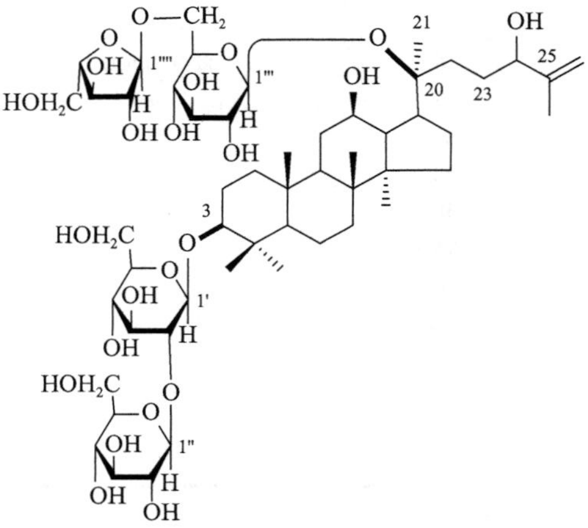

【分子式及分子量】$C_{53}H_{90}O_{23}$, 1094

【物理性状】白色粉末；$[\alpha]_D^{25} = -14.04$ (MeOH)

【波谱数据】

^{1}H-NMR (pyridine-d_5, 300 MHz) δ：0.80, 0.93, 0.99, 1.10, 1.28, 1.64, 1.95（各

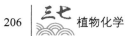

3H , s, H-19, 30, 29, 28, 21, 27) , 3.25 (1H, dd, J = 3, 11 Hz, H-3), 4.90 (1H, d, J = 8 Hz, H-1'), 5.10 (overlapping, H-26) , 5.09 (overlapping, H-1'''') , 5.40 (1H, d, J = 7.4 Hz, H-1''), 5.66 (1H, s, H-1'''');

^{13}C-NMR (pyridine-d_5, 75 MHz)：化学位移见表 1-120。

表 1-120 ^{13}C-NMR 数据

碳位	苷元部分	碳位	糖基部分
	δ_C		δ_C
1	39.2	3-O-Glc-1'	105.1
2	26.7	2'	83.3
3	89.0	3'	78.2
4	39.7	4'	71.6
5	56.3	5'	78.2
6	18.4	6'	62.8
7	35.0	3-O-Glc-1''	106.0
8	40.0	2''	77.9
9	50.1	3''	78.9
10	36.9	4''	72.0
11	30.9	5''	78.9
12	70.4	6''	62.7
13	49.3	20-O-Glc-1'''	98.0
14	51.4	2'''	75.0
15	30.8	3'''	79.0
16	26.7	4'''	71.6
17	52.0	5'''	77.1
18	15.8	6'''	68.3
19	16.3	20-O-Ara(f)-1''''	110.0
20	83.5	2''''	83.5
21	22.5	3''''	78.9
22	32.7	4''''	85.9
23	30.4	5''''	62.7
24	76.4		
25	149.5		
26	110.5		
27	18.0		
28	28.1		
29	16.6		
30	17.2		

【参考文献】Wang J R et al., 2009

Notopanaxoside A

【化学名】无

【结构式】

【分子式及分子量】$C_{36}H_{62}O_{10}$, 654

【物理性状】无色晶体;$[\alpha]_D^{25} = +33.1$ (c = 0.45, MeOH)

【波谱数据】

^{1}H-NMR (pyridine-d_5, 400 MHz) δ: 0.81 (3H, s, H-30), 1.02 (3H, s, H-19), 1.03(1H, m, H-1), 1.06 (1H, m, H-15), 1.17 (3H, s, H-18), 1.36 (1H,m,H-16), 1.41(3H, s, H-21), 1.44 (1H, m, H-5), 1.54 (1H, m,H-11), 1.55 (2H, m, H-9, 23), 1.59 (3H, s, H-29), 1.61 (1H, m,H-15), 1.67 (1H, m, H-1), 1.75(1H, m, H-22), 1.79 (1H, m, H-16), 1.84 (1H, m, H-2), 1.88 (1H,m, H-2), 1.89 (3H, s, H-27), 1.90 (1H, m, H-7), 2.07 (3H, s, H-28), 2.11(1H, m, H-13), 2.13 (1H, m, H-11), 2.30 (3H, m, H-17, H-22, H-23),2.51(1H,dd, J = 3.2, 13.0 Hz, H-7),3.52 (1H, br. d, J = 7.9 Hz, H-3), 3.89(1H, m, H-12), 3.95 (1H, m, H-5'), 4.09(1H, dd, J = 7.6,8.4 Hz, H-2'),4.24 (2H, m, H-3', 4'), 4.37 (1H, dd, J = 5.4, 11.5 Hz, H-6'), 4.41 (1H, m,H-24), 4.42 (1H, m, H-6), 4.52 (1H, dd, J = 2.8, 11.5 Hz, H-6'), 4.92 (1H, s, H-26), 5.03 (1H, s, J = 7.6 Hz,H-1'), 5.26 (1H, s, H-26);

^{13}C-NMR(pyridine-d_5, 100 MHz): 化学位移见表 1-121。

表 1-121 ^{13}C-NMR 数据

碳位	苷元部分	碳位	糖基部分
	δ_C		δ_C
1	39.5	6-O-Glc-1'	106.1
2	28.0	2'	75.5
3	78.6	3'	79.7
4	40.3	4'	71.9
5	61.5	5'	78.2
6	80.1	6'	63.1
7	45.5		
8	41.2		

续表

碳位	苷元部分	碳位	糖基部分
	δ_C		δ_C
9	50.3		
10	39.7		
11	32.2		
12	71.1		
13	48.3		
14	51.7		
15	31.3		
16	26.9		
17	54.9		
18	17.4		
19	17.7		
20	73.2		
21	27.4		
22	32.3		
23	30.7		
24	76.1		
25	150.0		
26	109.9		
27	18.5		
28	31.7		
29	16.4		
30	16.9		

【参考文献】Komakine N et al., 2006

参 考 文 献

贾永光, 丘泰球, 李金华. 2007. 双频超声强化对三七总皂苷提取的影响. 江苏大学学报（自然科学版）, 28(1)：12-16

樊钰虎, 史晓梅, 陈前锋, 等. 2007. 三七提取工艺的筛选. 安徽农业科学, 35(6)：1792-1793

郭子杰, 黄儒强. 2007. 微波对三七中皂苷浸取作用的影响效果研究. 中药材, 30（2）：232-234

姜彬慧, 王承志, 韩颖, 等. 2004. 三七叶中微量活性皂苷的分离与鉴定. 中药材, 27(7)：489-492

金银萍, 焉石, 闫梅霞, 等. 2011. 三七总皂苷中人参皂苷 Rg1 的分离制备. 人参研究, 1：9-10

李海舟, 张颖君, 杨崇仁. 2006. 三七叶化学成分的进一步研究. 天然产物研究与开发, 18：549-554

李珂珂，杨秀伟．2015. 人参茎叶中1个新三萜类天然产物．中草药，46(2):169-173.

刘利民，张晓琦，汪豪等．2011. 三七主根的微量皂苷类成分研究．中国药科大学学报，42（2):115-118

罗晓健，周书余，王丹蕾，等．2002. 均匀设计优化三七总皂苷提取工艺．沈阳药科大学学报，19（2）：122

潘旭初．2003. 三七总皂苷的提取工艺．数理医药学杂志，16（5）：437

瞿林海，郑明，楼宜嘉．2006. 三七总皂苷提取工艺研究．中药材，29（6）：539

沈玉聪，张红瑞，张子龙，等．2014. 三七总皂苷提取工艺研究进展．现代中药研究与实践，03:76-79.

宋建平，曾江，崔秀明，等．2006. 三七根茎的化学成分研究（Ⅱ）．云南大学学报(自然科学版)，29(3)：287-290

孙成鹏，高维平，赵宝中，等．2013. 柠檬催化转化原人参二醇组皂苷制备人参皂苷 Rg_5 的初步研究．中成药，35(12):2694-2699

唐红芳，毛丽珍，徐世芳．2001. 正交试验法研究三七提取工艺．中草药，32（1）：26

王莉，赵剑，杨华蓉，等．2013. 酶解法与传统法提取三七剪口中三七三醇皂苷效果的对比．华西药学杂志，28（3）：281-282

王忠全．2009. 三七总皂苷提取工艺研究进展．现代医药卫生，14:2164-2165

魏均娴，曹树明．1992a. 三七果梗皂苷成分的研究．中国中药杂志，17(2): 96-100

魏均娴，陈业高，曹树明．1992b. 三七果梗皂苷成分的研究（续）．中国中药杂志，17(9):611-615

魏均娴，唐宝书，王菊芳，等．1986, 三七叶皂苷成分的研究．华西药学杂志，01:7-10

魏均娴，王良安，杜华，等．1985. 三七绒根中皂苷 B_1 及 B_2 的分离和鉴定．药学学报，20(4): 288-293

吴少雄，王保兴，郭祀远，李琳．2005. 三七叶苷的提取分离与纯化．食品与发酵工业，01:149-151

谢茵，邢桂琴，刘秀芬．2006. 三七提取液中三七总皂苷的分离纯化工艺研究．山西医科大学学报，37(6):613-615

曾江，崔秀明，周家明，等．2007. 三七根茎的化学成分研究．中药材，30(11): 1388-1391

张雁，宋建国，鱼红闪，等．2011. 三七皂苷 R_1 的分离提纯．大连工业大学学报，30（3）：161-164

赵平，刘玉清，杨崇仁．1993. 三七根的微量成分(1). 云南植物研究，15(4): 409-412

郑明，瞿林海，楼宜嘉．2007. 三七总皂苷分离纯化工艺研究．中国现代应用药学杂志，

24(2):118-120

郑义，陆辉.2008.三七总皂苷的测定及提取工艺的优化研究.南京晓庄学院学报，3：56-58

周琳，李元波，曾英.2006.中成药.超声酶法提取三七总皂苷的研究，28（5）：642

周家明，马妮，曾鸿超，等.2010.从三七根、茎中快速批量分离提取三七皂苷 R_1、R_2 及人参皂苷 Rg_1 有效部位群的方法.特产研究，32（1）：43-45

竹本常松,在原重信,中島正,他.1983.アマチャツルの成分研究（第1報）Gypenoside I - XIV の化学構造.藥學雜誌，103(2):173-185

Chen J T, Li H Z, Wang D, et al. 2006. New dammarane monodesmosides from the acidic deglycosylation of notoginseng-leaf saponins. Helv. Chim. Acta, 89: 1442-1448

Cho J G, Lee M K, Lee J W, et al. 2010. Physicochemical characterization and NMR assignments of ginsenosides Rb1, Rb2, Rc, and Rd isolated from *Panax ginseng*. J. Ginseng Res., 34(2):113-121

Gu C Z Lv J J, Zhang X X, et al. 2015a. Triterpenoids with promoting effects on the differentiation of PC12 cells from the steamed roots of Panax notoginseng. J. Nat. Prod., 78: 1829-1840

Gu C Z, Lv J J, Zhang X. et al. 2015b. Minor dehydrogenated and cleavaged dammarane-type saponins from the steamed roots of *Panax notoginseng*. Fitoterapia, 103: 97-105

Ko S R, Choi K J, Suzuki K, et al. 2003. enzymatic preparation of ginsenosides Rg_2, Rh_1, and F1. Chem. Pharm. Bull., 51(4):404-408

Komakine N, Okasaka M, Takaishi Y, et al. 2006. New dammarane-type saponin from roots of *Panax notoginseng*. J Nat Med, 60:135-137

Li Z H, Teng R W, Yang C R. 2001. A novel hexanordammarane glycoside from the roots of *Panax notoginseng*. Chin. Chem. Lett., 12(1):59-62

Liao P Y, Wang D, Zhang Y J, et al. 2008. Dammarane-type glycosides from steamed notoginseng. J. Agric. Food Chem. 56(5): 1751-1756

Liu Q, Lv J J, Xu M , et al. 2011. Dammarane-type saponins from steamed leaves of *Panax notoginseng*. Nat Prod Bioprospect, 1: 124-128

Matsuura H, Kasai R, Tanaka O, et al. 1983. Further studies on dammarane-saponins of Sanchi-ginseng. Chem. Pharm. Bull, 31(7):2281-2287

Park I H, Kim N Y, Han S B, et al. 2002. Three new dammarane glycosides from heat processed ginseng. Arch. Pharm. Res., (4): 428-432

Takemoto T, Arihara S, Nakajima T, et al. 1983. Studies on the constituents of gynostemma pentaphyllum MAKINO. II. structures of gypenoside XV - XXI. Journal of the Pharmaceutical Society of Japan, 103:1015-1023

Teng R W, Li H Z, Wang D Z, et al. 2004. Hydrolytic reaction of plant extracts to generate molecular diversity:new dammarane glycosides from the mild acid hydrolysate of root saponins of *Panax notoginseng*. Helv. Chi. Acta, 87: 1270-1278

Teng R W, LI H Z, ZHANG X M. 2001. Two new dammarane glycosides from the acid hydrolysis product of *Panax Notoginseng*. Chin. Chem. Lett.,12(3):239-242

Wang J R, Yamasaki Y, Tanaka T, et al. 2009. Dammarane-type triterpene saponins from the flowers of *Panax notoginseng*. Molecules, 14:2087-2094

Wang X Y, Wang D, Ma XX, et al. 2008. Two new dammarane-type bisdesmosides from the fruit pedicels of Panax notoginseng. Helv. Chim. Acta, 91(1): 60-66

Yang H, Kim J Y, Kim S O, et al. 2014. Complete ^{1}H-NMR and ^{13}C-NMR spectral analysis of the pairs of 20(S) and 20(R) ginsenosides. J. Ginseng Res., 38: 194-202

Yang T R, Kasai R, Zhou J, et al. 1983. Dammarane saponins leaves and seeds of *Panax notoginseng*. *Phytochemistry*, 22(6):1473-1478

Yoshikawa M, Morikawa T, Kashima Y, et al. 2003. Structures of new dammarane-type triterpene saponins from the flower buds of *Panax notoginseng* and hepatoprotective effects of principal ginseng saponins. J. Nat. Prod., 66(17): 922-927

Yoshikawa M, Morikawa T, Yashiro K, et al. 2001. Bioactive saponins and glycosides. XIX .1) notoginseng (3): immunological adjuvant activity of notoginsenosides and related saponins: structures of notoginsenosides-L, -M, and -N from the roots of *Panax notoginseng* (BURK.) F. H. CHEN. Chem. Pharm. Bull, 49(11):1452-1456

Yoshikawa M, Murakami T, Ueno T, et al. 1997a. Bioactive Saponins and Glycosides. IX) Notoginseng(2): Structures of Five New Dammarane-Type Triterpene Oligoglycosides, Notoginsenosides-E -G, -H, -I,and-J, and a Novel Acetylenic Fatty Acid Glycoside, Notoginsenic Acid b-Sophoroside, from the Dried Root of Panax notogiseng (BURK.) F. H. CHEN. Chem. Pharm. Bull., 45(6):1056-1062

Yoshikawa M, Murakami T, Ueno T, et al. 1997b. Bioactive saponins and glycosides.VIII . Notoginseng(1): new dammarane-type triterpene oligoglycosides, notoginsenosides-A -B, -C, and-D, from the dried root of *Panax notoginseng* (Burk.) F. H. Chen. Chem Pharm Bull, 1997, 45(6): 1039-1045

Zhao P, Liu Y Q, Yang C R. 1996. Minor dammarane saponins from *Pananx notoginseng*. Phytochemistry, 41(5): 1419-1422

Zhou J, Wu M Z, Taniyasu S, et al. 1981. Dammarane-saponins of Sanchi-ginseng, roots of *Panax notoginseng* (BURK.) F.H. CHEN (Araliaceae): Structures of new saponins, notoginsenosides-R_1 and -R_2, and identification of ginsenosides-Rg_2 and -Rh_1. Chem. Pharm. Bull., 29(10): 2844-2850

第2章

三七脂溶性化学成分

2.1 黄酮及其苷类化合物

2.1.1 黄酮及其苷类化合物的化学结构

黄酮类成分是广泛存在于自然界的一大类化合物，是一类具有 C_6-C_3-C_6 基本母核的天然产物。三七总黄酮是三七有效活性成分之一，具有改善血液微循环的作用，但其含量较低。20 世纪末魏均娴等（1987）从三七茎叶中首次分离得到一种黄酮醇苷，经鉴定该黄酮醇苷为槲皮素 -3-O- 槐糖苷，从三七绒根中（魏均娴，1980）分离得到槲皮素（quercetin）、山奈酚（kaempferol）两种黄酮醇类成分。2004 年郑莹等（2006）从三七茎叶中分离得到了 7 种黄酮类成分，它们分别是甘草素（liquiritigenin）、芹糖甘草苷（liquiritin apioside）、槲皮素、槲皮素 -3-O-β-D- 半乳糖葡萄糖苷 [quercetin-3-O-(2"-β-D-glucopyranosyl-β-D-galactopyranoside]、山奈酚、山奈酚 -3-O-β-D- 半乳糖葡萄糖苷 [kaempferol-3-O-(2"-β-D-glucopyranosyl-β-D-galactopyranoside]、山奈酚 -3-O-β-D- 半乳糖苷 [kaempferol-3-O-β-D-galactoside]、山奈酚 -7-O-α-L- 鼠李糖苷（kaempferol-7-O-α-L-rhamnoside）等，具体结构见图 2-1。

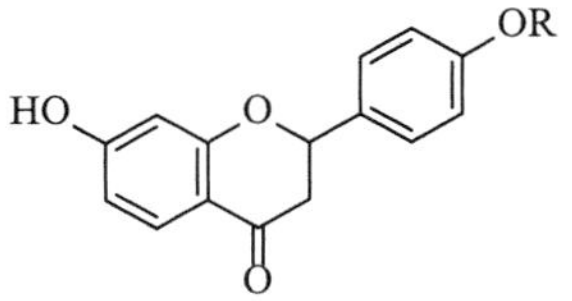

甘草素	R=H
芹糖甘草苷	R=glc-api

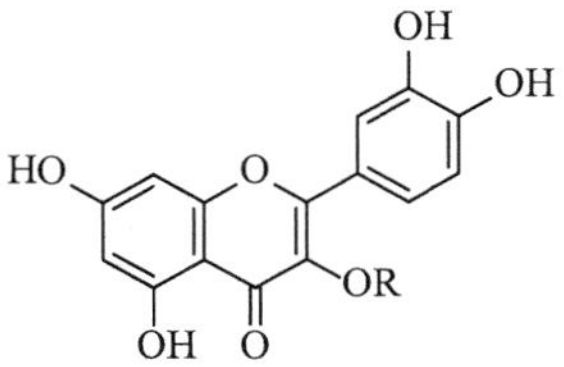

槲皮素	R=H
槲皮素-3-O-β-D-半乳糖葡萄糖苷	R=gal-glc

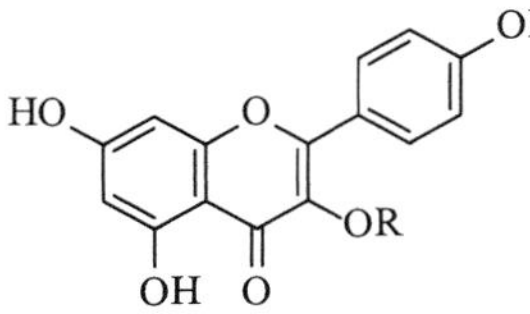

山柰酚	R=H
山柰酚-3-O-β-D-半乳糖葡萄糖苷	R=glc-gal
山柰酚-3-O-β-D-半乳糖苷	R=gal

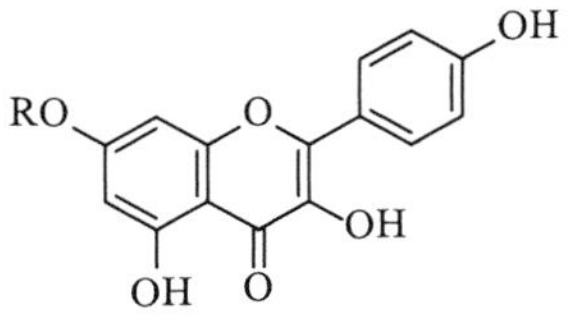

山柰酚-7-O-α-L-鼠李糖苷	R=rha

图 2-1　三七中的黄酮类化合物的化学结构

2.1.2　黄酮及其苷类化合物的提取分离

黄酮类化合物具有比较强的生物活性和生理作用，按结构类型可将其分为黄酮类、黄酮醇类、二氢黄酮类、二氢黄酮醇类、双黄酮类、查尔酮类、异黄酮类以及其他黄酮类等。

1. 黄酮及其苷类化合物的提取

由于各种黄酮类化合物在植物体中存在的部位不同，结合的状态也可能不一样。在花、叶、果等组织中主要以苷的形式存在，在木部的坚硬组织中则多为非苷类的游离状态，即苷元或黄酮配糖基形式存在。根据黄酮类成分在植物中的不同部位采取不同的提取方法，由植物的心材中提取黄酮类成分，可以用乙醚或石油醚为溶剂直接提取；由植物的树皮或根中提取黄酮类成分，多采用脂溶性溶剂提取后再用极性溶剂提取；由植物花、果或叶中提取黄酮类成分（多含苷类），常用水或乙醇为溶剂进行提取，为了比较方便的除去伴存的叶绿素杂质，减少对黄酮苷类精制的困难，一般多用热水自原料中提取。三七中黄酮类成分的提取主要有以下几种方法：溶剂提取法、微波提取法、超声波提取法、酶解法、超临界流体萃取法、双水相萃取分离法、半仿生提取法等。

（1）溶剂提取法

包括有机溶剂提取法、热水提取法及碱水提取法三种。

利用有机溶剂提取黄酮类化合物，主要依据被提取物的极性来选择适合的溶剂。根据相似相溶的原则，一般说来，大多数的苷元应用极性相对较小的氯仿、乙酸乙酯、乙醚等溶剂提取；甚至可以用苯来提取极性更小的甲氧基黄酮类苷元；而极性较大的苷元及苷类则用极性较大的丙酮、乙醇、甲醇或混合溶剂提取。黄酮类化合物提取最常用的有机溶剂是甲醇、乙醇和丙酮。提取苷元适合用高浓度的醇；提取苷类适合用低浓度的醇，采用加热回流或冷浸的方法，反复多次提取；对于脂溶性基团占优势的黄酮类化合物，可用丙酮提取。魏均娴等从三七绒根中提取出三七黄酮，主要用乙醇对三七绒根进行提取，得乙醇提取物再加热水溶解，溶于热水部分加入碱式乙酸铅溶液使之沉淀，得沉淀物混悬于水中加入稀硫酸脱铅，脱铅后的水溶液上聚酰胺层析柱，用20%乙醇洗脱，得三七黄酮A部分和黄酮B部分。

热水提取法一般仅限于提取苷类，所以对黄酮苷类物质含量较高的原料可以采取热水提取法。在提取过程中要考虑加水量、浸泡时间、煎煮时间及煎煮次数等因素。此工艺成本低、对环境及人类无毒害，但是具有提取杂质多、收率较低、提取液过滤、浓缩等操作困难且又费时等缺点。

碱水提取法，由于黄酮类化合物大多具有酚羟基，其易溶于碱水而在酸水中溶解度较小。因此，在提取黄酮类化合物时，可先用碱水浸出；然后再酸化提取液；这样可使黄酮类成分形成沉淀析出。常用的提取碱水溶液有饱和石灰水和氢氧化钠水溶液。两种溶液各有优缺点，用氢氧化钠提取，虽所得杂质较多，但其浸出能力强；饱和石灰水虽浸出能力不及氢氧化钠，但其可使提取物中的鞣质及其他一些水溶性杂质生成钙盐沉淀，能促进提取液的纯化。张志信对碱水提取的pH、温度、液料比以及提取时间进行了正交实验，最终优化出碱水提取三七总黄酮的条件。用pH值为10的稀碱液做溶剂，液料比为30∶1，浸提温度为80℃，提取两次，每次40 min。采取此工艺提取三七黄酮类成分成本低，易于工业化生产。

（2）微波提取法和超声波提取法

微波是一种非电离的电磁辐射，其穿透力强，加热效率高。超声波提取法中超声波可以使物质分子的运动频率和速率均增加，从而增加溶剂的穿透力；

最终提高活性成分溶出速率以缩短提取时间。超声波提取法的工作原理是超声波可使植物细胞壁、细胞膜等结构遭到破坏，利于活性成分的溶出；另外，不断地振荡，更有利于溶质的扩散；超声提取法具有选择性高、操作时间短、消耗溶剂量少、提取效率高、污染小等特点，可用于对热不稳定物质的提取，与常规浸泡提取法相比具有较大的优势；利用超声波法提取天然产物中的黄酮类物质，是目前比较常用的方法。工艺参数：pH 值为 8、微波功率为中挡、液料比为 1g ：40mL、微波作用时间为 10min、提取 2 次。张志信等做了微波 - 碱水提取法和碱水提取法的比较实验，得出微波 - 碱水提取法的提取率远远高于碱水提取法，主要是因为微波处理可以提高细胞的破壁率，从而使黄酮类化合物的提取率大幅度上升。但是这种方法不适合工业化生产。

（3）酶解法

酶解法是利用酶辅助进行活性物质的提取，以提高产品得率的一种新技术。酶解法可使产物的提取率提高 2.5% 左右；其原因是，酶破坏了细胞壁，使传质阻力减小，利于活性成分释放出来。另外，酶也能分解掉提取液中如果胶、淀粉、蛋白质等杂质。此提取方法能有效保护提取目标组分的活性、提取率高、可行性强，因此在黄酮类物质的提取中也有广泛的应用。

（4）超临界流体萃取法

当流体处于超临界状态下时，其温度、压力微小的变化，都能引起较大的密度变化，而溶液的密度又与其溶解能力密切相关。超临界流体提取就是根据这个特点，利用不同密度时流体对物质的溶解能力的差异，实现对混合物的分离；与传统方法相比，具有无味、无毒、实用、安全，易分离、污染小等优点。在本法中一般采用 CO_2 为超临界溶剂，CO_2 具有无毒、临界压力低、操作温度低、性质稳定、不燃不爆等优点，利用 CO_2 超临界流体提取黄酮类化合物也成为目前研究的热点。

（5）双水相萃取分离法

双水相体系是由两种水溶性高分子化合物或一种高分子化合物与一种盐类在水中所形成的互不相溶的两相体系，由于被分离物在两相中分配不同便可实现分离。与传统的萃取方法相比，双水相萃取分离法所形成的两相大部分为水，两相界面张力很小，为有效成分的溶解和萃取提供了适宜的环境，相际间的质量传递快、操作方便、时间短、条件温和、易于工程放大和连续操作。

2. 黄酮及其苷类化合物的分离纯化

黄酮类化合物的分离和纯化的方法主要有各种柱层析法、薄层色谱法、大孔树脂吸附法、HPLC 法、制备薄层层析法、纸层层析法和超临界色谱法、pH 梯度萃取等。其分离原理分别是：① 极性大小不同，利用吸附能力或分配原理进行分离；② 酸性强弱不同，利用 pH 梯度萃取进行分离；③ 分子大小不同，利用葡聚糖凝胶分子筛进行分离；④ 分子中某些特殊结构，利用与金属盐络合能力的不同进行分离。

（1）柱色谱法

色谱法按照固定相的使用形式不同可分为柱色谱、薄层色谱、纸色谱法。柱色谱即柱层析，是指将固定相装于柱内，以液体为流动相，样品沿柱方向移动从而达到分离的方法。柱色谱常用的固体填料有硅胶、聚酰胺树脂、葡萄糖凝胶、大孔树脂等，这几种吸附剂均可用于黄酮类化合物的分离纯化。

聚酰胺分离纯化法，聚酰胺是通过酰胺基聚合而成的一类高分子化合物。自 20 世纪 90 年代发现聚酰胺对酚类物质的层析分离性能后，首先应用于黄酮、酚类等天然产物的分离。目前，聚酰胺层析是分离黄酮苷及黄酮苷元最有效的方法。因此，三七黄酮类成分的分离纯化多用聚酰胺法。

葡聚糖凝胶柱层析，主要是靠分子筛作用分离黄酮苷类，在洗脱时，一般按分子大小顺序洗出柱体。

（2）薄层色谱法

薄层色谱法是将固定相（一般为固体吸附剂，如硅胶等）均匀地薄薄涂布于光滑底板上（如玻璃等），将试样点于薄层板的一端，置于密闭容器内展开后，分别以各组分斑点的所处位置及密度来实现对试样的定性和定量分析的一种分析方法。

（3）纸色谱法

纸色谱法可用于分离各种类型的黄酮类化合物，具有易得到满意的分离效果、适用范围广、所需设备简单、材料费用少等优点。

（4）大孔树脂法

大孔吸附树脂具有物理化学稳定性高、吸附选择性独特、吸附容量大、解吸容易、机械强度高、耐污染、流体阻力小、可以多次反复使用、再生比较容易、节省费用等特点。广泛用于工业脱色、废水处理、药物分析、临床鉴定、抗生素及生化物质的分离纯化等领域。

AB-8 大孔吸附树脂为聚苯乙烯型，弱极性聚合物吸附剂，研究表明 AB-8 树脂对黄酮类物质的分离、富集能力较好。AB-8 树脂具有适当孔径、较高比表面积、较大比重、三七黄酮吸附量大、解吸容易、吸附后浸膏黄酮含量高等特点，其性能优于其他几种树脂。AB-8 树脂是一种性能良好的三七黄酮吸附剂。

（5）高效液相色谱法

高效液相色谱法是已经广泛应用于天然化合物的分离纯化手段，因其柱效高、分离迅速成为分离纯化不可缺少的方法。正相固定相的 HPLC 主要用于分离无羟基、甲基化或乙酰化的黄酮。反相固定相 (如 Rp-18) 的应用最为普遍，采用甲醇 - 水 - 乙酸 (或磷酸缓冲液) 或乙腈 - 水作流动相，既可用于黄酮苷元的分离，又适应于黄酮苷的分离。

（6）pH 梯度萃取

pH 梯度萃取适合分离酸性强弱不同的游离黄酮类化合物。将混合物溶于有机溶剂 (如乙醚)，依次用 5% 碳酸氢钠（萃取 7, 4'- 二羟基黄酮）、5% 的碳酸钠（萃取 7- 羟基黄酮或 4'- 羟基黄酮）、0.2% 氢氧化钠（萃取一般酚羟基黄酮）、4% 氢氧化钠（萃取 5- 羟基黄酮）萃取而使其分离。

（7）高速逆流色谱分离法

高速逆流色谱分离法（HSCCC) 是一种新的分离技术，其具有两大突出特点：① 线圈中固定相不需要载体，因而清除了气液色谱中由于使用载体而带来的吸附现象；② 特别运用于制备性分离，每次进样体积较大，进样量也较多。HSCCC 对分离和制备黄酮类化合物有很大的优势，其应用前景越来越受到人们的关注。

2.1.3　黄酮及其苷类化合物的理化性质

黄酮类化合物多为晶形固体，少数化合物 (如黄酮醇类) 为无定形粉末，有较高的熔点，分子结构中大多带有酚羟基，因此具有酚类化合物的通性。另外，分子中还常带有吡酮环或羰基，构成了生色团的基本结构，根据羟基的数目，结合的位置与交叉共轭体系，构成了黄酮类化合物的呈色。一般来说，黄酮及黄酮醇和其苷类多呈灰黄到黄色。

黄酮类化合物的溶解度，因结构及存在状态（苷或苷元，单糖苷，双糖苷或三糖苷）不同而有很大差异。一般游离苷元难溶于水，易溶于甲醇、乙醇、乙酸乙酯等有机溶剂及稀碱液中；而黄酮苷一般易溶于水、甲醇、乙醇等极性溶剂，难溶于或不溶于苯、氯仿等有机溶剂。

黄酮类化合物大多具有强的荧光，在紫外灯照射下呈现亮黄、黄绿、亮蓝、暗棕等颜色。黄酮类化合物对盐酸镁粉呈鲜红、紫色或黄色反应。结构中带有3-OH，5-OH 或邻位羟基者，均能与金属盐类试剂，如铝盐、镁盐和铁盐等形成颜色较深的络合物。天然黄酮类化合物多以苷类形式存在，并且，由于糖的种类、数量、联接位置及联接方式不同，可以组成各种各样的黄酮类化合物。

2.1.4　黄酮及其苷类化合物的结构鉴定及其波谱特征

黄酮及其苷类化合物的结构鉴定目前主要采用的方法有：

① 与标准品或与文献对照其波谱数据或经 TLC 检测得到的 Rf 相同。

② 分析对比样品在甲醇溶液中及加入诊断试剂后得到的 UV 光谱。

③ ^{1}H-NMR

④ ^{13}C-NMR

⑤ MS

1. 色谱法在黄酮鉴定中的应用

纸层析 (PPC)：

黄酮苷类成分可采用双向展开，第一相展开采用醇性溶剂，如 BAW 系统（正丁醇：乙酸：水＝4：1：5 为上层）；第二相展开用水性溶剂，如氯仿：乙酸：水（3：6：1）。

苷元则多采用醇性溶剂。花色苷及其苷元，可用含盐酸或乙酸的溶剂。

显色剂：2% 三氯化铝甲醇液（紫外光下检测）；

硅胶薄层：

用于弱极性黄酮较好。

常用甲苯：甲酸甲酯：甲酸（5：4：1）；苯：甲醇（95：5）或苯：甲醇：冰醋酸（35：5：5）等。

聚酰胺层析：

适用范围广，可分离含游离酚羟基或其苷类。

常用展开系统：乙醇：水（3：2）；丙酮：水（1：1）等。

2. 紫外光谱在黄酮类鉴定中的应用

可用于确定黄酮母核类型及确定某些位置是否含有羟基。

一般程序：

① 测定样品在甲醇中的 UV 谱以了解母核类型；

② 在甲醇溶液中分别加入各种诊断试剂后测 UV 谱和可见光谱以了解 3，5，7，3'，4' 位有无羟基及邻二酚羟基；

③ 苷类可水解后（或先甲基化再水解），再用上法测苷元的 UV 谱以了解糖的连接位置。

（1）黄酮类化合物在甲醇溶液中的紫外光谱

大多数黄酮类化合物在甲醇中的紫外吸收光谱由两个主要吸收带组成（图2-2）。出现在 300～400 nm 之间的吸收带称为带 I，由 B 环桂皮酰系统的电子跃迁所引起。出现在 240～285 nm 之间的吸收带称为带 II，由 A 环苯甲酰系统的电子跃迁所引起。不同类型黄酮化合物的带 I 或带 II 的峰位、峰形和吸收强度不同，因此从紫外光谱可以推测黄酮类化合物的结构类型（表 2-1）。

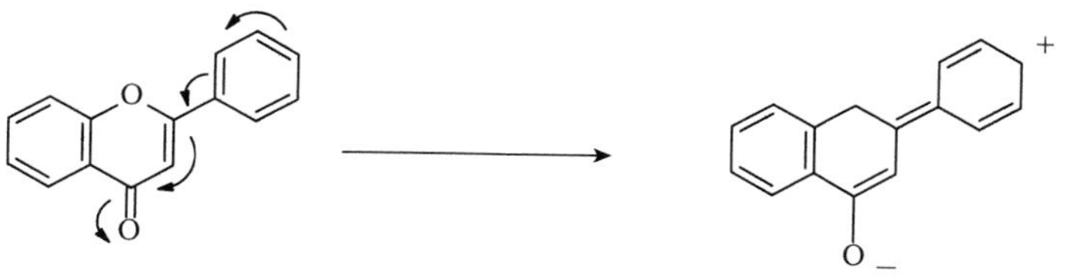

带 I 在300～400 nm区间

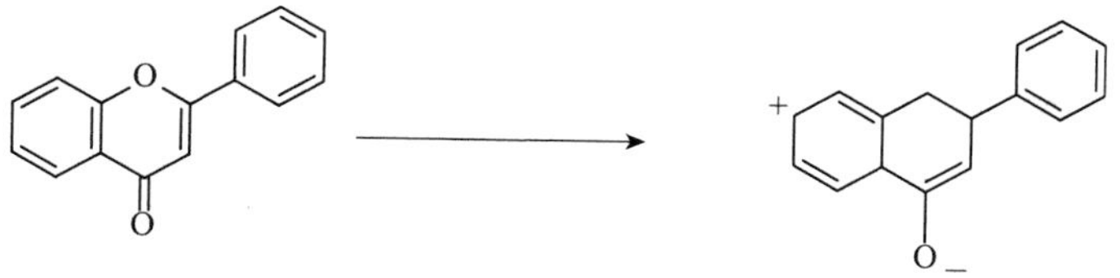

带 II 在240~285 nm区间

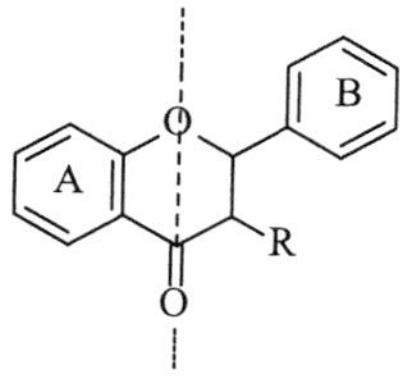

带 II：苯甲酰基　　带 I：桂皮酰基

图 2-2　黄酮类化合物在甲醇中的紫外吸收光谱

表 2-1 不同类型黄酮的紫外谱图吸收特征

带Ⅱ（240~285 nm 苯甲酰系统）	带Ⅰ（300~400 nm 桂皮酰系统）	类型	说明
250~285nm	304~350nm	黄酮类	—OH越多，带Ⅰ、带Ⅱ越红移 B环3'，4'有—OH，带Ⅱ为双峰（主峰伴肩峰）
	328~357nm	黄酮醇类（3-OR）	
	352~385nm	黄酮醇类（3-OH）	
245~270nm 270~290nm	300~400nm	异黄酮类二氢黄酮（醇）	B环有—OH，OCH$_3$对带Ⅰ影响不大
220~270nm	340~390nm或340~390（Ⅰa）300~320（Ⅰb）	查尔酮类	查尔酮2'-OH使带Ⅰ红移的影响最大
	370~430（3~4个小峰）	橙酮类	

（2）加入诊断试剂后引起的位移及结构测定（表2-2、表2-3）。

表 2-2 加入诊断试剂后黄酮类化合物紫外光谱位移变化特征

加入试剂	带Ⅱ	带Ⅰ	说明
样品+MeOH（黄酮类及黄酮醇类）	250~285 nm	304~385 nm	两峰强度基本相同，具体位置与母核上电负性取代基（—OH，—OCH$_3$）有关，—OH，—OCH$_3$越多，越长移
NaOMe	A环有—OH，红移小，无意义	Δ40~60nm（ε不变或增强）Δ50~60nm（ε下降）	有4'-OH，无3-OH 有3-OH，无4'-OH
	带Ⅰ，Ⅱ随加NaOMe时间延长，逐渐衰减		有3，4'-OH或3，3'，4'-OH（衰减更快）
		320~330 nm有吸收，成苷后消失	7-OH
	Δ5~20	在长波一侧有明显的肩峰	7-OH

表 2-3 诊断试剂对黄酮类化合物紫外谱图的影响及结构关系

加入试剂	带Ⅱ	带Ⅰ	说明
+NaOMe		Δ40~65nm	有4'-OH
+NaOAc/H$_3$BO$_3$	Δ5~10nm	Δ12~30nm	有6，7-OH或7，8-OH（5，6-OH无）B环有邻二酚羟基
AlCl$_3$/HCl		Δ60nm	有3-OH
		Δ50~60nm	有3，5-二OH
		Δ35~55nm	有5-OH，无3-OH
		Δ17~20nm	有6-OR
		Δ0	无3-OH，5-OH
AlCl$_3$光谱-AlCl$_3$/HCl光谱		Δ30~40nm	B环有邻二酚羟基
		Δ50~65nm	A，B环皆有邻二酚羟基
		Δ0	A，B环皆无邻二酚羟基

诊断试剂对黄酮类化合物紫外谱图影响的几点说明如下：

① +NaOMe 或 NaOAc，OH → ONa，变为离子化合物，共轭系统中的电子云密度增加，红移。

② 另有 3，4'-OH 或 3，3'，4'-OH 时，在 NaOMe 作用下易氧化破坏，故峰有衰减。NaOAc 为弱碱，仅使酸性较强者，如 7, 4'-OH 解离。

③ 形成络合物的能力：

黄酮醇 3-OH ＞ 黄酮 5-OH（二氢黄酮 5-OH）＞ 邻二酚羟基 ＞ 二氢黄酮醇 5-OH

邻二酚羟基和二氢黄酮醇 5-OH 在酸性条件下不与 $AlCl_3$ 络合；

但在非酸性条件下，上述五者皆与 Al^{3+} 络合；

形成络合物越稳定，红移越多。

④ 根据只加 $AlCl_3$ 和加入 $AlCl_3$ 及盐酸的紫外光谱吸收峰位相减的结果，可以判断邻二酚羟基的取代情况。

3. 黄酮类化合物的氢谱

常用溶剂：氘代氯仿（$CDCl_3$），氘代二甲基亚砜（DMSO-d_6），氘代吡啶（C_5D_5N）。

也可将黄酮类化合物制成三甲基硅醚衍生物溶于四氯化碳中进行测定。

① 黄酮类化合物 ^{1}H-NMR 谱 (DMSO-d_6) 羟基的特征见图 2-3。

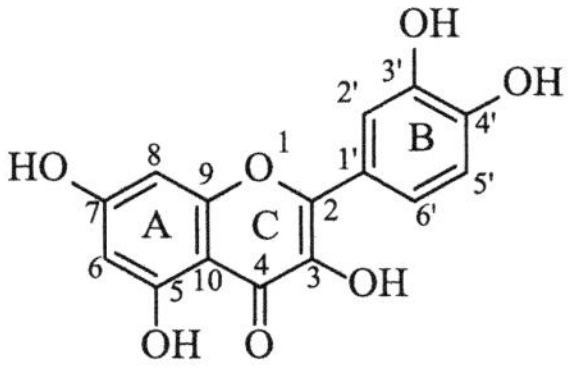

δ_H 5-OH：≈12 ppm
δ_H 7-OH：≈11 ppm
δ_H 3-OH：≈10 ppm

图 2-3 黄酮类化合物的 ^{1}H-NMR 谱（DMSO-d_6）

氘代二甲基亚砜（DMSO-d_6）对鉴别黄酮母核上的酚羟基，是十分理想的溶剂，在试样中加入重水（D_2O），羟基质子信号消失。

② 黄酮类化合物各质子的信号特征（δ、峰形状、J、峰面积）见图 2-4。

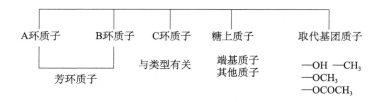

图 2-4　黄酮类化合物各质子的信号特征

（1）A 环质子

① 5, 7- 二羟基黄酮类化合物

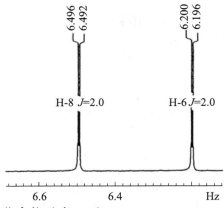

H-6 及 H-8 分别作为二重峰（d, $J = 2.5$ Hz）出现在 δ 5.70~6.90，H-6 比 H-8 位于高场。

7-OH 成苷后，H-6 及 H-8 均向低场位移。

② 7- 羟基黄酮类化合物（表 2-4）

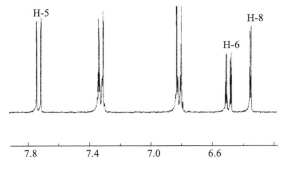

5-H：$\delta \sim 8.0$（d，$J=9.0$），

（4位 C═O 强烈的去屏蔽效应，比其他芳香质子位于低场）

6-H：δ 6.7~7.1（dd，$J=9.0$，2.5）

8-H：δ 6.7~7.0（d，$J=2.5$）

表 2-4 黄酮类化合物 A 环质子特征

结构类型	H-5（δ，ppm）	H-6（δ，ppm）	H-8（δ，ppm）
黄酮(醇)	7.9 ~ 8.2	6.7 ~ 7.1	6.7 ~ 7.0
异黄酮	(d，$J=9.0$ Hz)	(dd，$J=9.0$，2.5 Hz)	(d，$J=2.5$ Hz)
二氢黄酮(醇)	7.7 ~ 7.9	6.4 ~ 6.5	6.3 ~ 6.4
	(d，$J=9.0$ Hz)	(dd，$J=9.0$，2.5Hz)	(d，$J=2.5$Hz)

（2）B 环质子

B 环质子：δ_H：～7.9，较 A 环稍偏低场。

① 4'- 氧取代黄酮类化合物

（H-3'，5' 较为高场）：

H-3'，5'：δ 6.5 ~ 7.1（d，$J\approx8.5$）

H-2'，6'：δ 7.1 ~ 7.9（d，$J\approx8.5$）

　　B 环上的芳氢有两组信号：H-3'，5'，H-2'，6' 构成 AA'BB' 系统，可简单看成 AB 系统。

② 3'，4'- 二氧黄酮类化合物

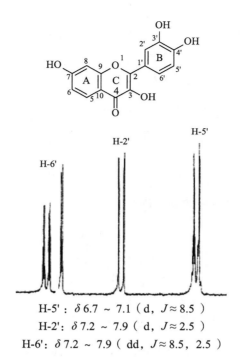

H-5'：δ 6.7 ~ 7.1（d，$J \approx 8.5$）

H-2'：δ 7.2 ~ 7.9（d，$J \approx 2.5$）

H-6'：δ 7.2 ~ 7.9（dd，$J \approx 8.5$，2.5）

③ 3'，4'- 二氧取代异黄酮、二氢黄酮（醇）

H-2'，H-5'，H-6' 复杂的多重峰（常常组成两组峰）出现在 δ：6.7～7.1 区域。

④ 3'，4'，5'- 三氧取代黄酮类化合物

若 3' 位和 5' 位取代基相同时，H-2′，H-6′ 作为一个单峰，出现在 δ 6.50～7.50；若 3′ 位和 5′ 位取代基不相同时，H-2′，H-6′ 将以不同的化学位移分别作为二重峰出现，$J = 2.0$ Hz。

B 环无取代黄酮类化合物

H-2'，H-6'：在较低场

H-3'，4'，5'：在较高场

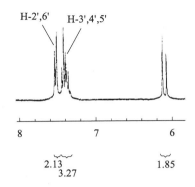

C 环质子：区别各类型黄酮类化合物

H-3（黄酮）：δ 6.3 (1H，s)，尖锐单峰信号

易与 5，6，7 或 5，7，8- 三氧取代 A 环 H-8 或 H-6 单峰信号相混。对 5-OH 进行选择性氚代甲基硅烷化时，对 H-8，H-6，H-3 会产生程度不同的影响：H-3：+0.15，H-8：−0.15，H-6 基本保持不变。

取代基的氢谱化学位移（表 2-5）。

表 2-5　黄酮类化合物不同取代基的氢谱化学位移

取代基	H-CH₃
—CH₃	2.04 ~ 2.45（3H,s）
乙酰氧基	2.30 ~ 2.45(3H,s)
甲氧基	3.50 ~ 4.10(3H,s)

4. 黄酮类化合物的碳谱

^{13}C NMR 在黄酮类化合物结构鉴定中主要用在以下三个方面：

（1）黄酮类化合物骨架类型的判断

可以根据中央三个碳信号的位置推断黄酮类化合物的骨架类型（表 2-6）。

判断依据：

① C＝O 的位移：4 位：170～210

② 苯环及双键为 sp² 杂化：100～165

有氧取代碳：δ 130~165

无氧取代碳：δ 102~130

表 2-6　不同类型黄酮类化合物的碳谱特征

C＝O	C-2(或C-β)	C-2(或C-α)	归属
174.5~184.0	160.5~163.2	104.7~111.8	黄酮类
	149.8~155.4	122.3~125.9	异黄酮类
	147.9	136.0	黄酮醇类
182.5~182.7	146.1~147.7	111.6~111.9	橙酮类
188.0~197.0	136.9~145.4	116.6~128.1	查耳酮类
	75.0~80.3	42.8~44.6	二氢黄酮类
	82.7	71.2	二氢黄酮醇类

（2）黄酮类化合物取代基位置的判断

黄酮类化合物中芳香碳原子的信号特征可以用来确定取代基的取代图式，但是不能确定骨架的类型。

（3）黄酮类化合物苷的确定

① 糖端基碳的苷化位移：＋4.0 ～ ＋6.0 ppm。

② 苷元的苷化位移。

α-C：高场位移。

邻、对位：低场位移。

对位：δ 变化大而稳定。

③ 了解苷中糖的连接位置。

④ 了解苷键构型。

⑤ 了解糖糖连接顺序。

5. 质谱在黄酮类结构测定中的应用

方法：可以利用 EI-MS（电子轰击质谱）、FD-MS（场解吸质谱）、FAB-MS（快原子轰击质谱）来确定黄酮类化合物的分子量及类型。

苷元：利用 EI-MS 可得到黄酮类化合物的分子离子峰(强，往往为基峰)；苷：用 FD-MS、FAB-MS 或将苷作成甲基化或三甲基硅烷化衍生物，再测 EI-MS。

6. 黄酮类化合物立体构型的确定

① 化学法：将黄酮类化合物的降解产物与结构相似的已知化合物的旋光度进行比较来测定构型。

②单晶 X 衍射法：常用方法之一，可信度高，但化合物必须是晶体。

③核磁共振法：需使用手性的氘代试剂，利用其引起化学位移的差异来确定构型。

④圆二色光谱及 CD 法。

2.2 三萜及甾体类化合物

2.2.1 三萜及甾体类化合物的化学结构

周家明等（2008）从三七种子中分离得到了羽扇豆醇和 16β- 羟基羽扇豆醇。王军（2009）从三七茎叶中分离得到了 20(R)- 原人参二醇 [20(R)-protopanaxadiol]、20(R)- 原人参三醇 [20(R)-protopanaxatriol]、6-acetyl-20(S)-panaxatriol、三七皂苷元 A（sapogenin A）、6α- 羟基 - 三七皂苷元 A（6α-hydroxy-sapogenin A）、达玛烷 -20(22)-烯 -3β，12β，25- 三 醇 [dammarane-20(22)-en-3β，12β，25-triol]、20(R)- 原 人 参 三醇 [20(R)-protopanaxatriol]、20(S)-25- 甲氧基 - 达玛烷 -3β，12β，20- 三醇 [20(S)-25-methoxyl-dammarane-3β，12β，20-triol]、20(R)- 原 人 参 二 醇 [20(R)-protopanaxadiol]、20(R)- 达 玛 烷 -3β，12β，20，25- 四 醇 [20(R)-dammarane-3β，12β，20，25-tetraol]、20(R)- 达 玛 烷 -3β，6α，12β，20，25- 五 醇 [20(R)-dammarane-3β，6α，12β，20，25-pentaol] 等，其他学者从三七茎叶、花、剪口和根等部位中也分到了这些化合物，具体结构见图 2-5。

羽扇豆醇

16β-羟基羽扇豆醇

20(S)-人参二醇

20(S)人参三醇

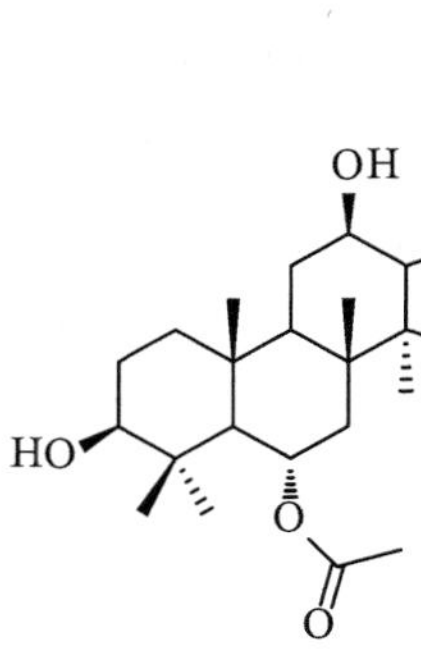

6-乙酰基-20(*S*)-人参三醇

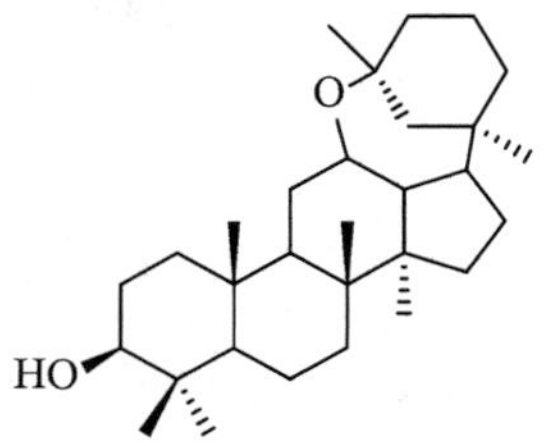

三七皂苷元A

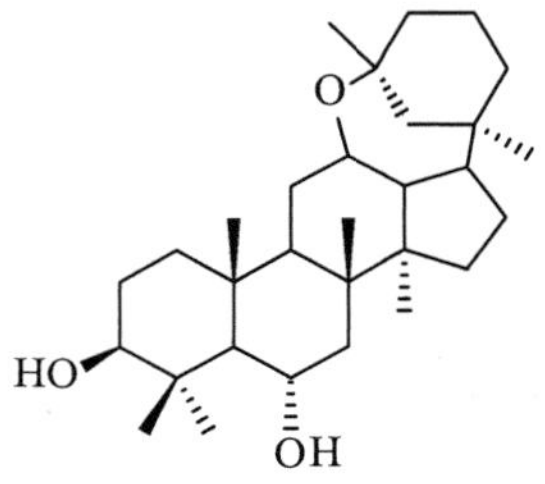

6α-羟基-三七皂苷元A

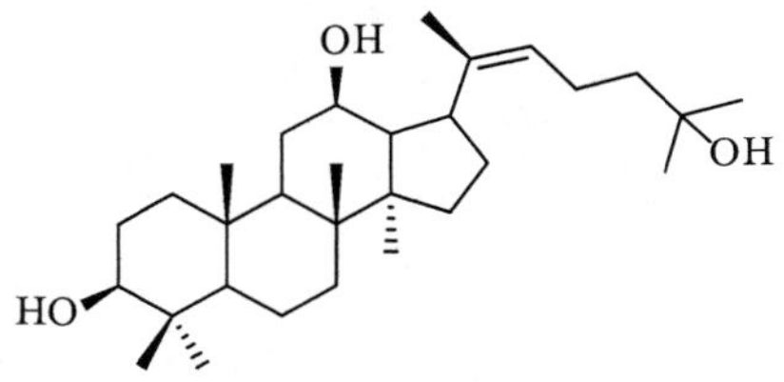

达玛烷-20(22)-烯-3β,12β,25-三醇

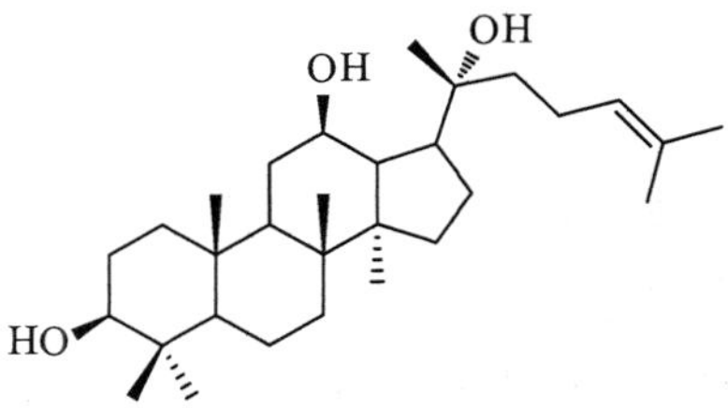

20(*R*)-原人参二醇

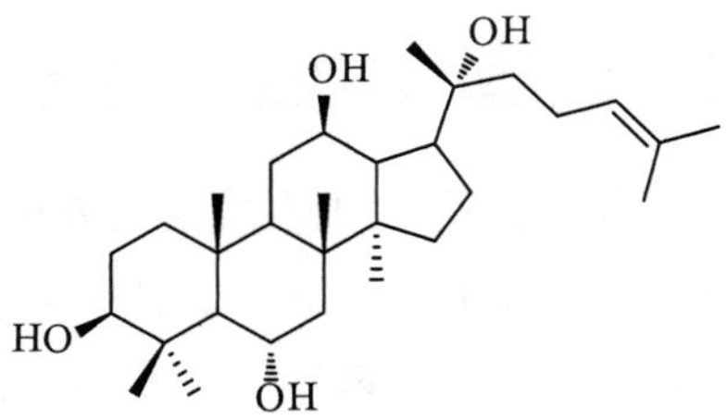

20(*R*)-原人参三醇

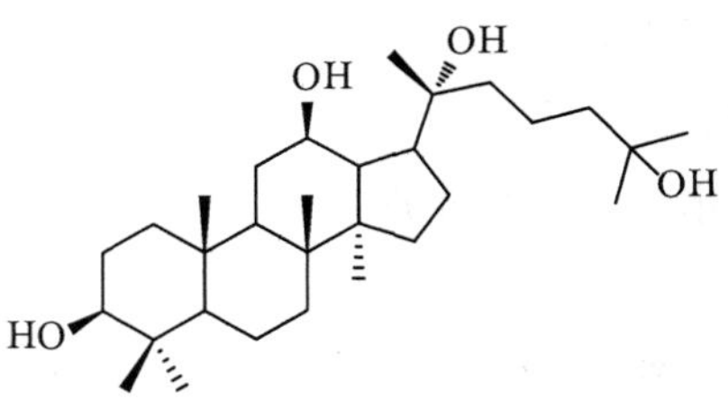

20(*R*)-达玛烷-3β,12β,20,25-四醇

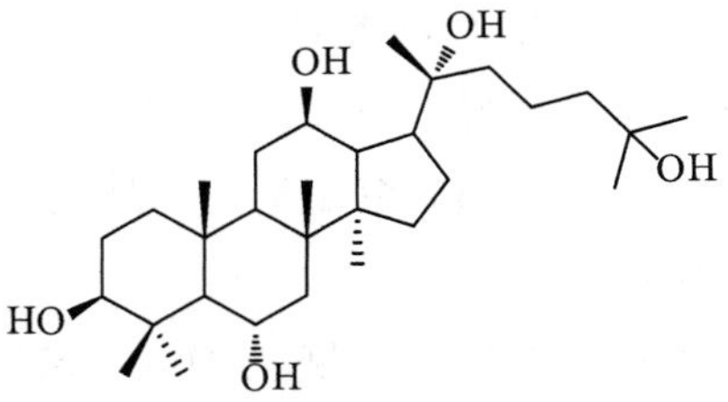

20(*R*)-达玛烷-3β,6α,12β,20,25-五醇

图 2-5 三七中三萜皂苷苷元的化学结构

周家明等（2008）从三七种子中分离得到了 β-谷甾醇和胡萝卜苷、其他学者也从三七根等部位中分到了甾体和甾体皂苷类化合物，β-谷甾醇、豆甾醇和胡萝卜苷，从三七中分到的甾醇及其苷类化合物结构见图2-6。

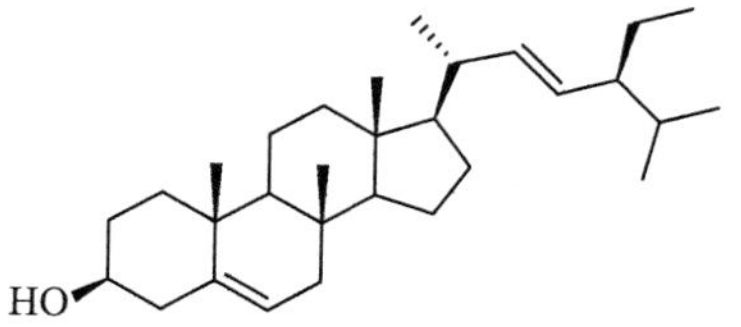

豆甾醇

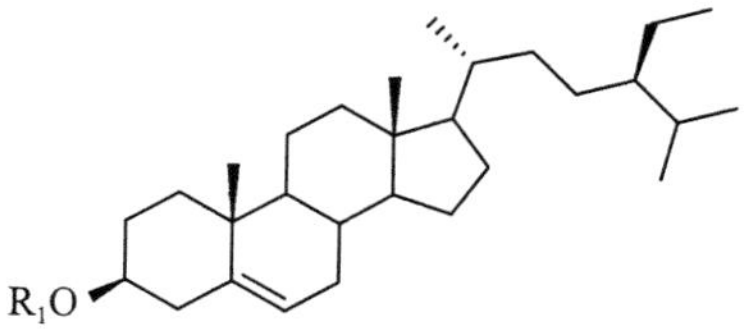

胡萝卜苷 R_1=glc

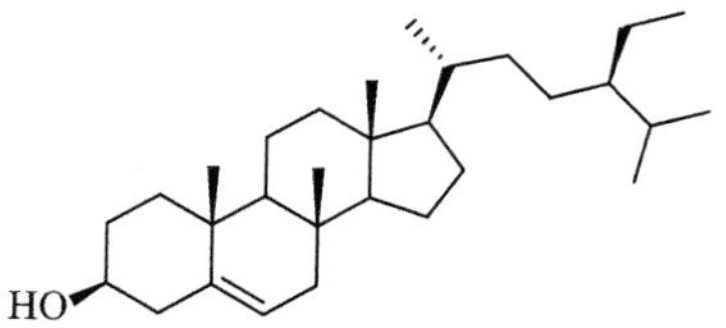

β-谷甾醇

图 2-6 三七中的甾体及其苷类化合物

2.2.2 三萜及甾体类化合物的提取分离

1. 三萜及甾体类化合物的提取

① 醇类溶剂提取法是最常用方法，具体操作是：取三七粗粉，用一定浓度的甲醇或乙醇提取，回收醇，残留物加适量水分散，用乙醚或氯仿萃取，三萜及甾体皂苷元多在这两部分。水液继用水饱和的正丁醇萃取，正丁醇层回收溶剂，可得极性较大的三萜皂苷或甾体皂苷。

② 酸水解有机溶剂萃取法提取苷元的常用方法，操作：将三七粗粉在酸性溶液中加热水解，滤过，药渣水洗后干燥，然后用有机溶剂提取出皂苷元。也可先用醇类溶剂提取出皂苷，然后加酸水解，滤出水解物，再用有机溶剂提取出皂苷元。

③ 碱水提取法。某些皂苷含有羧基，可溶于碱水，因此可用碱溶酸沉法提取。

2. 三萜及甾体类化合物的分离

色谱法是目前分离三萜类化合物最常用的方法，通常采用多种色谱法相组合的方法。包括吸附柱色谱法、分配柱色谱法、高效液相色谱法、凝胶色谱法等。

（1）吸附柱色谱法

① 常用方法，可用于分离各类三萜化合物。

② 依据所用的吸附剂性质的不同，分为正相吸附柱色谱和反相吸附柱色谱。

③ 正相吸附柱色谱的吸附剂常用硅胶。

④ 反相柱色谱通常以键合相硅胶 Rp-18、Rp-8 或 Rp-2 等为填充剂。

（2）分配柱色谱法

常用硅胶等作为支持剂，固定相为 3% 草酸水溶液等，流动相为含水的混合有机溶剂如氯仿 - 甲醇 - 水，正丁醇 - 水等。

（3）高效液相色谱法

是目前分离化合物的常用方法，分离效能较高。一般采用反相色谱柱，以甲醇 - 水、乙腈 - 水等系统为洗脱剂。

（4）凝胶色谱法

根据分子筛的原理来分离分子量不同的化合物，在用不同浓度的甲醇、乙醇或水等溶剂洗脱时，各成分按分子量递减顺序依次被洗脱下来。即分子量大的化合物先被洗脱下来，分子量小的化合物后被洗脱下来。应用较多的是在有机相中使用的 Sephadex LH-20。

2.2.3　三萜及甾体类化合物的理化性质

1. 三萜类化合物的理化性质

1）物理性质

（1）性状

三萜类苷元化合物多有较好的结晶，而三萜苷类化合物多为无色无定形粉末。

（2）溶解度

游离三萜类化合物能溶于石油醚、乙醚、氯仿、甲醇、乙醇等有机溶剂，而不溶于水。三萜皂苷类可溶于水，易溶于热水、烯醇、热甲醇和热乙醇中，几乎不溶或难溶于丙酮、乙醚以及石油醚等极性小的有机溶剂。皂苷在含水丁醇或戊醇中溶解度较好，因此在实验研究中常将正丁醇作为提取分离皂苷的溶剂。皂苷水解成次级苷后，在水中的溶解度降低，而易溶于低级醇、丙酮、乙酸乙酯中。

（3）味

味辛辣，粉末对人体黏膜有强烈刺激性，尤其鼻内黏膜的敏感性最大。

2）颜色反应及应用

三萜类化合物在无水条件下，与强酸（硫酸、磷酸、高氯酸）、中等强酸（三氯乙酸）或 Lewis 酸（氯化锌、三氯化铝、三氯化锑）作用，会产生颜色变化或荧光。有共轭双键的化合物呈色很快，含孤立双键的化合物呈色较慢。

（1）Liebermann-Burchard 反应

将样品溶于乙酸酐中，加浓硫酸 - 乙酸酐（1：20）数滴，可产生黄→红→紫→蓝等颜色变化，最后褪色。

（2）Kahldenberg 反应

样品的氯仿或醇溶液点于滤纸上，喷 20% 五氯化锑的氯仿溶液（或三氯化锑饱和的氯仿溶液），干燥后 60～70℃加热，显蓝色、灰蓝色、灰紫色等多种颜色。

（3）Rosen-Heimer 反应

将样品溶液滴在滤纸上，喷 25% 三氯乙酸乙醇溶液，加热至 100℃，呈红色，逐渐变为紫色。

（4）Salkowski 反应

将样品溶于氯仿，加入浓硫酸后，在硫酸层呈现红色或蓝色，氯仿层有绿色荧光出现。

（5）Tschugaeff 反应

将样品溶于冰醋酸中，加乙酰氯数滴及氯化锌结晶数粒，稍加热，则呈现淡红色或紫红色。

2. 甾体类化合物的理化性质

1）物理性质

（1）性状

简单甾体化合物或甾体苷元多为结晶体，苷类化合物则多为无定形粉末。

（2）溶解度

简单甾体化合物或甾体苷元多数难溶或不溶于水，易溶于石油醚、氯仿等有机溶剂。苷类化合物一般可溶于水、甲醇等极性溶剂，难溶于乙醚、苯、石油醚等非极性溶剂，结构中糖基的数量和苷元中羟基等极性基团数量的多少及位置，决定了化合物的溶解性，使各苷类的溶解性差别较大。

2）颜色反应及应用

甾类成分在无水条件下，遇强酸也能产生各种颜色反应，与三萜化合物类似。

（1）Liebermann-Burchard 反应（乙酸酐 - 浓 H_2SO_4 反应）

将样品溶于乙酸酐中，加浓硫酸 - 乙酸酐（1:20），可产生黄—红—紫—蓝等颜色变化，最后褪色。

（2）Salkowski 反应（氯仿 - 浓 H_2SO_4 反应）

将样品溶于氯仿，沿管壁滴加浓硫酸，氯仿层显血红色或青色，硫酸层显绿色荧光。

（3）Rosen-Heimer 反应（三氯乙酸反应）

样品和 25% 三氯乙酸的乙醇溶液反应可显红色至紫色。将 25% 三氯乙酸乙醇液和 3% 氯胺 T(chloramine T) 水溶液以 4:1 混合，喷在滤纸上与强心苷反应，干后 90℃ 加热数分钟，于紫外光下观察，可显黄绿色、蓝色、灰蓝色荧光，反应较为稳定，且可用于毛地黄强心苷类的区别。

（4）三氯化锑或五氯化锑反应

将样品醇溶液点于滤纸上，喷以 20% 三氯化锑（或五氯化锑）氯仿溶液（不应含乙醇和水）干燥后，60~70℃ 加热，显黄色、灰蓝色、灰紫色斑点。

2.2.4　三萜及甾体类化合物的结构鉴定及其波谱特征

1. 三萜类化合物的波谱特征

（1）紫外光谱

孤立双键：在 205 ~ 250 nm 有微弱吸收。

α，β- 不饱和羰基：在 242 ~ 250 nm 有吸收。

异环共轭双烯：在 240 nm、250nm、260 nm 处有吸收。

同环共轭双烯：在 285 nm 处有吸收。

（2）质谱

质谱可以确定化合物的分子量，高分辨质谱可以确定化合物的分子式。通过质谱碎片可以确定化合物的骨架及取代基，包括种类、位置和数目。当有环内双键时，一般都有较特征的反 Diels-Alder (RDA) 裂解；如无环内双键时，常从 C 环断裂成两个碎片；在有些情况下，可同时产生 RDA 裂解和 C 环断裂。

四环三萜类化合物裂解的共同规律是失去侧链。

① EI-MS：分子离子峰很弱或无，碎片峰强。

② FAB-MS（不依赖样品挥发性）：

准分子离子峰（Quasi-molecular ion peaks）

Positive：$[M+K]^+$，$[M+Na]^+$，$[M+H]^+$

Negative: $[M-H]^-$

碎片峰：从外到内逐一失去糖基 [M-n 糖基]。

③ 其他 MS: ESI，TOF，FD 等一般得准分子离子峰。

（3）红外光谱

根据红外光谱 A 区（1355～1392 cm^{-1}）和 B 区 (1245～1330 cm^{-1}) 的碳氢吸收来区别三萜的骨架类型，四环三萜（包括达玛烷型）的 A 区和 B 区都只有一个峰。

还可根据红外光谱初步判断三萜母核上羟基的类型。通常伯羟基的吸收在 3640～3641 cm^{-1}，仲羟基在 3623～3630 cm^{-1}（a 键仲羟基在 3625～3628 cm^{-1}，e 键仲羟基在 3623～3630 cm^{-1}）。

（4）氢谱

环内双键质子的 δ 一般大于 5，环外烯键的 δ 一般小于 5，乙酰基质子的 δ 在 1.82～2.07。

大多数三萜化合物 C3 上有羟基或其他含氧基团，此时，C3 质子的信号多为 dd 峰。以 3- 乙酰氧基取代的三萜衍生物为例，C3-H 为竖键（α-H，β-OAc）时，其 δ 在 4.00～4.75 之间，最大偶合常数为 12 Hz 左右；C3-H 若为横键（β-H，α-OAc），δ 在 5.00～5.48 之间，最大偶合常数约为 8 Hz，二者均为宽低峰。

三萜中甲基的信号一般出现在 δ 0.50～1.20 之间，以吡啶为溶剂时，可以得到分辨较好的单峰。

（5）碳谱

① 角甲基一般出现在 δ 8.9～33.7，其中 23-CH_3 和 29-CH_3 为 e 键甲基，出现在低场，δ 依次为 28 和 33 左右。苷元和糖上与氧相连碳的 δ 为 60～90；烯碳在 δ 109～160；羰基碳 δ 170～220。

② 根据碳谱中苷元烯碳的个数和化学位移值不同，可推测一些三萜的双键位置。

③ 苷化位移的确定：三萜 3-OH 苷化，一般 C-3 向低场位移 8～10，而且会

影响 C-4 的 δ。糖之间连接位置的苷化位移约为 $+3 \sim 8$。但糖与 28-COOH 成酯苷，苷化是向高场位移，羧基碳苷化位移约为 -2，糖的端基碳一般位移至 $\delta\,95 \sim 96$。

④ 羟基取代位置及取向的确定：羟基取代可引起 α-碳向低场移 $34 \sim 50$，β-碳向低场移 $2 \sim 10$，而 γ-碳则向高场移 $0 \sim 9$。

⑤ 糖上乙酰化的确定：糖上乙酰化可能发生在任一羟基上，有的还出现双羟基乙酰化，一般乙酰化后，连接乙酰化位置的碳 δ 向低场位移 $(+0.2 \sim 1.6)$，其邻位碳向高场位移 $(2.2 \sim 3.5)$，但邻位双乙酰化时，乙酰化及其邻位碳一般均向高场位移。

2. 甾体类化合物的波谱特征

（1）紫外光谱

饱和的甾体化合物无紫外吸收

$205 \sim 225nm$	孤立双键
285nm	羰基
240nm	α，β-不饱和酮基
235nm	共轭二烯

（2）IR 光谱

可用来鉴定甾体及甾体皂苷中部分官能团，如—OH、C＝C、C＝O、—COOH 等。

3. 三七中的甾体类化合物核磁谱图特征

周家明等（2008）从三七种子、根等部位中分离得到的甾体和甾体皂苷类化合物只有三个，豆甾醇、胡萝卜苷和 β-谷甾醇，均为较为常见的化合物，通常通过 TLC 对照等简单方法确定即可，此处不再对其谱图特征进行赘述。

2.3 挥发油及油脂类化合物

2.3.1 挥发油及油脂类化合物的化学结构

挥发油是三七的功效成分之一，具有浓郁的三七香气。目前已从三七叶、三七根中分离鉴定出的挥发油类的化合物主要有酮、烯烃、环烷烃、倍半萜类、脂肪酸酯、苯取代物、萘取代物。三七挥发油具有轻微的消毒、杀菌作用，可对局部有刺激作用，有松弛或兴奋肌肉的作用，内服可促进胃肠蠕动和泻下，同时三七中的部分挥发油更具有抑制大脑延髓，镇静安神等特殊功效，而三七挥发油中的 β- 榄香烯（结构式见图 2-7）更是具有抗癌的作用。

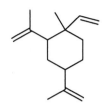

图 2-7 β- 榄香烯结构式

陈东等（2007）通过 GC-MS 方法对三七叶进行了挥发油的化学成分研究，鉴定的挥发油成分见表 2-7。

表 2-7 三七叶中挥发油类化学成分

序号	保留时间/min	中英文名称	分子式	相对含量 / %
1	2.451	戊醛 Pentanal	$C_5H_{10}O$	0.02
2	3.534	己醛 Hexanal	$C_6H_{12}O$	0.15
3	4.010	糠醛 Furfural	$C_5H_4O_2$	0.29
4	4.322	己烯醛 2-Hexenal，(E)	$C_6H_{10}O$	0.04
5	4.545	丁基环丁烷 Cyclobutane，butyl	C_8H_{16}	0.02
6	5.098	庚醛 Heptanal	$C_7H_{14}O$	0.07
7	5.298	呋喃乙酮 Ethanone，1-(2-furanyl)	$C_6H_6O_2$	0.01
8	5.351	1-乙基-2-甲基环丙烷 Cyclopropane，1-ethyl-2-methyl	C_6H_{12}	0.02
9	5.710	L-α-蒎烯 L-α-Pinene	$C_{10}H_{16}$	0.03
10	6.192	苯甲醛 Benzaldehyde	C_7H_6O	0.02
11	6.234	5-甲基糠醛 5-Methylfurfural	$C_6H_6O_2$	0.02
12	6.398	己酸 Hexanoic acid	$C_6H_{12}O_2$	0.18
13	6.504	L-β-蒎烯 L-β-Pinene	$C_{10}H_{16}$	0.19
14	6.722	2-辛酮 2-Octanone	$C_8H_{16}O$	0.03

续表

序号	保留时间/min	中英文名称	分子式	相对含量 / %
15	6.939	辛醛 Octanal	$C_8H_{16}O$	0.13
16	7.110	2，4-庚二烯醛 2，4-Heptadienal (*E*，*E*)	$C_7H_{10}O$	0.03
17	7.463	1-甲基-5-异丙烯基环己烯 Cyclohexene，1-methyl-5-(1-methylethenyl)	$C_{10}H_{16}$	0.02
18	7.533	苯甲醇 Benzyl alcohol	C_7H_8O	0.04
19	7.886	间甲酚 Phenol，3-methyl	C_7H_8O	0.04
20	7.951	γ-己内酯 γ-Capmlactone	$C_6H_{10}O_2$	0.02
21	8.022	2-乙酰基-1*H*-吡咯 1*H*-Pyrrole，2-acetyl	C_6H_7NO	0.09
22	8.196	环戊烯 Cyclopentene	C_5H_8	0.20
23	8.986	2,6-二甲基环己醇 Cyclohexanol，2,6-dimethyl	$C_8H_{16}O$	0.04
24	9.051	β-苯乙醇 Phenylethyl alcohol	$C_8H_{16}O$	0.04
25	9.569	3-乙基-2，4-戊二烯醇 2，4-Pentadien-1-ol，3-ethyl-，(2*Z*)	$C_7H_{12}O$	0.02
26	10.016	辛酸 Octanoic acid	$C_8H_{16}O_2$	0.22
27	10.551	对氯苯酚 Parachlorophenol	C_6H_5ClO	0.16
28	10.898	2-羟基肉桂酸 2-Hydroxycinnamic acid	$C_9H_8O_3$	0.49
29	11.057	异蒲勒酮 Isopulegone	$C_{10}H_{16}O$	0.08
30	13.374	1，4，5-三甲基-5，6二氢化萘 1，4，5-Trimethyl-5,6-dihydronaphthalene	$C_{13}H_{16}$	0.07
31	13.427	1，4，6-三甲基-1，2，3，4-四氢化萘 Naphthalene，1，2，3，4-tetrahydro-1，4，6-trimethyl	$C_{13}H_{18}$	0.02
32	13.757	珀玔烯 Copaene	$C_{15}H_{24}$	0.07
33	14.133	3,4-二氯苯胺 Benzenamine，3-4-dichloro	$C_6H_5Cl_2N$	0.44
34	14.551	萜品油烯 Cyclohexene，1-methy-4-(1-methyl ethylidene)	$C_{10}H_{16}$	0.09
35	14.633	D-大叶香根烯 D-Germacrene	$C_{15}H_{24}$	0.09
36	15.068	别香树烯 Alloaromadendrene	$C_{15}H_{24}$	0.14

续表

序号	保留 时间/min	中英文名称	分子式	相对 含量 / %
37	15.209	3′，5′-二甲氧基乙酰苯 3′，5′-Dimethoxyacetophenone	$C_{10}H_{12}O_3$	0.41
38	15.404	γ-杜松烯 γ-Cadinene	$C_{15}H_{24}$	0.12
39	15.645	十五烷 Pentadecane	$C_{15}H_{32}$	0.14
40	16.009	2，6-二叔丁基对甲基苯酚 Butylated hydroxytoluene	$C_{15}H_{24}O$	4.67
41	16.480	(2，6，6-三甲基-2-羟基环亚甲基)乙酸内酯 (2，6，6-Trimethyl-2-hydroxy-cyclohexylidene)acetic acid lactone	$C_{11}H_{16}O_2$	0.82
42	16.850	月桂酸 Dodecanoic acid	$C_{12}H_{24}O_2$	0.27
43	17.456	斯巴醇 Spathulenol	$C_{15}H_{24}O$	1.35
44	17.598	石竹烯氧化物 Caryophyllene oxide	$C_{15}H_{24}O$	0.30
45	17.662	10-甲基十九烷 10-Methylnonadecane	$C_{20}H_{42}$	0.15
46	17.992	喇叭茶醇 Ledol	$C_{15}H_{26}O$	0.13
47	19.297	1，6-二甲基-4-异丙基萘 Naphthalene，1，6-dimethyl-4-(1-methylethyl)	$C_{15}H_{18}$	0.06
48	19.874	2，3-二氯苯胺 2，3-Dichloroaniline	$C_6H_5Cl_2N$	0.22
49	20.580	十四酸 Tetradecanoic acid	$C_{14}H_{28}O_2$	0.94
50	21.927	六氢化法尼基丙酮 Hexahydrofarnesyl acetone	$C_{18}H_{36}O$	1.39
51	22.527	9-庚基-9-硼二环[3.3.1]壬烷 9-Bora bicyclo[3.3.1]nonane，9-heptyl	$C_{15}H_{29}B$	0.02
52	23.032	(2E，6E)-3，7，11-三甲基-2，6，10-十二碳三烯醇 (2E，6E)-3，7，11-Trimethyl-2，6，10-dodecatrien-1-ol	$C_{15}H_{26}O$	0.14
53	23.032	14-甲基十五酸甲酯 Methyl14-methyl pentadecanoate	$C_{17}H_{34}O_2$	0.17
54	23.227	5-十八炔 5-Octadecyne	$C_{18}H_{34}$	2.31
55	23.315	1，3-环辛二烯 1，3-Cyclooctadiene	C_8H_{12}	3.90
56	23.685	棕榈酸 n-Hexadecanoic acid	$C_{16}H_{32}O_2$	27.26
57	24.015	棕榈酸乙酯 n-Hexadecanoic acid，ethyl ester	$C_{18}H_{36}O_2$	0.56

续表

序号	保留时间/min	中英文名称	分子式	相对含量 /%
58	24.856	十七酸 Heptadecanoic acid	$C_{17}H_{34}O_2$	0.63
59	25.303	9，12-十八碳二烯酸甲酯 9，12-Octadecadienoic acid，methyl ester	$C_{19}H_{34}O_2$	0.63
60	25.391	N-(3，5-二氯苯基)-1，2-二甲基-1，2-环丙烷二甲酰亚胺 1，2-Cyclopropane dicarboximide，N-(3，5-dichlorophenyl)-1，2-dimethyl	$C_{13}H_{11}Cl_2NO_2$	1.30
61	25.526	植物醇 Phytol	$C_{20}H_{40}O$	1.92
62	25.815	亚油酸 Linoleic acid	$C_{18}H_{32}O_2$	10.68
63	25.885	亚麻醇 Linoleic alcohol	$C_{18}H_{32}O$	6.52
64	26.109	亚油酸乙酯 Ethyl linolate	$C_{20}H_{36}O_2$	1.45
65	28.273	4，8，12，16-四甲基十七碳-4-内酯 4，8，12，16-Tetramethyl heptadecan-4-olide	$C_{21}H_{40}O_2$	0.50
66	30.244	邻苯二甲酸二异辛酯 Diisooctyl phthalate	$C_{24}H_{38}O_4$	0.18
67	31.597	十八烷 Octadecane	$C_{18}H_{38}$	0.07
68	33.644	十七烷 Heptadecane	$C_{17}H_{36}$	0.21
69	36.479	二十一烷 Heneicosane	$C_{21}H_{44}$	0.04

刘刚等（2004）通过 GC-MS 方法对三七根部进行了挥发油的化学成分研究，鉴定的挥发油成分见表 2-8。

表 2-8　三七根中挥发油类化学成分

序号	中英文名称	分子式	分子量	相对含量/%
1	依兰油烯 Muurolene	$C_{15}H_{24}$	204	
2	莎草烯 Cyperene	$C_{15}H_{24}$	204	
3	α-榄香烯 α-Elemene	$C_{15}H_{24}$	204	
4	杜松烯 Cadiene	$C_{15}H_{24}$	204	0.36
5	δ-杜松烯 δ-Cadiene	$C_{15}H_{24}$	204	1.61
6	α-古芸烯 α-Gurjunene	$C_{15}H_{24}$	204	1.78

续表

序号	中英文名称	分子式	分子量	相对含量/%
7	α-愈创木烯 α- Guaiene	$C_{15}H_{24}$	204	0.08
8	2, 6-二特丁基-4-甲基苯酚 2, 6-Ditert-butyl-4-methylphenol	$C_{15}H_{24}O$	220	0.28
9	2, 8-二甲基-5-乙酰基-双环[5.3.0]癸二烯-1, 8 2, 8-Dimethyl-5-acteyl-bicycle[5.3.0] decadiene-1, 8	$C_{14}H_{20}O_2$	220	1.20
10	十六酸甲酯 Methyl hexadecanoate	$C_{17}H_{34}O_2$	270	4.67
11	十六酸乙酯 Ethyl palmitate	$C_{18}H_{36}O_2$	284	1.64
12	十八碳二烯酸甲酯 Methyl octadecadienoate	$C_{19}H_{34}O_2$	294	3.21
13	十八碳二烯酸乙酯 Ethyl linoleate	$C_{20}H_{36}O_2$	308	3.34
14	邻苯二甲酸二异辛酯 Diisooctyl phthalate	$C_{24}H_{38}O_4$	390	5.69
15	邻苯二甲酸二特丁酯 DBP	$C_{16}H_{22}O_2$	278	3.42
16	乙酸 Acetic acid	$C_2H_4O_2$	60	
17	庚酸 Heptanoic acid	$C_7H_{14}O_2$	130	
18	辛酸 Octanoic acid	$C_8H_{16}O_2$	144	0.31
19	壬酸 Nonanoic acid	$C_9H_{18}O_2$	154	0.51
20	十六酸 Palmitic acid	$C_{16}H_{32}O_2$	256	1.93
21	异丙基苯 Isoally-benzene	C_9H_{10}	118	0.21
22	苯乙酮 Acetophenone	C_8H_8O	120	1.10
23	α, α-二甲基-苯甲醇 α, α-Dimethylbenzyl alcohol	$C_9H_{12}O$	136	2.04
24	1-甲乙醚基苯 1-Methoxyethyl benzene	$C_9H_{12}O$	136	
25	2-酮基-壬烯- 3 2-One-nonene-3	$C_9H_{16}O$	140	0.10
26	2, 2, 2-三羟乙基乙醇 2, 2, 2-Trihydroxyethylethanol	$C_8H_{18}O_4$	178	
27	1-甲基-4-异丙基环己烷 1-Methyl-4-isoallyl-cyclohexane	$C_{10}H_{20}$	140	
28	十四烷 Tetradecane	$C_{14}H_{30}$	198	0.19
29	十九烷 Nonadecane	$C_{19}H_{40}$	268	1.90

帅绯等（1986）通过 GC-MS 方法对三七花进行了挥发油的化学成分研究，鉴定的挥发油成分见表 2-9。

表 2-9 云南三七花和广西三七花挥发性化学成分

序号	中英文名称	分子式	相对含量/%	
			云南三七花	广西三七花
1	α-榄香烯 α-Elemene	$C_{15}H_{24}$	0.789	—
2	γ-榄香烯 γ-Elemene	$C_{15}H_{24}$	1.388	—
3	α-金合欢烯 α-Farnesene	$C_{15}H_{24}$	1.113	—
4	α-古芸烯 α-Gurjunene	$C_{15}H_{24}$	0.762	—
5	β-古芸烯 β-Gurjunene	$C_{15}H_{24}$	0.980	2.421
6	β-广藿香烯 β-Patchoulene	$C_{15}H_{24}$	—	2.251
7	α-檀香烯 α-Santalene	$C_{15}H_{24}$	50.57	6.234
8	十六酸甲酯 Methyl palmitate	$C_{17}H_{34}O_2$	1.334	—
9	十六酸乙酯 Ethyl palmitate	$C_{18}H_{36}O_2$	0.953	—
10	邻苯二甲酸二异辛酯 Diisooctyl Phthalate	$C_{24}H_{38}O_4$	0.789	—
11	邻苯二甲酸二丁酯 Dibutyl phthalate	$C_{16}H_{22}O_4$	—	0.952
12	十六烷 Hexadecane	$C_{16}H_{34}$	—	1.299
13	十七烷 Heptadecane	$C_{17}H_{36}$	1.198	0.732
14	十八烷 Octadecane	$C_{18}H_{38}$	—	1.039
15	十九烷 Nonadecane	$C_{19}H_{40}$	—	0.952
16	二十烷 Eicosane	$C_{20}H_{42}$	—	0.723
17	二十一烷 Henicosane	$C_{21}H_{44}$	—	0.831
18	二十二烷 Docosane	$C_{22}H_{46}$	—	3.550
19	二十三烷 Tricosane	$C_{23}H_{48}$	0.572	2.771
20	二十四烷 Tetracosane	$C_{24}H_{50}$	1.334	1.377
21	二十五烷 Pentacosane	$C_{25}H_{52}$	9.799	1.991

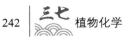

续表

序号	中英文名称	分子式	相对含量/%	
			云南三七花	广西三七花
22	二十六烷 Hexacosane	$C_{26}H_{54}$	0.844	1.645
23	二十七烷 Heptacosane	$C_{27}H_{56}$	3.266	1.922

2.3.2　挥发油及油脂类化合物的提取分离

陈东等通过 GC-MS 方法对三七叶进行了挥发油的化学成分研究，其提取方法是：称取 20 g 已粉碎过的三七样品，置于 500 mL 烧瓶中，用电热套加热，再用 20 mL 二氯甲烷作萃取剂，在 60℃下同时蒸馏萃取 4 h，所得提取物，于 4℃用 Na₂SO₄ 干燥 12 h 除水，过滤，滤液倒入浓缩瓶中，用 Vigreux 柱浓缩至约 1 mL，浓缩液用于 GC-MS 分析。GC-MS 分析测试条件：色谱柱：HP-SMS (60 m × 0.32 mm × 0.25 m)，进样温度：240 ℃，载气：He，流速：1 mL/min，接口温度：280℃，质谱扫描范围：35～455 amu，离子源：EI 源，电子能量：70 eV。按此分析测试条件，对三七叶挥发性成分进行 GC-MS 分析，各化合物质量分数的确定为面积归一化法。化合物定性分析是根据 GC-MS 联用所得质谱信息经计算机用 Wiley、NISt98 谱库与标准谱图对照、解析，最终确认其中的化学成分。

帅绯等通过 GC-MS 方法对三七花中挥发油的化学成分进行了研究，其提取方法是：取研细过 60 目筛的粉末 30g，放于沙氏提取器中，在 40℃ 温度下用乙醚提取 24h。回收乙醚，再用少量乙醚将残留物转移至蒸馏瓶中，加入 300 mL 水，进行蒸馏，然后用乙醚萃取馏出液 4 次，再回收乙醚，用无水硫酸钠脱水，挥发尽乙醚后，置干燥器中干操至恒重，得黄色油状物。

分离与鉴定：将上述提取的挥发油分别用乙醚溶解后，用色谱 - 质谱 - 计算机联用仪测定。测定条件：① 气相色谱条件：色谱柱：O V-101-45 m 柱前压：1.2 kg/m²，柱温：100～240 ℃ (4 ℃ / 分)，汽化温度270℃。分流比：1/3，尾吹：0.5 kg，联接管温度250℃。② 质谱条件：离子源 EI，离子源温度 200℃，电离电压：70eV，电离电流 300 μA，发射电流 0.38mA，倍增器电压 1.65 kV，分辨率 1000，质量范围：20~350，进样方式：GC，扫描方式：M.F，扫描时间：60 分钟，扫描速度 2 秒 / l~800，灯丝电流 4.3 A，分辨率 1000。

参 考 文 献

陈东，邓国宾，杨黎华，等 . 2007. 三七叶挥发油的化学成分分析 . 天然产物研究与开发，
　　19(B05): 37-40

刘刚，鲍建才，郑友兰，等 . 2004. 三七的化学成分研究进展 . 人参研究，（2）: 10-18

帅绯，李向高 . 1986. 三七花中挥发油成分的比较研究 . 中国药学杂志，21(9): 513-515

王军 . 2009. 三七茎叶资源综合利用的化学基础研究，硕士学位论文

魏均娴，王菊芬 . 1987. 三七叶黄酮类成分的研究 . 中药通报，12(11): 31-33

魏均娴，王菊芬，张良玉，等 . 1980. 三七的化学研究 I . 三七绒根的成份研究 . 药学学报，
　　15(6): 359-365

郑莹，李绪文，桂明玉，等 . 2006. 三七茎叶黄酮类成分的研究 . 中国药学杂志，41(3): 176-
　　178

周家明，崔秀明，曾江，等 . 2008. 三七种子脂溶性化学成分的研究，现代中药研究与实践，
　　22(4): 8-10

第3章

三七水溶性化学成分

3.1 糖　　类

迄今为止，国内外研究者已对三七中化学成分进行了较为系统的研究，主要集中在皂苷类成分的化学和药理作用上，但对其他成分研究较少，而三七多糖的免疫生物活性引起了广泛的关注，越来越多的科学工作者致力于三七多糖的化学和药理活性研究中。多糖（polysaccharides）是来自于高等植物、动物细胞膜和微生物细胞壁中的自然界含量丰富的天然大分子物质，对维持生命活动起着至关重要的作用。多糖、蛋白质、核酸、脂类构成了最基本的四类生命物质。到目前为止，已从天然产物中分离提取出三百多种多糖类化合物，如三七多糖、虫草多糖、香菇多糖、茶叶多糖、天麻多糖、枸杞多糖、海藻多糖等，它们对改善机体代谢状况和维持人体健康具有特别重要的意义。

随着对三七研究的深入，人们发现三七水提物中含有丰富的多糖类物质。测定三七不同部位中糖类物质的含量发现：三七主根＞三七花＞三七茎叶。1986 年国外研究人员发现三七水提物具有抗肿瘤活性，其功效成分是由阿拉伯糖、甘露糖、葡萄糖等组成的多糖成分。随后，从三七中分离出三七多糖 Sanchinan A，首次报道了 Sanchinan A 的结构（Ohtani et al.，1987）。从三七中分离得到四种多糖成分：PF3111、PF3112、PBGA11 和 PBGA12 具有抗免疫活性（Gao et al.，1996）。采用色谱技术对三七多糖进行纯化，获得 PNPS Ⅱ a、PNPS Ⅱ b 组分，并确定其结构（盛卸晃等，2007）。也有学者从三七花中提取了多糖 PNF Ⅰ、PNF Ⅱ 和 PNF Ⅲ（宫德瀛等，2013）。此外，三七中还含有单糖（鼠李糖、木糖和葡萄糖）和低聚糖。

3.1.1　糖类的提取分离

1. 糖类的提取

糖既可存在于细胞壁外，又可存在于细胞壁内。若从动、植物中提取多糖，就要对细胞进行破碎，使多糖容易释放出来。因破碎后的细胞中脂类物质也易连同多糖被提取出来，故需要预先采用醇和醚类物质浸泡或回流提取来除去脂质。脱脂后的样品再用于多糖的提取。以水、盐溶液、稀酸或稀碱在不同条件下提取，提取液浓缩后经透析、沉淀、干燥得到粗多糖。当用碱性溶液提取时，需要在低温条件下进行，避免多糖发生降解。近年来，多糖的提取方法主要包括溶剂提取法、内部沸腾法、超声辅助提取法、微波辅助提取法以及酶解法。三种溶剂提取方法耗时长、杂质多，酶解法成本高，而微波辅助提取法则设备昂贵，影响了其在工业生产中的应用。

（1）溶剂提取法

溶剂提取法是提取多糖的常用方法，常见的有水提法、醇提法、酸提法、碱提法等。多糖属于极性大分子化合物，一般选择水、醇等强极性溶剂来提取。用水作溶剂提取多糖时，可以用热水，多数植物多糖提取采用热水浸提法，所得多糖提取液可直接或离心去除不溶物。有些叶类多糖适合用稀酸或稀碱提取，并且能得到更高的提取率。但酸提法与碱提法有其特殊性，只在一些特定的植物叶多糖提取中占有优势，而且目前报道的稀酸、稀碱的提取液应迅速中和或迅速透析、浓缩、醇析而获得多糖沉淀。溶剂提取为常用的传统方法之一，具有生产流程简单，安全，无毒，不需特殊设备，成本低廉等优点，但此法往往提取效率低且费时（许春平等，2014）。

三七多糖的提取工艺也在不断发展和完善，提取方法主要以水煎醇沉法为基础。提取三七皂苷过程中，王良贵等（2003）对三七粗提液进行泡沫分离，泡沫相三七皂苷得率为73.6%，液相三七多糖得率为87.5%。韦云川等（2006）取三七总皂苷提取后的药渣，加水煎煮3次，每次2 h，过滤合并滤液，蒸发浓缩后，离心，上清液加2~3倍体积的98%乙醇沉淀，静置24 h，收集沉淀，沉淀脱蛋白后得三七多糖。盛卸晃等（2007）将粉碎后的三七用无水乙醇浸泡抽去油脂和色素，药渣风干后水煮60 min，离心，沉淀中加入蒸馏水再煮60 min。

弃沉淀，合并上清液，减压浓缩。上清液加入 3 倍体积 95% 乙醇，静置 24 h，离心收集沉淀。沉淀经无水乙醇、丙酮分别洗涤 2 次，中性蛋白酶结合 Sevag 法脱蛋白得三七粗多糖。

（2）内部沸腾法

内部沸腾法是植物有效成分提取的一种安全、高效、简便的方法。温拥军等（2013）采用响应面法对内部沸腾法三七多糖的提取条件进行了研究。选取对三七多糖相对提取率影响显著的提取温度、料液比、提取时间 3 个因素进行单因素实验，确定了各因素最佳水平。在此基础上，运用 Box-Behnken 实验设计对提取条件进一步优化，建立了影响三七多糖相对提取率的二次多项式。三七多糖的最佳提取条件为：提取温度为 89℃，料液比为 1 ∶ 19，提取时间 5min，三七多糖相对提取率可达 84.86%。

（3）超声辅助提取法

与传统提取法相比，超声辅助提取法可大大缩短提取时间，提高多糖得率，所以超声辅助提取法在多糖的提取中得到了广泛应用。李江霞等（2013）利用超声辅助提取法从三七渣中提取三七多糖，通过正交试验对三七多糖的提取工艺进行优化。最佳工艺条件为：三七渣果 40 目筛，提取 3 次，提取时间 30min，料液比 1 ∶ 15。

2. 糖类的分离纯化

提取得到的多糖溶液一般含有较多杂质，首先需考虑除去多糖提取液中的蛋白质。常用的脱蛋白方法有 Sevag 法、三氟三氯乙烷法、三氯乙酸法以及酶法等，其中 Sevag 法是脱除蛋白质的经典方法，但其效率不高，且多糖会有一定程度的损失。多糖中也常含有一些色素（游离色素或结合色素），根据其性质可采取不同的脱色方法。目前常用的脱色方法有离子交换法、氧化法、金属络合物法和吸附法（纤维素、硅藻土、活性炭）等。DEAE- 纤维素法是通过离子交换作用来达到脱色的目的，并且能够分离纯化多糖。对于无机盐、色素、单糖和寡糖等小分子物质，可以采用透析的方法除去。提取、除杂后所得粗多糖通常是混合多糖，若要获得均一多糖，还需对多糖进行分离纯化（谢明勇等，2010）。

分离纯化多糖的方法很多，如分步沉淀法、季铵盐沉底法、柱层析法、超滤法和超离心法等，然而往往一种方法只能除去其中一种或几种杂质，不能一次性地获得均一组分。只有综合利用几种纯化方法才能达到纯化的效果。离子交换柱层析适合于分离各种酸性、中性黏多糖，是目前多糖纯化中应用最广的一种方法，特别是对于体积较大的多糖溶液，大多采取阴离子交换柱层析纯化的策略，使多糖得到初步纯化，甚至可以分离到均一组分。

使用较为普遍的交换剂（填料）有二乙基氨基纤维（DEAE -cellulose）、DEAE - 葡聚糖（DEAE -Sephadex）和 DEAE - 琼脂糖（DEAE -Sepharose）。这些交换剂具有三维空间网状结构，因此除了有离子交换作用外，还具有分子筛作用，柱效较高。凝胶柱层析常用的凝胶填料有葡聚糖凝胶（Sephadex）、琼脂糖凝胶（Sepharose）和聚丙烯酰胺凝胶（Bio-gel）等，以及后来开发出来的 Sephcryl、Superdex 等系列。使用凝胶填料进行多糖的分离纯化时，通常以不同浓度的盐溶液和缓冲液作为洗脱剂，使洗脱液具有一定的离子强度。多糖出柱的顺序是大分子先出柱，小分子后出柱，从而使不同分子量的多糖得到分离纯化。然而凝胶柱层析不适合黏多糖的分离。

粗三七多糖采用 DEAE-Cellulose32 和 DEAE-Cellulose52 未能取得有效的分离纯化效果，原因也许在于分离物质的分子量过大，从而在空间上阻碍了其与吸附离子的交换。以 DEAE-Sepharose Fast Flow、CM-Sepharose Fast Flow 作为柱分离介质，取得较好的分离结果。

三七花干燥粉碎后用 70% 乙醇回流提取 4 次除去小分子杂质，热水回流提取得三七花粗多糖。脱蛋白得精制多糖。阴离子交换剂 DEAE-Sepharose Fast Flow 经 0.5mol / L NaOH、HCl 和蒸馏水依次处理至中性，重复三次后装柱，蒸馏水平衡。称取精制多糖 300 mg，溶于少量蒸馏水，离心，上清液经 DEAE-Sepharose Fast Flow 柱进行分离，依次用蒸馏水、0.1 mol/L NaCl、0.2 mol/L NaCl 水溶液洗脱，洗脱体积分别为 180mL、250mL、250 mL，控制体积流量为 2mL /min，每管收集 5 mL，用苯酚 - 硫酸法检测吸光度值，作洗脱曲线。合并相同峰组分，透析，冻干得到 PNF Ⅰ、PNF Ⅱ、PNF Ⅲ 三个部分 (宫德瀛等，2013)。

3.1.2　糖类的化学结构

多糖结构比蛋白质和核酸的结构更为复杂，可以说是最复杂的生物大分子。从化学观点来看，多糖结构的复杂性无疑给其结构解析带来很大困难。糖的结构分类沿用了蛋白质和核酸的分类方法，即多糖的结构可分为一级、二级、三级和四级结构。与其他生物大分子一样，糖链的二级以上高级结构是以一级结构为基础的。测定糖链的一级结构，要解决以下几个问题：① 分子量；② 糖

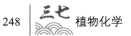

链的糖基组成，各种单糖组成的摩尔比；③ 有无糖醛酸及具体的糖醛酸类型和比例；④ 各单糖残基的 D- 或 L- 构型，吡喃环或呋喃环形式；⑤ 各个单糖残基之间的连接顺序；⑥ 每个糖苷键所取的 α- 或 β- 异头异构形式；⑦ 每个糖残基上羟基被取代情况；⑧ 糖链和非糖部分连接情况；⑨ 主链和支链连接位点；⑩ 糖残基可能连接硫酸酯基、乙酰基、磷酸基、甲基的类型等。

多糖结构的分析手段很多，不仅有仪器分析法，如红外、核磁共振、质谱等，还有化学方法，如部分酸水解、完全酸水解、高碘酸氧化、Smith 降解、甲基化反应等，以及生物学方法，如特异性糖苷酶酶切、免疫学方法等。

3.1.3　糖类的结构鉴定及其波谱特征

1. 分子量及单糖组成分析

经 GPC 分析，PNPS Ⅱ a 是分子量为 9.98×10^5 和 2.83×10^4 的混合物，PNPS Ⅱ b 的分子量为 2.07×10^4。PNF Ⅱ 的重均分子量和数均分子量分别为 8.44×10^4 和 2.47×10^4。PF 3111、PF 3112、PBGA 11、PBGA 12 的分子量分别为 6.85×10^6、3.75×10^5、4.55×10^5、7.65×10^6。Sanchinan A 的分子量为 1.50×10^6。

采用气相色谱分析，三七中各多糖的单糖组成摩尔比见表 3-1、表 3-2。此外，三七多糖 PNPS Ⅱ b 经酸水解后，薄层色谱结果表明 PNPS Ⅱ b 主要由葡萄糖、半乳糖、阿拉伯糖组成。Sanchinan A 主要由阿拉伯糖和甘露糖组成。

表 3-1　三七多糖中单糖组成摩尔比

多糖名称	鼠李糖 Rhamnose	阿拉伯糖 Arabinose	木糖 Xylose	甘露糖 Galactose	葡萄糖 Glucose	半乳糖 Mannose
PNF Ⅰ	0.10	1.00	0.14	0.36	1.87	2.79
PNF Ⅱ	0.08	1.00	0.03	0.02	0.19	1.38
PNF Ⅲ	0.26	1.00	0.04	0.01	0.04	0.42

表 3-2　三七多糖中单糖组成摩尔比

多糖名称	甘露糖 Galactose	葡萄糖 Glucose	半乳糖 Mannose	阿拉伯糖 Arabinose	木糖 Xylose
PF 3111	3.5	10.8	3.5	1.0	2.3
PF 3112	2.9	5.3	2.8	1.0	2.1
PBGA 11	3.1	4.2	5.3	1.0	3.2
PBGA 12	2.5	7.2	4.3	1.0	8.1

2. 红外谱图分析

红外谱图上糖类的特征吸收峰：3400cm^{-1} 处的强吸收宽峰为羟基的特征吸收峰；2900cm^{-1} 处为亚甲基 C—H 不对称伸缩振动吸收峰。

PNPS Ⅱ b 在 3422.52 cm^{-1} 和 2888.46cm^{-1} 处具有多糖的特征吸收峰，1636.98 cm^{-1} 的吸收峰可能为水饱和峰，1467.62 cm^{-1} 的吸收峰可能是饱和 C—H 的弯曲振动，1148.76 cm^{-1} 和 1060.67cm^{-1} 的峰可能分别为〉CH—OH、—CH$_2$—OH 中的 MC—O 振动，981.85 cm^{-1} 处的吸收峰可能是 C—C 的伸缩振动。

PNPS Ⅱ b 在 842.98 cm^{-1} 处有吸收峰，表明其存在 α 型糖苷键。

三七花多糖中含有糖醛酸，三七花多糖中 1747cm^{-1} 处的吸收峰为酯羰基吸收峰，1604cm^{-1} 和 1406.7cm^{-1} 处的两个强吸收峰对应为羧基 O＝C—O 中 C—O 的反对称和对称伸缩振动，表明存在羧基负离子（COO$^-$），PNF Ⅰ 、PNF Ⅱ 、PNF Ⅲ 红外光谱图均无 1700cm^{-1} 羧酸基的特征吸收峰，表明 PNF Ⅰ 、PNF Ⅱ 、PNF Ⅲ 主要以羧酸盐形式存在。PNF Ⅱ 红外谱图中，838.9cm^{-1} 和 894.2cm^{-1} 的吸收峰表明 PNF Ⅱ 同时含有 α- 和 β- 两种端基构型。1075.6cm^{-1}，1029.2cm^{-1} 为糖苷连接 C—O 吸收峰。

3. 核磁共振谱分析

PNPS Ⅱ b 的 ^{1}H-NMR 和 ^{13}C-NMR 谱图表明，PNPS Ⅱ b 存在 α、β 两种苷键构型；在糖异头碳 C-1 区有 3 个峰，结合薄层色谱结果，推测 PNPS Ⅱ b 主要由 3 种多糖残基组成。β-D- 葡萄吡喃糖中各个碳的化学位移可能分别为 100.89(C-1)、72.62(C-2)、74.36(C-3)、70.6(C-4)、72.78(C-5)、61.79(C-6)。吡喃半乳糖中各个碳的化学位移分别为100.75(C-1)、68.53(C-2)、71.01(C-3)、70.49(C-4)、72.29(C-5)、62.19(C-6)，吡喃阿拉伯糖中各个碳的化学位移为：105.44(C-1)、71.22(C-2)、73.79(C-3)、70.89(C-4)、64.43(C-5)、54.12(C-6)。

3.2 氨 基 酸

三七中含有多种氨基酸和蛋白质成分，其氨基酸种类可达 19 种以上，其中 8 种属人体必需的氨基酸，如异亮氨酸、亮氨酸、色氨酸、苏氨酸、苯丙氨酸、蛋氨酸和缬氨酸，三七对人体的营养氨基酸补充十分有益。三七不同部位的自身功能和代谢存在差异，使得三七不同部位的氨基酸含量各不相同（表3-3）。由表3-3可见三七植物各部位均含有多种氨基酸，因为各部位功能间的差异，其氨基酸组成也各不相同。含量最高部位为三七花，但花不含有精氨酸；侧根中各种氨基酸含量与主根中也有较大的差异性，侧根中不含有精氨酸和蛋氨酸。

表 3-3　三七不同部位氨基酸含量比较（$mg \cdot g^{-1}$）

部位	天冬氨酸	苏氨酸	丝氨酸	谷氨酸	甘氨酸	丙氨酸	胱氨酸	缬氨酸	蛋氨酸
三七主根	0.288	0.172	0.150	0.424	0.160	0.181	0.062	0.168	0.069
侧根	0.479	0.265	0.365	0.630	0.337	0.223	0.104	0.314	0.00
花	1.684	1.033	0.760	1.556	0.793	0.484	0.179	0.659	0.130

部位	异亮氨酸	亮氨酸	酪氨酸	苯丙氨酸	赖氨酸	组氨酸	精氨酸	脯氨酸	总氨基酸
三七主根	0.082	0.138	0.067	0.263	0.200	0.070	0.983	0.135	3.612
侧根	0.208	0.339	0.209	0.108	0.330	0.083	0.00	0.420	4.414
花	0.555	0.755	0.405	0.528	0.836	0.301	0.00	0.601	11.269

3.2.1　三七素

三七素是三七含有的一种特殊的氨基酸，其结构为 $\beta\text{-}N\text{-}$ 乙二酸酰基 -L-α，β- 二氨基丙酸（$\beta\text{-}N\text{-}L\text{-}ODAP$）（见图3-1），现在已经能人工合成。Kosuge 于1981年首次从三七中分离出三七素，并且证明此活性成分具有非常好的止血功效。据相关研究表明：人参属的几种名贵中药均含有止血成分三七素，但以三七含量最高（0.90%），人参次之（0.50%），西洋参最低（0.31%），因此，三七的止血活性最优。通过对三七素进行药理实验表明，三七素能够使小鼠的凝血时间缩短，同时又能够使小鼠的血小板数量显著增加，其止血作用机理是通过机体代谢，诱导血小板释放出凝血物质，从而达到快速止血目的。

三七经提取分离皂苷类成分后的残渣可用于提取三七素，因此从三七中分离三七素对充分利用三七资源具有重要意义。目前分离提取三七素主要是以三七为材料，经醇提、水提，得到三七素粗提物，用乙醇沉淀、正丁醇萃取去除皂苷类成分，经阳离子交换树脂柱层析，得到三七素（谢国祥等，2007）。

三七素的分子式及分子量：$C_5H_8N_2O_5$，176。

三七素的物理性状：白色粉末；红外 IR (KBr)，v_{max} (cm^{-1}) 3420，3520(羟基峰)；3040，1619，1545 (氨基酸)；3300，1545，1250(仲酰胺)；2620，2500；2800，1440(—CH_2—峰)；1380 处无吸收表示无—CH_3。

三七素的波谱数据：$^1H\text{-}NMR(D_2O，400\ MHz)$ δ: 3.87 (1H, dd, $J = 14.9, 6.8\ Hz$)，

3.96 (1H, dd, J = 14.9, 4.2 Hz), 4.24 (1H, dd, J = 6.8, 4.2 Hz)；^{13}C-NMR (D$_2$O, 100 MHz) δ: 42.1, 56.3, 166.7, 167.0, 173.2。

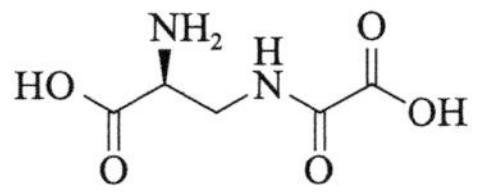

图 3-1　三七素的化学结构

3.2.2　γ-氨基丁酸

γ-氨基丁酸（GABA）是一种天然存在的四碳非蛋白类氨基酸，是哺乳动物中枢神经系统中重要的抑制性神经传达物质，具有调节血压血脂、改善人体免疫力、辅助治疗神经退行性疾病等功效，结构见图 3-2。GABA 因其独特的功能性、普遍的适用性和广泛的兼容性，它的相关产品逐渐被应用在食品、保健品、饲料添加剂等多个领域。

γ-氨基丁酸的制备可以通过化学合成法、微生物发酵法、植物富集法实现。三七茎叶中有高含量的 GABA，利用正交法优化三七茎叶中 GABA 的提取工艺，通过 732 阳离子树脂、硅胶柱层析纯化从三七茎叶中得到 GABA。将正交实验应用于三七茎叶中 GABA 提取工艺优化中，得到的最佳条件为：提取溶剂为水，提取时间为 3 h，提取次数为 3 次，提取温度为 60℃，提取物料比为 1：10。利用三七茎叶中 GABA 最优提取工艺参数提取三七茎叶中 GABA。选取 732 阳离子树脂对粗提液作进一步的分离纯化。静态吸附量为每克树脂能吸附 15.29 mg GABA；静态吸附解析率为 93.74%；动态吸附量为每克树脂能吸附 12.63 mg GABA；吸附时间为 60 min，上样流速为 1 mL/mg，上样 pH 值为 3.5 左右，吸附量相对较高，分离纯化周期相对较短；洗脱剂选取 pH 值为 10，10 BV 的洗脱剂后，得到总氨基酸。选取硅胶层析分离法对总氨基酸进一步纯化。经洗脱液甲醇-二氯甲烷体系（V：V 为 10：90、20：80、30：70、40：60、50：50、100：0）梯度洗脱后，获得白色结晶，经核磁共振氢谱、碳谱鉴定为 GABA（纯度＞99%）（杨晶晶等，2014a）。

GABA 的分子式及分子量：C$_4$H$_9$NO$_2$，103。

GABA 的波谱数据：^{1}H-NMR (D$_2$O, 500 MHz) δ: 1.89 (2H, m), 2.29 (2H, t, J = 7.5 Hz), 3.00 (2H, t, J = 7.5 Hz)；^{13}C-NMR(D$_2$O, 125 MHz) δ: 23.5, 34.2, 39.2, 181.4。

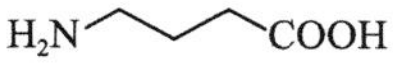

$$H_2N\diagdown\diagup\diagdown COOH$$

图 3-2　γ- 氨基丁酸的化学结构

3.2.3　环二肽成分

王双明等（2004）从三七根中分离得到了 14 种环二肽成分，如环 -(亮氨酸 - 苏氨酸)[cyclo-(Leu-Thr)]、环 -(亮氨酸 - 异亮氨酸)[cyclo-(Leu-Ile)]、环 -(亮氨酸 - 缬氨酸)[cyclo-(Leu-Val)]、环 -(异亮氨酸 - 缬氨酸)[cyclo-(Ile-Val)]、环 -(亮氨酸 - 丝氨酸)[cyclo-(Leu-Ser)]、环 -(亮氨酸 - 酪氨酸)[cyclo-(Leu-Tyr)]、环 -(缬氨酸 - 脯氨酸)[cyclo-(Val-Pro)]、环 -(丙氨酸 - 脯氨酸)[cyclo-(Ala-Pro)]、环 -(苯丙氨酸 - 酪氨酸)[cyclo-(Phe-Tyr)]、环 -(苯丙氨酸 - 丙氨酸)[cyclo-(Phe-Ala)]、环 -(苯丙氨酸 - 缬氨酸)[cyclo-(Phe-Val)]、环 -(亮氨酸 - 丙氨酸)[cyclo-(Leu-Ala)]、环 -(异亮氨酸 - 丙氨酸)[cyclo-(Ile-Ala)]、环 -(缬氨酸 - 丙氨酸)[cyclo-(Val-Ala)]，具体结构见图 3-3。

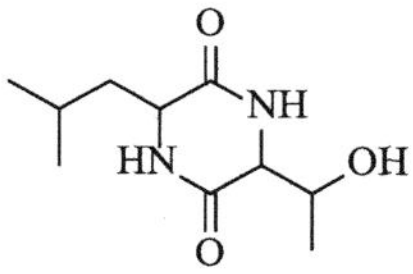

1.cyclo-(Leu-Thr) 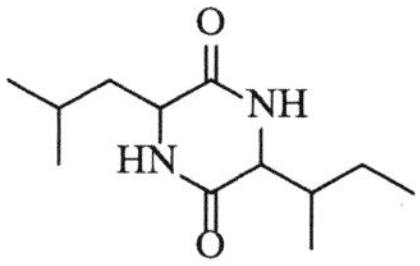　　2.cyclo-(Leu-Ile) 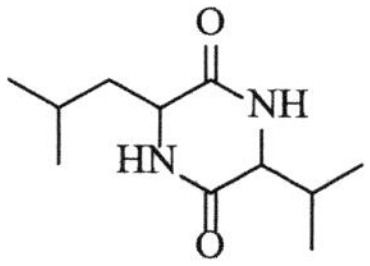　　3.cyclo-(Leu-Val) 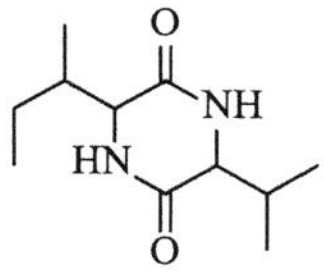　　4.cyclo-(Ile-Val)

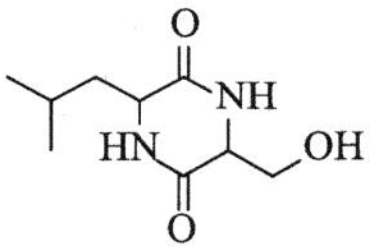

5.cyclo-(Leu-Ser) 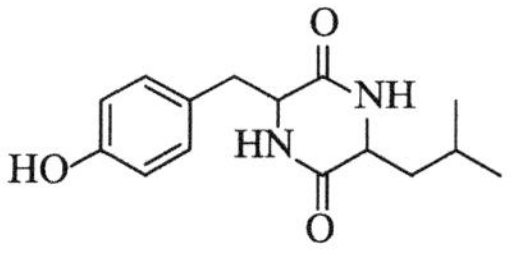　　6.cyclo-(Leu-Tyr) 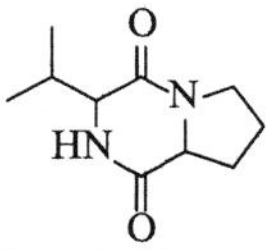　　7.cyclo-(Val-Pro) 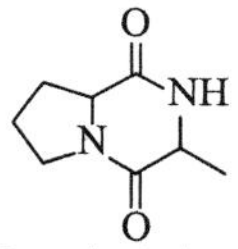　　8.cyclo-(Ala-Pro)

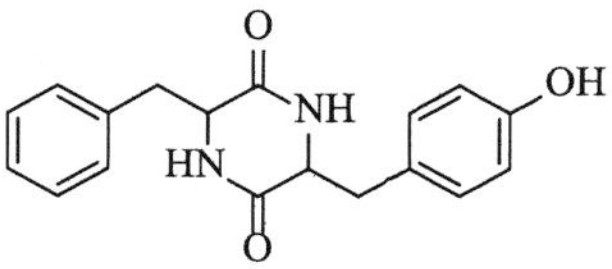

9.cyclo-(Phe-Tyr) 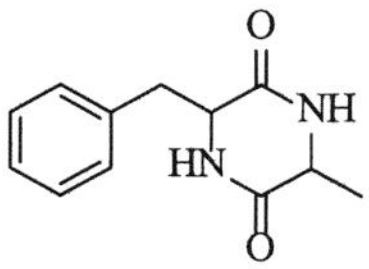　　10.cyclo-(Phe-Ala) 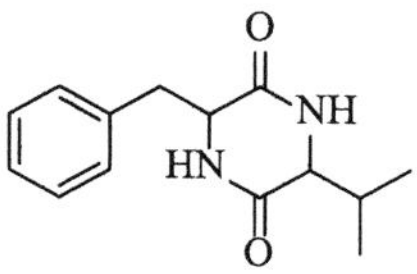　　11.cyclo-(Phe-Val)

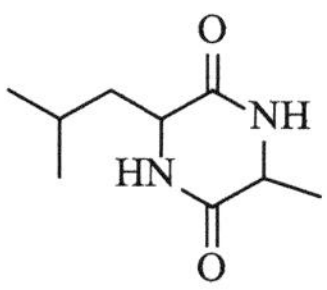

12.cyclo-(Leu-Ala) 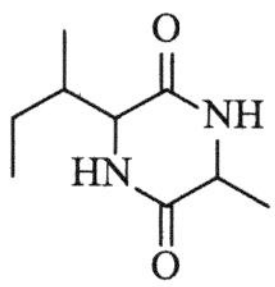　　13.cyclo-(Ile-Ala) 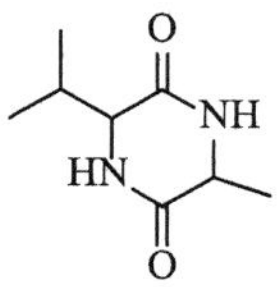　　14.cyclo-(Val-Ala)

图 3-3　三七中环二肽成分的化学结构

上述 14 种环二肽的性状及波谱数据如下：

Cyclo-(Leu-Thr)

分子式及分子量：$C_{10}H_{18}O_3N_2$, 214

物理性状：无色晶体 (CH_3OH)，mp. 280~282 ℃

波谱数据：

^{1}H-NMR(DMSO-d_6, 400 MHz) δ: 8.21 (1H, s), 8.02 (1H, s), 5.02 (1H, d, J = 5.4 Hz), 4.00 (2H, m), 1.80 (1H, m), 1.68 (1H, m), 1.55 (1H, m), 1.06 (3H, d, J = 6.5 Hz), 0.84 (3H, d, J = 6.6 Hz), 0.82 (3H, d, J = 6.5 Hz); ^{13}C-NMR (DMSO-d_6, 100 MHz) δ: 168.6, 166.8, 66.9, 60, 52.8, 45.0, 23.3, 23.1, 21.5, 20.1

Cyclo-(Leu-Ile)

分子式及分子量：$C_{12}H_{22}O_2N_2$, 226

波谱数据：

^{1}H-NMR (DMSO-d_6, 400 MHz) δ: 8.17 (1H, s), 8.04 (1H, s), 3. 77 (1H, br.), 3.70 (1H, br.), 1.83 (2H, m,), 1.63 (1H, m), 1.44 (2H, m), 1.19 (1H, m), 0. 89 (12H, m); ^{13}C-NMR (DMSO-d_6, 100 MHz) δ: 168.3, 166.8, 58. 8, 52.3, 43.6, 38.3, 24.3, 23.5, 23.0, 21.7, 15.1, 11.6

Cyclo-(Phe-Val)

分子式及分子量：$C_{14}H_{18}O_2N_2$, 246

波谱数据：

^{1}H-NMR(DMSO-d_6, 400 MHz) δ: 8.12 (1H, s), 7.92 (1H, s), 7.19 (5H, m), 4.21 (1H, br.), 3.53 (1H, br.), 3.14 (1H, dd), 2.90 (1H, dd), 1.63 (1H, m), 0.65 (3H, d, J = 6.9 Hz), 0.26 (3H, d, J = 6.9 Hz) ; ^{13}C-NMR (DMSO-d_6, 100 MHz) δ: 168.3, 166. 8, 136. 0, 130. 2, 127. 9, 126. 4, 59.2, 55.0, 37.9, 31.0, 18.2, 16.3.

Cyclo-(Leu-Val)

分子式及分子量：$C_{11}H_{20}O_2N_2$, 212

波谱数据：

^{1}H-NMR (DMSO-d_6, 400 MHz) δ: 8. 20 (1H, s), 8.06 (1H, s), 3.74 (1H, br.), 3.60

(1H, m), 2.08 (1H, m), 1.83 (1H, m), 1.58 (1H, m), 1.42 (1H, m), 0.80~0.94 (12H, m); ^{13}C-NMR (DMSO-d_6, 100 MHz) δ: 168.6, 167.0, 59.6, 52.5, 44.0, 31.6, 23.6, 23.1, 21.6, 18.8, 17.4.

Cyclo-(Ile-Val)

分子式及分子量：$C_{11}H_{20}O_2N_2$, 212

波谱数据：

^{1}H-NMR(DMSO-d_6, 400 MHz) δ: 7.95 (1H, s), 7.93 (1H, s), 3.74 (1H, br.), 3.67 (1H, br.), 2.17 (1H, m), 1.83 (1H, m), 1.42 (1H ,m), 1.18 (1H, m), 0.80~0.94 (12H, m)；^{13}C-NMR (DMSO-d_6, 100 MHz) δ: 167.6, 167.5, 59.2, 58.6, 38.0, 31.0, 24.4, 18.7, 17.4, 15.1, 11.9

Cyclo-(Leu-Ser)

分子式及分子量：$C_9H_{16}O_3N_2$, 200

物理性状：无色晶体 (CH$_3$OH), mp. 240~242℃

波谱数据：

^{1}H-NMR(DMSO-d_6, 400 MHz) δ: 8.23 (1H, s), 7.93 (1H, s), 5.14 (1H, m), 3.79 (2H, m), 3.42 (1H, m), 1.79 (1H, m), 1.59 (2H, m), 0.84 (6H, m); ^{13}C-NMR (DMSO-d_6, 100 MHz) δ: 168.2, 166.3, 62.3, 57.2, 52.7, 44.6, 23.3, 23.1, 21.5

Cyclo-(Leu-Tyr)

分子式及分子量：$C_{15}H_{20}O_3N_2$, 296

物理性状：无色晶体 (CH$_3$OH), mp. 260~262℃

波谱数据：

^{1}H-NMR(DMSO-d_6, 400 MHz) δ:9.27 (1H, s), 8.07 (2H, m), 6.88(2H, d, J = 8.2 Hz), 6.63 (2H, d, J = 8.1 Hz), 4.05 (1H, br.), 3.44 (1H, br.), 3.00 (1H, dd, J = 13.5,3.3 Hz), 2.67 (1H, dd, J = 13.6,4.6 Hz), 1.40 (1H, m), 0.72 (1H, m), 0.62 (6H, m), 0.08 (1H, m); ^{13}C-NMR(DMSO-d_6, 100 MHz) δ:167.5, 166.3, 156.4, 131.2, 125. 9, 114. 9, 55.7, 52.3, 43.7, 37.7, 23.0, 22.7, 21.4.

Cyclo-(Val-Pro)

分子式及分子量：$C_{10}H_{16}O_2N_2$, 196

物理性状：无色晶体 (CH$_3$OH), mp. 145~147 ℃

波谱数据：

¹H-NMR(DMSO-d_6, 400 MHz) δ: 8.38 (1H, d, J = 3.8 Hz), 4.13 (1H, m), 3.34 (3H,m), 2.14 (1H, m), 1.70~2.02 (4H, m), 0.90 (3H ,d, J = 11.8 Hz), 0.86 (3H, d, J = 10.2 Hz); ¹³C-NMR (DMSO-d_6, 100 MHz) δ:168.9, 165.2, 62. 7, 57.8, 45.2, 32.5, 29.0, 21.6, 19.0, 18.3

Cyclo-(Ala-Pro)

分子式及分子量：$C_8H_{12}O_2N_2$, 168

物理性状：无色晶体 (CH_3OH), mp. 170~172℃

波谱数据：

¹H-NMR(DMSO-d_6, 400 MHz) δ: 8.17(1H, s), 4.15(1H, t, J = 7.6 Hz), 4.07 (1H, dd, J = 13.6, 6.8 Hz), 3.34 (2H, m), 1.74~2.12 (4H, m), 1.19 (3H, d, J = 6.8 Hz); ¹³C-NMR (DMSO-d_6 , 100 MHz) δ: 170. 0, 166. 6, 58.7, 50.2, 44.9, 27.7, 22.4, 15.3

Cyclo-(Phe-Tyr)

分子式及分子量：$C_{18}H_{18}O_3N_2$, 310

物理性状：无色晶体 (CH_3OH), mp. 291~293℃

波谱数据：

¹H-NMR(DMSO-d_6, 400 MHz) δ: 9.27 (1H, s),7.89 (2H, m), 7.26 (2H, t, J = 7.4 Hz), 7.20 (1H, d, J = 7.3 Hz), 7.01 (2H, d, J = 7.3 Hz), 6.81 (2H, d, J = 8.3 Hz), 6. 66 (2H, d, J= 8. 2 Hz), 3.92 (1H, br.), 3.87 (1H, br.), 2.50 (2H, m), 2.14 (2H, m); ¹³C-NMR (DMSO-d_6, 100 MHz) δ: 166.3, 166.2, 156. 1, 136.6, 130.8, 129.7,128.1, 126.4, 115.0, 55. 7, 55.4, 39.1, 38.9

Cyclo-(Phe-Ala)

分子式及分子量：$C_{12}H_{14}O_2N_2$, 218

波谱数据：

¹H-NMR(DMSO-d_6, 400 MHz) δ: 8.16 (1H, s), 8.06 (1H, s),7.29 (2H, t, J = 7.2 Hz), 7.23 (1H, d, J = 6.8 Hz), 7.15 (2H, d, J = 7.1 Hz), 4.18 (1H, br.), 3.61 (1H, m), 3.13 (1H, dd, J = 3.4,13.4 Hz), 2.85 (1H, dd, J = 4.9,13.4 Hz), 0.44 (3H, d, J = 6.9 Hz); ¹³C-NMR (DMSO-d_6, 100 MHz) δ:167.6, 165.8, 136. 0, 130.3, 127. 9, 126. 5, 55.3, 49.7, 38.3, 19.6

Cyclo-(Leu-Ala)

分子式及分子量：$C_9H_{16}O_2N_2$, 184

物理性状：无色晶体 (CH₃OH), mp. 145~147℃

波谱数据：

¹H-NMR(DMSO-d_6, 400 MHz) δ: 8.22 (1H, s), 8.12 (1H, s), 3.94 (1H, dd, J = 6.9,13.7 Hz), 3.64 (1H, m), 1.73 (1H, m), 1.49 (2H, m), 1.21 (3H, d, J = 6.8 Hz), 0.87 (3H, d, J = 6.6 Hz), 0.85 (3H, d, J = 6.6 Hz); ¹³C-NMR (DMSO-d_6, 100 MHz) δ: 168.8, 168.4, 53.4, 49.0, 42.1, 23.6, 22.8, 21.8, 17.8

Cyclo-(Ile-Ala)

分子式及分子量：$C_9H_{16}O_2N_2$, 184

波谱数据：

¹³C-NMR(DMSO-d_6, 100 MHz) δ:168.4, 166. 6, 58. 8, 49.6,38.0, 24.2, 19.9, 15.0, 11.8.

Cyclo-(Val-Ala)

分子式及分子量：$C_8H_{14}O_2N_2$, 170

物理性状：无色晶体 (CH₃OH), mp. 265~267℃

波谱数据：

¹H-NMR(DMSO-d_6, 400 MHz) δ: 8.15 (1H, s), 8.01 (1H, s), 3.87 (1H, dd, J = 6.7,13.5 Hz), 3.67 (1H, s), 2.13 (1H, m), 1.25 (3H, d, J = 7.0 Hz), 0.93 (3H, d, J = 7.0 Hz), 0.81 (3H, d, J = 6.8 Hz); ¹³C-NMR (DMSO-d_6, 100 MHz) δ: 168.6,166.5, 59.4, 49.6, 31.0, 20.0, 18.4, 16.6

参 考 文 献

宫德瀛, 黄建, 王红, 等 . 2013. 三七花多糖的分离纯化及结构初步研究 . 天然产物研究与开发, 25(12): 1676-1679

李江霞, 丁艳芬, 陈金东, 等 . 2013. 三七渣中多糖超声提取工艺研究 . 中国现代中药, 15(2):

131-134

盛卸晃，王健，郭建军，等 . 2007. 三七多糖的分离纯化及理化性质研究 . 中草药，38(7): 987-
　　989

王良贵，孙小梅，李步海 . 2003. 三七粗提液中皂苷与多糖泡沫分离的研究 . 分析科学学报，
　　19(3): 267-269

王双明，谭宁华，杨亚滨，等 . 2004. 三七环二肽成分（英文）. 天然产物研究与开发，16(5):
　　383-386

韦云川，王红，龙江兰 . 2006. 有效利用三七总皂苷提取后的药渣提取三七多糖 . 文山师范高
　　等专科学校学报，12(4): 95-96

温拥军，蒋琼凤，郭浪 . 2013. 响应面法优化内部沸腾法提取三七多糖 . 食品工业科技，
　　34(23): 260-263

谢国祥，邱明丰，赵爱华，等 . 2007. 三七中三七素的分离纯化与结构分析 . 天然产物研究与
　　开发，19(6): 1059-1061

谢明勇，聂少平 . 2010. 天然产物活性多糖结构与功能研究进展 . 中国食品学报，10(2): 1-11

许春平，杨琛琛，郑坚强，等 . 2014. 植物叶多糖的提取和生物活性综述 . 食品研究与开发，
　　35(14): 111-114

杨晶晶，刘英，崔秀明，等 . 2014a. 高效液相色谱法测定三七地上部分 γ- 氨基丁酸的含量 .
　　中国中药杂志，39(4): 606-609

杨晶晶，曲媛，杨晓艳，等 . 2014b. 三七茎叶中 γ- 氨基丁酸提取工艺研究 . 云南大学学报（自
　　然科学版），36(6): 907-911

Gao H, Wang F Z, Lien E J, et al. 1996. Immunostimulating polysaccharides from *Panax
　　notoginseng*. Pharmaceutical Research, 13(8):1196-1200

Ohtani K, Mizutani K, Hatono S, et al. 1987. Sanchinan A, a reticuloendothelial system activating
　　arabinogalactan from sanchi-ginseng (roots of *Panax notoginseng*). Planta Medica, 53(2):166-169

第4章

三七不同部位的化学成分

4.1 三七根化学成分

三七中皂苷成分是三七的主要有效成分之一，迄今为止，已从三七的不同部位分离得到 70 余种单体皂苷成分，这些单体皂苷大多数为达玛烷型的 20(S)-原人参二醇型和 20(S)- 原人参三醇型，但未发现含有齐墩果酸型皂苷。这与同属植物人参和西洋参有着显著区别。这些单体皂苷中也有很多与人参和西洋参中所含皂苷成分相同，如人参皂苷（ginsenoside）Rb$_1$、Rb$_2$、Rb$_3$、Rc、Rd、F$_2$、绞股蓝皂苷 IX、XIII 和人参皂苷 Re、Rg$_1$、Rg$_2$、Rh$_1$，其中，尤以人参皂苷 Rg$_1$ 和 Rb$_1$ 含量最高。除此以外，也有一些是三七所独有的皂苷类成分，如三七皂苷（notoginsenoside）R$_1$、R$_2$、R$_4$、R$_6$、Fa 等。通过 UPLC-MS 分析，从三七中分析鉴定了 31 种化合物，见表 4-1 (Wang J R, 2015; 鲍建才等，2006)。

表 4-1　采用 UPLC-MS 分析三七主根中皂苷类成分结果

序号	成分	t_R/min	理论分子量	测量分子量	离子种类	分子式	产物离子(m/z)
1	人参皂苷Rb$_1$	18.26	1153.6011	1153.6003	[M+HCOO]$^-$	C$_{54}$H$_{92}$O$_{23}$	1107.5952 [M-H]$^-$, 945.5421 [M-H-Glc]$^-$, 783.4901 [M-H-2Glc]$^-$, 621.4370 [M-H-3Glc], 459.3851 [M-H-4Glc]$^-$
2	乙酰- 人参皂苷Rb$_1$	18.64	1193.5961	1193.6004	[M-H]$^-$	C$_{57}$H$_{94}$O$_{26}$	1149.6009 [M-H-CO$_2$]$^-$, 1107.5986 [M-H-malonyl]$^-$, 1089.5857 [M-H-malonyl-H$_2$O]$^-$, 945.5233 [M-H-malonyl-Glc]$^-$
3	人参皂苷Rd	21.20	991.5483	991.5482	[M+HCOO]$^-$	C$_{48}$H$_{82}$O$_{18}$	945.5423[M-H]$^-$, 783.4901[M-H-Glc]$^-$, 765.4788[M-H-Glc-H$_2$O]$^-$, 621.4374[M-H-2Glc]$^-$, 603.4284[M-H-2Glc-H$_2$O]$^-$, 459.3844[M-H-3Glc]$^-$

续表

序号	成分	t_R/min	理论分子量	测量分子量	离子种类	分子式	产物离子(m/z)
4	人参皂苷Rg_1	11.22	845.4904	845.4913	[M+HCOO]⁻	$C_{42}H_{72}O_{14}$	799.4825[M-H]⁻, 637.4316[M-H-Glc]⁻, 619.4183[M-H-Glc-H_2O]⁻, 475.3796[M-H-2Glc]⁻, 457.3689[M-H-2Glc-H_2O]⁻
5	三七皂苷K	22.36	991.5483	991.5509	[M+HCOO]⁻	$C_{48}H_{82}O_{18}$	945.5419[M-H]⁻, 783.4870[M-H-Glc]⁻, 765.4788[M-H-Glc-H_2O]⁻, 621.4356[M-H-2Glc]⁻, 603.4214[M-H-2Glc-H_2O]⁻, 459.3840[M-H-3Glc]⁻
6	三七皂苷R_1	10.34	977.5327	977.5291	[M+HCOO]⁻	$C_{47}H_{80}O_{18}$	931.5278[M-H]⁻, 799.4845[M-H-Xyl]⁻, 781.4743[M-H-Xyl-H_2O]⁻, 769.4744[M-H-Glc]⁻, 751.4629[M-H-Glc-H_2O]⁻, 637.4324[M-H-Xyl-Glc]⁻, 619.4420[M-H-Xyl-Glc-H_2O]⁻, 475.3797[M-H-Xyl-2Glc]⁻
7	三七皂苷Rw_1	17.17	947.5221	947.5199	[M+HCOO]⁻	$C_{46}H_{78}O_{17}$	901.5160[M-H]⁻, 769.4766[M-H-Xyl]⁻, 637.4311[M-H-2Xyl]⁻, 475.3794[M-H-2Xyl-Glc]⁻
8	人参皂苷Rb_2	19.60	1123.5906	1123.5945	[M+HCOO]⁻	$C_{53}H_{90}O_{22}$	1077.5861[M-H]⁻, 945.5278[M-H-Xyl]⁻, 915.5379[M-H-Glc]⁻, 783.4869[M-H-Xyl-Glc]⁻, 756.4677[M-H-Xyl-Glc-H_2O]⁻, 621.4399[M-H-Xyl-2Glc]⁻, 603.4351[M-H-Xyl-2Glc-H_2O]⁻, 459.3876[M-H-Xyl-3Glc]⁻
9	乙酰人参皂苷Rd	21.91	1031.5432	1031.5465	[M-H]⁻	$C_{51}H_{84}O_{21}$	987.5508[M-H-CO_2]⁻, 945.5399[M-H-malonyl]⁻, 927.5307[M-H-malonyl-H_2O]⁻, 783.5049[M-H-malonyl-H_2O-Glc]⁻
10	人参皂苷Re	11.30	991.5483	991.5509	[M+HCOO]⁻	$C_{48}H_{82}O_{18}$	945.5430[M-H]⁻, 799.4834[M-H-Rha]⁻, 783.4900[M-H-Glc]⁻, 765.4793[M-H-Glc-H_2O]⁻, 637.4323[M-H-Rha-Glc]⁻, 619.4214[M-H-Rha-Glc-H_2O]⁻, 475.3792[M-H-Rha-2Glc]⁻
11	人参皂苷Rg_3	24.84	829.4955	829.4989	[M+HCOO]⁻	$C_{42}H_{72}O_{13}$	783.4896[M-H]⁻, 621.4426[M-H-Glc]⁻, 603.4216[M-H-Glc-H_2O]⁻, 459.3803[M-H-2Glc]⁻
12	三七皂苷R_4/人参皂苷Ra_3	17.45	1239.6374	1239.6379	[M-H]⁻	$C_{59}H_{100}O_{27}$	1107.5934[M-H-Xyl]⁻, 1089.5813[M-H-Xyl-H_2O]⁻, 1077.5904[M-H-Glc]⁻, 945.5438[M-H-Xyl-2Glc]⁻, 915.5320[M-H-2Glc]⁻, 783.4890[M-H-Xyl-2Glc]⁻, 765.4824[M-H-Xyl-2Glc-H_2O]⁻, 621.4360[M-H-Xyl-3Glc]⁻
13	三七皂苷R_2/人参皂苷F_5/人参皂苷La	18.09	815.4798	815.4792	[M+HCOO]⁻	$C_{41}H_{70}O_{13}$	769.4728[M-H]⁻, 637.4318[M-H-Xyl]⁻, 475.3783[M-H-Xyl-Glc]⁻
14	三七皂苷Fa/三七皂苷R_4/人参皂苷Ra_3	16.77	1239.6374	1239.6399	[M-H]⁻	$C_{59}H_{100}O_{27}$	1107.6014[M-H-Xyl]⁻, 1077.5904[M-H-Glc]⁻, 945.5473[M-H-Xyl-Glc]⁻, 927.5299[M-H-Xyl-Glc-H_2O]⁻, 783.489[M-H-Xyl-2Glc]⁻, 765.4788[M-H-Xyl-2Glc-H_2O]⁻
15	人参花皂苷E/人参花皂苷F	4.92	861.4853	861.4848	[M+HCOO]⁻	$C_{42}H_{72}O_{15}$	815.4779[M-H]⁻, 653.4239[M-H-Glc]⁻, 635.4188[M-H-Glc-H_2O]⁻, 491.3739[M-H-2Glc]⁻

序号	成分	t_R/min	理论分子量	测量分子量	离子种类	分子式	产物离子(m/z)
16	人参皂苷Rc	18.97	1077.5852	1077.5851	$[M-H]^-$	$C_{53}H_{90}O_{22}$	945.5278$[M-H-Xyl]^-$, 915.5383$[M-H-Glc]^-$, 783.4916$[M-H-Xyl-Glc]^-$, 765.4830 $[M-H-Xyl-Glc-H_2O]^-$, 621.4399$[M-H-Xyl-2Glc]^-$, 603.4351$[M-H-Xyl-2Glc-H_2O]^-$, 459.3876$[M-H-Xyl-3Glc]^-$
17	三七皂苷I	17.58	568.2989	568.2970	$[M-H+HCOO]^{2-}$	$C_{54}H_{92}O_{22}$	1091.5981$[M-H]^-$, 929.5497$[M-H-Glc]^-$, 767.4939$[M-H-2Glc]^-$, 605.4420 $[M-2H-3Glc]^-$,
18	人参皂苷Rf/ 人参皂苷La/ 人参皂苷Lb/ 三七皂苷U	16.60	845.4904	845.4898	$[M+HCOO]^-$	$C_{42}H_{72}O_{14}$	799.4825$[M-H]^-$, 637.4316$[M-H-Glc]^-$, 475.3796$[M-2H-2Glc]^-$
19	三七皂苷R_2/ 人参皂苷F_5/ 人参皂苷La	16.98	815.4798	815.482	$[M+HCOO]^-$	$C_{41}H_{70}O_{13}$	769.4728$[M-H]^-$, 637.4318$[M-H-Xyl]^-$, 619.4202$[M-H-Xyl-H_2O]^-$, 475.3783$[M-H-Xyl-Glc]^-$, 457.643$[M-H-Xyl-Glc-H_2O]^-$
20	三七皂苷Fa/三七 皂苷R_4/人参皂 苷Ra_3	18.24	1239.6374	1239.6375	$[M-H]^-$	$C_{59}H_{100}O_{27}$	1107.5901$[M-H-Xyl]^-$, 1089.5897$[M-H-Xyl-H_2O]^-$, 945.5394$[M-H-Xyl-Glc]^-$, 783.4790$[M-H-Xyl-2Glc]^-$, 765.482$[M-H-Xyl-2Glc-H_2O]^{4-}$, 621.4331$[M-H-Xyl-3Glc]^-$, 459$[M-H-Xyl-4Glc]^-$
21	人参皂苷Ra_1/ 人参皂苷Ra_2/ 三七皂苷Fc/ 三七皂苷EP_2	19.02	1209.6274	1209.629	$[M-H]^-$	$C_{58}H_{98}O_{26}$	1077.5815$[M-H-Xyl]^-$, 945.5171$[M-H-Xyl-Ara]^-$, 915.5203$[M-H-Xyl-Glc]^-$, 783.4702$[M-H-Xyl-Ara-Glc]^-$, 621.44562$[M-H-Xyl-Ara-2Glc]^-$, 459.43732$[M-H-Xyl-Ara-3Glc]^-$
22	三七皂苷A/ 高丽人参皂苷 Rg_2	12.88	584.2938	584.2926	$[M-H+HCOO]^{2-}$	$C_{54}H_{92}O_{24}$	1123.5821$[M-H]^-$, 961.5508$[M-H-Glc]^-$, 799.4908$[M-H-2Glc]^-$, 561.2922 $[M-2H]^{2-}$
23	人参皂苷Rg_2	17.86	829.4955	829.4969	$[M+HCOO]^-$	$C_{42}H_{72}O_{13}$	783.4896$[M-H]^-$, 637.4303$[M-H-Rha]^-$, 619.4279$[M-H-Rha-H_2O]^-$, 475.3790$[M-H-Rha-Glc]^-$, 457.3690 $[M-H-Rha-Glc-H_2O]^-$
24	人参皂苷Rh_1	17.85	683.4376	683.4345	$[M+HCOO]^-$	$C_{36}H_{62}O_9$	637.4318$[M-H]^-$, 475.3770$[M-H-Glc]^-$
25	人参皂苷C	20.73	975.5534	975.5544	$[M+HCOO]^-$	$C_{48}H_{82}O_{17}$	929.5470$[M-H]^-$, 767.4978$[M-H-Glc]^-$
26	20-O-葡萄糖人参 皂苷Rf/人参花皂 苷La/人参花皂苷 Lb	23.66	961.5378	961.5380	$[M-H]^-$	$C_{48}H_{82}O_{19}$	799.4854$[M-H-Glc]^-$, 781.4751$[M-H-Glc-H_2O]^-$, 637.4334$[M-H-2Glc]^-$, 619.4242$[M-H-2Glc-H_2O]^-$, 475.3794 $[M-H-3Glc]^-$
27	6,20-Di-O-β-D-glucopyranoside	11.23	843.4748	843.4740	$[M+HCOO]^-$	$C_{42}H_{70}O_{14}$	797.4710$[M-H]^-$, 635.4210$[M-H-Glc]^-$
28	三七皂苷J	2.58	879.4959	897.4953	$[M+HCOO]^-$	$C_{42}H_{74}O_{16}$	833.5020$[M-H]^-$, 671.4385$[M-H-Glc]^-$
29	三七皂苷D/ 三七皂苷T	18.27	1371.6802	1371.6806	$[M-H]^-$	$C_{64}H_{108}O_{31}$	685.3421$[M-2H]^{2-}$, 619.3171$[M-2H-Xyl]^{2-}$, 553.7970$[M-2H-2Xyl]^{2-}$
30	越南参皂苷R_{20}/ 人参皂苷Ⅲ	13.28	1005.5276	1005.5266	$[M+HCOO]^-$	$C_{48}H_{80}O_{19}$	959.5205$[M-H]^-$, 797.4775$[M-H-Glc]^-$, 635.4040$[M-H-2Glc]^-$, 473.3665$[M-H-3Glc]^-$

序号	成分	t_R/min	理论分子量	测量分子量	离子种类	分子式	产物离子(m/z)
31	三七皂苷H	4.55	993.5276	993.5285	$[M-H]^-$	$C_{48}H_{82}O_{21}$	947.5253$[M-H]^-$, 785.4690$[M-H-Glc]^-$, 767.4594$[M-H-Glc-H_2O]^-$, 653.4277$[M-H-Xyl-Glc-H_2O]^-$, 635.4162$[M-H-Xyl-Glc-H_2O]^-$, 491.3763$[M-H-Xyl-2Glc]^-$

4.1.1　三七主根中的化学成分

三七主根是三七的主要药效部位，也是含皂苷种类最多的部位。迄今为止，从三七的主根中分离得到的单体皂苷大多数为达玛烷型的 20(S)- 原人参二醇型和 20(S)- 原人参三醇型。三七根中含有人参皂苷 Rg_1、Rd、Rb_1、Rh_1 和三七皂苷 R_1、R_4 等以及其他类型的化合物，它们的具体结构见图 4-1、图 4-2(刘利民等，2011; Yoshikawa M et al., 2001; Yoshikawa M et al., 1997 a;1997b; Zhao P et al., 1996)。

1.人参皂苷F_2	R_1=glc	R_2=glc
2.人参皂苷Rd	R_1=glc(2-1)glc	R_2=glc
3.人参皂苷Rg_3	R_1=glc(2-1)glc	R_2=H
4.人参皂苷Rb_1	R_1=glc(2-1)glc	R_2=glc(6-1)glc
5.人参皂苷Rb_2	R_1=glc(2-1)glc	R_2=glc(6-1)ara
6.人参皂苷Rb_3	R_1=glc(2-1)glc	R_2=glc(6-1)xyl
7.绞股蓝皂苷IX	R_1=glc	R_2=glc(6-1)xyl
8.绞股蓝皂苷XVII	R_1=glc	R_2=glc(6-1)glc
9.三七皂苷Fa	R_1=glc(2-1)glc(2-1)xyl R_2=glc(6-1)glc	
10.人参皂苷Rc	R_1=glc(2-1)glc	R_2=glc(6-1)ara(fur)
11.三七皂苷Fe	R_1=Glc	R_2=glc(6-1)ara
12.三七皂苷Fc	R_1=glc(2-1)glc(2-1)xyl R_2=glc(6-1)xyl	
13.人参皂苷Ra_3	R_1=glc(2-1)glc	R_2=glc(6-1)glc(3-1)xyl
14.三七皂苷D	R_1=glc(2-1)glc(2-1)xyl R_2=glc(6-1)glc(6-1)xyl	
15.三七皂苷L	R_1=glc(2-1)xyl	R_2=glc(6-1)glc
16.三七皂苷R_1	R_1=glc(2-1)xyl	R_2=glc
17.三七皂苷R_2	R_1=glc(2-1)xyl	R_2=H
18.三七皂苷R_3	R_1=glc	R_2=glc(2-1)glc
19.三七皂苷R_6	R_1=glc	R_2=glc(6-1)glc
20.人参皂苷Rg_1	R_1=glc	R_2=glc
21.人参皂苷Re	R_1=glc(2-1)rha	R_2=glc
22.人参皂苷Rh_1	R_1=glc	R_2=glc
23.人参皂苷Rg_2	R_1=glc(2-1)rha	R_2=H
24.人参皂苷F_1	R_1=H	R_2=glc
25.人参皂苷Rf	R_1=glc(2-1)glc	R_2=H
26.20-O-葡萄糖人参皂苷Rf	R_1=glc(2-1)glc R_2=glc	
27.丙二酰人参皂苷Rg_1	R_1=glc^{6}malonyl R_2=glc	
28.野三七皂苷E	R_1=glc(2-1)rha R_2=glc(6-1)glc	
29.竹节参皂苷L_5	R_1=H R_2=glc(6-1)ara(4-1)xyl	

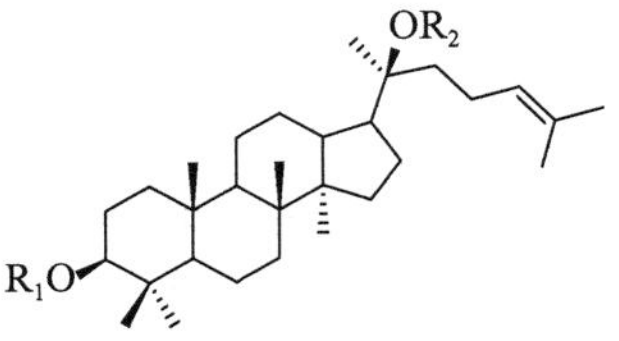

30.三七皂苷 I R₁=glc(2-1)glc R₂=glc(6-1)glc

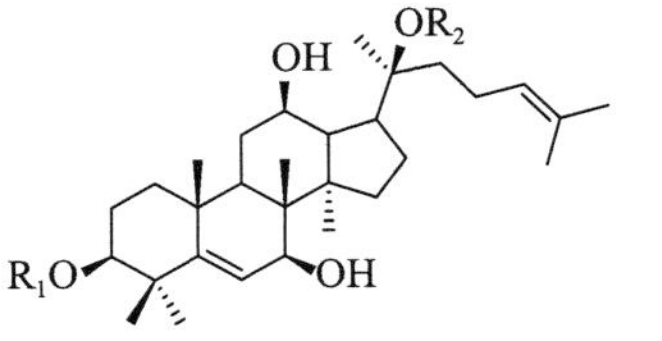

31.三七皂苷 G R₁=glc(2-1)glc R₂=glc

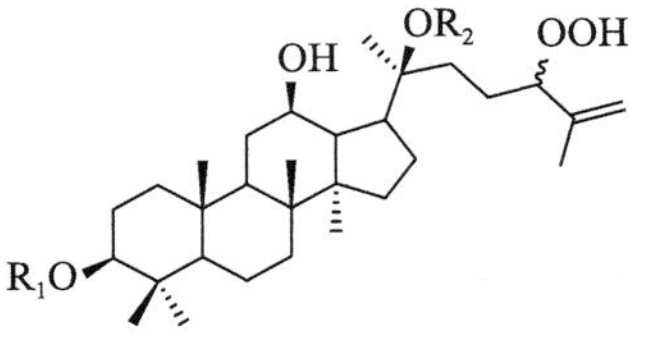

32.三七皂苷 C R₁=glc(2-1)glc R₂=glc(6-1)glc

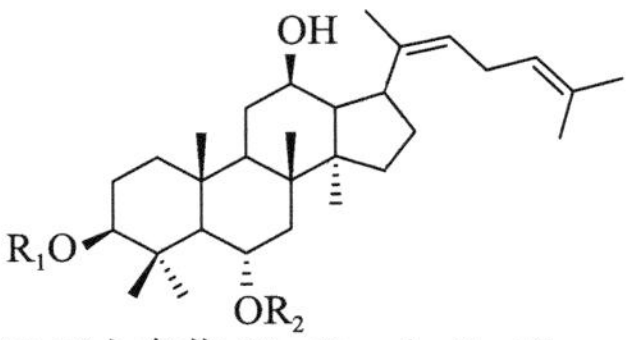

33.三七皂苷 Rh₃ R₁=glc R₂=H

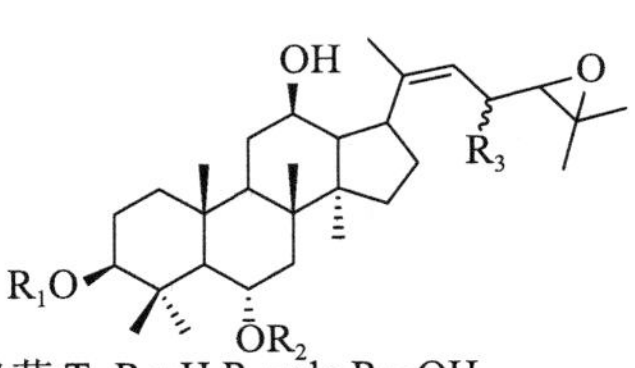

34.三七皂苷 T₁ R₁=H R₂=glc R₃=OH
35.三七皂苷 T₂ R₁=H R₂=glc R₃=OMe

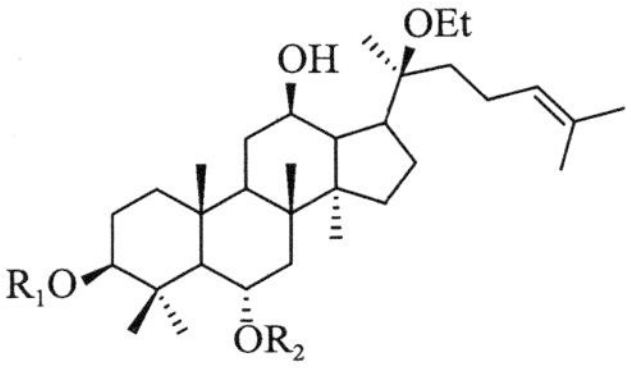

36.三七皂苷 T₃ R₁=H R₂=glc

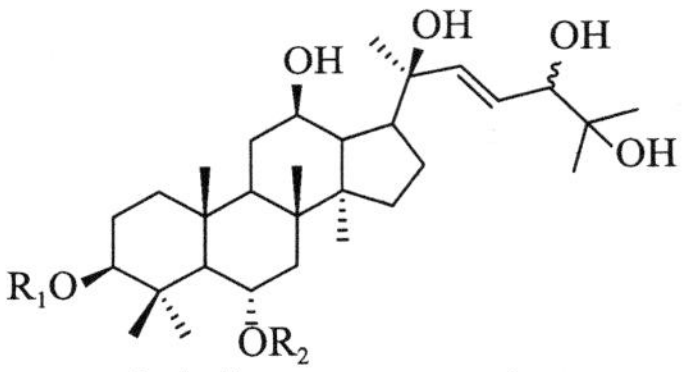

37.三七皂苷 T₄ R₁=H R₂=glc

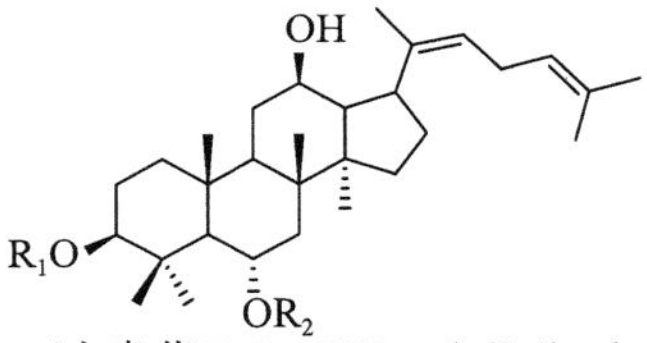

38.三七皂苷 T₅ R₁=H R₂=glc(3-1)xyl

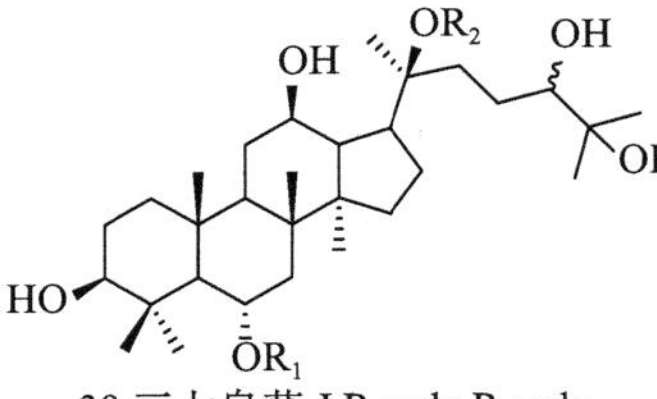

39.三七皂苷 J R₁=glc R₂=glc

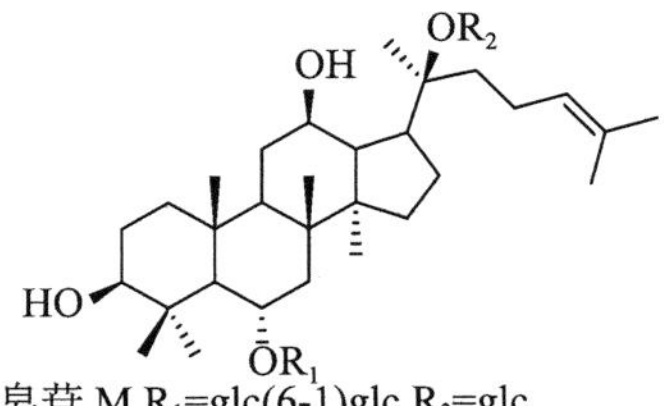

40.三七皂苷 M R₁=glc(6-1)glc R₂=glc
41.三七皂苷 N R₁=glc(4-1)glc R₂=glc

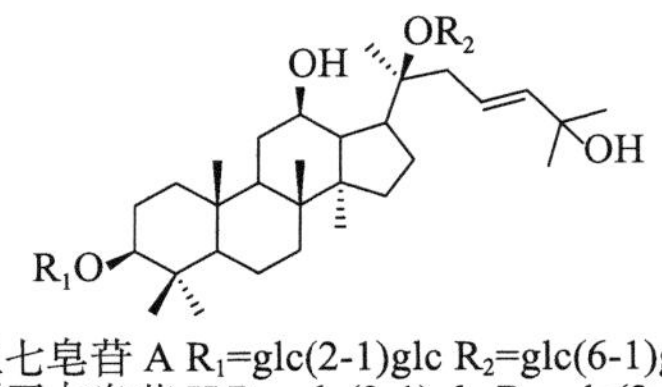

42.三七皂苷 A R₁=glc(2-1)glc R₂=glc(6-1)glc
44.野三七皂苷 H R₁=glc(2-1)glc R₂=glc(2-1)xyl

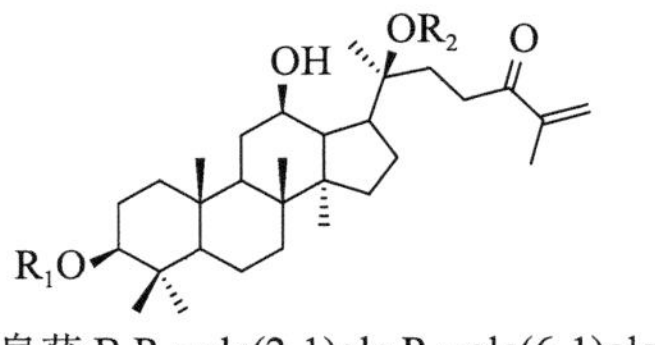

43.三七皂苷 B R₁=glc(2-1)glc R₂=glc(6-1)glc

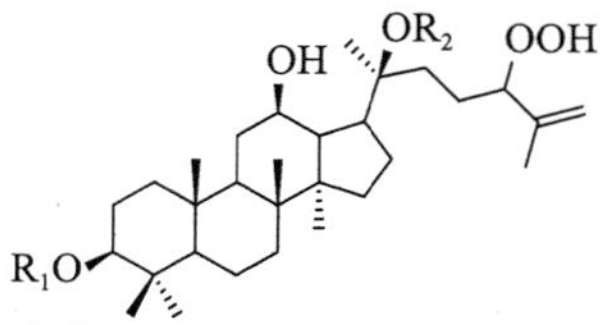

45.三七皂苷 C R₁=glc(2-1)glc R₂=glc(6-1)glc

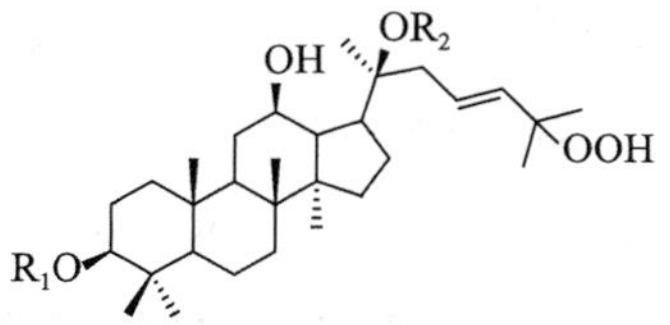

46.三七皂苷 E R₁=glc(2-1)glc R₂=glc
47.三七皂苷 H R₁=glc(2-1)xyl R₂=glc
48.三七皂苷 K R₁=glc(2-1)glc R₂=glc(6-1)glc

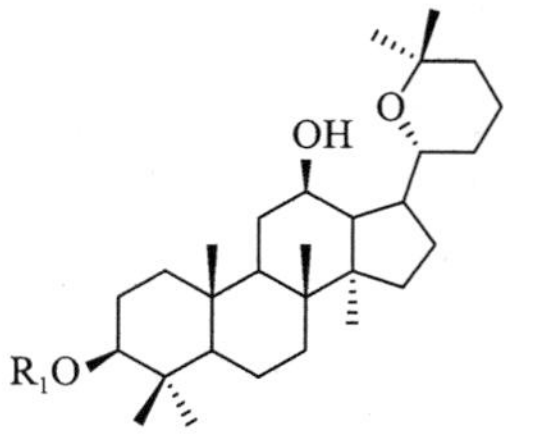

49.三七皂苷 R₇ R₁=glc(2-1)glc

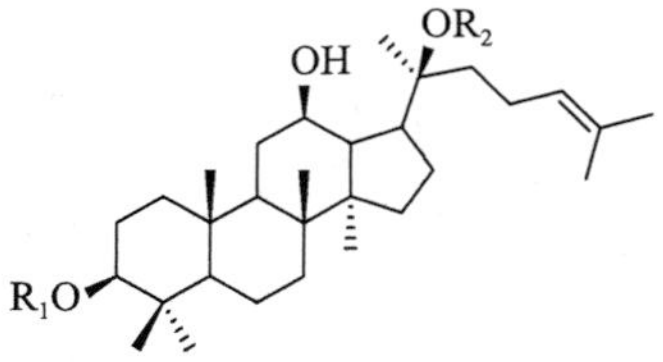

50.三七皂苷 R₄ R₁=glc(2-1)glc
R₂=glc(6-1)glc(6-1)xyl

图 4-1 三七主根中皂苷的化学结构

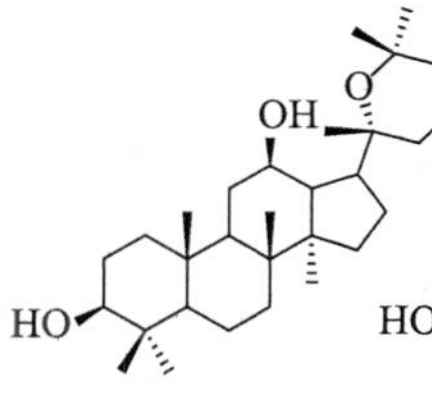

1.(20S)-人参二醇 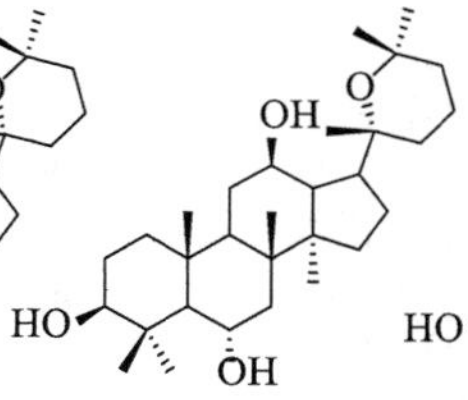 2.(20S)-人参三醇 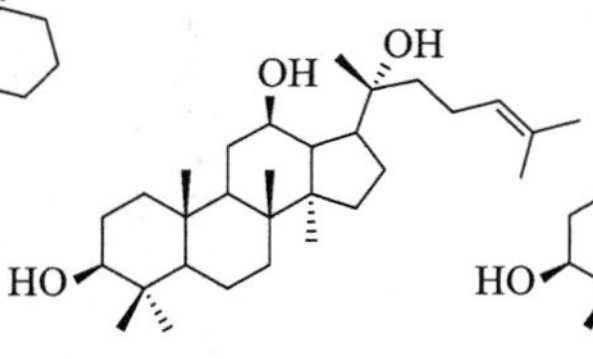 3.(20R)-原人参二醇 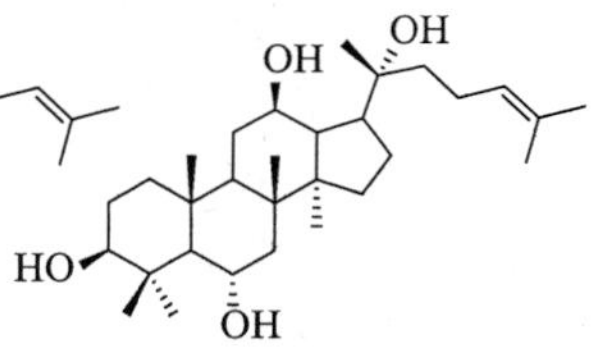 4.(20R)-原人参三醇

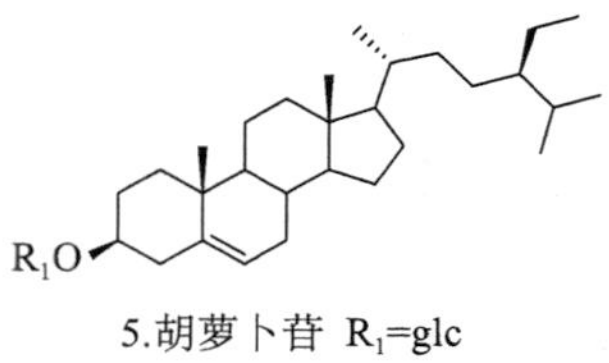

5.胡萝卜苷 R₁=glc 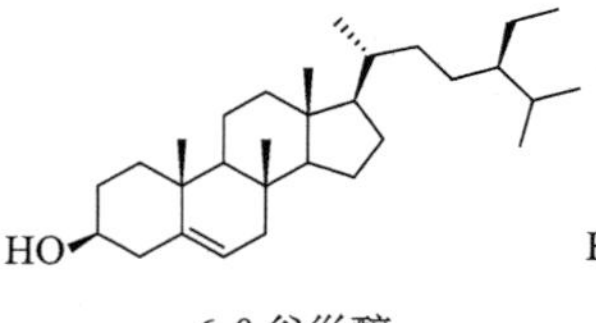 6.β-谷甾醇 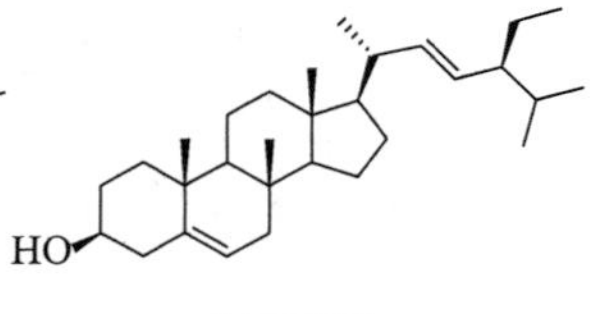 7.豆甾醇

图 4-2 三七主根中其他类型化合物的化学结构

4.1.2 三七剪口中的化学成分

1. 皂苷类化合物

三七剪口（根茎、芦头）不仅总皂苷含量高，而且皂苷组成与主根相似，且各单体皂苷的含量均比主根高，是值得加以利用的药物资源。从三七剪口中

分离得到的皂苷类化合物有：人参皂苷（ginsenoside）F_2、Rd、(20 S) Rg_3、Rb_1、Rb_2、Rg_1、Re、Rh_1、Rg_2、F_1、Rf、(20 R) Rg_3，绞股蓝皂苷 (gypenoside) ⅩⅢ、Ⅸ、ⅩⅦ，三七皂苷（notoginsenoside）Fa、S、T、R_1、R_2、T_5、E，丙二酰基三七人参皂苷 R_4（malonyl-notoginsenoside R_4）、人参皂苷Ⅱ，具体结构见图4-3。（于鹏，2008; 曾江等，2007; 宋建平等，2006; 刘刚，2006）

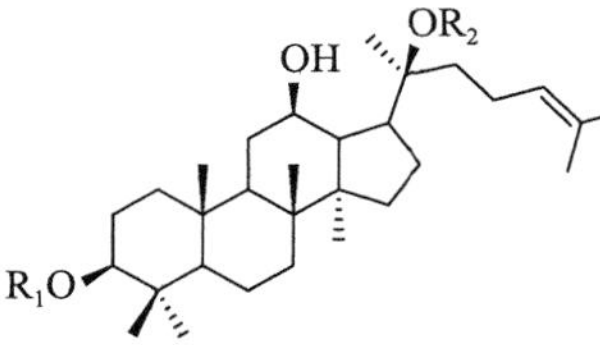

1.人参皂苷 F_2	R_1=glc	R_2=glc
2.人参皂苷 Rd	R_1=glc(2-1)glc	R_2=glc
3.人参皂苷 Rg_3	R_1=glc(2-1)glc	R_2=H
4.人参皂苷 Rb_1	R_1=glc(2-1)glc	R_2=glc(6-1)glc
5.人参皂苷 Rb_2	R_1=glc(2-1)glc	R_2=glc(6-1)ara
6.绞股蓝皂苷 ⅩⅢ	R_1=H	R_2=glc(6-1)xyl
7.绞股蓝皂苷 Ⅸ	R_1=glc	R_2=glc(6-1)xyl
8.绞股蓝皂苷 ⅩⅦ	R_1=glc	R_2=glc(6-1)glc
9.三七皂苷 Fa	R_1=glc(2-1)glc(2-1)xyl	
	R_2=glc(6-1)glc	
10.丙二酰三七皂苷 R_4	R_1=glc(2-1)glc(2-1)^{6}malonyl	
	R_2=glc(6-1)glc(6-1)xyl	
11.三七皂苷 S	R_1=glc(2-1)glc(2-1)xyl	
	R_2=glc(6-1)ara(5-1)xyl	
12.三七皂苷 T	R_1=glc(2-1)glc(2-1)xyl	
	R_2=glc(6-1)glc(3-1)xyl	

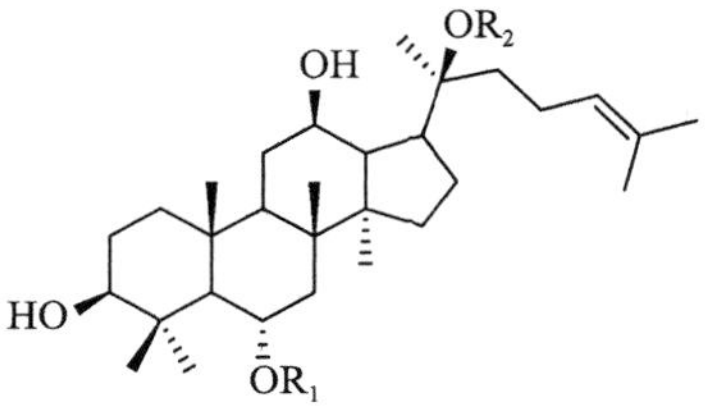

13.三七皂苷 R_1	R_1=glc(2-1)xyl	R_2=glc
14.三七皂苷 R_2	R_1=glc(2-1)xyl	R_2=H
15.人参皂苷 Rg_1	R_1=glc	R_2=glc
16.人参皂苷 Re	R_1=glc(2-1)rha	R_2=glc
17.人参皂苷 Rh_1	R_1=glc	R_2=H
18.人参皂苷 Rg_2	R_1=glc(2-1)rha	R_2=H
19.人参皂苷 F_1	R_1=H	R_2=glc
20.人参皂苷 Rf	R_1=glc(2-1)glc	R_2=H

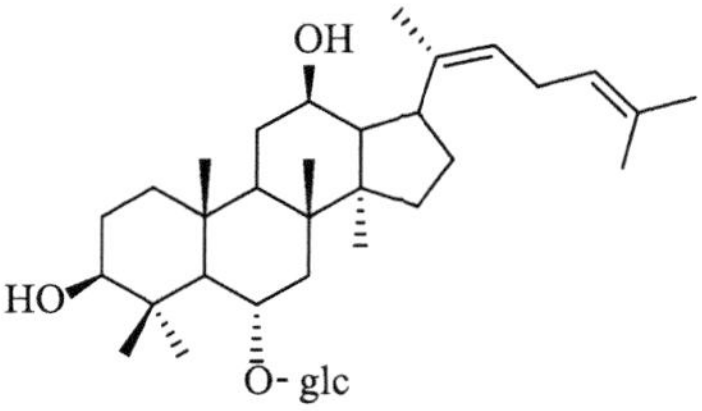

21.人参皂苷 Rh_4

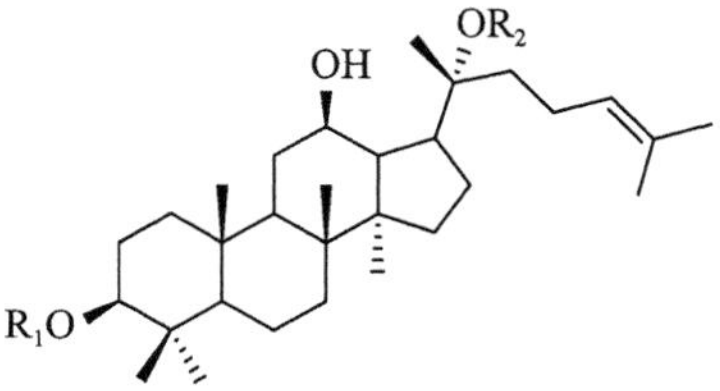

22.(20R)-人参皂苷 Rg_3
R_1=glc(2-1)glc R_2=H

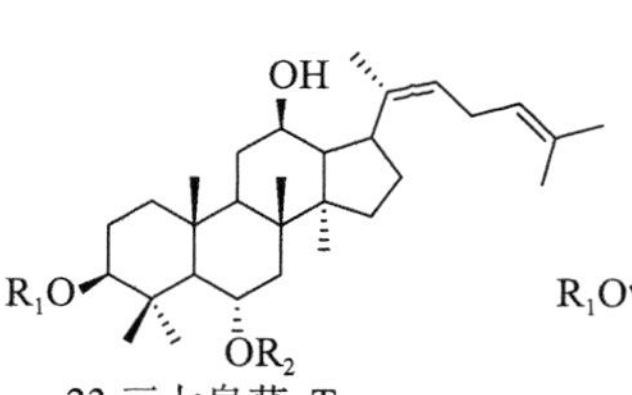

23.三七皂苷 T_5
R_1=H R_2=glc(3-1)xyl

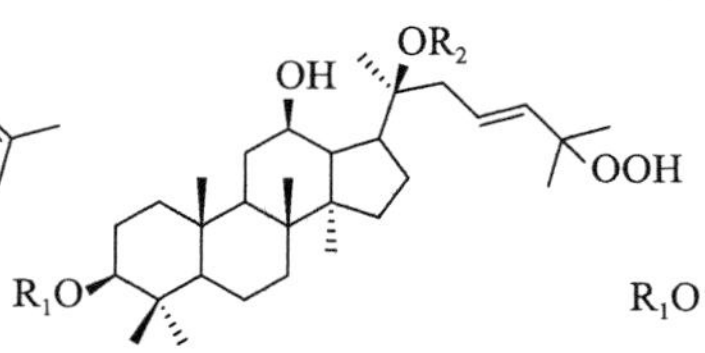

24.三七皂苷 E
R_1=glc(2-1)glc R_2=glc

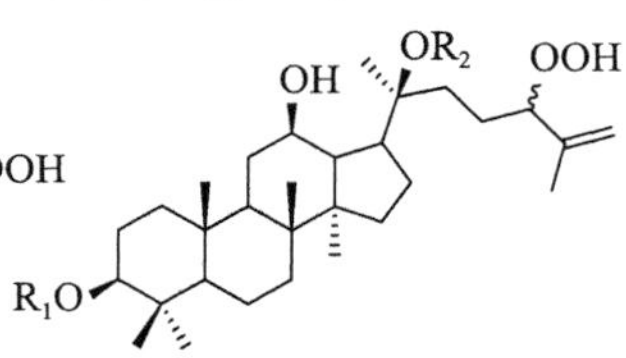

25. 三七皂苷Ⅱ
R_1=glc(2-1)glc R_2=glc

图 4-3　三七剪口皂苷的化学结构

2. 皂苷苷元

对三七剪口总皂苷的酸水解产物进行分离纯化，从总皂苷酸降解产物中分离得到 7 个化合物，分别鉴定为 20(S)- 人参二醇、20(R)- 原人参二醇、20(S)- 人参三醇、20(S)-25- 甲氧基 - 达玛烷 -3β，12β，20- 三醇、20(R)- 原人参三醇、20(R)- 达玛烷 -3β，12β，20，25- 四醇、20(R)- 达玛烷 -3β，6α，12β，20，25- 五醇，具体结构见图 4-4。

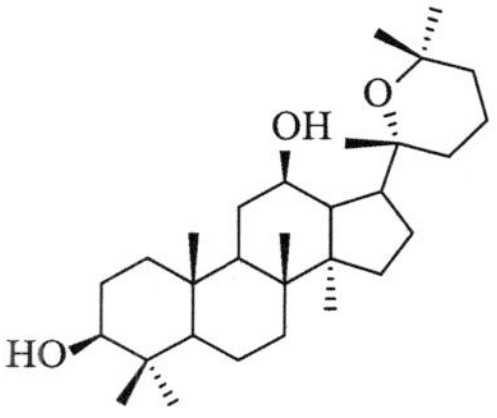

1.20(S)-人参二醇 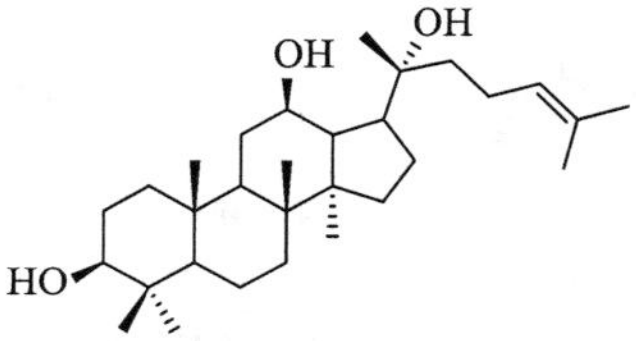   2.20(R)-原人参二醇 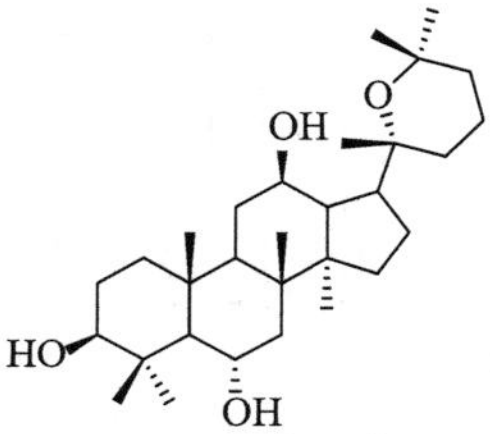   3.20(S)-人参三醇

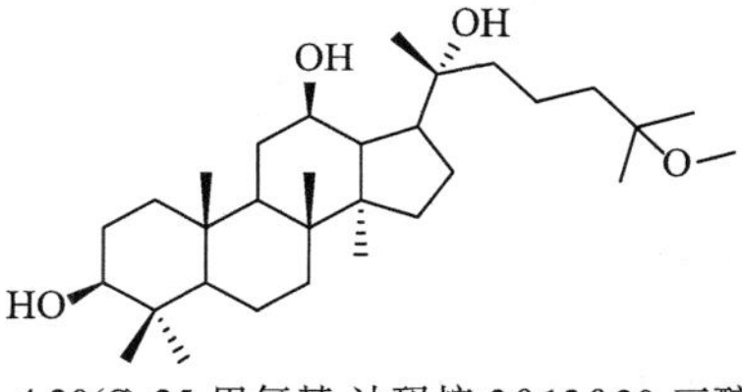

4.20(S)-25-甲氧基-达玛烷-3β,12β,20-三醇 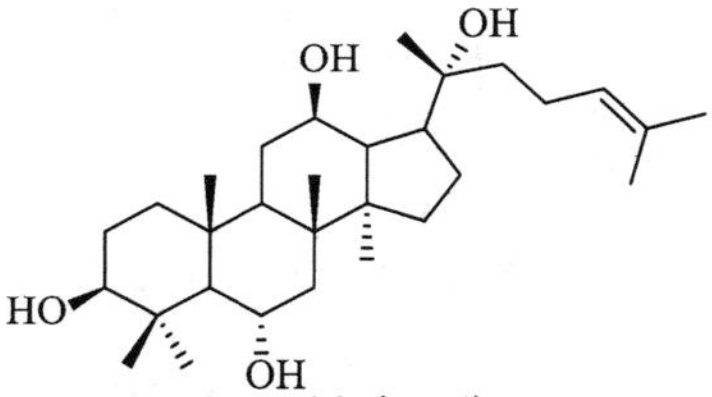   5.20(R)-原人参三醇

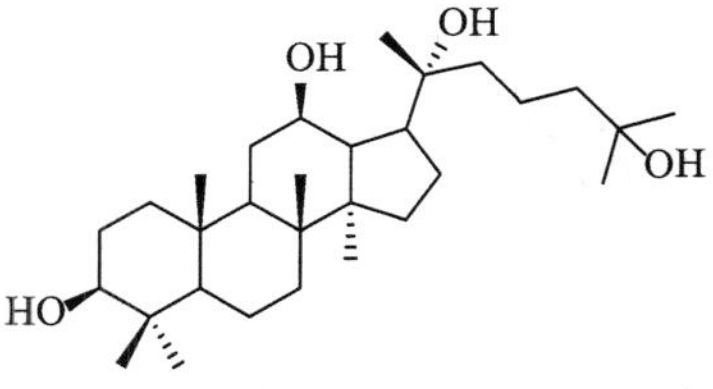

6.20(R)-达玛烷-3β,12β,20,25-四醇 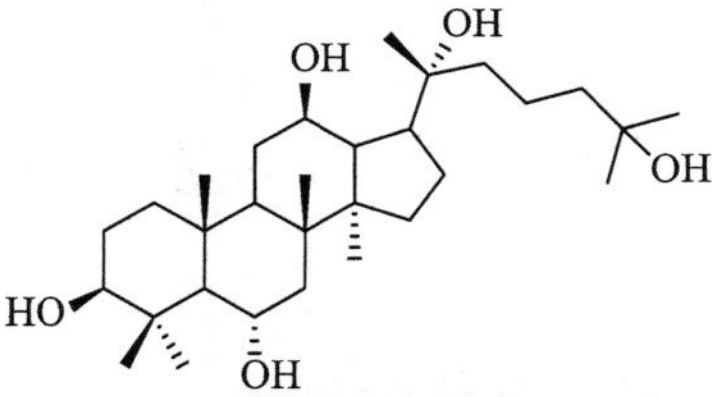   7.20(R)-达玛烷-3β,6α,12β,20,25-五醇

图 4-4   三七剪口中皂苷苷元的化学结构

4.1.3   三七绒根中的化学成分

目前，从三七绒根中分离得到的化合物不多，具体结构见图 4-5。(魏均娴 等，1985; 魏均娴等，1984b;1984c; 魏均娴等，1980)

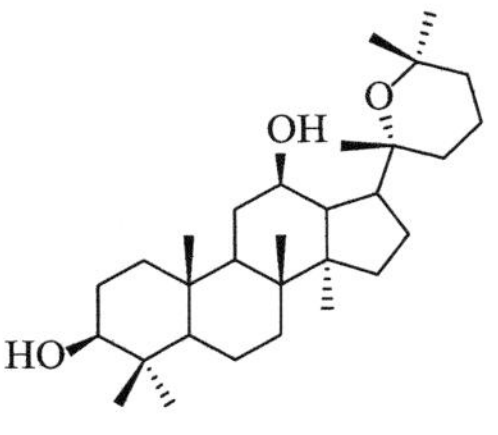

图 4-5　三七绒根中皂苷苷元的化学结构

1. 人参二醇 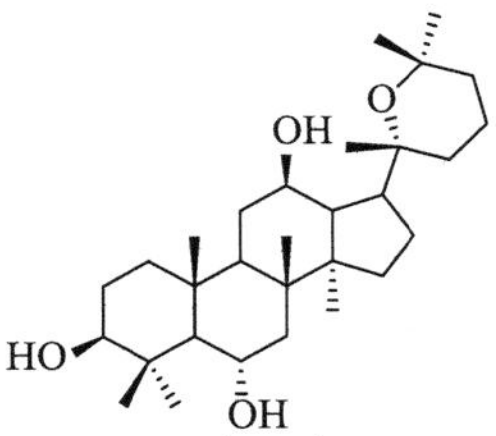　　2. 人参三醇 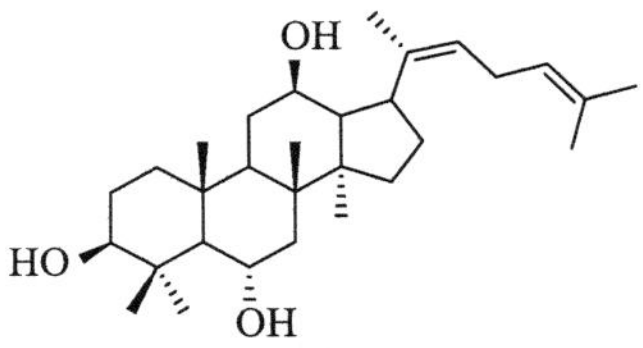　　3.20(*R*)-原人参三醇

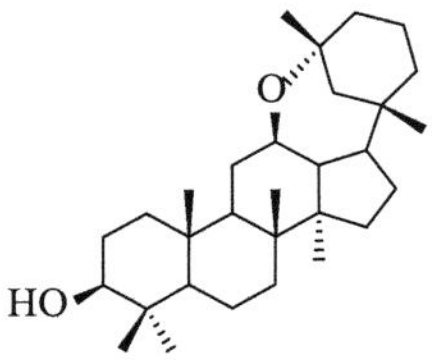

4. 三七叶苷元A 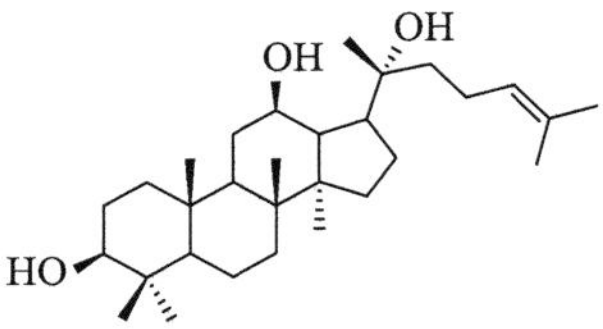　　5.20(*R*)-原人参二醇 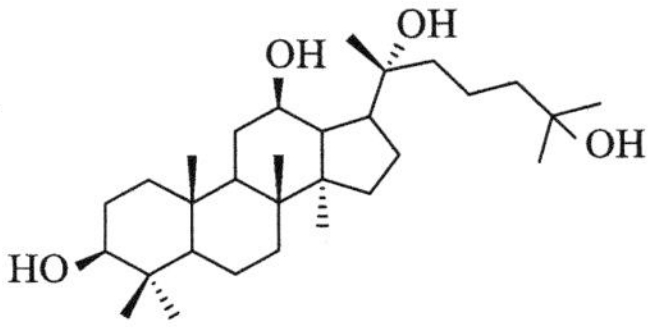　　6.20(*R*)-达玛烷-3β,12β,20,25-四醇

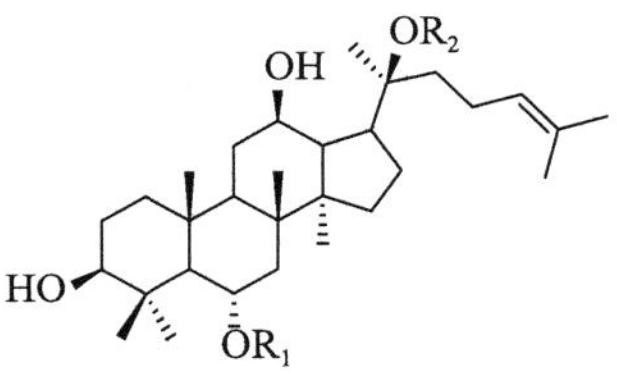

7. 人参皂苷 Rg₁ R₁=glc R₂=glc

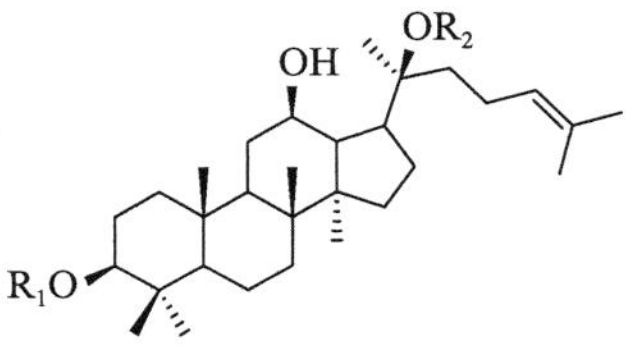

8. 人参皂苷 Rb₁ R₁=glc(2-1)glc R₂=glc(6-1)glc

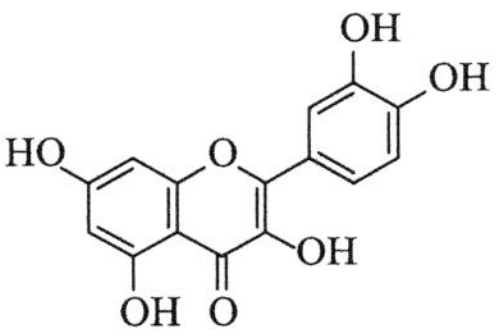

9. 槲皮素

4.2　三七叶化学成分

1. 皂苷类化合物

　　三七茎叶中总皂苷含量约为 4%～6%，目前从茎叶中仅分离得到了 20 多种单体皂苷，这些单体皂苷成分大多数为达玛烷型的 20(*S*)- 原人参二醇型［20(*S*)- protopanaxadiol］和 20(*S*)-原人参三醇型［20(*S*)- protopanaxatriol］，其中以人参二醇型为主，这是与三七根皂苷的最大不同点之一。其中人参皂苷 Rb₃、人参皂苷 Rb₁、人参皂苷 Rc 和三七皂苷 Fc 的含量相对较高。目前，从三七茎叶中分离得到的皂苷类成分主要有：人参皂苷（ginsenoside）Rh₂、F₂、Rg₃、Rd、Rb₁、Rb₃、Rc、C- K、Mc、Rg₁、Re、Rh₁、Rg₂、F₁，绞股蓝皂苷（gypenoside）XⅢ、Ⅸ、XⅦ 和三七皂苷（notoginsenoside）Fa、Fe、Fc、R₁。具体结构见图 4-6(Mao Q et al., 2012; Chen J T et al.2006; 李海舟等，2006; 吴少雄等，2005; 姜彬慧等，2004)。

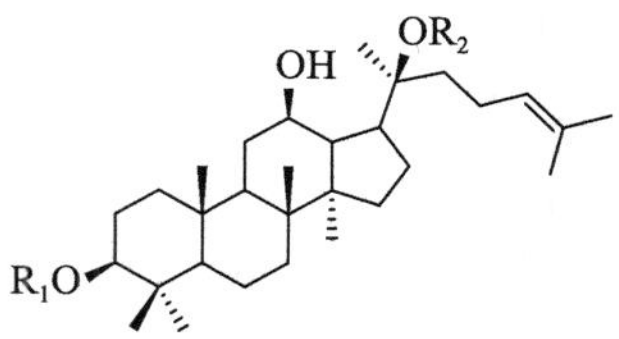

1.人参皂苷 Rh₂	R₁=glc	R₂=H
2.人参皂苷 F₂	R₁=glc	R₂=glc
3.人参皂苷 Rg₃	R₁=glc(2-1)glc	R₂=H
4.人参皂苷 Rd	R₁=glc(2-1)glc	R₂=glc
5.人参皂苷 Rb₃	R₁=glc(2-1)glc	R₂=glc(6-1)xyl
6.人参皂苷 Rb₁	R₁=glc(2-1)glc	R₂=glc(6-1)glc
7.人参皂苷 Rc	R₁=glc(2-1)glc	R₂=glc(6-1)ara(fur)
8.绞股蓝皂苷 ⅩⅢ	R₁=H	R₂=glc(6-1)xyl
9.绞股蓝皂苷 Ⅸ	R₁=glc	R₂=glc(6-1)xyl
10.绞股蓝皂苷 ⅩⅦ	R₁=glc	R₂=glc(6-1)glc
11.三七皂苷 Fa	R₁=glc(2-1)glc(2-1)xyl	
	R₂=glc(6-1)glc	
12.人参皂苷 C-K	R₁=H	R₂=glc
13.人参皂苷 Mc	R₁=H	R₂=glc(6-1)ara
14.三七皂苷 Fe	R₁=Glc	R₂=glc(6-1)ara
15.三七皂苷 Fc	R₁=glc(2-1)glc(2-1)xyl	
	R₂=glc(6-1)xyl	

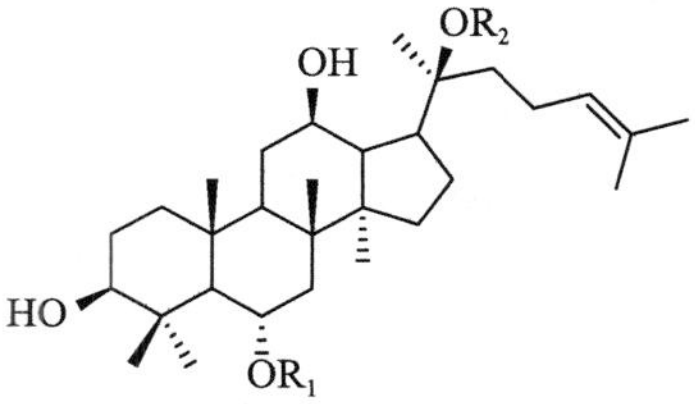

16.三七皂苷 R₁	R₁=glc(2-1)xyl	R₂=glc	
17.人参皂苷 Rg₁	R₁=glc	R₂=glc	
18.人参皂苷 Re	R₁=glc(2-1)rha	R₂=glc	
19.人参皂苷 Rh₁	R₁=glc	R₂=H	
20.人参皂苷 Rg₂	R₁=glc(2-1)rha	R₂=H	
21.人参皂苷 F₁	R₁=H	R₂=glc	

图 4-6　三七茎叶中皂苷的化学结构

2. 皂苷苷元类化合物

从茎叶中还分离得到 6 个单体皂苷元，它们分别是：20(R)- 原人参二醇 [20(R)-protopanaxadiol]、20(R)- 原人参三醇 [20(R)-protopanaxatriol]、20(R)- 达玛烷 -3β,12β,20,25- 四醇 [20(R)-dammarane-3β,12β,20,25-tetraol]、20(R)- 达玛烷 -3β, 6α,12β,20,25- 五醇 [20(R)-dammarane-3β, 6α,12β,20,25-pentaol]、达玛烷 -20(22)- 烯 -3β,12β, 25- 三醇 [dammarane-20(22)-en-3β,12β,25-triol] 和 20(S)-25- 甲氧基 - 达玛烷 -3β,12β, 20- 三醇 [20(S)-25-methoxyl-dammarane-3β,12β,20-triol]，具体结构见图 4-7(胡晗绯等，2008)。

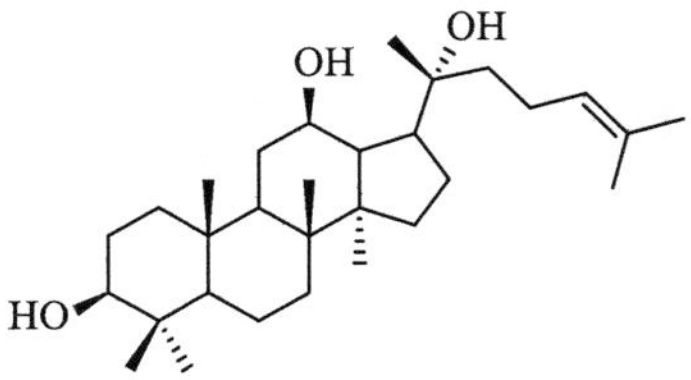

1. 20(R)-原人参二醇

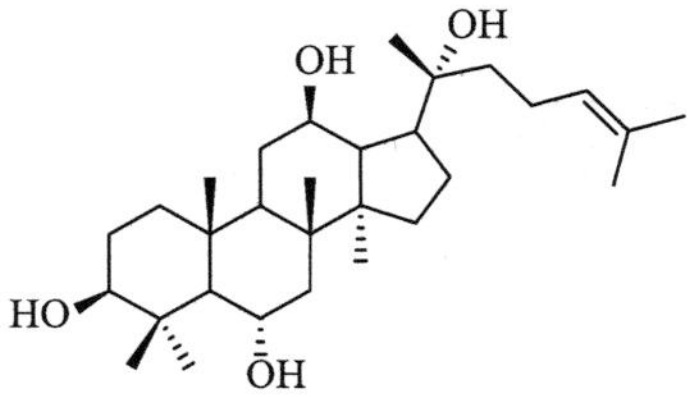

2. 20(R)-原人参三醇

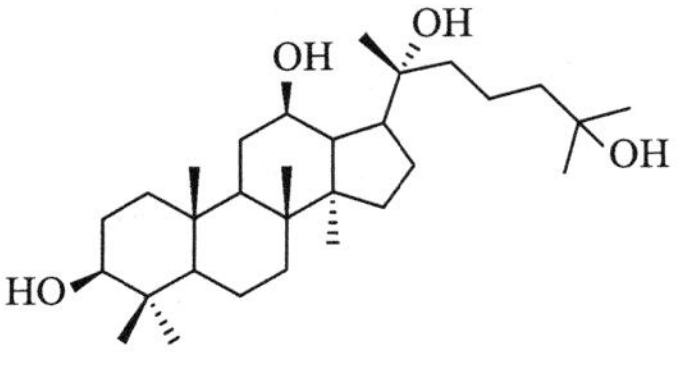

3. 20(R)-达玛烷-3β,12β,20,25-四醇

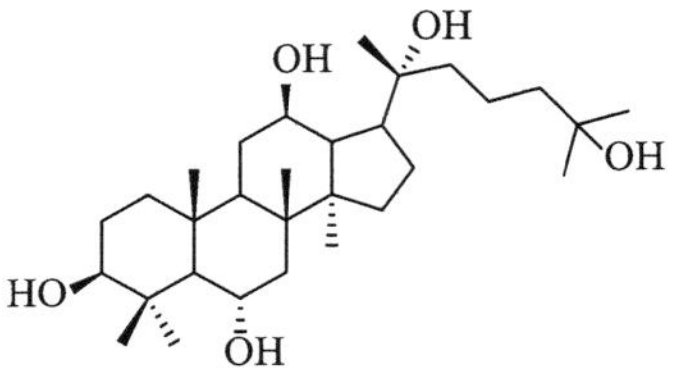

4. 20(R)-达玛烷-3β,6α,12β,20,25-五醇

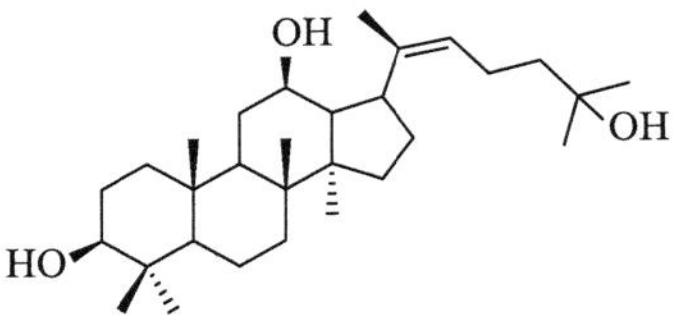

5. 达玛烷-20(22)-烯-3β,12β,25-三醇

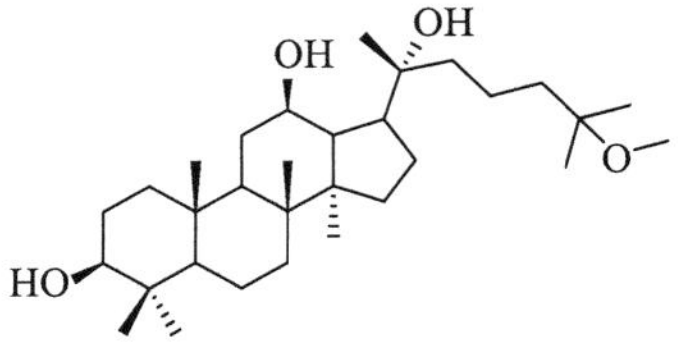

6. 20(S)-25-甲氧基-达玛烷-3β,12β,20-三醇

图 4-7　三七茎叶中的皂苷苷元的化学结构

3. 黄酮类化合物

从三七茎叶中分离得到的黄酮类化合物有：甘草素（liquiritigenin）、芹糖甘草苷（liquiritin apioside）、槲皮素（quercetin）、槲皮素 -3-O-β-D- 半乳糖葡萄糖苷 [quercetin-3-O-(2″-β-D-glucopyranosyl-β-D-galactopyranoside]、 山奈酚（kaempferol）、山奈酚 -3-O-β-D- 半乳糖葡萄糖苷 [kaempferol -3-O-(2″-β-D-glucopyranosyl-β-D-galactopyranoside]、山奈酚 -3-O-β-D- 半乳糖苷 [kaempferol-3-O-β-D-galactoside]、山奈酚 -7-O-α-L- 鼠李糖苷（kaempferol-7-O-α-L-rhamnoside），具体结构见图 4-8(郑莹，2006)。

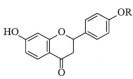

1. 甘草素　　　　　R=H
2. 芹糖甘草苷　　　R=glc-api

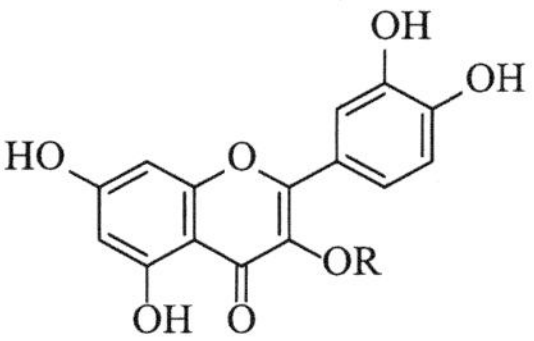

3. 槲皮素　　　　　　　　R=H
4. 槲皮素-3-β-D-半乳糖葡萄糖苷
　　　　　　　　　　　　R=gal-glc

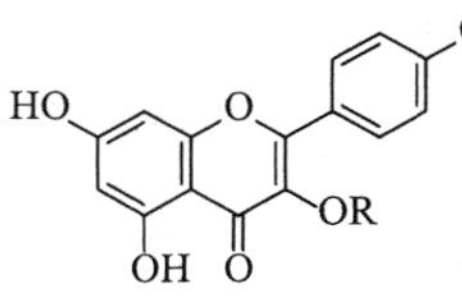

5. 山柰酚　　　　　　　　　　　　　R=H
6. 山柰酚-3-*O*-β-D-半乳糖葡萄糖苷
　　　　　　　　　　　　　　　　R=glc-gal
7. 山柰酚-3-*O*-β-D-半乳糖苷　R=gal

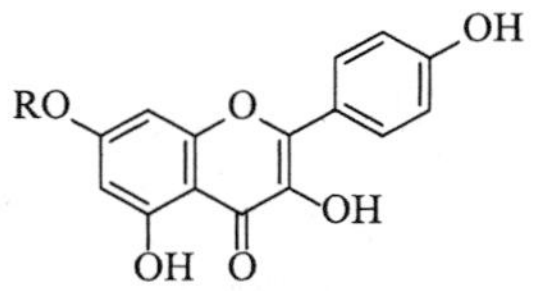

8. 山柰酚-7-*O*-α-L-鼠李糖苷　　　　R=rha

图 4-8　三七茎叶中的黄酮类化合物的化学结构

4. 甾醇类化合物

目前从三七茎叶中分离得到的甾醇类化合物仅有胡萝卜苷（daucosterine），结构见图 4-9。

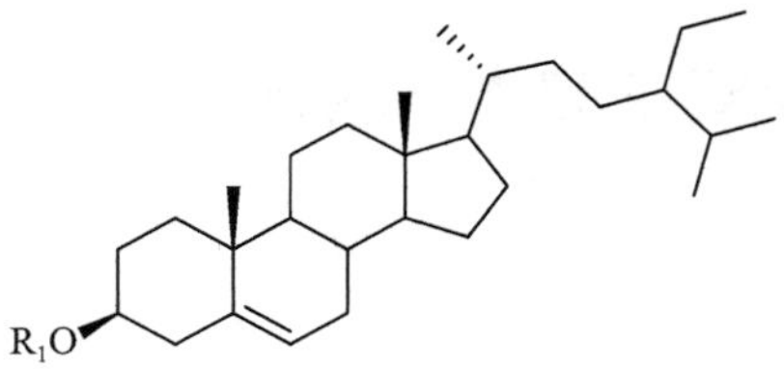

胡萝卜苷　R_1=glc

图 4-9　胡萝卜苷的化学结构

4.3　三七果梗及果实化学成分

4.3.1　三七果梗中的皂苷成分

从三七的果梗中分离得到的皂苷成分主要有：人参皂苷（ginsenoside）Rb_1、Rb_3、Rc、Re，三七皂苷（notoginsenoside）Fa、Fe、Fc、R_1，绞股蓝皂苷（gypenoside）Ⅹ、ⅩⅤ、ⅩⅦ，具体结构见图 4-10（Wang X Y，2008；魏均娴等，1992）。

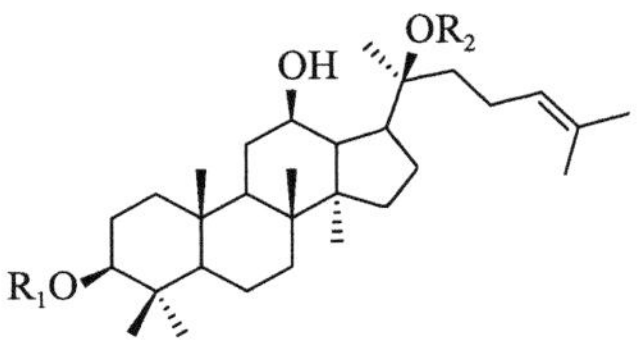

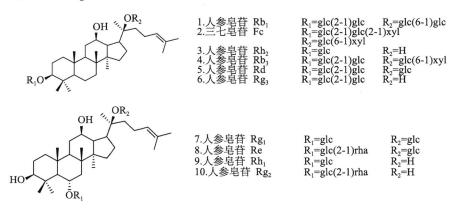

1.人参皂苷 Rb_1	R_1=glc(2-1)glc	R_2=glc(6-1)glc
2.人参皂苷 Rb_3	R_1=glc(2-1)glc	R_2=glc(6-1)xyl
3.人参皂苷 Rc	R_1=glc(2-1)glc	R_2=glc(6-1)ara
4.三七皂苷 Fa	R_1=glc(2-1)glc(2-1)xyl R_2=glc(6-1)glc	
5.三七皂苷 Fc	R_1=glc(2-1)glc(2-1)xyl R_2=glc(6-1)xyl	
6.三七皂苷 Fe	R_1=glc	R_2=glc(6-1)ara
7.三七皂苷 R_1	R_1=glc(2-1)xyl	R_2=glc
8.绞股蓝皂苷 Ⅸ	R_1=glc	R_2=glc(6-1)xyl
9.绞股蓝皂苷 ⅩⅦ	R_1=glc	R_2=glc(6-1)glc
10.绞股蓝皂苷 ⅩⅤ	R_1=xyl(2-1)-glc	R_2=glc(6-1)xyl

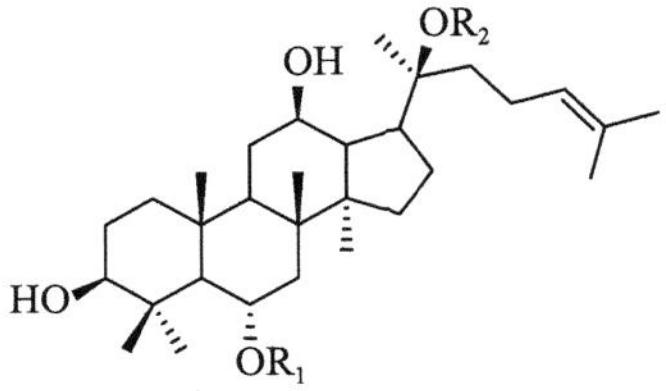

11.人参皂苷 Re	R_1=glc(2-1)rha	R_2=glc

图 4-10 三七果梗中皂苷的化学结构

4.3.2 三七果实中的化学成分

1. 皂苷成分

从三七果实中分离得到的单体皂苷均为 20(*S*)- 原人参二醇型皂苷，它们分别是人参皂苷（ginsenoside）Rb_1、Rh_2、Rb_3、Rd、Rg_3、Rg_1、Re、Rh_1、Rg_2，三七皂苷（notoginsenoside）Fc，具体结构见图 4-11（时圣明，2010）。

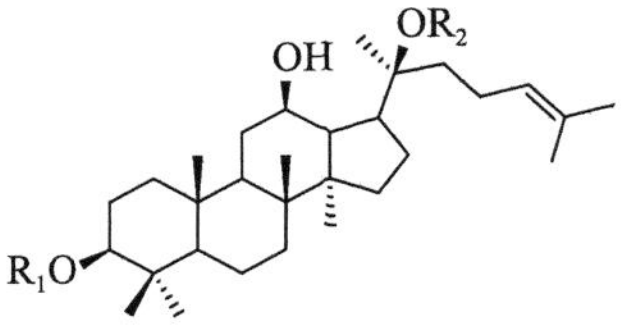

1.人参皂苷 Rb_1	R_1=glc(2-1)glc	R_2=glc(6-1)glc
2.三七皂苷 Fc	R_1=glc(2-1)glc(2-1)xyl R_2=glc(6-1)xyl	
3.人参皂苷 Rh_2	R_1=glc	R_2=H
4.人参皂苷 Rb_3	R_1=glc(2-1)glc	R_2=glc(6-1)xyl
5.人参皂苷 Rd	R_1=glc(2-1)glc	R_2=glc
6.人参皂苷 Rg_3	R_1=glc(2-1)glc	R_2=H

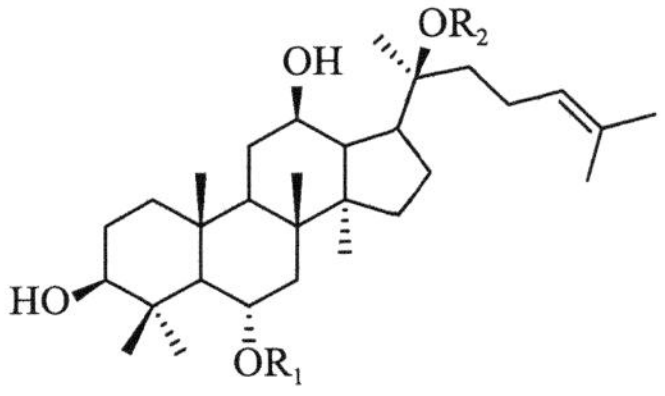

7.人参皂苷 Rg_1	R_1=glc	R_2=glc
8.人参皂苷 Re	R_1=glc(2-1)rha	R_2=glc
9.人参皂苷 Rh_1	R_1=glc	R_2=H
10.人参皂苷 Rg_2	R_1=glc(2-1)rha	R_2=H

图 4-11 三七果实中皂苷的化学结构

2. 皂苷苷元成分

从三七果实中还分离得到2个单体皂苷元,它们分别是:20(*S*)-原人参二醇 [20(*S*)-protopanaxadiol] 和 20(*S*)-原人参三醇 [20(*S*)-protopanaxatriol],具体结构 见图 4-12。

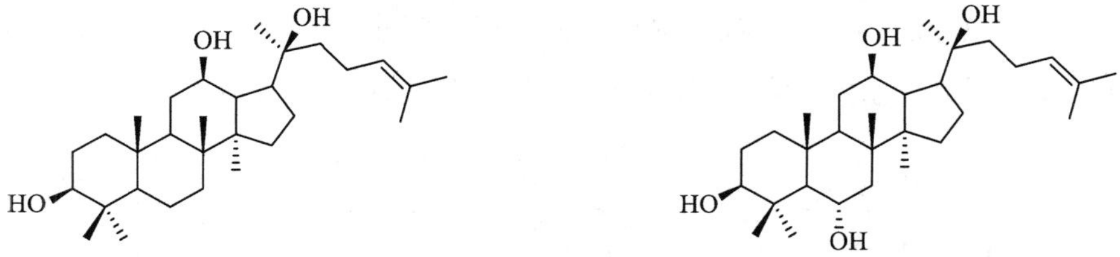

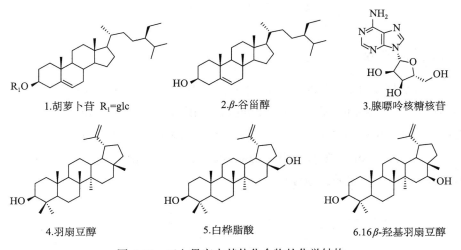

1. 20(*S*)-原人参二醇   2. 20(*S*)-原人参三醇

图 4-12　三七果实中皂苷苷元的化学结构

3. 其他化合物

从三七果实中分离得到的化合物还有胡萝卜苷(daucosterine)、β-谷甾 醇(β-sitosterol)和腺嘌呤核糖核苷(adenosine)、羽扇豆醇((lupeol)、白桦脂 酸(betulinic acid)、16β-羟基羽扇豆醇(16β-hydroxy-lupeol),具体结构见图 4-13(时圣明,2008)。

1.胡萝卜苷 R₁=glc   2.β-谷甾醇   3.腺嘌呤核糖核苷

4.羽扇豆醇   5.白桦脂酸   6.16β-羟基羽扇豆醇

图 4-13　三七果实中其他化合物的化学结构

4.3.3　三七种子中化学成分

1. 皂苷成分

从三七种子中分离得到的单体皂苷均为 20(*S*)- 原人参二醇型皂苷，它们分别是人参皂苷（ginsenoside）Rb₃、Rb₁、Rc、Rd，三七皂苷（notoginsenoside）Fa、Fc 和绞股蓝皂苷（gypenoside）X，具体结构见图 4-14（Yang T R et al . 1983）。

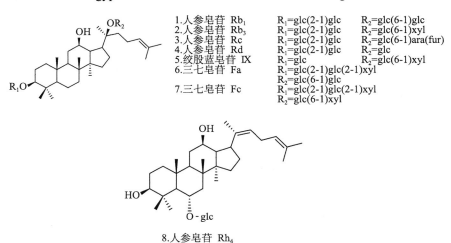

	R₁=glc(2-1)glc	R₂=glc(6-1)glc
1.人参皂苷　Rb₁	R₁=glc(2-1)glc	R₂=glc(6-1)xyl
2.人参皂苷　Rb₃	R₁=glc(2-1)glc	R₂=glc(6-1)ara(fur)
3.人参皂苷　Rc	R₁=glc(2-1)glc	R₂=glc
4.人参皂苷　Rd	R₁=glc	R₂=glc(6-1)xyl
5.绞股蓝皂苷　IX	R₁=glc(2-1)glc(2-1)xyl	
6.三七皂苷　Fa	R₂=glc(6-1)glc	
7.三七皂苷　Fc	R₁=glc(2-1)glc(2-1)xyl	
	R₂=glc(6-1)xyl	

8.人参皂苷　Rh₄

图 4-14　三七种子中皂苷的化学结构

2. 其他成分

从三七种子中还分到一些其他类型的化合物，它们分别是：人参炔醇（panaxynol）、人参环氧炔醇（panaxydol）、羽扇豆 -20- 烯 -3*β*,16*β*- 二醇 -3- 阿魏酸酯（lup-20-en-3*β*,16*β*-diol-3-ferulate）、羽扇豆醇（lupeol）、16*β*- 羟基羽扇豆醇（16*β*-hydroxy-lupeol）、胡萝卜苷（daucosterine）、*β*- 谷甾醇（*β*-sitosterol），具体结构见图 4-15（周家明，2008）。

1.人参炔醇

2.人参环氧炔醇

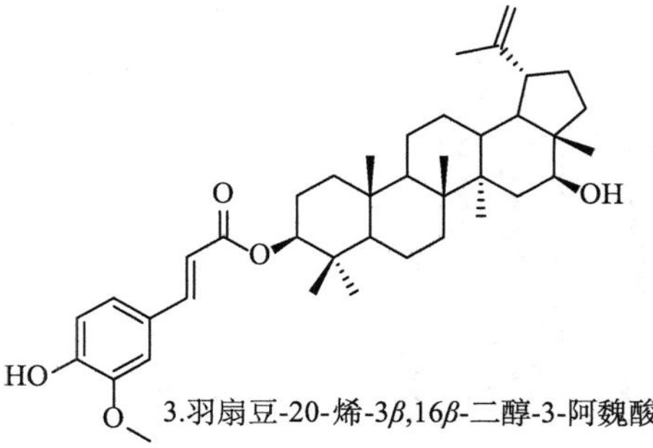

3.羽扇豆-20-烯-3*β*,16*β*-二醇-3-阿魏酸酯

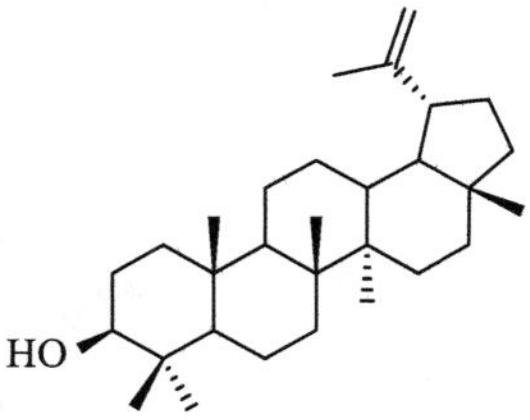

4.羽扇豆醇

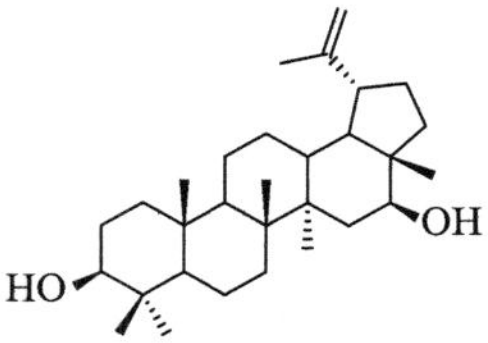

5.16*β*-羟基羽扇豆醇

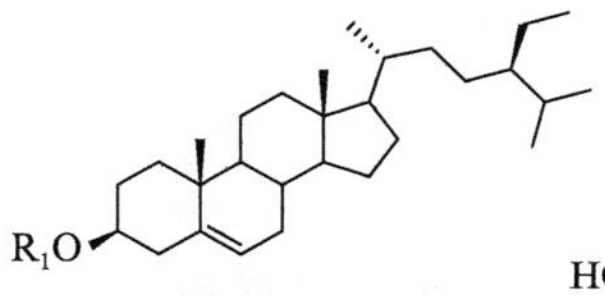

6.胡萝卜苷 R_1=glc

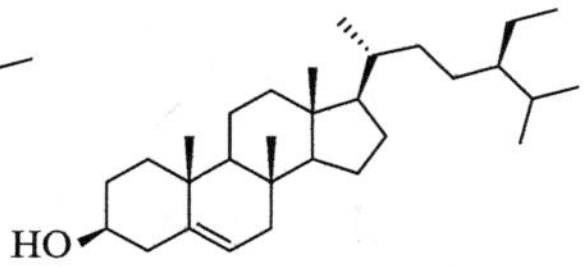

7.*β*-谷甾醇

图 4-15　三七种子中其他类型化合物的化学结构

4.4　三七花化学成分

1. 皂苷成分

三七花蕾中总皂苷及皂苷元含量最高，其中总皂苷含量为 28%，总皂苷元含量高达 15%。这些单体皂苷主要是 20(*S*)- 原人参二醇型苷。从三七的花蕾中分离得到的皂苷成分有：三七皂苷（notoginsenoside）O、P、Q、*S*、T、Fa、Fc、Fe，人参皂苷（ginsenoside）Rb_1、Rb_2、Rc、Rd、Fe、Rb_3、F_2、Re 和绞股蓝皂苷（gypenoside）XI、XVII、XV，具体结构见图 4-16。采用 LC-MS 分析鉴定了三七花中 170 种皂苷类成分，见表 4-2（Yang W Z et al., 2013；Wang J R et al.，2009；李先，2009, Yoshikawa M et al., 2003）。

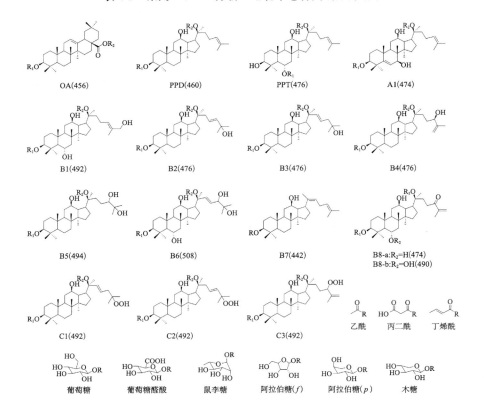

1. 三七皂苷 O   R₁=glc   R₂=glc(6-1)xyl(3-1)xyl
2. 三七皂苷 P   R₁=glc   R₂=glc(6-1)xyl(4-1)xyl
3. 三七皂苷 Q   R₁=glc(2-1)glc(2-1)xyl R₂=glc(6-1)xyl(4-1)xyl
4. 三七皂苷 S   R₁=glc(2-1)glc(2-1)xyl R₂=glc(6-1)ara(5-1)xyl
5. 三七皂苷 T   R₁=glc(2-1)glc(2-1)xyl R₂=glc(6-1)glc(3-1)xy
6. 人参皂苷 Rb₃   R₁=glc(2-1)glc   R₂=glc(6-1)xyl
7. 人参皂苷 Rb₁   R₁=glc(2-1)glc   R₂=glc(6-1)glc
8. 人参皂苷 Rb₂   R₁=glc(2-1)glc   R₂=glc(6-1)Ara
9. 人参皂苷 Rd   R₁=glc(2-1)glc   R₂=glc
10. 人参皂苷 Rc   R₁=glc(2-1)glc   R₂=glc(6-1)ara
11. 三七皂苷 Fe   R₁=glc   R₂=glc(6-1)ara
12. 绞股蓝皂苷 IX   R₁=glc   R₂=glc(6-1)xyl
13. 人参皂苷 F₂   R₁=glc   R₂=glc
14. 人参皂苷 Rg₃   R₁=glc(2-1)glc   R₂=H
15. 三七皂苷 Fa   R₁=glc(2-1)glc(2-1)xyl R₂=glc(6-1)glc
16. 三七皂苷 Fc   R₁=glc(2-1)glc(2-1)xyl R₂=glc(6-1)xyl
17. 绞股蓝皂苷 XVII R₁=glc   R₂=glc(6-1)glc
18. 绞股蓝皂苷 XV   R₁=xyl(2-1)-glc   R₂=glc(6-1)xyl

19. 人参皂苷 Re   R₁=glc(2-1)rha   R₂=glc

图 4-16　三七花蕾中皂苷的化学结构

表 4-2　采用 LC-MS 分析三七花中皂苷类成分的结果

OA(456)　　PPD(460)　　PPT(476)　　A1(474)

B1(492)　　B2(476)　　B3(476)　　B4(476)

B5(494)　　B6(508)　　B7(442)　　B8-a:R₂=H(474)
B8-b:R₂=OH(490)

C1(492)　　C2(492)　　C3(492)　　乙酰　丙二酰　丁烯酰

葡萄糖　　葡萄糖醛酸　　鼠李糖　　阿拉伯糖(f)　　阿拉伯糖(p)　　木糖

序号	t_R/min	分子式	实测值[M−H]⁻	计算值[M−H]⁻	误差/ppm	鉴定成分
1	3.48	$C_{45}H_{74}O_{17}$	841.4940	841.4944	−0.48	PPT-20-glc-m-6-glc
2	4.92	$C_{52}H_{86}O_{23}$	1077.5502	1077.5487	1.39	Isomer of Rc/Rb₂/Rb₃
3	5.11	$C_{52}H_{88}O_{22}$	1063.5627	1063.5694	−6.30	PPT-glc-glc-xyl-xyl
4	5.29	$C_{54}H_{94}O_{25}$	1141.5961	1141.6011	−4.38	Qinquenoside L₁₆ or isomer
5	5.73	$C_{47}H_{80}O_{18}$	931.5245	931.5272	−2.90	Ginsenoside Re₄ or isomer
6	6.23	$C_{53}H_{92}O_{24}$	1111.5879	1111.5906	−2.43	(B5)-20-glc-xyl-3-glc-glc
7	6.47	$C_{47}H_{80}O_{18}$	931.5263	931.5272	−0.97	三七皂苷R₁
8	6.58	$C_{53}H_{92}O_{24}$	1111.5874	1111.5906	−2.88	(B5)-glc-xyl-glc-glc
9	7.02	$C_{54}H_{94}O_{24}$	1125.5982	1125.6062	−7.11	(B8-b)-glc-glc-glc-xyl
10	7.28	$C_{53}H_{92}O_{24}$	1111.5889	1111.5906	−1.53	(B5)-glc-glc-glc-xyl
11	8.05	$C_{48}H_{82}O_{18}$	945.5420	945.5428	−0.85	Ginsenoside Re
12	8.27	$C_{42}H_{72}O_{14}$	799.4843	799.4849	−0.75	Ginsenoside Rg₁
13	8.46	$C_{59}H_{100}O_{28}$	1255.6308	1255.6328	−1.59	PPT-20-glc-glc-6-glc-glc-xyl
14	8.75	$C_{53}H_{92}O_{24}$	1111.5901	1111.5906	−0.45	(B5)-20-glc-xyl-3-glc-glc
15	8.83	$C_{48}H_{76}O_{19}$	955.4894	955.4908	−1.47	Ginsenoside Ro
16	9.27	$C_{60}H_{96}O_{29}$	1279.5943	1279.5965	−1.72	PPD-20-glc-glc-m-3-glc-glc-m
17	9.45	$C_{48}H_{84}O_{20}$	—	979.5483	—	Vinaginsenoside R₁₃ or isomer
18	9.71	$C_{58}H_{98}O_{27}$	1225.6201	1225.6223	−1.80	PPT-20-glc-xyl-6-glc-glc-xyl
19	10.15	$C_{59}H_{100}O_{28}$	1255.6302	1255.6328	−2.07	PPT-20-glc-glc-6-glc-glc-xyl
20	10.15	$C_{45}H_{74}O_{17}$	885.4857	885.4853	0.45	PPT-20-m-6-glc-glc
21	10.82	$C_{52}H_{86}O_{23}$	1077.5496	1077.5487	0.84	Isomer of Rc/Rb₂/Rb₃
22	11.19	$C_{54}H_{92}O_{24}$	1123.5901	1123.5906	−0.45	三七皂苷A
23	11.25	$C_{59}H_{100}O_{29}$	1271.6254	1271.6278	−1.89	(C1/C2/C3)-20-glc-glc-3-glc-glc-xyl
24	11.54	$C_{53}H_{84}O_{23}$	1087.5325	1087.5331	−0.55	OA-28-glc-3-glurA-glc-xyl
25	11.75	$C_{54}H_{86}O_{24}$	—	1117.5436	—	PPD-20-glc-m-3-glc-glc-m
26	12.08	$C_{58}H_{98}O_{27}$	1225.6213	1225.6223	−0.82	PPT-20-glc-xyl-6-glc-glc-xyl
27	12.17	$C_{59}H_{94}O_{28}$	1249.5848	1249.5859	−0.88	PPD-20-glc-m-xyl-3-glc-glc-m
28	12.87	$C_{58}H_{98}O_{28}$	1241.6166	1241.6270	−8.38	(B1)-20-glc-xyl-3-glc-glc-xyl
29	12.90	$C_{49}H_{80}O_{20}$	987.5156	987.5170	−1.42	PPT-20-m-6-glc-xyl-xyl
30	13.49	$C_{54}H_{92}O_{24}$	1123.5904	1123.5906	−0.18	Notoginsenoside A or isomer
31	13.53	$C_{53}H_{84}O_{23}$	1087.5317	1087.5331	−1.29	OA-28-glc-3-glurA-glc-xyl
32	13.60	$C_{58}H_{98}O_{27}$	1225.6225	1225.6223	0.16	PPT-20-glc-xyl-6-glc(2-1)glc-xyl
33	13.89	$C_{58}H_{98}O_{28}$	1241.6121	1241.6172	−4.11	(B1)-20-glc-xyl-3-glc-glc-xyl
34	14.93	$C_{54}H_{92}O_{25}$	1139.5846	1139.5855	−0.79	Notoginsenoside C
35	15.22	$C_{62}H_{102}O_{30}$	1325.6378	1325.6383	−0.38	PPD-20-glc-glc-m-3-glc-glc-xyl
36	15.47	$C_{58}H_{98}O_{28}$	1241.6144	1241.6172	−2.26	(C1/C2/C3)-20-glc-xyl-6-glc-glc-xyl
37	15.99	$C_{58}H_{98}O_{28}$	1241.6134	1241.6270	−10.95	(C1/C2/C3)-20-glc-xyl-3-glc-glc-xyl
38	16.22	$C_{44}H_{72}O_{16}$	855.4727	855.4748	−2.45	PPT-20-m-6-glc-xyl
39	16.46	$C_{54}H_{92}O_{25}$	1139.5851	1139.5855	−0.35	(B1)-20-glc-glc-6-glc-glc
40	16.57	$C_{58}H_{98}O_{27}$	1225.6192	1225.6223	−2.53	PPT-glc-glc-glc-xyl-xyl
41	17.01	$C_{53}H_{90}O_{24}$	1109.5748	1109.5749	−0.09	Floranotoginsenoside B or C
42	17.75	$C_{53}H_{90}O_{23}$	1093.5804	1093.5800	0.37	Floranotoginsenoside A or isomer
43	17.82	$C_{57}H_{93}O_{26}$	1193.5951	1193.5961	−0.84	PPD-20-glc-glc-3-glc-glc-m
44	18.26	$C_{44}H_{72}O_{16}$	855.4734	855.4748	−1.64	PPT-20-m-6-glc-xyl
45	18.53	$C_{53}H_{90}O_{24}$	1109.5756	1109.5749	0.63	Floranotoginsenoside C or isomer

序号	t_R/min	分子式	实测值[M-H]⁻	计算值[M-H]⁻	误差/ppm	鉴定成分
46	18.90	$C_{53}H_{90}O_{24}$	1109.5738	1109.5749	-0.99	Floranotoginsenoside C or isomer
47	19.11	$C_{57}H_{93}O_{26}$	1193.5951	1193.5961	-0.84	PPD-20-glc-3-glc-glc-m
48	19.23	$C_{53}H_{90}O_{23}$	1093.5793	1093.5800	-0.64	PPT-20-glc-xyl-6-glc-glc
49	19.45	$C_{54}H_{86}O_{24}$	—	1117.5436	—	PPD-20-glc-m-3-glc-glc-m
50	19.92	$C_{58}H_{98}O_{28}$	1241.6143	1241.6270	-10.23	(C1/C2/C3)-20-glc-xyl-xyl-3-glc-glc
51	19.95	$C_{56}H_{92}O_{25}$	1163.5824	1163.5855	-2.66	PPD-20-glc-xyl-3-glc-m
52	20.40	$C_{54}H_{92}O_{25}$	1139.5847	1139.5855	-0.70	(B1)-20-glc-glc-6-glc-glc
53	20.55	$C_{53}H_{90}O_{24}$	1109.5753	1109.5749	0.36	Floranotoginsenoside C or isomer
54	21.44	$C_{53}H_{90}O_{23}$	1093.5775	1093.5800	-2.29	PPT-20-glc-xyl-6-glc-glc
55	21.54	$C_{61}H_{100}O_{29}$	1295.6272	1295.6278	-0.46	PPD-20-m-glc-xyl-3-glc-glc-xyl
56	22.25	$C_{58}H_{98}O_{28}$	1241.6123	1241.6172	-3.95	(B1)-20-glc-xyl-xyl-3-glc-glc
57	22.62	$C_{53}H_{88}O_{23}$	1091.5640	1091.5644	-0.37	Yesanchinoside G
58	23.04	$C_{61}H_{100}O_{29}$	1295.6267	1295.6278	-0.85	PPD-20-m-glc-xyl-3-glc-glc-xyl
59	23.65	$C_{53}H_{90}O_{24}$	1109.5759	1109.5749	0.90	Floranotoginsenoside B or C
60	25.02	$C_{57}H_{93}O_{26}$	1193.5951	1193.5961	-.84	PPD-20-glc-glc-m-3-glc-glc
61	25.08	$C_{63}H_{104}O_{31}$	1355.6480	1355.6489	-0.66	(A1)-20-glc-xyl-xyl-3-glc-glc-xyl
62	26.34	$C_{56}H_{92}O_{25}$	1163.5845	1163.5855	-0.86	PPD-20-glc-xyl-3-glc-m
63	26.52	$C_{53}H_{88}O_{23}$	1091.5630	1091.5644	-1.28	Isomer of yesanchinoside G
64	26.66	$C_{53}H_{90}O_{24}$	1109.5745	1109.5749	-0.36	Isomer of floranotoginsenoside B/C
65	27.22	$C_{55}H_{92}O_{25}$	1151.5831	1151.5855	-2.08	(C1/C2/C3)-20-Ac-glc-xyl-3-glc-glc
66	27.29	$C_{56}H_{92}O_{25}$	1163.5839	1163.5855	-1.38	PPD-glc-xyl-m-3-glc-glc
67	27.79	$C_{48}H_{82}O_{20}$	977.5316	977.5327	-1.13	Notoginsenoside E
68	27.84	$C_{53}H_{88}O_{23}$	1091.5640	1091.5644	-0.37	Isomer of yesanchinoside G
69	27.97	$C_{53}H_{88}O_{23}$	1091.5640	1091.5644	-0.37	Isomer of yesanchinoside G
70	28.45	$C_{58}H_{98}O_{28}$	1241.6217	1241.6172	3.62	(B1)-20-glc-xyl-xyl-3-glc-glc
71	28.51	$C_{61}H_{100}O_{29}$	1295.6264	1295.6278	-1.08	PPD-20-glc-m-xyl-3-glc-glc-xyl
72	28.80	$C_{64}H_{108}O_{31}$	1371.6794	1371.6802	-0.58	Notoginsenoside D or T
73	29.61	$C_{55}H_{92}O_{24}$	1135.5974	1135.5906	5.99	PPT-20-Ac-glc-xyl-6-glc-glc
74	29.68	$C_{57}H_{93}O_{26}$	1193.5975	1193.5961	1.17	PPD-glc-glc-3-glc-glc-m
75	30.52	$C_{61}H_{100}O_{29}$	1295.6274	1295.6278	-0.31	PPD-20-glc-xyl-xyl-3-glc-glc-m
76	31.59	$C_{51}H_{84}O_{21}$	1031.5405	1031.5432	-2.62	PPD-20-glc-3-glc-glc-m
77	31.70	$C_{56}H_{92}O_{25}$	1163.5859	1163.5855	0.34	PPD-20-glc-xyl-m-3-glc-glc
78	31.70	$C_{56}H_{92}O_{25}$	1163.5855	1163.5855	0.00	PPD-20-glc-xyl-3-glc-glc-m
79	32.54	$C_{56}H_{92}O_{25}$	1163.5849	1163.5855	-0.52	PPD-20-glc-xyl-m-3-glc-glc
80	33.52	$C_{56}H_{92}O_{25}$	1163.5855	1163.5855	0.00	PPD-20-glc-xyl-m-3-glc-glc
81	33.70	$C_{59}H_{100}O_{27}$	1239.6349	1239.6379	-2.42	Isomer of notoginsenoside R_4
82	33.92	$C_{51}H_{84}O_{21}$	1031.5405	1031.5432	-2.62	PPD-20-glc-m-3-glc-glc
83	34.05	$C_{63}H_{106}O_{30}$	1341.6680	1341.6696	-1.19	Notoginsenoside Q or S or isomer
84	34.49	$C_{42}H_{72}O_{14}$	799.4845	799.4849	-0.50	Ginsenoside Rf
85	34.57	$C_{51}H_{84}O_{21}$	987.5500	987.5534	-3.44	PPD-20-glc-3-glc-glc-m
86	34.96	$C_{63}H_{106}O_{30}$	1341.6678	1341.6696	-1.34	Notoginsenoside Q or S or isomer
87	35.40	$C_{56}H_{92}O_{25}$	1163.5868	1163.5855	1.12	PPD-20-glc-xyl-3-glc-glc-m
88	35.62	$C_{64}H_{108}O_{31}$	1371.6791	1371.6802	-0.80	Notoginsenoside D or T
89	35.88	$C_{59}H_{100}O_{27}$	1239.6366	1239.6379	-1.05	Notoginsenoside Fa
90	35.92	$C_{46}H_{78}O_{17}$	901.5162	901.5166	-0.44	Notoginsenoside Rw₁ or isomer

续表

序号	t_R/min	分子式	实测值[M−H]⁻	计算值[M−H]⁻	误差/ppm	鉴定成分
91	36.25	$C_{63}H_{106}O_{30}$	1341.6684	1341.6696	−0.89	PPD-20-glc-xyl-xyl-3-glc-glc-xyl
92	36.70	$C_{56}H_{92}O_{25}$	1163.5857	1163.5855	0.17	PPD-20-glc-xyl-3-glc-glc-m
93	37.46	$C_{51}H_{84}O_{21}$	1031.5438	1031.5432	0.58	PPD-20-glc-m-3-glc-glc
94	37.49	$C_{59}H_{100}O_{27}$	1239.6383	1239.6379	0.32	PPD-20-glc-xyl-3-glc-glc-glc
95	37.98	$C_{61}H_{100}O_{29}$	1295.6279	1295.6278	0.08	PPD-20-glc-xyl-xyl-3-glc-glc-m
96	38.30	$C_{41}H_{70}O_{13}$	769.4739	769.4744	−0.65	Notoginsenoside R_2
97	38.87	$C_{58}H_{98}O_{26}$	1209.6270	1209.6274	−0.33	PPD-20-glc-xyl-xyl-3-glc-glc
98	38.88	$C_{58}H_{98}O_{26}$	1209.6259	1209.6274	−1.24	Ginsenoside Ra_2
99	38.92	$C_{58}H_{98}O_{26}$	1209.6277	1209.6274	0.25	PPD-glc-glc-glc-xyl-xyl
100	39.10	$C_{63}H_{106}O_{30}$	1341.6663	1341.6696	−2.46	PPD-20-glc-xyl-xyl-3-glc-glc-xyl
101	39.14	$C_{59}H_{100}O_{27}$	1239.6369	1239.6379	−0.81	Ginsenoside Ra_3
102	39.59	$C_{54}H_{92}O_{23}$	1107.5951	1107.5957	−0.54	Ginsenoside Rb_1
103	39.89	$C_{58}H_{98}O_{26}$	1209.6244	1209.6274	−2.48	PPD-20-glc-xyl-xyl-3-glc-glc
104	40.42	$C_{51}H_{84}O_{21}$	1031.5446	1031.5432	1.36	PPD-20-glc-3-glc-glc-m
105	40.43	$C_{50}H_{82}O_{20}$	1001.5314	1001.5327	−1.30	PPD-20-glc-3-glc-xyl-m
106	40.75	$C_{41}H_{70}O_{13}$	769.4739	769.4744	−0.65	PPT-glc-xyl
107	41.00	$C_{42}H_{72}O_{13}$	783.4894	783.4900	−0.77	PPT-glc-rha
108	41.17	$C_{59}H_{100}O_{27}$	1239.6362	1239.6379	−1.37	PPD-20-glc-xyl-3-glc-glc-glc
109	41.66	$C_{58}H_{98}O_{26}$	1209.6248	1209.6274	−2.15	PPD-20-glc-xyl-3-glc-glc-xyl
110	42.14	$C_{64}H_{108}O_{31}$	1371.6774	1371.6802	−2.04	PPD-20-glc-xyl-xyl-3-glc-glc-glc
111	42.43	$C_{53}H_{90}O_{22}$	1077.5858	1077.5851	0.65	Ginsenoside Rc
112	42.50	$C_{58}H_{98}O_{26}$	1209.6290	1209.6274	1.32	Ginsenoside Ra_1
113	42.65	$C_{58}H_{98}O_{26}$	1209.6260	1209.6274	−1.16	Notoginsenoside Fc or Fp_2
114	42.84	$C_{42}H_{72}O_{14}$	799.4854	799.4849	0.63	PPT-glc-xyl
115	43.60	$C_{63}H_{106}O_{30}$	1341.6682	1341.6696	−1.04	PPD-20-glc-xyl-xyl-3-glc-glc-xyl
116	44.30	$C_{51}H_{84}O_{21}$	1031.5449	1031.5432	1.65	PPD-20-glc-glc-3-glc-m
117	44.32	$C_{60}H_{100}O_{27}$	1251.6405	1251.6379	2.08	PPD-20-glc-xyl-3-Ac-glc-glc-xyl
118	44.38	$C_{56}H_{94}O_{24}$	1149.6055	1149.6062	−0.61	PPD-20-glc-glc-3-glc-glc-Ac
119	45.23	$C_{53}H_{90}O_{22}$	1077.5846	1077.5851	−0.46	Ginsenoside Rb_2
120	46.18	$C_{53}H_{90}O_{22}$	1077.5857	1077.5851	0.56	Ginsenoside Rb_3
121	46.79	$C_{58}H_{98}O_{26}$	1209.6287	1209.6274	1.07	PPD-20-glc-xyl-xyl-3-glc-glc
122	46.99	$C_{58}H_{98}O_{26}$	1209.6263	1209.6274	−0.91	PPD-20-glc-xyl-xyl-3-glc-glc
123	47.49	$C_{55}H_{92}O_{23}$	1119.5945	1119.5957	−1.07	PPD-20-glc-xyl-3-glc-glc-Ac
124	48.60	$C_{60}H_{100}O_{27}$	1251.6345	1251.6379	−2.72	PPD-20-Ac-glc-xyl-3-glc-glc-xyl
125	48.86	$C_{45}H_{74}O_{16}$	869.4902	869.4904	−0.23	PPD-20-m-3-glc-glc
126	48.90	$C_{52}H_{88}O_{21}$	1047.5728	1047.5745	−1.62	PPD-glc-glc-xyl-xyl
127	49.00	$C_{58}H_{96}O_{24}$	1175.6200	1175.6219	−1.62	PPD-20-glc-glc-3-glc-glc-butenoyl
128	49.11	$C_{55}H_{92}O_{23}$	1119.5944	1119.5957	−1.16	PPD-20-glc-xyl-3-glc-glc-Ac
129	49.37	$C_{60}H_{100}O_{27}$	1251.6363	1251.6379	−1.28	PPD-20-Ac-glc-xyl-3-glc-glc-xyl
130	49.63	$C_{56}H_{94}O_{24}$	1149.6056	1149.6062	−0.52	PPD-20-Ac-glc-glc-3-glc-glc
131	49.85	$C_{55}H_{92}O_{23}$	1119.5959	1119.5957	0.18	PPD-20-glc-xyl-3-glc-glc-Ac
132	50.37	$C_{55}H_{92}O_{23}$	1119.5945	1119.5957	−1.07	PPD-20-glc-xyl-3-glc-glc-Ac
133	50.48	$C_{60}H_{100}O_{27}$	1251.6364	1251.6379	−1.20	PPD-20-glc-xyl-xyl-3-glc-glc-Ac
134	50.59	$C_{61}H_{102}O_{28}$	1281.6471	1281.6485	−1.09	PPD-20-Ac-glc-xyl-3-glc-glc-glc
135	50.60	$C_{48}H_{82}O_{18}$	945.5416	945.5428	−1.27	Ginsenoside Rd

序号	t_R/min	分子式	实测值[M−H]⁻	计算值[M−H]⁻	误差/ppm	鉴定成分
136	51.18	$C_{60}H_{100}O_{27}$	1251.6361	1251.6379	−1.44	PPD-20-Ac-glc-xyl-3-glc-glc-xyl
137	51.30	$C_{55}H_{92}O_{23}$	1119.5928	1119.5957	−2.59	PPD-20-Ac-glc-xyl-3-glc-glc
138	51.32	$C_{52}H_{88}O_{21}$	1047.5741	1047.5745	−0.38	PPD-20-glc-xyl-3-glc-xyl
139	51.44	$C_{55}H_{92}O_{23}$	1119.5932	1119.5957	−2.23	PPD-20-Ac-glc-xyl-3-glc-glc
140	51.65	$C_{63}H_{104}O_{28}$	1307.6610	1307.6641	−2.37	PPD-20-glc-glc-butenoyl-3-glc-glc-xyl
141	51.67	$C_{55}H_{92}O_{23}$	1119.5969	1119.5957	1.07	PPD-20-glc-xyl-3-glc-glc-Ac
142	51.76	$C_{44}H_{72}O_{15}$	839.4793	839.4798	−0.60	PPD-20-m-3-glc-xyl
143	52.02	$C_{55}H_{92}O_{23}$	1119.5941	1119.5957	−1.43	PPD-20-glc-xyl-3-glc-glc-Ac
144	52.13	$C_{44}H_{72}O_{15}$	839.4812	839.4798	1.67	PPD-20-m-3-glc-xyl
145	52.40	$C_{57}H_{94}O_{23}$	1145.6106	1145.6113	−0.61	PPD-20-glc-xyl-3-glc-glc-butenoyl
146	52.51	$C_{58}H_{96}O_{24}$	1175.6186	1175.6219	−2.81	PPD-20-glc-glc-3-glc-glc-butenoyl
147	52.54	$C_{55}H_{92}O_{23}$	1119.5953	1119.5957	−0.36	PPD-20-glc-xyl-Ac-3-glc-glc
148	52.84	$C_{48}H_{82}O_{18}$	945.5419	945.5428	−0.95	Notoginsenoside K
149	52.98	$C_{50}H_{84}O_{19}$	987.5540	987.5534	0.61	PPD-20-glc-3-glc-glc-Ac
150	52.98	$C_{58}H_{96}O_{24}$	1175.6187	1175.6219	−2.72	PPD-20-glc-glc-butenoyl-3-glc-glc
151	53.05	$C_{52}H_{88}O_{21}$	1047.5746	1047.5745	0.10	PPD-20-xyl-3-glc-glc-xyl
152	53.24	$C_{57}H_{94}O_{23}$	1145.6129	1145.6113	1.40	PPD-20-glc-xyl-butenoyl-3-glc-glc
153	53.61	$C_{48}H_{82}O_{18}$	945.5423	945.5428	−0.53	PPD-20-glc-glc-3-glc
154	53.87	$C_{55}H_{92}O_{23}$	1119.5949	1119.5957	−0.71	PPD-20-glc-xyl-3-glc-glc-Ac
155	53.91	$C_{47}H_{80}O_{17}$	915.5320	915.5323	−0.33	PPD-20-xyl-3-glc-glc
156	54.43	$C_{57}H_{94}O_{23}$	1145.6099	1145.6113	−1.22	PPD-20-glc-xyl-3-glc-glc-butenoyl
157	55.43	$C_{50}H_{84}O_{19}$	987.5505	987.5534	−2.94	PPD-20-glc-Ac-3-glc-glc
158	54.58	$C_{47}H_{80}O_{17}$	915.5324	915.5323	0.11	PPD-20-xyl-3-glc-glc
159	54.94	$C_{47}H_{80}O_{17}$	915.5321	915.5323	−0.22	PPD-20-glc-3-glc-xyl
160	55.09	$C_{53}H_{90}O_{21}$	1061.5884	1061.5902	−1.70	PPD-20-rha-3-glc-glc-xyl
161	55.24	$C_{57}H_{94}O_{23}$	1145.6093	1145.6113	−1.75	PPD-20-glc-xyl-butenoyl-3-glc-glc
162	55.69	$C_{50}H_{84}O_{19}$	987.5540	987.5534	0.61	PPD-20-glc-Ac-3-glc-glc
163	56.06	$C_{49}H_{82}O_{18}$	957.5423	957.5428	−0.52	PPD-20-xyl-3-glc-glc-Ac
164	56.46	$C_{48}H_{82}O_{17}$	929.5476	929.5479	−0.32	PPD-20-glc-3-glc-rha
165	57.61	$C_{47}H_{80}O_{17}$	915.5311	915.5323	−1.31	PPD-20-/3-glc-glc-xyl
166	59.41	$C_{42}H_{72}O_{13}$	783.4894	783.4900	−0.77	20(S)-ginsenoside Rg₃
167	61.81	$C_{41}H_{70}O_{12}$	753.4785	753.4795	−1.33	PPD-glc-xyl
168	62.24	$C_{47}H_{78}O_{16}$	897.5209	897.5217	−0.89	(B7)-glc-glc-xyl
169	64.48	$C_{42}H_{70}O_{12}$	765.4794	765.4795	−0.13	(B7)-glc-glc
170	64.95	$C_{42}H_{70}O_{12}$	765.4795	765.4795	0.00	(B7)-glc-glc

2. 皂苷苷元

对三七花的粗皂苷进行水解和分离，分别得到三七花苷元 A（环氧庚环人参二醇）、三七花苷元 [20(R)- 原人参二醇]、三七花苷元 D [20(22)-en-dammarane-3β,12β,25-triol] 和三七花苷元 E [20(R)-dammarane-3β,12β,20,25-tetraol]，具体结构见

图 4-17(魏均娴，1984a)。

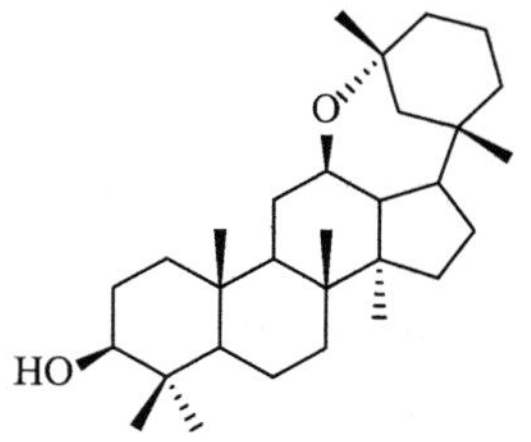

1. 环氧庚环人参二醇

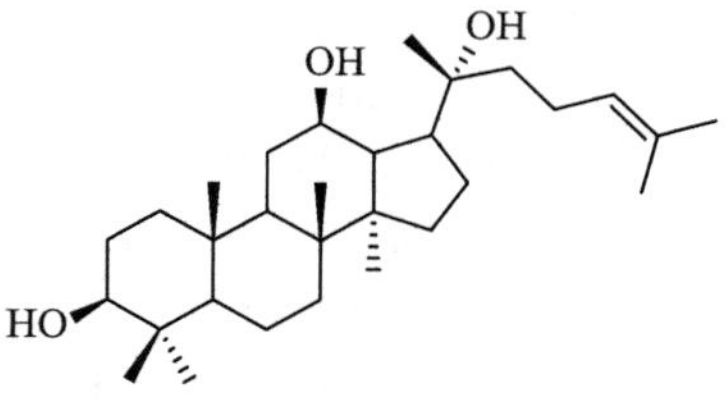

2. 20(*R*)- 原人参二醇

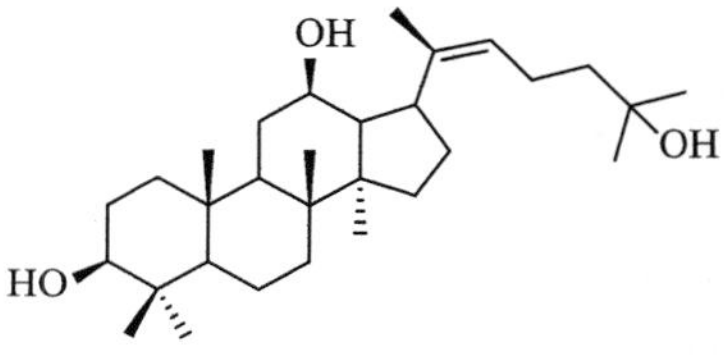

3. 达玛烷 -20(22)- 烯 -3*β*, 12*β*, 25- 三醇

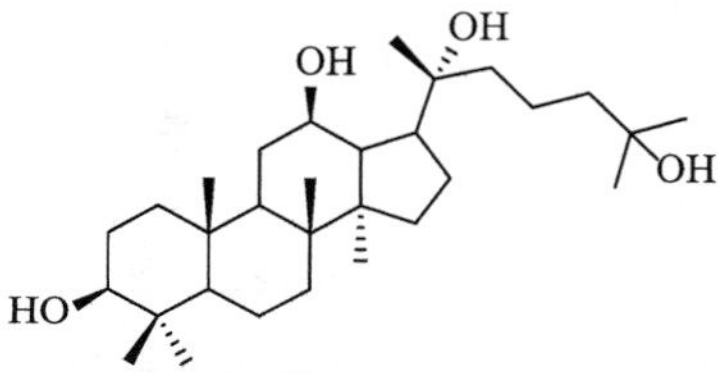

4. 20(*R*)- 达玛烷 -3*β*, 12*β*,20,25- 四醇

图 4-17　三七花蕾中皂苷苷元的化学结构

3. 其他类型化合物

从三七花蕾中分离得到化合物还有山奈酚 -3-*O*-*β*-D- 半乳糖葡萄糖苷 [kaempferol -3-*O*-(2″-*β*-D-glucopyranosyl-*β*-D-galactopyranoside]、槲皮素 -3-*O*-*β*-D- 半乳糖葡萄糖苷 [quercetin-3-*O*-(2″-*β*-D-glucopyranosyl-*β*-D-galactopyranoside]、胡萝卜苷（daucosterine）、*β*- 谷甾醇（*β*-sitosterol）、腺嘌呤核糖核苷（adenosine）和鸟嘌呤核糖核苷（guanosine），具体结构见图 4-18。

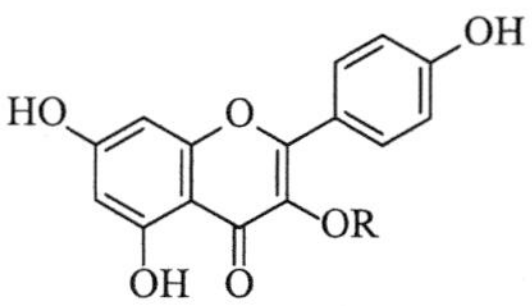

1. 山奈酚-3-*O*-*β*-D-半乳糖葡萄糖苷

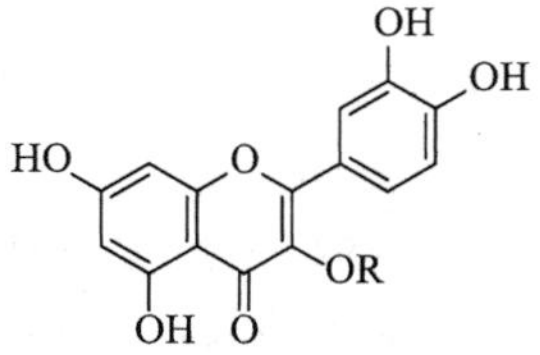

2. 槲皮素-3-*O*-*β*-D-半乳糖葡萄糖苷

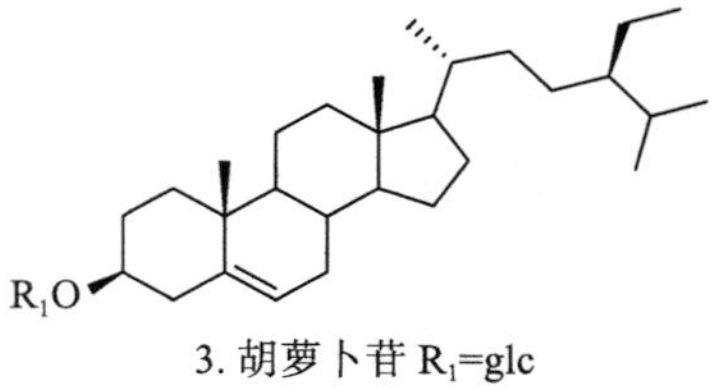

3. 胡萝卜苷 R$_1$=glc

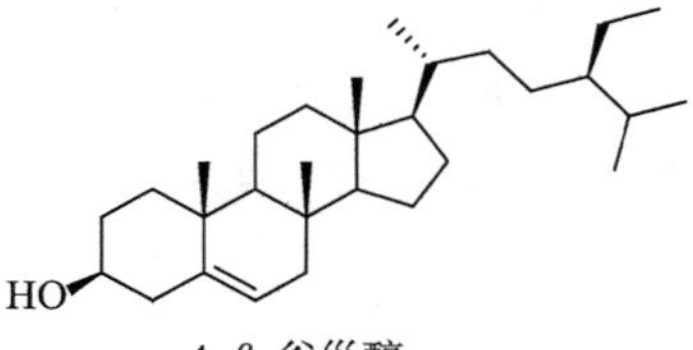

4. *β*- 谷甾醇

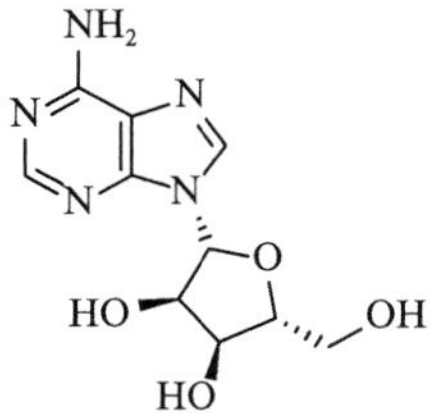

5. 腺嘌呤核糖核苷 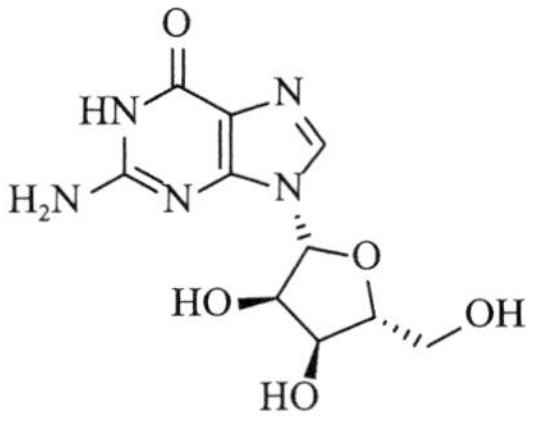　　　　　6. 鸟嘌呤核糖核苷

图 4-18　三七花蕾中其他类型化合物的化学结构

参 考 文 献

鲍建才，刘刚，丛登立，等. 中成药. 2006. 三七的化学成分研究进展，28(2): 246-253

胡晗绯，韩凌，赵余庆. 2008. 三七茎叶皂苷水解产物中稀有抗肿瘤成分的化学研究. 中国现代中药，10(4): 6-8

姜彬慧，王承志，韩颖，等. 2004. 三七叶中微量活性皂苷的分离与鉴定. 中药材，27(7): 489-492

李海舟，张颖君，杨崇仁. 2006. 三七叶化学成分的进一步研究. 天然产物研究与开发，18(4): 549-554

李先. 2009. 三七花皂苷的化学成分研究. 长春: 吉林大学论文

刘刚. 2006. 三七剪口的化学成分研究. 吉林农业大学

刘利民，张晓琦，汪豪，等. 2011. 三七主根的微量皂苷类成分研究. 中国药科大学学报，42(2): 115-118

时圣明，李巍，曹家庆，等. 2010. 三七果化学成分的研究. 中草药，41(8): 1249-1251

宋建平，曾江，崔秀明，等. 2006. 三七根茎的化学成分研究（Ⅱ）. 云南大学学报（自然科学版），29(3): 287-290

魏均娴，曹树明. 1992. 三七果梗皂苷成分的研究. 中国中药杂志，17(2): 96-100

魏均娴，李波，马孝本. 1984b. 三七绒根皂苷元的研究. 中国药学杂志，9(6): 27-29

魏均娴，李波，马孝本. 1984c. 三七绒根皂苷元的研究. 中药通报，06:27-29

魏均娴，刘莉，徐榕雪. 1984a. 三七花皂苷元的研究. 中国中药杂志，95(5): 31-33.

魏均娴，王菊芬，张良玉，等. 1980. 三七绒根的成分研究. 中国药学杂志，15(8): 43-44

魏均娴，王良安，杜华，等. 1985. 三七绒根中皂苷 B1 及 B2 的分离和鉴定. 药学学报，20(4): 288-293

魏均娴，陈业高，曾树明. 1992. 三七果梗皂苷成分的研究（续）. 中国中药杂志，17(9):611-615

吴少雄, 王保兴, 郭祀远, 等. 2005. 三七叶苷的提取分离与纯化. 食品与发酵工业, 31(1): 149-151

于鹏. 2008. 三七芦头的化学成分研究. 沈阳: 沈阳药科大学论文

曾江, 崔秀明, 周家明, 等. 2007. 三七根茎的化学成分研究. 中药材, 30(11): 1388-1391

郑莹, 李绪文, 桂明玉, 等. 2006. 三七茎叶黄酮类成分研究. 中国中药杂志, 41(3):176-178

周家明, 崔秀明, 曾江, 等. 2008. 三七种子脂溶性化学成分的研究. 现代中药研究与实践, 22(4): 8-10

Chen J T, Li H Z, Wang D, et al. 2006. New dammarane monodesmosides from the acidic deglycosylation of notoginseng-leaf saponins. Helv. Chim. Acta., 89(7): 1442-1448

Mao Q, Yang J, Cui X M, et al. 2012. Target separation of a new anti-tumor saponin and metabolic profiling of leaves of *Panax notoginseng* by liquid chromatography with eletrospray ionization quadrupole time-of-flight mass spectrometry. J. Ph. & Bio. Analysis, 59(59): 67-77

Wang J R, Yamasaki Y, Tanaka T, et al. 2009. Dammarane-type triterpene saponins from the flowers of *Panax notoginseng*. Molecules, 14(6): 2087-2094.

Wang J R, Yau L F, Gao W N, et al. 2015. Quantitative comparision and metabolite profiling of saponins in different parts of the root of *Panax notoginseng*. J Agric Food Chem, 62(36), 9024-9034

Wang X Y, Wang D, Ma XX, et al. 2008. Two new dammarane-type bisdesmosides from the fruit pedicels of *Panax notoginseng*. Helv. Chim. Acta., 91(1): 60-66

Yang T R, Kasai R, Zhou J, et al. 1983. Dammarane saponins leaves and seeds of *Panax notoginseng*. Phytochemistry, 22(6):1473-1478

Yang W Z, Bo T, Ji S, et al. 2013. Rapid chemical profiling of saponins in the flower buds of *Panax notoginseng* by integrating MCI gel column chromatography and liquid chromatography/mass spectrometry analysis. Food Chem, 139(1-4): 762-769

Yoshikawa M, Morikawa T, Kashima Y, et al. 2003. Structures of new dammarane-type triterpene saponins from the flower buds of *Panax notoginseng* and hepatoprotective effects of principal ginseng saponins. J. Nat. Prod., 66(17): 922-927

Yoshikawa M, Morikawa T, Yashiro K, et al. 2001. Bioactive saponins and glycosides. xix.1) notoginseng (3): immunological adjuvant activity of notoginsenosides and related saponins: structures of notoginsenosides-I, -M, and -N from the roots of *Panax notoginseng* (BURK.) F. H. CHEN. Chem. Pharm. Bull, 49(11):1452-1456

Yoshikawa M, Murakami T, Ueno T, et al. 1997a. Bioactive saponins and glycosides. VIII.

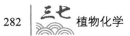

notoginseng (1): new dammarane-type triterpene oligoglycosides, notoginsenosides-A -B, -C, and-D, from the dried root of *Panax notoginseng* (BURK.) F. H. CHEN. Chem. Pharm. Bull., 1997, 45(6): 1039-1045

Yoshikawa M, Murakami T, Ueno T, et al. 1997b. Bioactive saponins and glycosides. ix) notoginseng (2): structures of five new dammarane-type triterpene oligoglycosides, notoginsenosides-E -G, - H, -I, and -J, and a novel acetylenic fatty acid glycoside, notoginsenic acid-sophoroside, from the dried root of *Panax notogiseng* (BURK.) F. H. CHEN. Chem. Pharm. Bull., 45(6):1056-1062

Zhao P, Liu Y Q, Yang C R. 1996. Minor dammarane saponins from *Pananx notoginseng*. Phytochemistry, 41(5): 1419-1422

第5章

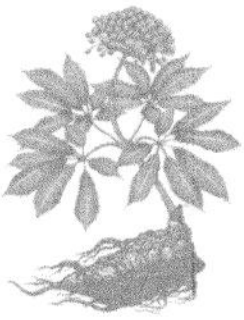

三七皂苷成分的合成

5.1 三七皂苷成分的化学合成

三七皂苷（panax notoginseng saponins，PNS）是三七的主要活性成分，其基本结构为达玛烷型（dammarane type）四环三萜类皂苷（如图5-1），其又根据苷元上所连有羟基不同分为原人参二醇型 [20(S)-protopanaxadiol]（PPD）和原人参三醇型 [20(S)-protopanaxatriol]（PPT）（如图5-2）（钱广涛，2015）。达玛烷型四环三萜类皂苷是达玛烯二醇的衍生物，结构特点为 C-17 位侧链，C-20 位自然界中构型多为 S 型，化学修饰可产生 R 型。而原人参二醇型和原人参三醇型皂苷的不同在于前者甾体母核的 C-3 位、C-12 位有 2 个羟基取代，而后者皂苷母核的 C-6 位比前者母核上多 1 个羟基，共 3 个羟基取代；原人参二醇型人参皂苷主要连接糖的位置在苷元的 C-3 和 C-20 位，其中糖多为木糖、葡萄糖和阿拉伯糖，而原人参三醇型皂苷主要连接糖的位置在苷元的 C-3、C-6 和 C-20 位，而其糖多为木糖、葡萄糖和鼠李糖。

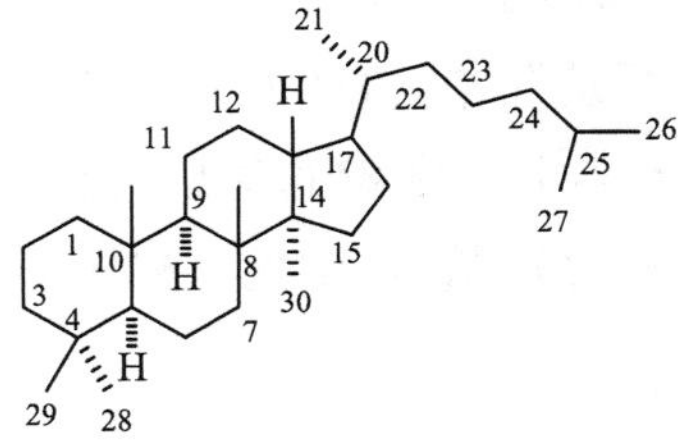

图 5-1　达玛烷（dammarane）型

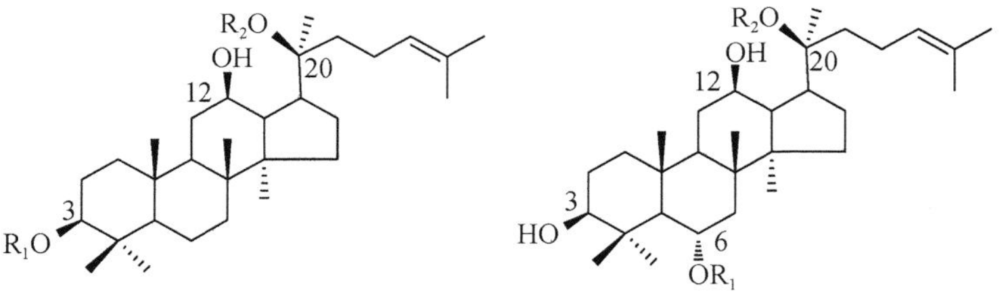

20(S)-原人参二醇型　　　　　20(S)-原人参三醇型

图 5-2　原人参二醇型和原人参三醇型

5.1.1　人参皂苷Rh₂及其类似物的化学合成

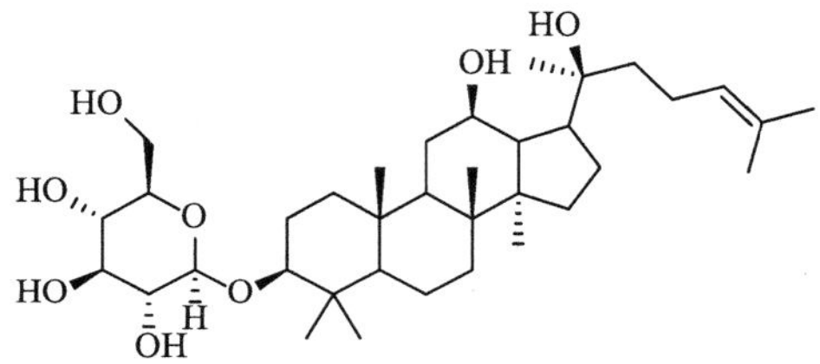

人参皂苷 Rh₂ 的制备过程如图 5-3：

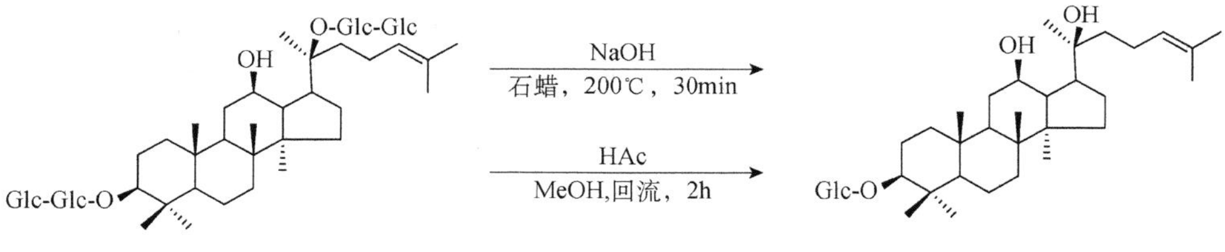

图 5-3　Rb₁ 酸、碱水解制备 Rh₂ 反应过程

1. Rb₁ 碱水解制备 Rh₂

钱广涛（2015）利用酸碱水解，首先称取人参皂苷 Rb₁ 1.5g、NaOH 1.2g 和石蜡 5g 加入 250mL 不锈钢反应瓶中，180℃下加热搅拌，待180℃持续反应 0.5h 后冷却倒入烧杯。之后加入热水，冷却至室温，多次加热水洗出上层石蜡，正丁醇萃取剩下溶剂，水洗正丁醇层直至中性，减压蒸干得固体 1.0 g，制得 98% 人参皂 Rh₂ 质量为 0.45 g。

2. Rb₁ 酸水解制备 Rh₂

称取 1.5 g 人参皂苷 Rb₁ 加入 100 mL 的烧瓶中，后在烧瓶中加入 25 mL 甲醇和 15 mL 冰醋酸，加热回流 2h。等反应完毕后，将反应溶液移至 250 mL 分液漏斗，正丁醇萃取，水洗有机层直至中性，后减压蒸干有机层得固体 1.1 g。

将 1.1g 所得产物、10 mL 乙酸酐和 10mL 吡啶加入 50mL 烧瓶，于室温中搅拌过夜。反应结束后将反应液倒入 250 mL 分液漏斗中，向分液漏斗中加入 100 mL 水，正丁醇萃取，水洗有机层直至中性，减压蒸干得固体 1.21 g，制得 20(*S*)-Rh₂ 乙酰化产物（0.46 g）和 20(*R*)-Rh₂ 乙酰化产物（0.56 g）。

将上述两种构型的 Rh₂ 乙酰化产物分别溶解于甲醇溶剂中，在 pH 值为 13（NaOH 调节），80℃下回流 2h，反应结束后加入水，正丁醇萃取，水洗有机层，蒸干得纯品 20(*S*)-Rh₂（0.38 g）和 20(*R*)-Rh₂（0.47 g）。

（1）碱降解机理

碱降解制备 Rh₂ 过程中，由于 C-20 的空间位阻比较大，所以羟基进攻葡萄糖的端基碳（C-1'），葡萄糖脱去后，C-20 位的构型不发生改变（图 5-4），而在人参中天然提取的皂苷一般为 20（*S*）型的，所以 20(*S*)-Rb₁ 碱水解产生 Rh₂ 只为 20(*S*) 一种构型。

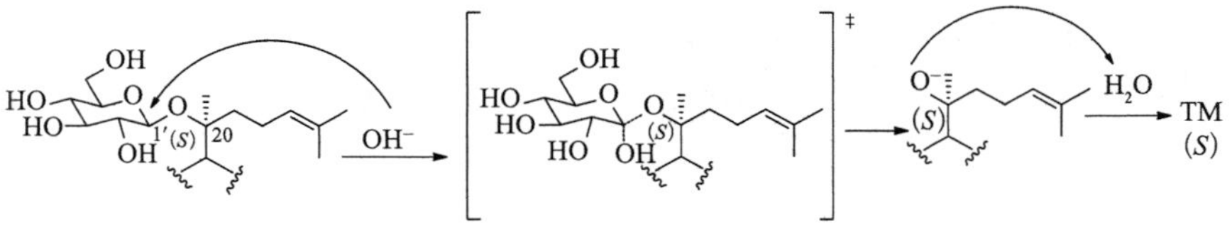

图 5-4 碱降解制备 Rh₂ 机理

（2）酸降解机理

酸降解制备 Rh₂ 过程中，氢质子进攻氧的孤对电子形成盐，葡萄糖脱去后，C-20 位形成正碳离子，此时发生 S_N1 反应（图 5-5），所以会出现两种构型的产物 [20(*S*)-Rh₂、20(*R*)-Rh₂]。

由于在酸降解反应中，C-20 位侧链的结构会产生如图 5-6 的一些产物，所以酸降解反应副产物较多，且部分副产物极性很相近，不容易分离。

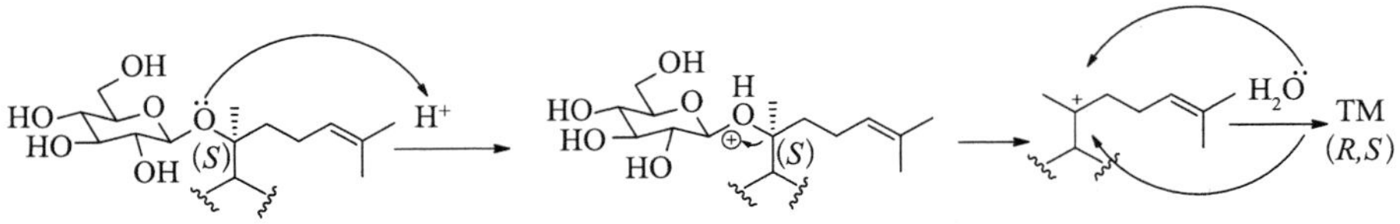

图 5-5 酸降解制备 Rh₂ 机理

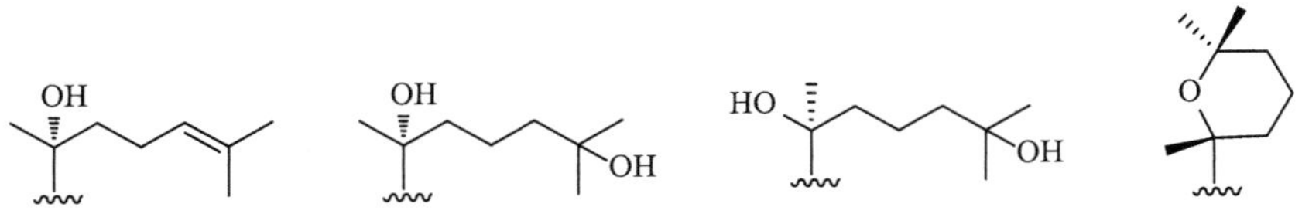

20(R)   20(S)   20(R)   20(S)

图 5-6 酸降解制备 Rh₂ 皂苷侧链可能的结构

3. PPh₃AuNTf₂ 为催化剂制备 Rh₂

Liao 等（2011）以原人参二醇为底物，以 PPh₃AuNTf₂ 为催化剂得到了人参皂苷 Rh₂，相对于其他方法的糖苷化反应，该方法的优点是有效地克服了人参三醇中 C-20 位对酸的敏感性以及大位阻叔羟基的影响，并且反应具有极高的收率，合成路线见图 5-7。

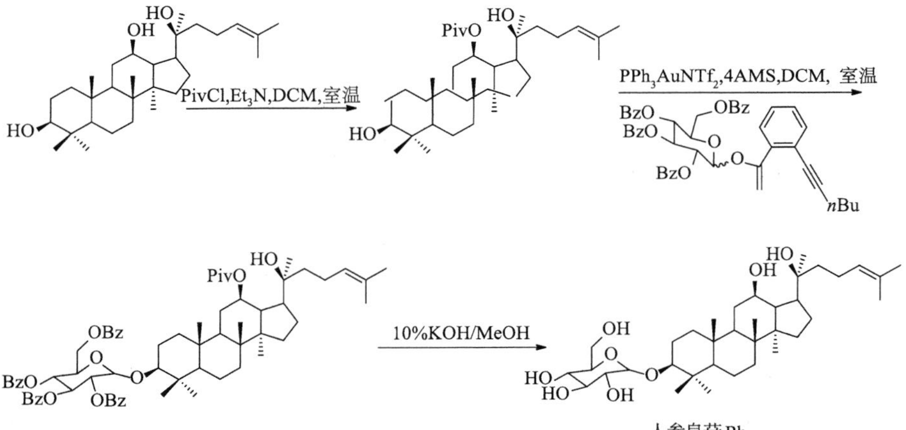

图 5-7 人参皂苷 Rh₂ 的合成路线

4. TMSOTf 作为催化剂制备 Rh$_2$

惠永正等（2005）、栾德刚等（2012）分别以原人参二醇为底物，TMSOTf
为催化剂，全乙酰化的三氯乙酰亚氨酯葡萄糖为糖供体，进行糖苷化反应，成
功得到了 20(S)- 人参皂苷 Rh$_2$，20(R)- 人参皂苷 Rh$_2$，合成路线见图 5-8 和图 5-9。

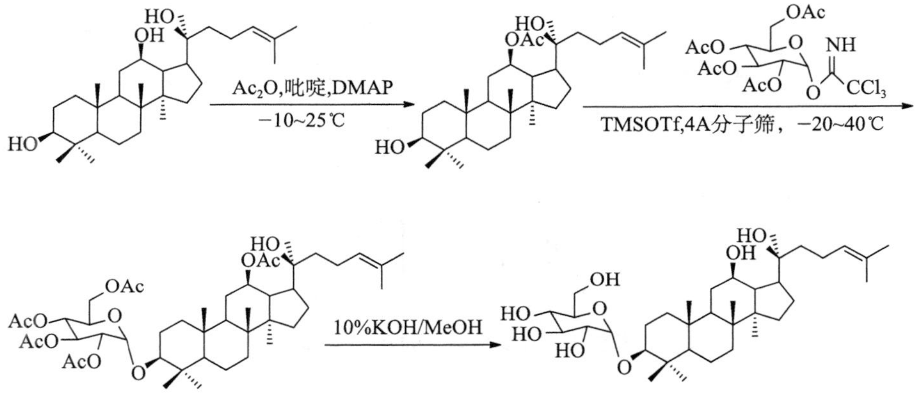

图 5-8　20(S)- 人参皂苷 Rh$_2$ 的合成路线

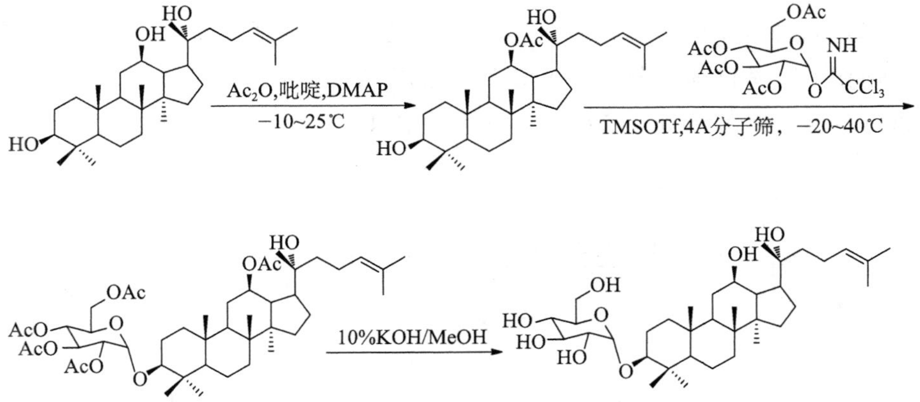

图 5-9　20(R)- 人参皂苷 Rh$_2$ 的合成路线

5. Ag$_2$CO$_3$ 作为催化剂制备 Rh$_2$ 类似物

刘惟瑳等（1988）以 12 位乙酰化的原人参二醇，7- 氧代 - 乙酰化 -α- 槐糖

基溴和四乙酰溴代葡萄糖作为糖基供体，以 Ag_2CO_3 做为催化剂，成功得到人参皂苷 Rh_2 类似物 Rh'_2，合成路线见图 5-10。

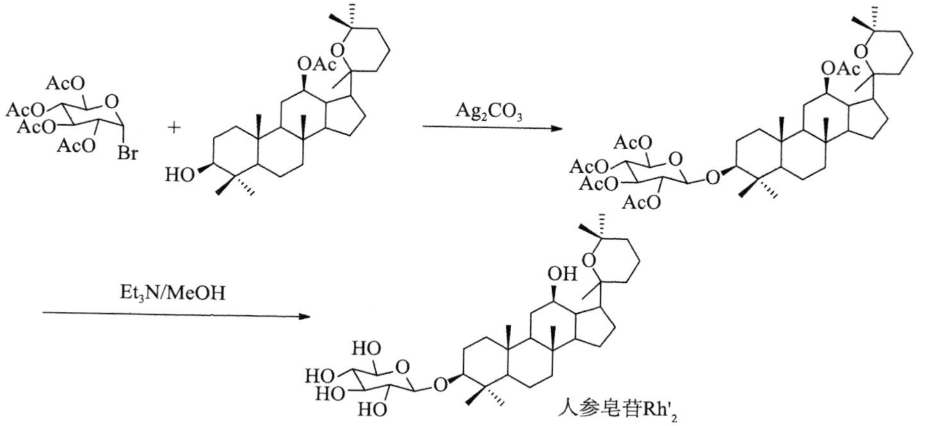

图 5-10　人参皂苷 Rh_2' 的合成路线

6. 固体酸为催化剂制备 Rh_2

栾德刚等（2012）以 20（S）- 原人参二醇、20（R）- 原人参二醇和原人参二醇为糖基受体，以固体酸做为催化剂，以全乙酰化的三氯乙酰亚氨酯葡萄糖作为糖基供体，分别通过对人参皂苷 12 位乙酰化进行保护，成功得到了 20（S）-人参皂苷 Rh_2、20（R）-人参皂苷 Rh_2，合成路线见图 5-11、图 5-12。

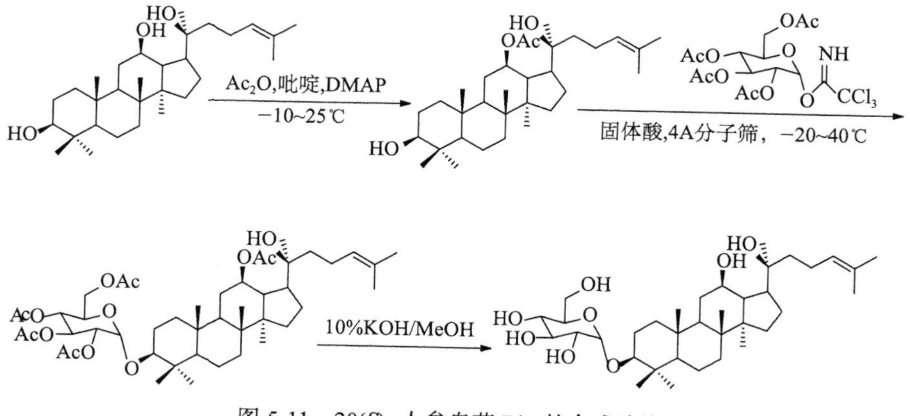

图 5-11　20(S)- 人参皂苷 Rh_2 的合成路线

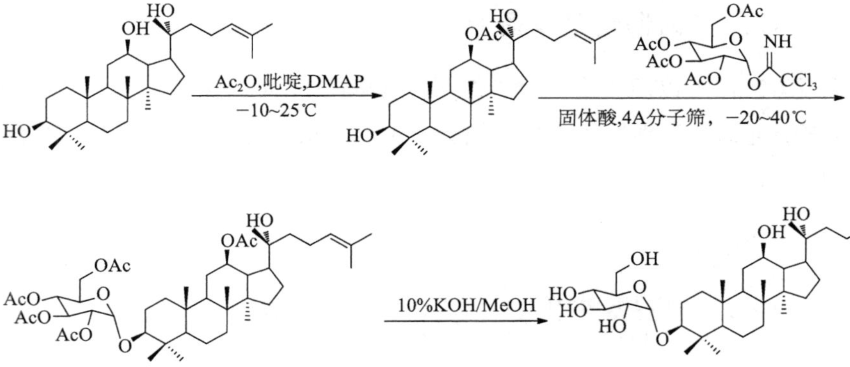

图 5-12　20(*R*)- 人参皂苷 Rh$_2$ 的合成路线

5.1.2　人参皂苷Rh$_3$的化学合成

1. 固体酸为催化剂

栾德刚等（2012）以原人参二醇 20 位的羟基在酸性条件下进行脱水，形成双键，成功得到了人参皂苷 Rh$_3$，合成路线见图 5-13。

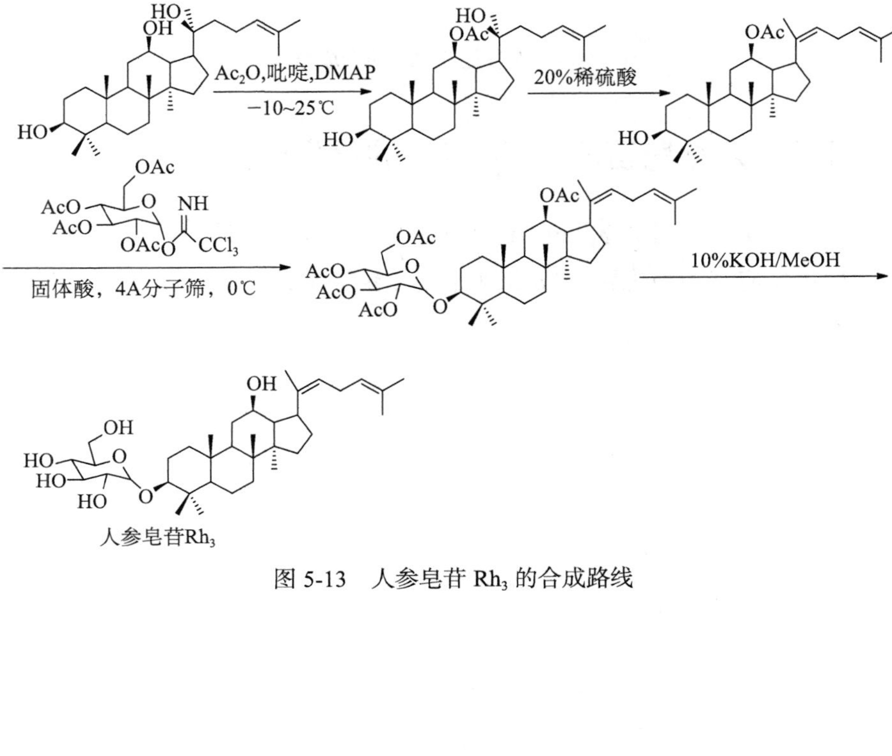

图 5-13　人参皂苷 Rh$_3$ 的合成路线

2. TMSOTf 作为催化剂制备 Rh₃

丁瑶等（2012）以原人参二醇为底物，TMSOTf 为催化剂，全乙酰化的三氯乙酰亚氨酯葡萄糖为糖供体，进行糖苷化反应，成功得到了人参皂苷 Rh₃，合成路线见图 5-14。

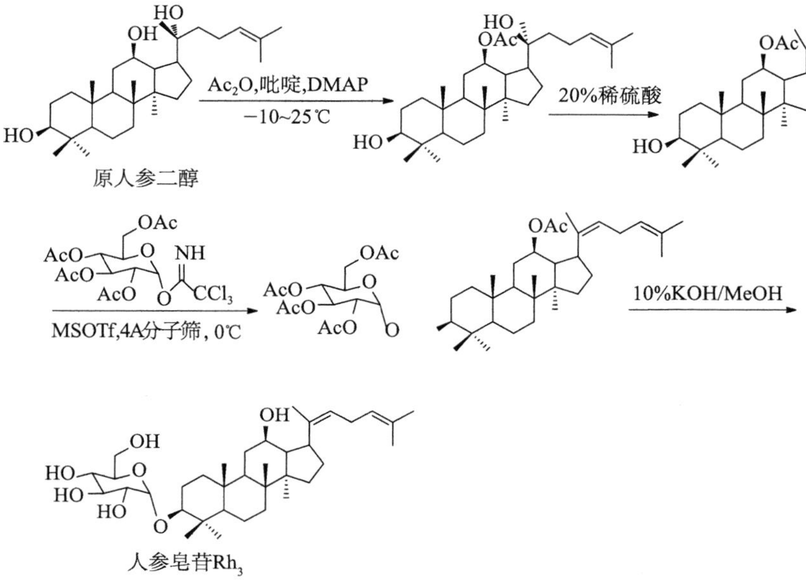

图 5-14　人参皂苷 Rh₃ 的合成路线

5.1.3　人参皂苷F₁、F₃、L₁₀的化学合成

牛一鸣（2012）用 PPh₃AuNTf₂ 为催化剂，邻炔基苯甲酸为糖基给体，以定向保护不反应基团为思路，成功制得了人参皂苷 F₁、F₃、L₁₀，合成路线见图 5-15～图 5-17。

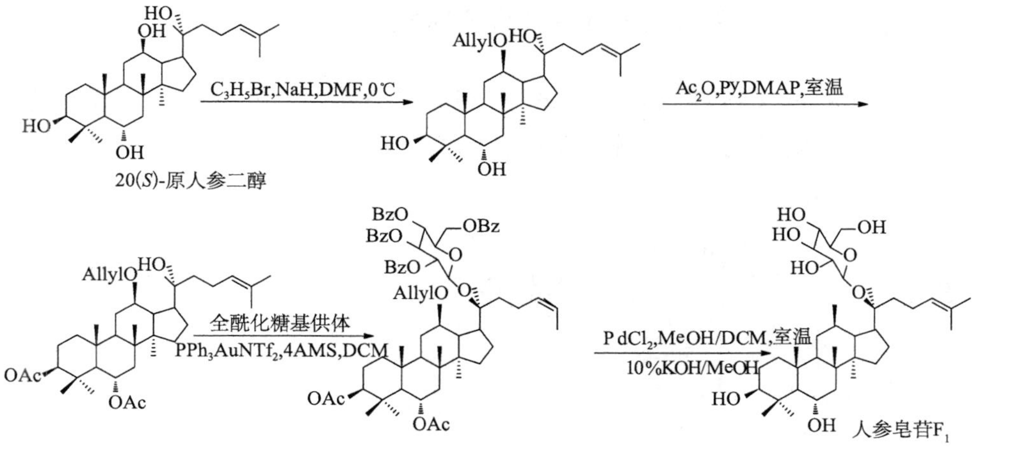

图 5-15　人参皂苷 F_1 的合成路

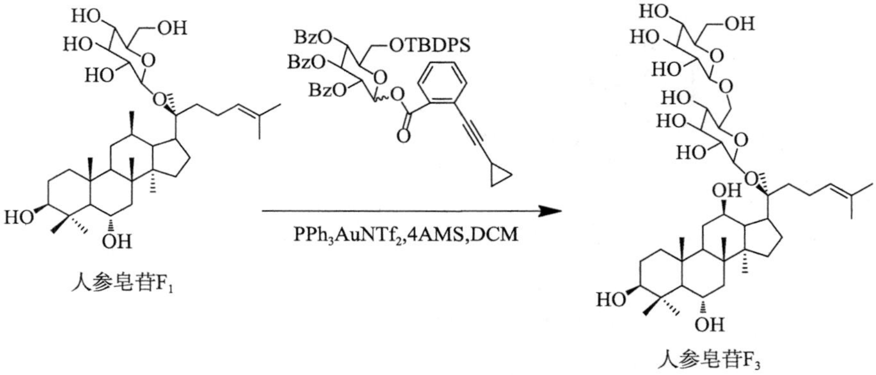

图 5-16　人参皂苷 F_3 的合成路线

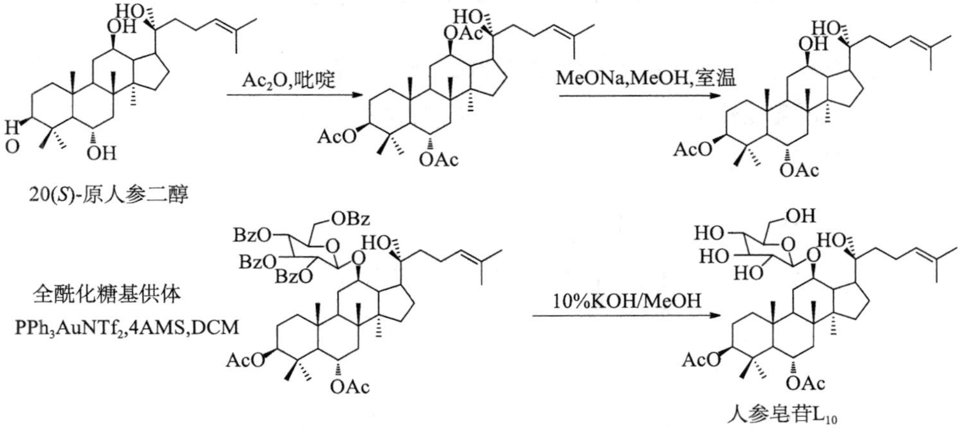

图 5-17　人参皂苷 L_{10} 的合成路线

5.1.4　人参皂苷Rg₃的化学合成

Anufriev 等（1997）以人参二醇为底物，7- 氧代 - 乙酰化 -α- 槐糖基溴和四乙酰溴代葡萄糖作为糖基供体，以 Ag_2CO_3 作为催化剂，成功得到人参皂苷 Rg_3，合成路线见图 5-18。

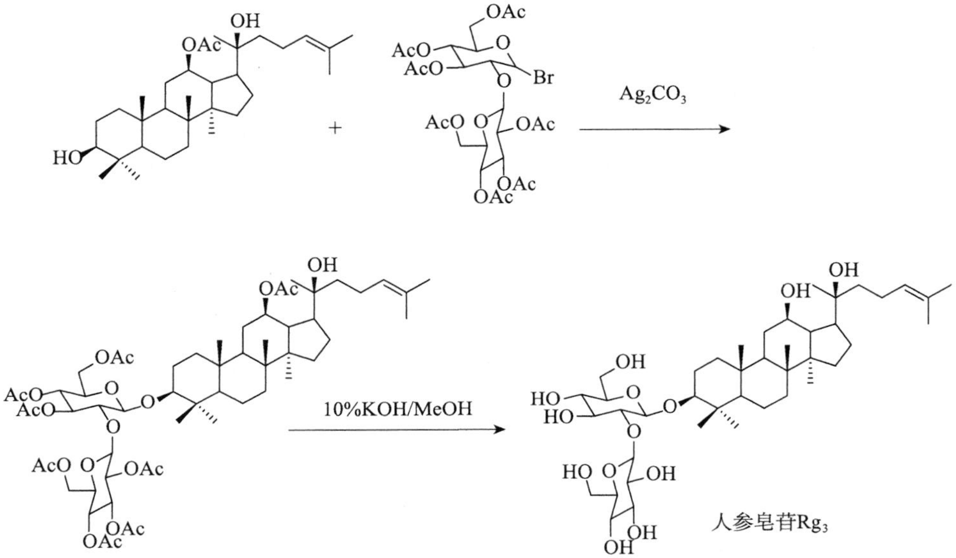

图 5-18　人参皂苷 Rg_3 的合成路线

5.1.5　人参皂苷化合物1的化学合成

Schneider 等（1969）以人参二醇为底物，7- 氧代 - 乙酰化 -α- 槐糖基溴和四乙酰溴代葡萄糖作为糖基供体，以 Ag_2O 做为催化剂，成功得到人参皂苷化合物 1，合成路线见图 5-19。

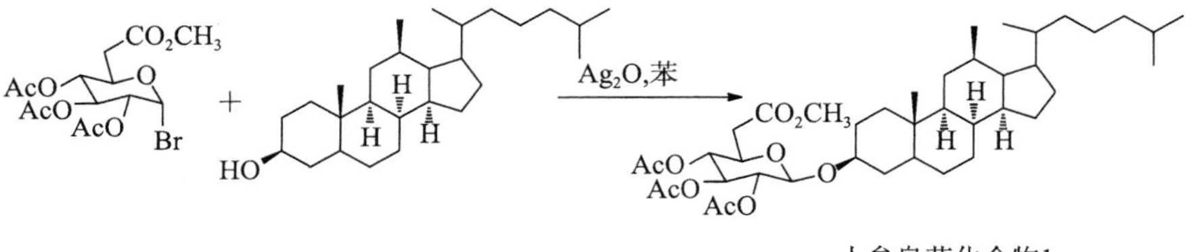

图 5-19　人参皂苷化合物 1 的合成路线

5.1.6 新人参二醇皂苷的合成

邢瑞（2009）以新人参二醇为底物，TMSOTf 为催化剂，全乙酰化的三氯乙酰亚氨酯葡萄糖为糖供体，进行糖苷化反应，成功得到了新人参二醇皂苷，合成路线见图 5-20。

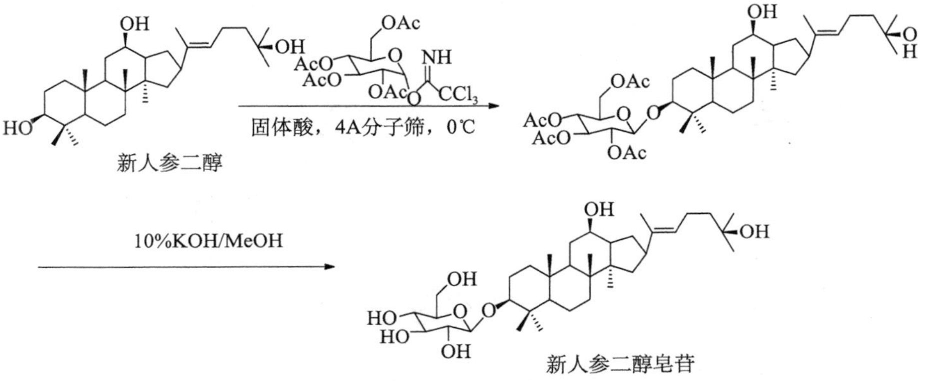

图 5-20　新人参二醇皂苷的合成路线

5.1.7 人参皂苷Rb$_2$的化学合成

余军（2015）基于廖进喜博士、牛一鸣硕士与李荣耀硕士的研究基础上，利用 12-OH 为 Piv 保护的原人参二醇为模型底物，经过尝试找到了炔酸给体（如图 5-21），经过几步反应可以成功地完成 C-3 位二糖的链接，合成路线见图 5-22。

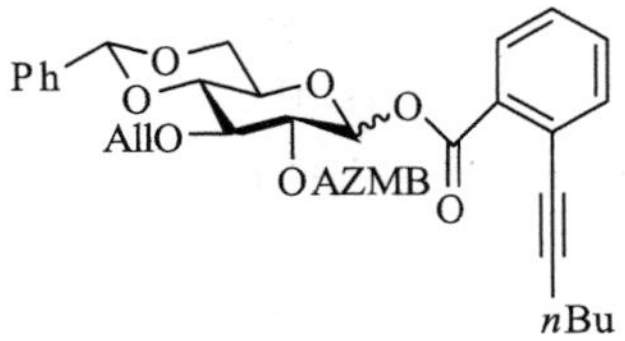

图 5-21　炔酸给体

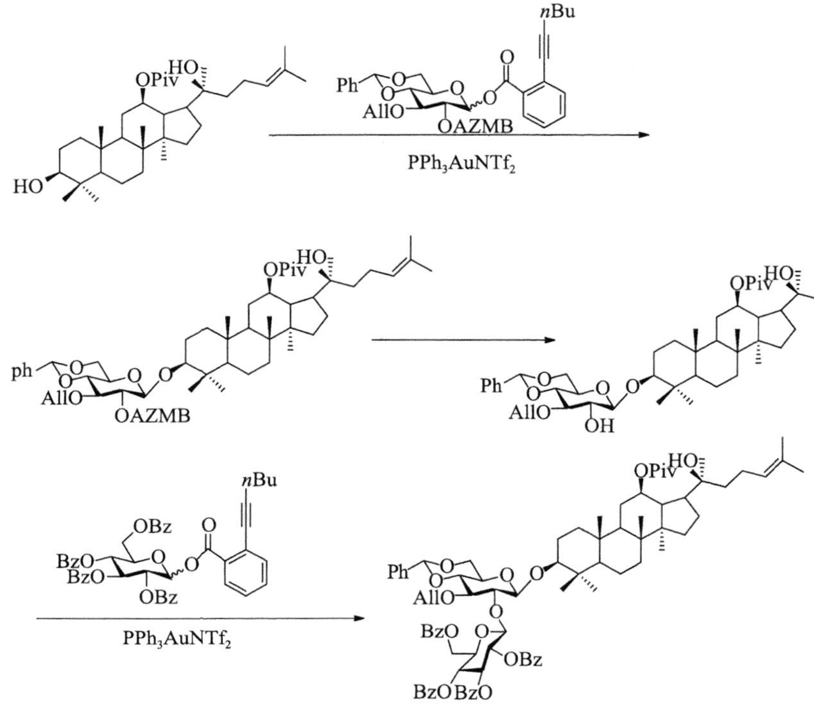

图 5-22　金催化合成人参皂苷 Rb₂ 路线

接着，余军以从人参茎叶总皂苷中分离出的原人参二醇为原料，通过对不同保护基给体的筛选，以 PPh₃AuNTf₂ 为催化剂，成功完成了四糖人参皂苷 Rb₂ 的糖苷化，以较高的收率得到糖苷化产物，完成了天然人参皂苷 Rb₂ 的合成，合成路线见图 5-23。

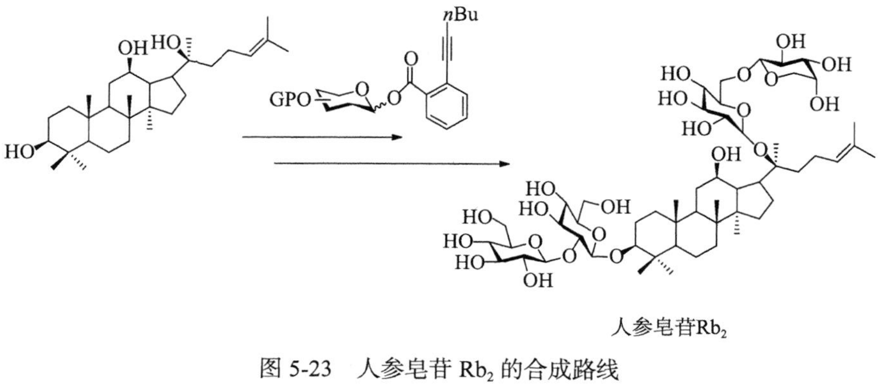

人参皂苷Rb₂

图 5-23　人参皂苷 Rb₂ 的合成路线

5.1.8 人参皂苷Rh₁的化学合成

牛一鸣（2012）首先制备所需要的供体，先用新戊酰氯、Et₃N、DCM 选择性地在 C-12 位上加一个新戊酰氯，然后在 TBSCl、咪唑、DMF 共存下，在 3 位加一个 TBS，得到裸露 6 位羟基的化合物以进行糖苷化。由于角甲基的影响，若催化剂当量较少时很容易生成原酸酯产物，故催化剂当量用了 0.5 eq（如图 5-24）。

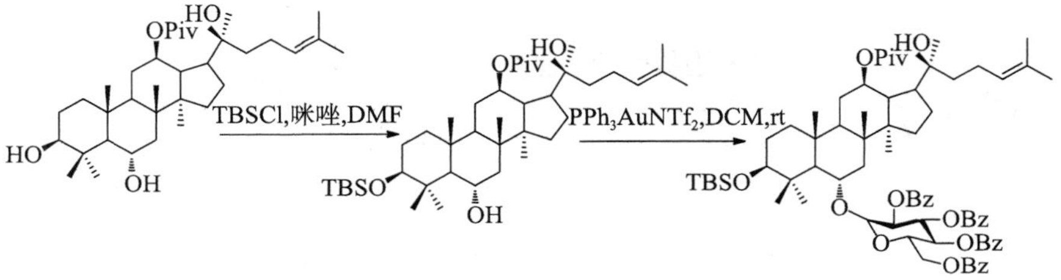

图 5-24 人参皂苷 Rh₁ 合成路线（一）

在指定位置糖苷化之后，采用了 CAS 顺利脱除了 3 位的 TBS 保护基如图5-25。

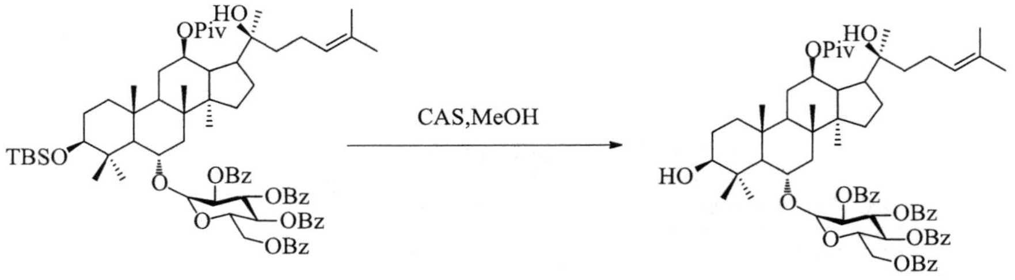

图 5-25 人参皂苷 Rh₁ 合成路线（二）

最后用 10%KOH/MeOH 顺利脱除酰基得到了天然产物 Rh₁，合成路线见图5-26。

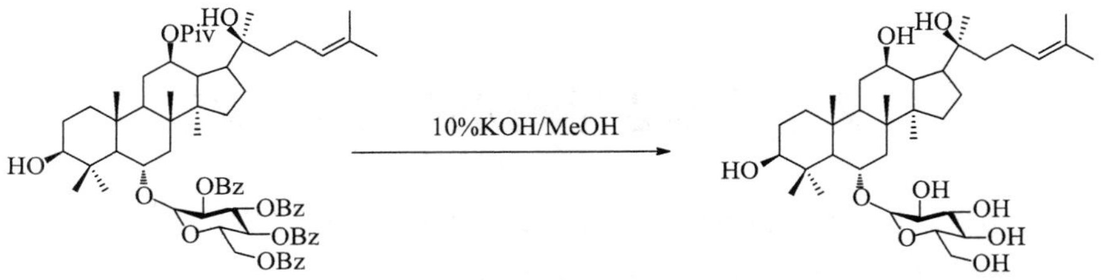

人参皂苷Rh₁

图 5-26 人参皂苷 Rh₁ 合成路线（三）

5.1.9　人参皂苷Rg₁的化学合成

牛一鸣（2012）同样先制备供体，然后加入一系列的催化剂来合成人参皂苷 Rg₁，合成路线见图 5-27。

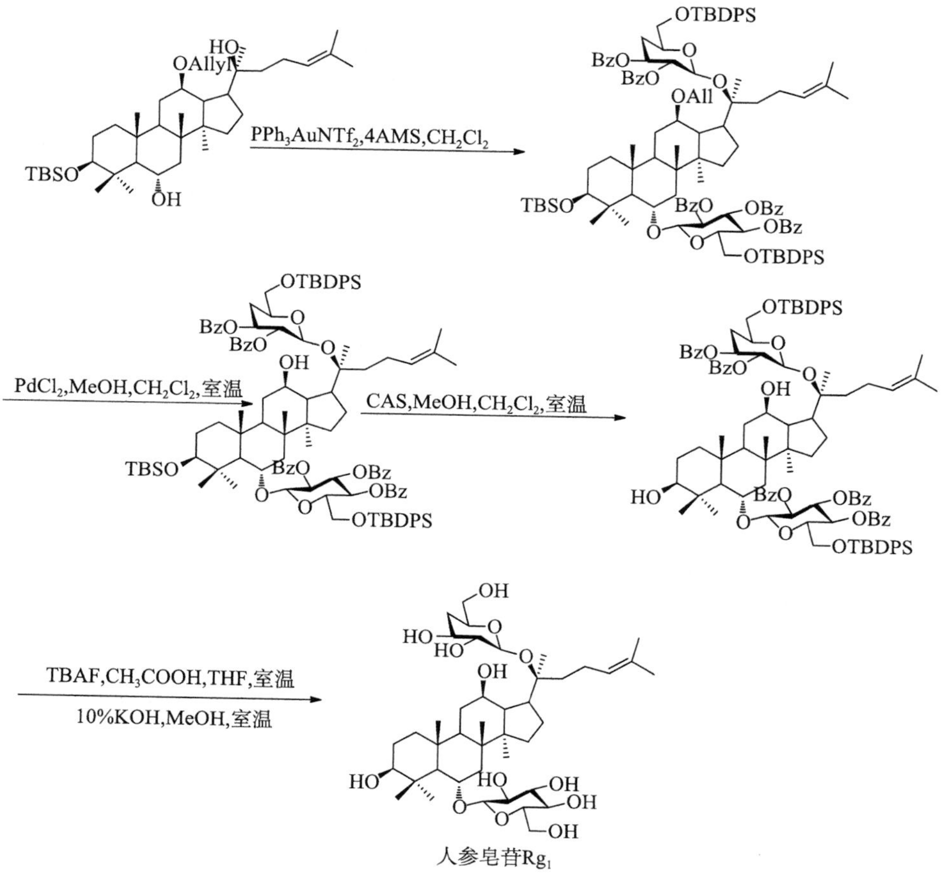

图 5-27　人参皂苷 Rg₁ 合成的路线

5.2　三七皂苷成分的生物合成

三七总皂苷（panax notoginseng saponins，PNS）是三七的主要活性成分，其量高达 12%。PNS 的主要成分为人参皂苷 Rb₁、人参皂苷 Rg₁、三七皂苷 R₁ 等达玛烷型四环三萜皂苷。目前，对植物达玛烷型四环三萜皂苷的生物合成途径已有初步的认识，一般可划分为 3 个阶段：①异戊烯基焦磷酸（isopentenyl diphosphate，IPP）和二甲基烯丙基焦磷酸（dimethylallyl diphosphate，DMPP）的合成；② IPP 和 DMPP 被异戊烯基转移酶和萜类环化酶催化合成 2，3- 氧化鲨烯（2，3-oxidosqualene）；③ 2，3- 氧化鲨烯依次经过环化、羟基化、糖基化修饰，最终形成 PNS（王莉等，2007）。

　　PNS 生物合成途径包含了 209 步连续的酶促反应，其可能的关键酶有 3- 羟基 -3- 甲基戊二酰辅酶 A 还原酶（3-hydroxy-3-methylglutaryl-coenzyme A reductase，HMGR）、法呢基焦磷酸合成酶（farnesyl pyrophosphate synthase，FPS）、鲨烯合成酶（squalene synthase，SS）、鲨烯环氧酶（squalene epoxidase，SE）、达玛烯二醇合成酶（dammarenediol synthase，DS）、P450 单加氧酶（cytochrome P450 monooxygenases，CYP450）和糖基转移酶（glycosyl transferase，GT）。另外，催化 2，3- 氧化鲨烯转变为植物甾醇的关键酶——环阿屯醇合成酶（cycloartenol synthase，CAS）的活性也间接影响 PNS 的合成，因为植物甾醇与达玛烷型三萜皂苷共享前体物质 2，3- 氧化鲨烯（吴琼等，2009）。图 5-28 中所示的生物合成途径从鲨烯开始专属于 PNS 和植物甾醇的合成途径（图中虚线表示多步酶促反应）。

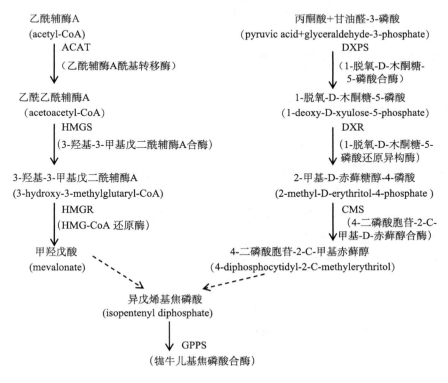

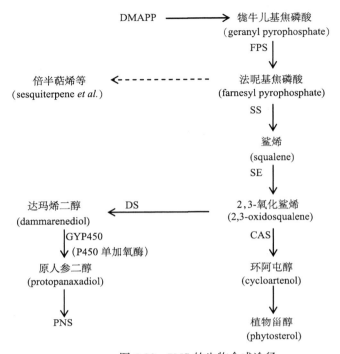

图 5-28　PNS 的生物合成途径

5.2.1　人参皂苷F₂ 的生物合成

1. 微生物转化法

① Chi 等（2005）采用微生物转化法以人参皂苷 Rb₂、Rc 为反应底物，在食用微生物的作用下对人参皂苷 Rb₂ 的 C-3、C-20 位和 Rc 的 C-20 位进行结构的转化，最终合成人参皂苷 F₂。

② Ten 等（2014）利用细菌芽孢杆菌属 BG134 对 20（S）- 原人参二醇皂苷进行生物转化合成人参皂苷 F₂。

③ Liu 等（三七内生菌法）从三七中筛选出 136 株内生菌，并从中获得能将主要人参皂苷 Rg₁、Rh₁、Rb₁、Re 等转化为 9 种已知化合物的 3 株真菌和 2 株细菌，其化合物中包含了人参皂苷 F₂ 等和 1 种新化合物 6-O-［β-L-rhamnopyranosyl-(1,2)-β-D-glucopyranosyl］-20-O-β-D-glucopyranosyl dammarane-3,6,12,20,24,25-hexaol，经鉴定这 5

种菌分别为 *Fusarium oxysporum*、*Nodulisporium* sp.、*Fusarium* sp.、*Brevundimonas* sp.、*Bacillus* sp.。

④ 金艳等（2011）利用橙汁中分离的菌株 CZ2，成功地将人参皂苷 Rb_1 转化为稀有皂苷 F_2，并进一步获得其生物转化机制为 :$Rb_1 \rightarrow Gpy \rightarrow$ gypenoside-$XVII \rightarrow F_2$，最终获得最佳转化条件 : LL 培养基，pH 值为 4.0。

⑤ Kim 等（2012）从韩国泡菜中获得 *L. pentosus* Strain 6105，并从中分离获得粗酶用于人参皂苷 Rb_1 的生物转化，得到了 F_2。

⑥ Hong H 等（2012）从菌株 *Flavobacterium johnsoniae* 中获得 β- 葡萄糖苷酶基因 *bglF3*，并在大肠杆菌 BL21 中过表达获得重组酶用于七叶胆苷 XVII 的转化，获得 F_2。

⑦ Yan X 等（2014）通过从人参愈伤组织中分离获得人参皂苷生物合成途径中的 UDP- 糖基转移酶基因，并成功地导入酵母工程菌中进行异源性表达获得 UGTPg1，研究表明 UGTPg1 在体内外均可以特异性地将 dammarenediol 2（DM），Rh_2，Rg_3 催化为 20（*S*）-*O*-β-（D-glucosyl）-dammarenediol II（DMG）、人参皂苷 F_2 和 Rd，且在 C-3-OH 位和 C-20（*R*）-OH 位并不出现糖基化催化反应，同时已单糖基化的 C-20(*S*)-OH 位并无糖链延伸。

⑧Cheng 等（2006）通过能产生 β- 葡萄糖苷酶的 *Caulobacter leidyia* 将人参皂苷 Rb_1 转化为 F_2。

2. 酶解法

Ko 等（2003）发现来源于米曲霉的乳糖酶、β- 半乳糖苷酶和来源于绿色木霉（*Trichoderma viride*）的纤维素酶粗酶液可分别转化产生 F_2。

5.2.2　人参皂苷Rd的生物合成

人参皂苷 Rd 作为一种新型钙离子拮抗药物，与传统钙拮抗药物作用靶点不同，具有特异性阻断受体依赖性钙离子通道的功能，有望取得比传统药物治疗更好的疗效。

人参皂苷 Rd 在人参中含量较低，因其结构复杂，通过化学合成至今尚未成功，目前主要依靠从人参、三七等植物根、茎、叶中提取来获得人参皂苷 Rd。人参皂苷 Rb_1 在三七中含量达到 2%，为主要皂苷，人参皂苷 Rb_1 与 Rd 的差别在于 C-20 位糖链末端的糖苷键，理论上可以通过水解人参皂苷 Rb_1 的 C-20 位外侧糖基得到人参皂苷 Rd。但因其化学转化困难，所以生物合成方法成为研究的热点。生物合成是制备人参皂苷 Rd 有效的方法。周超群等（2009）通过 UV-LiCl 联合诱变对亲代菌株 *Paecilomyces bainier* sp.299 改造，并且在高浓度三七茎叶皂苷培养基中培养，筛选出耐受 60mg/mL 三七茎叶皂苷的菌株，进一步筛选得到可以将人参皂苷专一性转化到人参皂苷 Rd 的菌株，编号为 *Paecilomyces bainier* sp.299-7。

人参皂苷 Rb_1 与 Rd 都是人参二醇型皂苷，二者的差异在 C-20 位所连的糖链，人参皂苷 Rb_1 水解掉外侧的糖基就可以得到药理活性更高的人参皂苷 Rd（如图 5-29）。

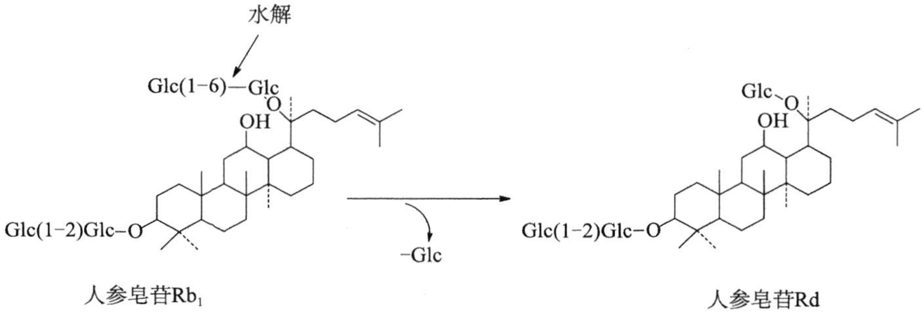

图 5-29　人参皂苷 Rb_1 水解转化

1. 微生物转化法

①从植物生长的环境中筛选菌株是菌株筛选的一个重要途径，筛选得到的菌株往往对该植物的化学成分有转化能力的可能性也大。周超群等（2009）在实验中的出发菌株是从野山参生长的土样中分离得到，该菌株可以将人参总皂苷转化到人参皂苷 C-K，转化途径可能为 Rb_1 到 Rd 再到 F_2 最后为 C-K，但是转化过程中发现，高浓度人参总皂苷对菌株的转化率有较大影响，随着皂苷浓度提高，转化率并没有相应的提高 (周超群，2009)。人参皂苷对转化菌株的抑制现象是人参皂苷转化过程中普遍存在的问题，菌株对转化底物的耐受性增强将有助于转化率的提高。为了弄清菌株对底物耐受情况，设计了菌株耐受性试验，结果表明，当三七茎叶总皂苷浓度达到 30mg/mL 时菌株生长受到抑制，进一步提高皂苷浓度，菌丝体不再形成。为了提高菌株对皂苷的耐受性，因此将 30mg/mL 皂苷作为诱变后菌株筛选的一个条件。

菌株改造的方法有很多，但是 UV 诱变仍是一种非常有效的手段，UV 诱变操作相对安全、简单，在获取优良菌种方面发挥着重要的作用。为了提高诱变效率，试验中加入了不同浓度的氯化锂（LiCl），LiCl 是助诱变剂，本身并没有诱变作用，UV-LiCl 联合使用可以提高诱变效率。在 UV-LiCl 联合诱变基础上，以高浓度的皂苷作为菌株筛选的指标，发现了能够耐受高浓度皂苷的菌株。经过摇瓶筛选，得到了能够专一性将总皂苷转化到人参皂苷 Rd 的菌株 (周超群，2009)。

② Chen 等（2008）采用微生物转化法以人参皂苷 Rb_1 为反应底物，在直立顶孢霉菌的反应条件下对 C-3、C-20 位进行结构的转化，最终合成 Rd。

③ Chi 等（2005）采用微生物转化法以人参皂苷 Rb_2、Rc 为反应底物，在食用微生物的作用下对人参皂苷 Rb_2 的 C-3、C-20 位和 Rc 的 C-20 位进行结构的转化，最终合成人参皂苷 Rd。

④ 陈有为等（2012）从土壤真菌中分离筛选出一株能直接转化人参属皂苷的真菌，经鉴定为土生霉菌 *Aspergillus terreus*，此菌可通过固态转化方式直接应用于三七总皂苷（PNS），经发酵转化后总皂苷中的原人参皂苷 Rb_1、Rc、Re 和三七皂苷 R_1、R_3、R_6 均被分解，而发酵液中富含 Rd。

⑤ Li 等（2010）为了进一步提高从土壤中获得的转化人参皂苷菌株 *P. bainier* 229 的底物浓度和底物耐受性，通过将其真菌孢子经紫外光照射获得突变体 *P. bainier* 229-7，其能有效地将人参皂苷 Rb_1 生物转化为人参皂苷 Rd。

⑥ 张薇等（2011）从人参生长土壤中分离获得 105 株真菌，经活性筛选后获得 25 株具有转化人参总皂苷活性菌株，其中获得两株具有专一性转化人参皂苷 Rb_1 为 Rd 的菌株：莫勒接霉（*Zygorhynchus moelleri*），灰绿犁头霉（*Absidia glauca*）。

⑦ Quan L H 等（2012）将菌株 *Microbacterium esteraromaticum* 中的 β- 葡萄糖苷酶基因重组后导入大肠杆菌中进行表达，并成功地用于人参皂苷 Rb_1 的转化，获得药理活性更高的稀有人参皂苷 Rd。

⑧ Hong 等（2012）从菌株 *Flavobacterium johnsoniae* 中获得 β- 葡萄糖苷酶基因 *BglF3*，并在大肠杆菌 BL21 中过表达获得重组酶用于人参皂苷 Rb_1 的转化，结果 *BglF3* 仅能水解人参皂苷 C-20 位的末端葡萄糖分子获得人参皂苷 Rd。

⑨ 何彦平等（2010）又通过从 *M.esteraromaticum* 中分离 β- 葡萄糖苷酶基因 *Bgp1* 导入到大肠杆菌 BL21 中，获得重组 β- 葡萄糖苷酶用于人参皂苷 Rb_1

的转化，结果表明 *Bgp1* 可有效地依次水解皂苷 C-20 位的糖基，获得人参皂苷 Rd。

2. 酶解法

Ko 等（2003）发现来源于米曲霉的乳糖酶、β- 半乳糖苷酶和来源于绿色木霉（*Trichoderma viride*）的纤维素酶粗酶液可分别转化产生 Rd，还发现来源于青霉菌的乳糖酶粗酶液也可转化产生 Rd。

5.2.3　人参皂苷Rg₃的生物合成

1. 酶解法

① Kyung Chul S K 等（2015）利用 *Gordoniaterrae*（土地戈登氏菌属）的 β-葡萄糖苷酶对底物的特异性在大肠杆菌上克隆和表达，接着使用 16.4U/mg 的重组酶，利用 His-trap 色谱对人参皂苷 Rb₁ 进行纯化，进而改变反应的条件一次得到 Rg₃、Rg₂ 和 Rh₁。

② Pei 等（2015）采用酶解法利用来自 *Thermotoga thermarum* DSM5069^T 的 GH₃β- 葡萄糖苷酶对人参皂苷 Rb₁ 转化成 20(*S*)-Rg₃（如图 5-30）。

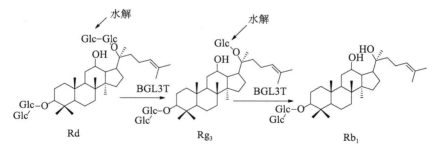

图 5-30　人参皂苷 Rg₃ 酶解法生物合成路线

③何彦平（2010）采用酶解法以人参皂苷 Rh₂ 为反应底物，在 UDP-GlcUA 酶、34.1℃、pH 值为 9.3 的反应条件下对 C-6 位进行结构的转化，最终合成人参皂苷 Rg₃。

④ Ko 等（2003）发现来源于青霉菌的乳糖酶粗酶液可转化产生 Rg₃。

2. 微生物转化法

① 成乐琴等（2011）从人参土壤中分离获得微生物 *M. esteraromaticum* GS514，其能有效转化原人参二醇人参皂苷 Rb_1 和 Rd 为 20(*S*)-Rg_3。

② Chen 等（2008）采用微生物转化法以人参皂苷 Rb_1 为反应底物，在直立顶孢霉菌的反应条件下对 C-3、C-20 位进行结构的转化，最终合成 Rg_3。

③ 王青等（2011）通过从生长人参的土壤中筛选出 23 株菌，经三七发酵转化试验发现 9 株可转化三七总皂苷（PNS）获得高活性稀有人参皂苷的菌株，其中转化能力最强的一株经鉴定为棒曲霉属 *Aspergillus* sp. 菌，其能将三七总皂苷（PNS）转化生成稀有次级人参皂苷 Rg_3，经酶活性测定发现其具有较高的糖化酶活性，而且能产生 *β*- 葡萄糖苷酶转化 pNPG。

④ 付玉等（2011）通过对草本植物下层土壤进行分离纯化获得 22 株微生物，经三七总皂苷微生物发酵转化试验后筛选出一株能有效转化人参皂苷 Rb_1 为稀有次级皂苷（Rg_3）的菌株 CG2（巨型芽孢杆菌属），其具有很高的 *β*- 葡萄糖苷酶活性，并阐明了其生物转化途径：人参皂苷 Rb_1 →绞股蓝皂苷 G- ⅩⅦ 和 Rd →人参稀有皂苷 Rg_3。

⑤ 赵方允等（2011）从三七根茎、花、种子等部位分离获得 27 株真菌，2 株细菌，经发酵初步筛选出两株对人参皂苷具有明显转化的菌株，经鉴定分别为根霉属 *Rhizopu* 真菌和毛霉属 *Mucor* 真菌。试验结果初步表明这两株菌均能略微增加发酵液中总皂苷的含量，其中毛霉属 *Mucor* 菌株能使三七单体皂苷发酵液中的 Rb_1 的 TLC 点消失，且在稀有人参皂苷 Rg_3 处有点显现，经结构对比发现其仅有 C-20 位糖基有所差异，故初步推测 Rb_1 转化为稀有人参皂苷 Rg_3。

⑥ Qian T X 等（2010）利用大鼠肠道菌群来研究人参皂苷 Rb_1、Rg_3 和 Rh_2 在大鼠胃肠道中的生物转化过程，研究表明主要人参皂苷 Rb_1 可以通过胃肠道菌群的共同生物转化产生活性更高的稀有人参皂苷 Rg_3。

⑦ Liany Y Q 等（2012）又通过从 *M. esteraromaticum* 中分离 *β*- 葡萄糖苷酶基因 *Bgp1* 导入到大肠杆菌 BL21 中，获得重组 *β*- 葡萄糖苷酶用于人参皂苷 Rb_1 的转化，获得人参皂苷 20（*S*）-Rg_3。

5.2.4　人参皂苷Rb₁的生物合成

1. 酶解法

① Yue 等 (2005) 采用酶解法以人参皂苷 Rd 为反应底物，在人参皂苷 Rd 葡萄糖基转移酶、35℃、pH 值为 8.5 的反应条件下对 C-20 位进行结构的转化，最终合成 Rb₁。

② Sun 等 (2009) 采用酶解法以原人参二醇为反应底物，在 UGT 酶的反应条件下对 C-3、C-20 位进行结构的转化，最终合成 Rb₁。

5.2.5　人参皂苷Rh₂的生物合成

1. 酶解法

Hou 等 (2012) 采用酶解法以人参皂苷 Rg₃ 为反应底物，在 β- 葡萄糖苷酶、50℃、pH 值为 5.0 的反应条件下对 C-3 位进行结构的转化，最终合成 Rh₂。

2. 微生物转化法

① Hou 等 (2012) 采用微生物转化法以人参皂苷 Rg₃ 为反应底物，在 *Esteya vermicola* 微生物的反应条件下对 C-3 位进行结构的转化，最终合成 Rh₂。

② Chi 等 (2005) 采用微生物转化法以人参皂苷 Rb₂、Rc 为反应底物，在食用微生物的作用下对人参皂苷 Rb₂ 的 C-3、C-20 位和 Rc 的 C-20 位进行结构的转化，最终合成人参皂苷 Rh₂。

③ 王青等 (2011) 通过从生长人参的土壤中筛选出 23 株菌，经三七发酵转化试验发现 9 株可转化三七总皂苷（PNS）获得高活性稀有人参皂苷的菌株，其中转化能力最强的一株经鉴定为棒曲霉属 *Aspergillus* sp. 菌，其能将三七总皂苷（PNS）转化生成稀有次级人参皂苷 C-K，经酶活性测定发现其具有较高的糖化酶活性，而且能产生 β- 葡萄糖苷酶转化 pNPG。

④ Qian T X 等 (2010) 利用大鼠肠道菌群来研究人参皂苷 Rb₁、Rg₃ 和 Rh₂ 在大鼠胃肠道中的生物转化过程，研究表明主要人参皂苷 Rb₁ 可以通过胃肠道菌群的共同生物转化产生活性更高的稀有人参皂苷 Rh₂。

⑤ Bae 等 (2002) 从肠道菌群中分离出可以将人参皂苷转化成 Compound

K 的乳酸菌，还通过肠道菌 *Bacteroides* sp.、*Eubacterium* sp.、*Bifidobacterium* sp. 将 Rg$_3$ 转化为 Rh$_2$。

5.2.6 人参皂苷化合物K的生物合成

1. 微生物转化法

① Quan 等 (2012) 采用微生物转化法以人参皂苷 Rb$_1$ 为反应底物，在乳酸杆菌的反应条件下对 C-20 位进行结构的转化，最终合成人参皂苷化合物 K。

② Chen 等 (2008) 采用微生物转化法以人参皂苷 Rb$_1$ 为反应底物，在直立顶孢霉菌的反应条件下对 C-3、C-20 位进行结构的转化，最终合成化合物 K。

③ Chi 等 (2005) 采用微生物转化法以人参皂苷 Rb$_2$、Rc 为反应底物，在食用微生物的作用下对人参皂苷 Rb$_2$ 的 C-3、C-20 位和 Rc 的 C-20 位进行结构的转化，最终合成人参皂苷化合物 K。

④ Yan Q 等 (2010) 从三七生长的土壤中分离出 306 株真菌，经筛选鉴定获得 1 株 *Paecilomyces bainier* sp.229，其能有效地转化人参皂苷 Rb$_1$ 为稀有人参苷化合物 K，转化率高达 83%，并从此菌株中有效分离获得人参皂苷 β- 葡萄糖转化酶，分别阐明了生物转化主要途径与旁路途径：人参皂苷 Rb$_1$ → 人参皂苷 Rd → 人参皂苷 F$_2$ → 化合物 K；人参皂苷 Rb$_1$ → 人参皂苷 XV Ⅱ → 人参皂苷 F$_2$ → 化合物 K 和人参皂苷 Rb$_1$ → 人参皂苷 Rg$_3$ → 人参皂苷 Rh$_2$。

⑤ 崔宇等 (2007) 利用从土壤中筛分的野生镰刀霉属霉菌 m14 对二醇型皂苷含量较高的人参果总皂苷（SFPG）进行生物转化，可获得含量较高的稀有人参皂苷化合物 K。

⑥ Hoon 等 (2011) 从人参生长土壤中筛选出 100 株表现 β- 葡萄糖苷酶活性的菌株，并从中获得一株高活性菌株 *Sphingomonas* sp. ZY-3，初步鉴定是鞘氨醇单胞菌属的突变株，通过 TLC 和 HPLC 检测发现其能高效地将人参皂苷 Rb$_1$ 转化为化合物 K。

⑦ Peng 等 (2014) 对人参生长土壤中产 β- 葡萄糖苷酶的微生物进行了分离，获得 53 株菌株，并分别检测了其人参皂苷水解活性，最终获得菌株 GS09，经鉴定为菌株 *S. asaccharolytica*，其能有效地转化主要人参皂苷 Rb$_1$、Rb$_2$、Rc 为化合物 K。

⑧ Luo 等（三七内生菌法）从三七中筛选出 136 株内生菌，并从中获得能

将主要人参皂苷 Rg$_1$、Rh$_1$、Rb$_1$、Re 等转化为 9 种已知化合物的 3 株真菌和 2 株细菌，化合物中包含了稀有人参皂苷化合物 K。

⑨ Quan L H 等（2012）从韩国泡菜中分离获得菌株 *Leuconostoc mesenteroides* DC102，并从菌株中分离粗酶液用于人参皂苷 Rb$_1$ 的转化，成功地将人参皂苷 Rb$_1$ 转化为稀有人参皂苷化合物 K。

⑩ Park 等 (2012) 检测食品级乳酸菌对主要人参皂苷的生物转化，结果发现菌株 *L. mesenteroides* KFRI 690 能有效地将人参皂苷 Rb$_1$ 转化为稀有人参皂苷化合物 K，通过在培养基中增加 2% 的蔗糖可使转化率提高到 97.8%。

⑪ Quan 等 (2013) 再次从韩国泡菜中成功分离获得菌株 *Lactobacillus paralimentarius* LH4，从中提取获得的酶在最优条件：30℃，pH 值为 6.0，转化 72h 后可将人参皂苷 Rb$_1$ 转化为稀有人参皂苷化合物 K，且摩尔转化率高达 88%。

2. 酶解法

① Ko 等 (2007) 发现来源于米曲霉的乳糖酶、β-半乳糖苷酶和来源于绿色木霉（*Trichoderma viride*）的纤维素酶粗酶液可分别转化产生化合物 K，还发现来源于青霉菌的乳糖酶粗酶液也可转化产生化合物 K。

② Noh 等 (2009) 将从 *Sulfolobus solfataricus* 中克隆到的 β-糖苷酶基因转入大肠杆菌，得到的重组酶能将人参根提取物转化为化合物 K，转化率为 80.5%。

③ Hyun 等 (2011) 将从火球菌属的 *Pyrococcus furiosus* 中克隆的 β-糖苷酶基因转入大肠杆菌，得到的重组酶将人参根提取物首先转化成化合物 K，转化率为 79.5%。

5.2.7 20（*S*）-原人参三醇的生物合成

Liu 等 (2010) 采用微生物转化法以人参皂苷 Rf 为反应底物，在尼日尔黑曲霉的反应条件下对 C-6 位进行结构的转化最终合成 20（*S*）-原人参三醇。

5.2.8 人参皂苷Rg$_1$的生物合成

1. 酶解法

Sun 等 (2009) 采用酶解法以原人参三醇为反应底物，在 UGT 酶的反应条件下对 C-6、C-20 位进行结构的转化，最终合成 Rg_1。

2. 微生物转化法

陈有为等 (2012) 从土壤真菌中分离筛选出一株能直接转化人参属皂苷的真菌，经鉴定为土生霉菌 *Aspergillus terreus*，此菌可通过固态转化方式直接应用于三七总皂苷（PNS），而发酵液中富含 Rg_1。

Luo 等（三七内生菌法）从三七中筛选出 136 株内生菌，并从中获得能将主要人参皂苷 Rg_1、Rh_1、Rb_1、Re 等转化为 9 种已知化合物的 3 株真菌和 2 株细菌，化合物中包含了人参皂苷 Rg_1。

包海鹰等 (2010) 利用黑根霉（*Rhizopus* sp.）将人参皂苷 Re 转化为 Rg_1，转化率可达 92.16%。

5.2.9 人参皂苷Rg_2的生物合成

1. 微生物转化法

① Chen 等 (2008) 采用微生物转化法以原人参三醇皂苷 Rg_1、Re 和三七皂苷 R_1 为反应底物，在蓝色犁头霉的作用下对 C-6、C-20 位进行结构的转化，最终合成 Rg_2。

② 成乐琴等 (2011) 将从人参土壤中分离获得微生物 *M. esteraromaticum* GS514 的培养液中分离获得的粗酶应用于原人参三醇组人参皂苷 Re 和 Rg_1，实验发现金属离子如 Na^+、K^+、Mg^{2+} 等能有效地激活 C-20 β-D- 吡喃葡萄糖苷酶，并成功分别将其水解为 20（S）-Rg_2。

2. 酶解法

Ko 等 (2003) 对各种糖苷水解酶水解三醇型皂苷混合物进行了研究。利用来源于米曲霉（*Aspergillus oryzae*）的半乳糖苷酶和青霉菌（*Penicillium* sp.）的乳糖酶粗酶液水解三醇型皂苷混合物，分别产生了大量的 Rg_2。

5.2.10 20（*S*）-人参皂苷Rh₁和20（*S*）-人参皂苷Rh₁的生物合成

Chen 等 (2008) 采用微生物转化法以原人参三醇皂苷 Rg_1、Re 和三七皂苷 R_1 为反应底物，在蓝色犁头霉的作用下对 C-6、C-20 位进行结构的转化，最终合成以上两个构型。

5.2.11 稀有人参皂苷C-K的生物合成

1. 酶解法

① 廖利民等 (2014) 采取蜗牛酶、柚苷酶、粗橙皮苷酶、纤维素酶、果胶酶以及乳糖酶等工业酶为催化剂，转化二醇型人参皂苷混合物或者二醇型人参皂苷单体来制备稀有人参皂苷 C-K。

② Kim 等 (2007) 通过使用食物中的果胶酶转化人参中的人参皂苷混合物制备稀有人参皂苷 C-K。

③ 姜彬慧等 (2004) 采用 β- 葡聚糖苷酶转化三七叶皂苷制备稀有人参皂苷 C-K。他们 (Jiang et al.，2006) 还用 β- 葡聚糖苷酶转化三七皂苷 Fe 制备稀有人参皂苷 C-K，在反应 24h 后转化率能够达到 95%，但产物中还包含三七皂苷 Mc。

④ Ko（2007）等采用乳糖酶、β- 半乳糖苷酶、纤维素酶转化人参二醇类主皂苷同样也制备了稀有人参皂苷 C-K，但同时产物还包括 Rd、F_2、Rg_3。

2. 微生物转化法

① Bae等（2002）从人体肠道总菌群中筛选出了双歧杆菌属 K-103、K-506，拟杆菌属 HJ-15 以及真杆菌 A-44，发现经发酵后都能够将人参皂苷 Rc 转化为稀有人参皂苷 C-K。

② 付建国（2004）利用药食兼用菌 Ff99 对西洋参进行发酵转化，得到了包括稀有人参皂苷 C-K 在内的众多产物，并且首次建立了西洋参的固态发酵反应体系，为人参皂苷的生物转化制备提供了新的方法和途径。

③ 刘丹（2010）从土壤微生物中筛选出的菌株 YS2-2 可以将人参总皂苷转化为稀有人参皂苷 Rg_3 及稀有人参皂苷 C-K，但其转化机理还不明确。

④ 王青等（2011）通过从生长人参的土壤中筛选出 23 株菌，经三七发酵转化试验发现 9 株可转化三七总皂苷（PNS）获得高活性稀有人参皂苷的菌株，其中转化能力最强的一株经鉴定为棒曲霉属 *Aspergillus* sp. 菌，其能将三七总皂苷（PNS）转化生成稀有次级人参皂苷 C-K，经酶活性测定发现其具有较高的糖化酶活性，而且能产生 β- 葡萄糖苷酶转化 pNPG。

⑤ Wu 等（2012）通过从土壤中分离纯化筛选出 22 株能产生 β- 葡萄糖苷酶的微生物，并通过进一步的筛选得出一株 *Cladosporium cladosporioides*，其能将主要人参皂苷 Rb_1 转化为稀有人参皂苷 C-K。

⑥ 侯耀达等（2011）从七年生人参根部土壤中分离获得 39 株菌株，其中产 β- 葡萄糖苷酶菌 23 株，并从中获得一株 GS1-33，其能有效地转化人参根总皂苷为稀有人参皂苷，且在最佳转化条件：LL 培养基，pH 值调至 3.0 时，生成稀有人参皂苷 C-K 的最大产率为 14%。

⑦ Quan 等（2012）通过从人参生长土壤中获得菌株 *M. esteraromaticum* 基因的分子克隆获得重组 β- 葡萄糖苷酶，用于人参皂苷 Rb_1 的生物转化，获得稀有人参皂苷 C-K，其转化途径为：$Rb_1 \rightarrow Rd \rightarrow C\text{-}K$，最优摩尔转化率为 77%。

⑧ Quan 等（2012）将菌株 *M. esteraromaticum* 中的 β- 葡萄糖苷酶基因重组后导入大肠杆菌中进行表达，并成功地用于人参皂苷 Rb_1 的转化，获得药理活性更高的稀有人参皂苷 C-K。

⑨ Yan 等（2014）通过从人参愈伤组织中分离获得人参皂苷生物合成途径中的 UDP- 糖基转移酶基因，并成功地导入酵母工程菌中进行异源性表达获得 *UGTPg1*，结果表明 *UGTPg1* 在体外可轻易地在原人参二醇（PPD）的 C-20(*S*)-OH 位上进行一分子糖基化获得 C-K。

5.2.12　稀有人参皂苷Rh_1的生物合成

1. 微生物转化法

① 陈有为等（2012）从土壤真菌中分离筛选出一株能直接转化人参属皂苷的真菌，经鉴定为土生霉菌 *Aspergillus terreus*，此菌可通过固态转化方式直接应用于三七总皂苷（PNS），而发酵液中富含 Rh_1。

② 王青等（2011）通过从生长人参的土壤中筛选出 23 株菌，经三七发酵转化试验发现 9 株可转化三七总皂苷（PNS）获得高活性稀有人参皂苷的菌株，

其中转化能力最强的一株经鉴定为棒曲霉属 *Aspergillus* sp. 菌，其能将三七总皂苷（PNS）转化生成稀有次级人参皂苷 Rh_1，经酶活性测定发现其具有较高的糖化酶活性，而且能产生 β- 葡萄糖苷酶转化 pNPG。

③ 成乐琴等（2011）从人参土壤中分离获得微生物 *M. esteraromaticum* GS514 的培养液中的粗酶应用于原人参三醇组人参皂苷 Re 和 Rg_1，实验发现金属离子如 Na^+、K^+、Mg^{2+} 等能有效地激活 C-20 β-D- 吡喃葡萄糖苷酶，并成功分别将其水解为 20（*S*）-Rh_1。

④ 侯耀达等（2011）从七年生人参根部土壤中分离获得 39 株菌株，其中产 β- 葡萄糖苷酶菌 23 株，并从中获得一株 GS1-33，其能有效地转化人参根总皂苷为稀有人参皂苷，且在最佳转化条件：LL 培养基，pH 值调至 3.0 时，生成稀有人参皂苷 Rh_1 的最大产率为 25%。

⑤ 陈新梅（2011）对人参皂苷 Rg_1 在大鼠肠道酶和菌群的代谢转化进行了研究，发现人参皂苷 Rg_1 在人工胃液中 2h 可完全降解，在大鼠肠内菌群的代谢下可转化为一对同分异构体人参皂苷 Rh_1。

⑥ Ruan 等（2009）从三七土壤中分离的 *Aspergillus niger* 菌株中获得 β- 葡萄糖苷酶基因 *bgl1*，并导入啤酒酵母中进行表达，获得的表达产物能有效地将人参皂苷 Rf 转化为人参皂苷 Rh_1。

⑦ Dong 等（2001）发现小型丝状真菌黑曲霉（*Aspergillus niger* 3.1858）和蓝色犁头霉（*Absidia coerulea* 3.3538）具有将 Rg_1 转化为 Rh_1 的能力，转化率为 80.9%。

2. 酶解法

Ko 等（2003）利用来源于米曲霉（*Aspergillus oryzae*）的半乳糖苷酶和青霉（*Penicillium* sp.）的乳糖酶粗酶液水解三醇型皂苷混合物，分别产生了大量 Rh_1。

5.2.13　稀有人参皂苷Rh_4的生物合成

陈有为等（2012）从土壤真菌中分离筛选出一株能直接转化人参属皂苷的真菌，经鉴定为土生霉菌 *Aspergillus terreus*，此菌可通过固态转化方式直接应用于三七总皂苷（PNS），而发酵液中富含 Rh_4。

5.2.14　三七皂苷nR₂和RX₁的生物合成

陈有为等从土壤真菌中分离筛选出一株能直接转化人参属皂苷的真菌，经鉴定为土生霉菌 Aspergillus terreus，此菌可通过固态转化方式直接应用于三七总皂苷（PNS），而发酵液中富含 nR_2 和 RX_1。

5.2.15　人参皂苷F₁的生物合成

1. 微生物转化法

① Wu 等（2012）通过从土壤中分离纯化筛选出 22 株能产生 β- 葡萄糖苷酶的微生物，并通过进一步的筛选得出一株 Cladosporium cladosporioides，其能将主要人参皂苷 Rg_1 转化为稀有人参皂苷 F_1。

② 陈新梅（2011）对人参皂苷 Rg_1 在大鼠肠道酶和菌群的代谢转化进行了研究，发现人参皂苷 Rg_1 在人工胃液中 2h 可完全降解，在大鼠肠内菌群的代谢下可转化为人参皂苷 F_1。

③ Kim 等（2012）从菌株 Sanguibacter keddieii 中克隆获得人参皂苷水解糖苷酶基因 bglSk，导入大肠杆菌 BL21 中进行过表达，获得的过表达重组酶可以将人参皂苷 Rg_1 完全转化为 F_1。

2. 酶解法

Ko 等利用来源于斜卧青霉（P. decumbens）的柚皮苷酶粗酶液水解三醇型皂苷混合物，产生了肠道菌代谢产物 F_1 和少量的 20(S)-PPT。这是首次利用酶解法转化三醇型皂苷混合物高效制备 Rg_2、Rh_1 和 F_1 的报道。

5.2.16　绞股蓝皂苷XVII 的生物合成

金艳等利用橙汁中分离的菌株 CZ2，成功地将人参皂苷 Rb_1 转化为绞股蓝皂苷 XVII，并进一步获得其生物转化机制为 :Rb_1→绞股蓝皂苷 XVII。

Kim 等（2012）从韩国泡菜中获得 L. pentosus Strain 6105，并从中分离获

得粗酶用于人参皂苷 Rb$_1$ 的生物转化，得到了绞股蓝皂苷 XⅦ。

5.2.17 稀有人参皂苷C-Y，C-Mc的生物合成

Kim 等（2012）从菌株 *Sanguibacter keddieii* 中克隆获得人参皂苷水解糖苷酶基因 *bglSk*，导入大肠杆菌 BL21 中进行过表达，获得的过表达重组酶可以将主要人参皂苷 Rb$_1$、Rb$_2$、Rc、Rd、Re 转化为高药理活性的稀有人参皂苷 C-Y、C-Mc、C-K、Rg$_2$-（S）（郭从亮等，2014）。

5.2.18 稀有人参皂苷Rg$_5$和Rk$_1$的生物合成

包海鹰等（2010）利用黑根霉（*Rhizopus* sp.）将人参皂苷 Re 转化为 Rg$_5$ 和 Rk$_1$，转化率可达 92.16%。

参 考 文 献

包海鹰，李磊，昝立峰，等．2010.黑根霉对人参皂苷 Re 的生物转化．菌物学报，29(4): 548-554

陈新梅．2011.大鼠肠道酶和菌群对人参皂苷 Rg$_1$ 的代谢转化研究．中国实验方剂学杂志，17(11): 210-212

陈有为，苗翠苹，吴少华．2012.土生曲霉转化三七中药材的研究．天然产物研究与开发，24(8): 1014-1019

成乐琴，金瑜真，梁德春．2011.微生物酶催化制备人参皂苷 20(S)-Rg$_2$, 20(S)-Rh$_1$ 和 20(S)-PPT．高等学校化学学报，32(1): 67-73

崔宇，姜彬慧，韩颖，等．2007.微生物对人参果总皂苷中人参皂苷化合物 K 的转化作用．中草药，38(2): 189-193

丁瑶，栾德刚，栾松平，等．2012.人参皂苷 Rh3 的合成方法．CN

付建国．2004.人参皂苷微生物转化的研究．长春：吉林农业大学博士学位论文

付玉，王超，尹成日．2011.菌株 CG2 对三七总皂苷的微生物转化及其转化机理．延边大学农学学报，33(2): 117-121

郭从亮，崔秀明，杨晓艳，等．2014.人参皂苷生物转化研究进展．中国中药杂志，2014(20):3899-3904

何彦平．2010.尿苷二磷酸葡萄糖（UDPG）：人参皂苷 Rh$_2$ 葡萄糖基转移酶（UGRh-2GT）的

纯化与生化特性的研究 . 大庆 : 黑龙江八一农垦大学硕士学位论文

侯耀达, 费丽坤, 尹成日 . 2011. 微生物转化人参根总皂苷为稀有皂苷 C-K 和 Rh₁. 延边大学农
　　学学报 , 33(2): 108-111

惠永正, 杨志奇, 刘俊耀, 等 . 2005 .20(S)- 人参皂苷 Rh₂ 的合成方法 : 中国, CN200410053269.2

姜彬慧, 韩颖, 赵余庆, 等 . 2004. 酶转化三七叶总皂苷制备人参皂苷 C-K 的工艺优化 . 中草药 ,
　　35(9): 986-988

金艳, 金香梅, 尹成日 .2011. 微生物转化人参皂苷 Rb₁ 为稀有皂苷 F₂. 延边大学农学学报 ,
　　33(2): 112-116

廖利民 . 2014. 稀有人参皂苷 C-K: 从酶法制备到合成生物学设计 . 泉州 : 华侨大学

刘丹 .2010. 人参总皂苷的微生物转化及药理活性研究 . 延吉 : 延边大学硕士学位论文

刘惟瑳, 陈英杰, 刘明生, 等 . 1988. 人参皂苷—Rh'₂ 的半合成 . 沈阳药科大学学报 , 1988(1).

栾德刚, 邝志国, 蒋爱芳, 等 .2012.20(R)- 人参皂苷 Rh₂ 的合成方法 : 中国, CN201110081488.1

牛一鸣 . 2012. 人参皂苷的高效合成 . 郑州 : 郑州大学硕士学位论文

钱广涛 . 2015. 拟人参皂苷 Rh'₂ 及侧链异构体的制备和构效关系的研究 . 长春 : 吉林大学硕士
　　学位论文

王莉, 史玲玲, 张艳霞, 等 .2007. 植物次生代谢物途径及其研究进展 . 植物科学学报 , 25(5):
　　500-508

王青, 袁萍, 茅仁刚, 等 . 2011. 转化三七提取物为人参皂苷 Rg₃ 的真菌分离鉴定 [J]. 华东师范
　　大学学报 (自然科学版), (6): 115-121

吴琼, 周应群, 孙超, 等 . 2009. 人参皂苷生物合成和次生代谢工程 . 中国生物工程杂志 ,
　　29(10): 102-108

邢瑞 .2009. 人参根总皂苷的酸降解工艺及新人参二醇的糖苷化研究 . 长春 : 吉林大学硕士学
　　位论文

余军 . 2015. 金催化糖苷化方法应用于肟的糖苷化及人参皂苷 Rb₂ 的合成 . 合肥 : 中国科学技
　　术大学博士学位论文

张薇, 孙晓东, 张萍, 等 . 2011. 专一转化人参二醇类皂苷 Rb₁ 为 Rd 的真菌菌株的筛选 . 菌物
　　学报 , 30(2): 305-311

赵方允, 虞泓, 陈自宏, 等 . 2011. 三七中分离微生物对其转化的初步研究 . 医学研究杂志 ,
　　40(8): 47-50

周超群 .2009. 人参皂苷 Rd 的生物合成制备及其生物活性研究 . 上海 : 复旦大学

周超群, 周珮 .2009. 人参皂苷 Rd 的研究进展 . 中草药 , (05): 832-836

Anufriev V P, Malinovskaya G V, Denisenko V A, et al. 1997. Synthesis of ginsenoside Rg₃ , a minor

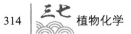
constituent of ginseng radix[J]. Carbohydrate Research, 304(2): 179–182

Bae E A, Choo M K, Park E K, et al. 2002. Metabolism of ginsenoside R(c) by human intestinal bacteria and its related antiallergic activity. Biol. Pharm. Bull., 25(6): 743–747

Chen G T, Yang M, Song Y, et al. 2008. Microbial transformation of ginsenoside Rb$_1$ by *Acremonium strictum*. Appl Microbiol. Biotech., 77(6): 1345–1350

Cheng L Q, Kim M K, Lee Y J, et al. 2006. Conversion of Major Ginsenoside Rb sub(1)to Ginsenoside F sub(2)by *Caulobacter leidyia*[J]. Biotechnol. Lett., 28(14): 1121–1127

Chi H, Kim D H, Ji G E. 2005. Transformation of ginsenosides Rb$_2$ and Rc from *Panax ginseng* by food microorganisms. Biol. Pharm. Bull., 28(11): 2102–2105

Chul S K, Lee H J, Oh D K. 2015. Substrate specificity of β-glucosidase from Gordonia terrae for ginsenosides and its application in the production of ginsenosides Rg$_3$, Rg$_2$, and Rh$_1$ from ginseng root extract[J]. J. Biosci. & Bioeng., 119(5): 497–504

Dong A L,Cui Y J,Cuo H Z,et al.2001.Microbiological transformation of ginsenoside Rg$_1$[J].Journal of Chinese Pharmaceutical Sciences, 10(3):114–118

Hong H, Cui C H, Kim J K, et al. 2012. Enzymatic biotransformation of ginsenoside Rb$_1$ and gypenoside XVII into ginsenosides Rd and F2 by recombinant β-glucosidase from *Flavobacterium johnsoniae*. J. Ginseng Res., 36(4): 418–424

Hoon B S, Lee S T. 2011. Microbial conversion of major ginsenosides to minor pharmacological ginsenoside compound–K by *Sphingomonas* sp.ZY–3. Energy Procedia, 11(1): 2701–2707

Hou J G, Xue J J, Wang C Y, et al. 2012. Microbial transformation of ginsenoside Rg$_3$ to ginsenoside Rh$_2$ by *Esteya vermicola* CNU 120806. World J. Biosci. & Bioeng., 28(4): 1807–1811

Hu Q L, Piao J Y, Min J W, et al. 2011. Biotransformation of ginsenoside Rb$_1$ To prosapogenins, gypenoside xvii, ginsenoside Rd, ginsenoside F$_2$, and compound K by *Leuconostoc mesenteroides* DC102[J]. J. Ginseng Res., 35(3): 344–351

Hyun Y M, Yeom S J, Park C S. 2011. Production of aglycon protopanaxadiol via compound K by a thermostable β-glycosidase from *Pyrococcus furiosus*. Appl Microbiol. Biotech., 89(4): 1019–1028

Jiang B H, Zhao Y Q, Han Y, et al. 2006. Enzymatic transformation of notoginsenoside Fe by β-glucanase[J]. J. Chin. Pharmaceut. Sci., 15(1): 6–9

Kim B H, Lee S Y, Cho H J, et al. 2007. Biotransformation of Korean *Panax ginseng* by Pectinex[J]. Biol. Pharm. Bull., 29(12): 2472–2478

Kim J K, Cui C H, Yoon M H, et al. 2012. Bioconversion of major ginsenosides Rg$_1$ to minor ginsenoside F₁ using novel recombinant ginsenoside hydrolyzing glycosidase cloned from *Sanguibacter keddieii* and enzyme characterization. J. Biotechnol., 161(3): 294–301

Kim S H, Min J W, Quan L H, et al. 2012. Enzymatic transformation of ginsenoside Rb₁ by *Lactobacillus pentosus* Strain 6105 from Kimchi. J. Ginseng Res., 36(3): 291–297

Ko S R, Choi K J, Suzuki K, et al. 2003. Enzymatic preparation of ginsenosides Rg₂, Rh₁, and F₁. Chem. Pharm. Bull. , 51(4): 404–408

Ko S R, Suzuki Y, Suzuki K, et al. 2007. Marked production of ginsenosides Rd, F₂, Rg₃, and compound K by enzymatic method. Chem. Pharm. Bull., 55(10): 1522–1527

Li Y, Zhou C Q, Zhou W, et al. 2010. Biotransformation of ginsenoside Rb₁ to ginsenoside Rd by highly substrate-tolerant *Paecilomyces bainier* 229–7. Bioresour. Technol., 101(20): 7872–7876.

Liang Y Q, Yang H F, Wang Z Y. 2012. Enzymatic biotransformation of ginsenoside Rb₁ to 20(*S*)-Rg₃ by recombinant *β*-glucosidase from *Microbacterium esteraromaticum*.Appl Microbiol. Biotech., 94(2): 377–384

Liao J X, Sun J S, Niu Y M, et al. 2011. Synthesis of ginsenoside Rh₂ and chikusetsusaponin–LT8 via gold(I)-catalyzed glycosylation with a glycosyl ortho -alkynylbenzoate as donor.Tetrahedron Lett., 52(24): 3075–3078

Liu L, Gu L J, Zhang D L, et al. 2010. Microbial conversion of rare ginsenoside Rf to 20(*S*)-protopanaxatriol by *Aspergillus niger*. Biosci. Biotechnol. Biochem., 74(1): 96–100

Noh K H, Son J W, Kim H J. 2009. Ginsenoside compound K production from ginseng root extract by a thermostable beta–glycosidase from Sulfolobus solfataricus[J]. Biosci. Biotechnol. Biochem., 73(2): 316–321

Park S J, Youn S Y, Ji G E, et al. 2012. Whole cell biotransformation of major ginsenosides using *Leuconostocs* and *Lactobacilli*. Food Sci. Biotechnol., 21(3): 839–844.

Pei J J, Xie J C, Yin R, et al. 2015. Enzymatic transformation of ginsenoside Rb₁ to ginsenoside 20(*S*)-Rg₃ by GH₃ *β*-glucosidase from *Thermotoga thermarum* DSM 5069 T. J. Mol Catal B Enzym. B: Enzymatic, 113: 104–109

Peng Z Y, Yang Z X. 2014. Diversity of cultivable *β*-glycosidase-producing micro-organisms isolated from the soil of a ginseng field and their ginsenosides-hydrolysing activity.Lett. Appl. Microbiol., 58(2): 138–144

Qian T X, Cai Z W. 2010. Biotransformation of ginsenosides Rb₁, Rg₃ and Rh₂ in rat gastrointestinal tracts. Chin. Med., 5(4Suppl3): 19

Quan L H, Kim Y J, Li G H, et al. 2013. Microbial transformation of ginsenoside Rb₁ to compound K by *Lactobacillus paralimentarius*. World J. Biosci. & Bioeng., 29(6): 1001–1007

Quan L H, Min J W, Jin Y, et al. 2012. Enzymatic biotransformation of ginsenoside Rb₁ to compound K by recombinant β-glucosidase from *Microbacterium esteraromaticum*. J. Agr. Food Chem., 60(14): 3776–3781

Ruan C C, Zhang H, Zhan g L X, et al. 2009. Biotransformation of ginsenoside Rf to Rh₁ by recombinant β-glucosidase. Molecules, 14(6): 2043–2048

Schneider J J, Bhacca N S. 1969. Synthesis and characterization of cholesterol β-D-glucuronide and derivatives. J. Org. Chem., 34(6): 1990–1993

Sun C, Li Y, Wu Q, et al. 2009. De novo sequencing and analysis of the American ginseng root transcriptome using a GS FLX titanium platform to discover putative genes involved in ginsenoside biosynthesis. BMC Genomics, 11:262–274

Ten L. N., Chae S M, Yoo S A. 2014. Biotransformation of the principal ginsenosides of *Panax ginseng* into minor glycosides through the action of *Bacterium Paenibacillus* sp. BG134. Chem. Nat. Comp., 50(4): 691–696

Wu L P, Jin Y, Yin C R, et al. 2012. Co-transformation of Panax major ginsenosides Rb₁ and Rg₁ to minor ginsenosides C-K and F₁ by *Cladosporium cladosporioides*. J. Ind. Microbiol. Biotech., 39(4): 521–527

Yan Q, Zhou Wei, Shi X L, et al. 2010. Biotransformation pathways of ginsenoside Rb₁ to compound K by β-glucosidases in fungus *Paecilomyces Bainier* sp. 229. Proc. Biochem., 45(9): 1550–1556

Yan X, Fan Y, Wei W, et al. 2014. Production of bioactive ginsenoside compound K in metabolically engineered yeast. Cell Res., 24(6): 770–773

Yue C J, Zhong J J. 2005. Purification and characterization of UDPG: ginsenoside Rd glucosyltransferase from suspended cells of *Panax notoginseng*. Proc. Biochem., 40(12): 3742–3748

第6章

三七皂苷成分的构效关系及结构改造研究

6.1 三七皂苷成分抗肿瘤活性的构效关系

三七皂苷在三七抗肿瘤活性方面发挥了重要的作用,下面讲述抗肿瘤活性的基本构效关系 (刘雅飞等, 2013)。

6.1.1 母核类型

三七皂苷属于达玛烷型人参皂苷,分为原人参二醇型和原人参三醇型,二者的区别仅在于 C-6 位是否连有羟基。二醇型抗癌活性普遍强于三醇型。如人参皂苷 Rg_3 的抗肿瘤活性明显强于人参皂苷 Rg_1,PPD 的抗肿瘤活性明显强于 20(R)- 原人参三醇(PPT),人参皂苷 Rh_2 强于人参皂苷 Rh_1。

6.1.2 羟基的数目和位置

人参皂苷的极性基团(主要是羟基和糖基)与细胞膜中胆固醇 β-OH 作用,引起细胞膜流动性的改变,从而影响细胞膜的功能,这种影响随羟基数目和位置的不同而不同。羟基的数量和位置不仅影响细胞膜的流动性,也影响着人参皂苷的生物学特性。消除 C-24/C-25 位的双键,在 C-25 引入—OH 或—CH_3 可以增强人参皂苷的抗癌能力。通过对 20(S)-25-OCH_3-PPD、25-OH-PPD、25-OH-PPT、PPD 和人参皂苷 Rg_3 抗癌活性系统的比较,发现 20(S)-25-OCH_3-PPD、25-OH-PPD 具有非常强的抑制肿瘤细胞增殖或转移、诱导肿瘤细胞凋亡等效应,可望开发成为新的临床抗癌药物。C-20 位脱水通常会增强人参皂苷的抗肿瘤活性。人参皂苷 Rg_5 与 Rg_3 的区别仅在于人参皂苷 Rg_3 的 C-20 位存在—OH，其抗肿瘤活性是人参皂苷 Rg_3 的 4 倍。

6.1.3 糖基的数目和位置

抗癌活性与糖基的数目成反比关系，可能的原因有两方面：一是糖基影响化合物与细胞膜的相互作用；二是糖基数目增加，化合物极性增大，肿瘤细胞对皂苷的吸收能力下降。人参皂苷的抗癌活性随着分子中糖基数目的减少而增强。糖基数目 ≥ 4 的人参皂苷几乎没有抗癌活性，如人参皂苷 Rb_1 和 Rc；糖基数为 3 的人参皂苷 Rd 对肿瘤细胞的增殖具有微弱的抑制作用。人参皂苷 Rg_3（2 个糖基）、Rh_2（1 个糖基）、C-K（1 个糖基）、PPT（没有糖基）和 PPD（没有糖基）对不同类型肿瘤细胞的增殖均具有较好的抑制作用，当它们与常规化疗药物同时使用时还能增强化疗药物的疗效，其中人参皂苷 Rh_2 的抗癌活性是人参皂苷 Rg_3 的 5～10 倍，原人参二醇的抗癌活性最强。人参皂苷的抗癌活性也因糖基连接位置的不同而不同。人参皂苷 F_1 与 Rh_1 都属于原人参三醇型皂苷，都带有一个葡萄糖基，其区别仅在于葡萄糖所连接的位置不同，分别连接在 C-20 和 C-6 上，但人参皂苷 F_1 的体外抗前列腺癌活性明显强于人参皂苷 Rh_1，可见对于单糖苷来说，C-6 位连有葡萄糖会使其抗癌活性降低。分子建模和对接实验也证明了这一点，认为 C-6 位存在一个糖基会增强这些分子连接到靶向蛋白的位阻，从而显著降低皂苷的抗癌活性。

6.1.4 立体构型

20(*S*)- 与 20(*R*)- 型人参皂苷互为旋光异构体，构型的确定取决于 C-20 位的—OH 的取向，C-20 位—OH 与 C-12 位近的为 *S* 型，远的为 *R* 型。这种构型的差异产生了不同的药理效应。20(*S*)- 人参皂苷 Rg_3 比其对映体具有更好的抗肿瘤活性。与 20(*S*)- 人参皂苷 Rg_3 相比，20(*R*)- 人参皂苷 Rg_3 更易与离子通道中的—OH 受体接触，使其成为电压依赖性离子通道的调节因子，电压敏感型离子通道在癌症的发生发展中起重要的作用。总体来说，20(*S*)- 型人参皂苷具有比 20(*R*)- 型更强的抗肿瘤细胞增殖的作用，而 20(*R*)- 型化合物如 20(*R*)- 人参皂苷 Rg_3 具有更好地抑制肿瘤细胞入侵和转移的作用。

6.1.5　新皂苷（元）的抗肿瘤构效关系

Wang 等（2009）通过体内体外活性研究证明，25-OH-PPD 和 25-OCH$_3$-PPD 具有抑制细胞增殖，导致细胞分裂周期中断，从而引起细胞凋亡的作用。这两种化合物均能够抑制变异癌细胞生长并且没有宿主毒性。对这两个化合物作用机制的研究表明，它们通过抑制 MDM2 原癌细胞及其相关途径从而达到抗肿瘤作用。

6.1.6　25-OH-PPD 的抗肿瘤活性

25-OH-PPD 是 PPD 的衍生物，具有较强的抗癌活性，能抑制癌细胞生长与增殖，诱导肿瘤细胞分化、凋亡，比目前在国内广泛应用的抗癌药物人参皂苷衍生物 Rg$_3$ 对肿瘤的生长抑制活性高 5～15 倍。25-OH-PPD 还能以剂量依赖的方式诱导肺癌细胞系 H838（p53 野生型）和 H358（p53 缺失型）的凋亡和抑制细胞增殖，并能使细胞周期阻滞在 G1 期，不同浓度的该化合物均显示出比其他人参皂苷更强的活性。此外，25-OH-PPD（在 50μmol/L 和 100μmol/L 时）有效降低前列腺癌细胞系 LNCaP（p53 野生型）和 PC3（p53 缺失型）的存活率，但不影响成纤维细胞；该化合物还能诱导这两种细胞的凋亡，抑制细胞的增殖，并使细胞周期阻滞在 G$_1$ 期。在 25-OH-PPD 处理过的 LNCaP 和 PC3 细胞中，抑癌基因 *p21*、*p27* 和 *Bax* 的表达提高，而原癌基因 *MDM2*、*Bcl2*、*E2F1*、*cdk2*、*CDK4* 和 *Cyclin D1* 的表达均降低。25-OH-PPD 还能抑制前列腺移植瘤的生长，并增加肿瘤对放化疗的敏感性（Wang et al., 2008)。

通过对 25-OH-PPD、PPD 和 Rg$_3$ 的活性比较 (Wang et al., 2007)，发现 25-OH-PPD 和 PPD 都有较好的抑制肿瘤作用，而 Rg$_3$ 相对较弱，说明由于糖链的存在使得化合物生物活性降低。同时，通过比较发现，25-OH-PPD 的活性相对于 PPD 要强，说明由于 25 位结构的差异使化合物活性大小存在差异，25 位羟基的存在增加了化合物的活性。

6.1.7　25-OCH$_3$-PPD 的抗肿瘤构效关系

25-OCH$_3$-PPD、20(*S*)-PPD 和 Rg$_3$ 具有相同的母核结构，但对癌细胞却有不同的抑制作用。20(*S*)-25-OCH$_3$-PPD 和 20(*S*)-PPD 可促进培养细胞的凋亡，前者细胞毒性比后者高 2～15 倍；20(S)-25-OCH$_3$-PPD 与 Rg$_3$ 相比活性增加 10～100 倍 (Liu L W, 2004；Popovich D G et al., 2002)。研究表明 (Zhao Y et al., 2007)，25-OCH$_3$-PPD 可以降低癌细胞存活率、抑制细胞增殖、诱导细胞凋亡、使细胞分裂停留在 G$_1$ 阶段。还可以降低与细胞增殖有关的蛋白质（MDM2、E2F1、cyclinD1、cdks 2 和 4）水平，增加有活性的凋亡前体蛋白（cleaved PARP，cleaved caspase-3、8、9）数目。在 LNCaP 细胞中，25-OCH$_3$-PPD 可抑制雄激素受体和特殊前列腺抗原的表达，还可抑制前列腺异种嫁接癌细胞的生长。与放化疗抗癌药物（多西紫杉醇和吉西他滨）协同使用，25-OCH$_3$-PPD 几乎使癌细胞生长完全停止，且对非肿瘤细胞显示出较低的毒性。因此，这些临床前实验数据显示 25-OCH$_3$-PPD 对雄激素依赖型和非雄激素依赖型前列腺癌均有很好的潜在治疗效果。同时，25-OCH$_3$-PPD 对肺癌细胞 A549、H358 和 H838 均有很好的抑制作用，该化合物可以抑制细胞增殖，诱导细胞凋亡，使细胞分裂停留在 G$_1$ 阶段，对正常细胞几乎没有毒性。

6.1.8 次级皂苷的抗肿瘤构效关系

化合物 C-K、C-Mx、G-Mc 是 Rb$_1$、Rb$_2$ 和 Rc 的转化产物，研究发现，C-K 对癌细胞系 HL-60、HGC-27、Colon205、Du145 的 IC$_{50}$ 分别是 11.71 μ mol/ L、30.66 μ mol/ L、50.18 μ mol/ L 和 55.65 μ mol/ L，C-Mx 对上述癌细胞系的 IC$_{50}$ 分别是 56.81 μ mol/ L、111.39 μ mol/ L、140.28 μ mol/ L 和 154.57 μ mol/ L，G-Mc 对上述癌细胞系的 IC$_{50}$ 分别是 59.01 μ mol/ L、157.22 μ mol/ L、185.68 μ mol/ L 和 198 .64 μ mol/ L。C-K 的 IC$_{50}$ 相对 C-Mx 、G-Mc 低 3～5 倍，3 种化合物对上述癌细胞均有剂量依赖性。通过体外活性实验发现，这 3 种化合物的活性和它们连接的糖的数量有关，C-Mx 、G-Mc 和 C-K 相比侧链上多一个糖 (Ying H, 2008)。

6.1.9 20（R）-人参三醇结构修饰产物对肿瘤细胞增殖的抑制作用及构效关系

经乙酰氯修饰的达玛烷型皂苷元产物在体外对人喉癌 HeP-2 细胞增殖均有抑制作用。其中 20(R)- 人参三醇修饰产物对人喉癌 HeP-2 细胞的抑制活性强于 20（R）- 人参二醇修饰产物，抑制率最高达 78%；互为顺反异构的修饰产物中，E 构型的抑制活性具有强于 Z 构型的趋势。对 20(R)- 人参二醇和 20(R)- 人参三醇侧链的修饰，可以改善体外抗肿瘤活性（孙德亚，2014）。

6.2 三七皂苷的结构修饰及其修饰产物

6.2.1 20（*R*）-人参二醇的结构修饰

20(*R*)- 人参二醇具有抗肿瘤活性，在三七总皂苷经酸降解分离纯化得到降解物中，人参二醇产率较高，但存在水溶性差，生物利用度低的问题。

刘竞研 (2015) 以 20(*R*)- 人参二醇为起始原料，CH_2Cl_2 作溶剂，三氟化硼 - 乙醚（BF_3-Et_2O）作反应试剂进行反应，得到一个三萜化合物（化合物 1）。

将 20（*R*）- 人参二醇 2.3607 g（5 mmol），置于 100 mL 的反应瓶，在搅拌下加入 30 mL CH_2Cl_2 使其溶解，一次性加入 64 mol BF_3-Et_2O，在室温下搅拌反应约 30 h，TLC 检测原料消失则反应结束。减压蒸干 CH_2Cl_2，用乙酸乙酯将瓶内残留固体物充分溶解，再用饱和食盐水洗涤 2 次，合并两次有机相，用无水硫酸钠干燥过夜，过滤，减压蒸干后得粗品。该粗品经正相硅胶柱层析分离，以 PE-EtOAc（9∶1～6∶1）为流动相进行洗脱，得化合物 1。

化合物 1

6.2.2 20（*R*）-人参二醇和20（*R*）-人参三醇的乙酰氯开环结构修饰

孙德亚 (2014) 以 20(*R*)- 人参二醇和 20(*R*)- 人参三醇为起始原料，在室温下，以 CH_2Cl_2 作溶剂，无水氯化铝作催化剂，乙酰氯（CH_3COCl）作开环反应试剂对两种皂苷的侧链进攻，以得到产率较高的侧链打开的达玛烷型人参皂苷元衍生物。

1. 20（*R*）- 人参二醇的乙酰氯反应

将 20(*R*)- 人参二醇 2.3607 g（5 mmol），催化量（5%，摩尔百分数）的无水 $AlCl_3$ 置于 100 mL 的反应瓶，在搅拌下加入 30 mLCH$_2$Cl$_2$ 使其溶解，然后加入 15 mL 乙酰氯（CH_3COCl），在室温下搅拌反应约 30 h，TLC 薄层监测追踪至反应完全。反应结束后，减压蒸干 CH_2Cl_2，用乙酸乙酯将瓶内残留固体物充分溶解，再用饱和食盐水洗涤 2 次，合并两次有机相，用无水硫酸钠干燥过夜，过滤，减压蒸干后得粗品。该粗品经正相硅胶（200～300 目）柱层析分离，以 PE-EtOAc（10：1～4：1）为流动相进行洗脱，得化合物 **2**、化合物 **3** 和化合物 **4**。

2. 20（*R*）- 人参三醇的乙酰氯反应

将 20(*R*)- 人参三醇 2.4217 g（5 mmol），催化量（5%，摩尔百分数）的无水 $AlCl_3$ 置于 100 mL 的反应瓶，在搅拌下加入 30 mL CH_2Cl_2 使其溶解，然后加入 15 mL 乙酰氯（CH_3COCl），在室温下搅拌反应约 30h，TLC 薄层监测追踪至反应完全。反应结束后，减压蒸干 CH_2Cl_2，用乙酸乙酯将瓶内残留固体物充分溶解，再用饱和食盐水洗涤 2 次，合并两次有机相，用无水硫酸钠干燥过夜，过滤，减压蒸干后得粗品。该粗品经正相硅胶（200～300 目）柱层析分离，以 PE-EtOAc（8：1～3：1）为流动相进行洗脱，得化合物 **5**、化合物 **6** 和化合物 **7**。

化合物**2** 达玛-(*Z*)-20(22)-烯-3,12-二乙酰-25-羟基　化合物**3** 达玛-(*E*)-20(22)-烯-3,12-二乙酰-25-羟基

化合物**4** 20(*R*)-3-乙酰-人参二醇化合物　化合物**5** 达玛-(*Z*)-20(22)-烯-3,6,12-三乙酰-25-羟基

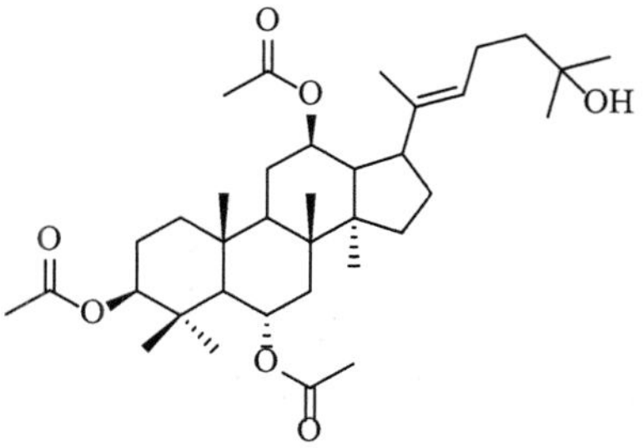

化合物6 达玛-(*E*)-20(22)-烯-3,6,12-三乙酰-25-羟基 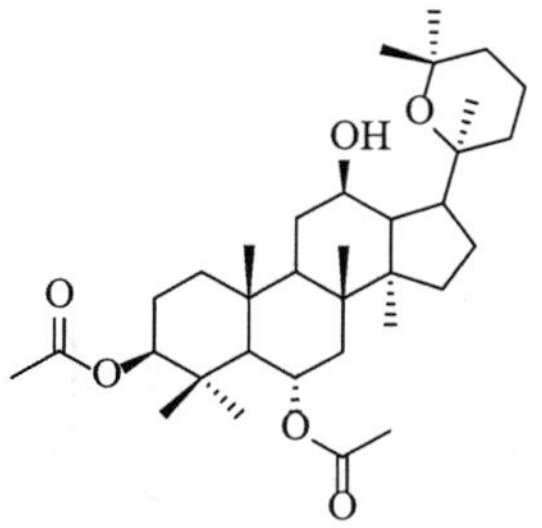　　化合物7 20 (*R*)-3,6-二乙酰-人参三醇

6.2.3　三七二醇型皂苷氧化降解产物衍生物的合成

三七二醇型皂苷是三七、人参的主要活性成分，其主要具有抗肿瘤、免疫调节、抗炎镇痛等作用 (Liu X K et al., 2011)，经水解可以分离得到人参二醇。蒲洪等 (2016) 以三七二醇型皂苷为原料，通过琼斯氧化得到化合物 **8**，将化合物 **8** 的 3 位羰基经还原胺化反应转化为氨基得到化合物 **11**，再用化合物 **11** 与酰化试剂反应得到化合物 **12～15**，此外还通过其他两种反应得到化合物 **9** 和 **10**，总共 8 个化合物。

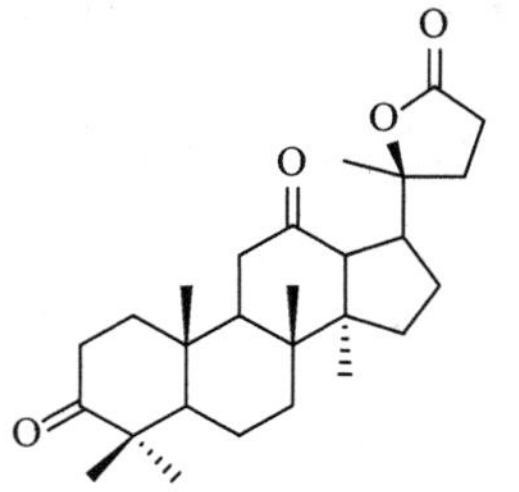

化合物8

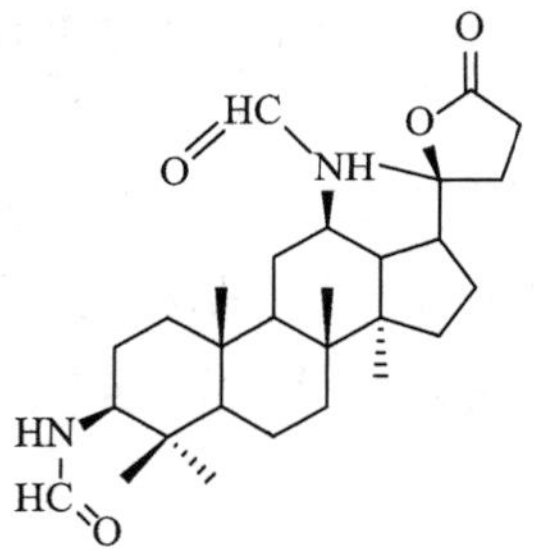

化合物9

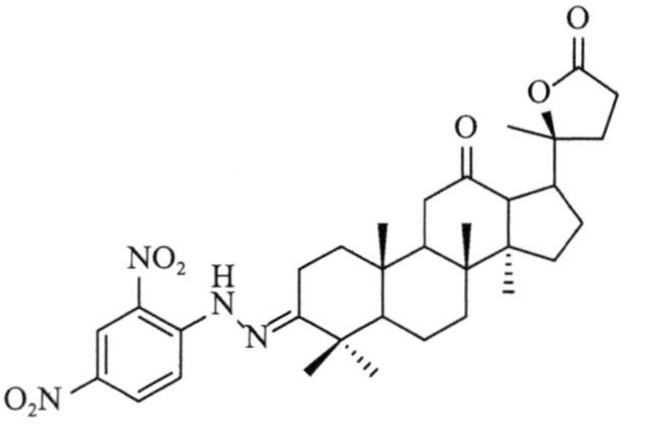

化合物10

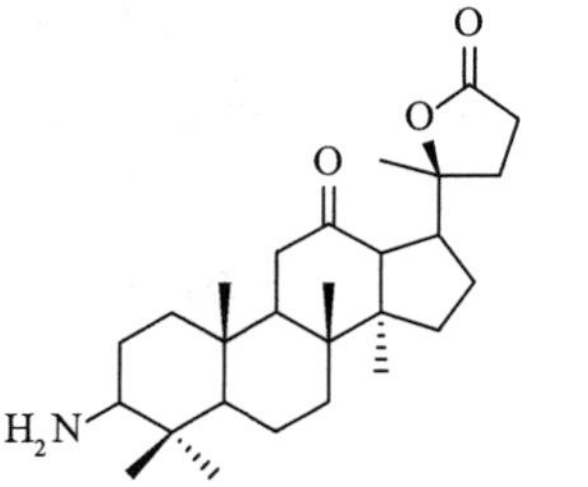

化合物11

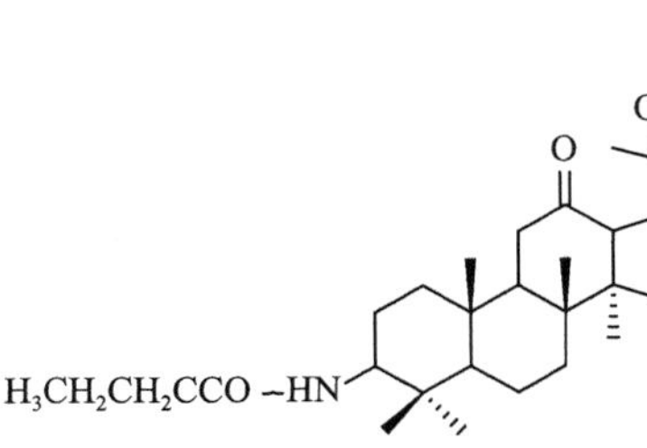

化合物12

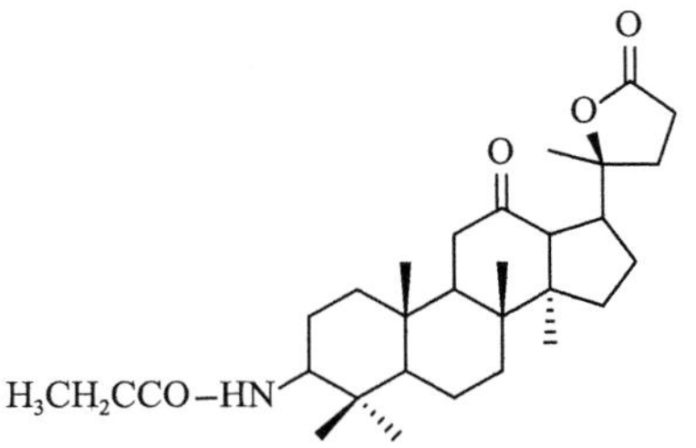

化合物13

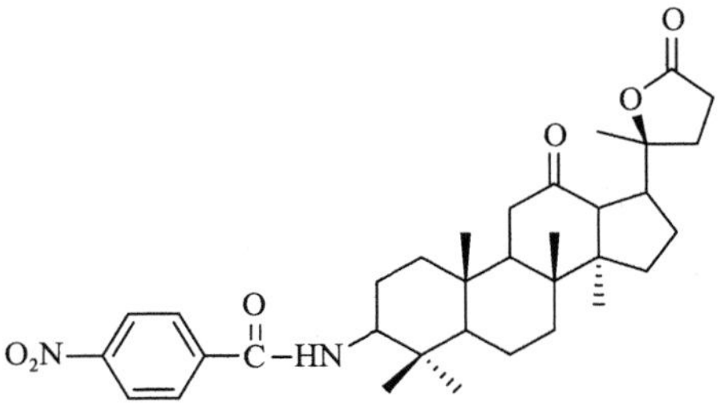

化合物14

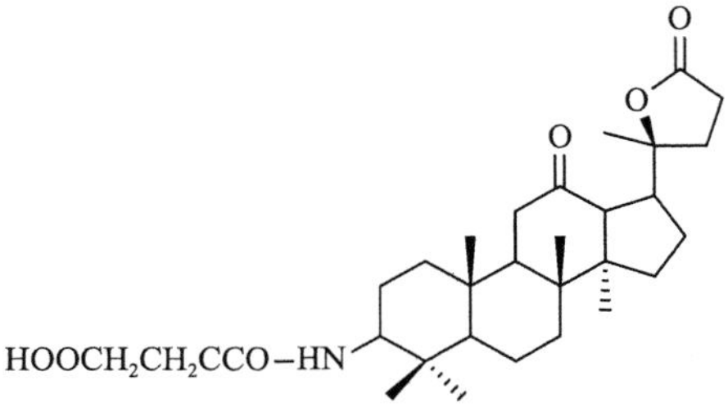

化合物15

6.2.4 三七二醇型皂苷元磺酰胺类衍生物的合成

蒲洪等 (2014) 以三七二醇型皂苷为原料，通过琼斯氧化得到化合物 **8**，再将化合物 **8** 的 3 位羰基经还原胺化反应转化为氨基得到化合物 **11**，再用化合物 **11** 与磺酰氯类试剂反应得到化合物 **16~25**。

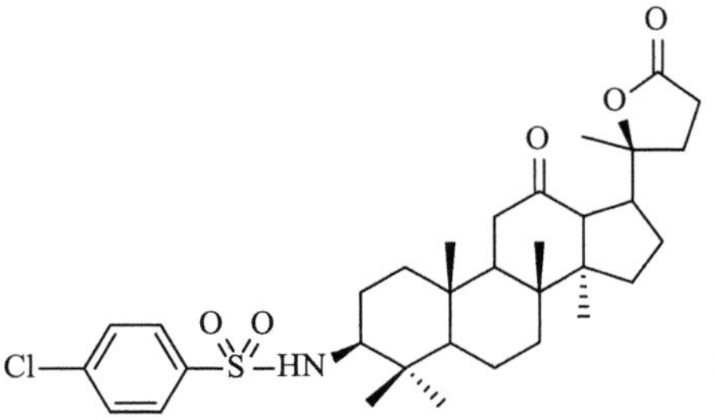

化合物16

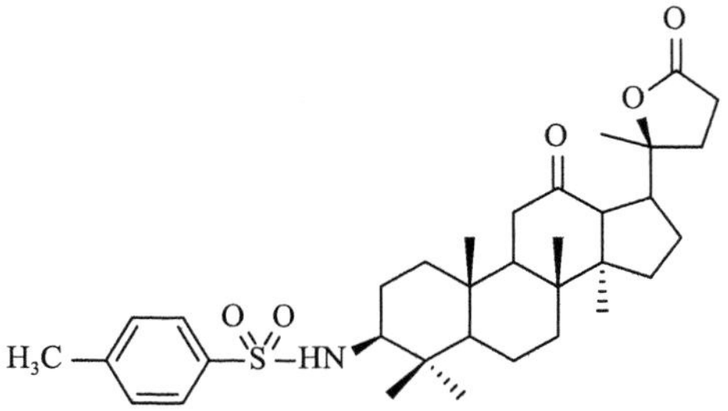

化合物17

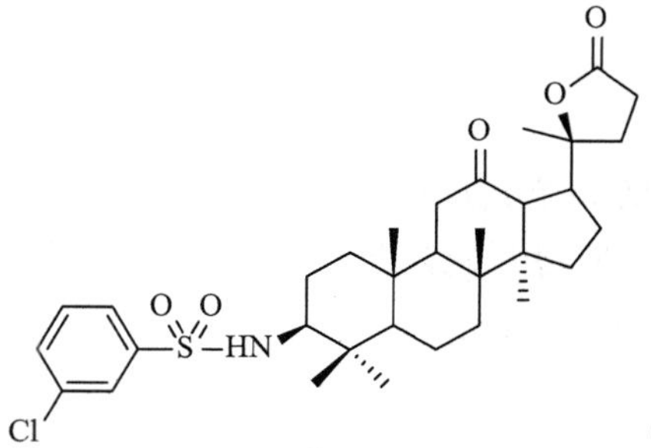

化合物18

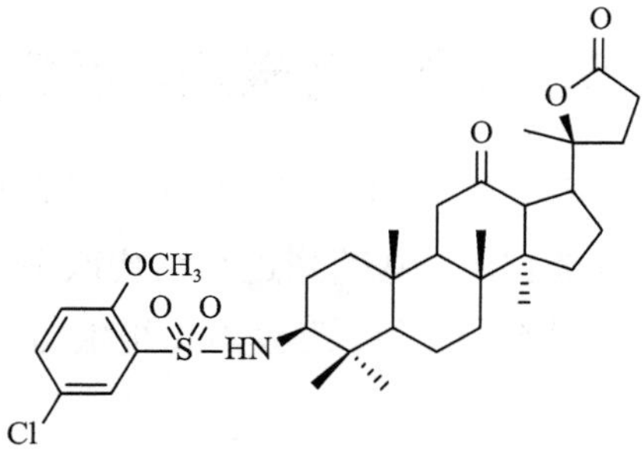

化合物19

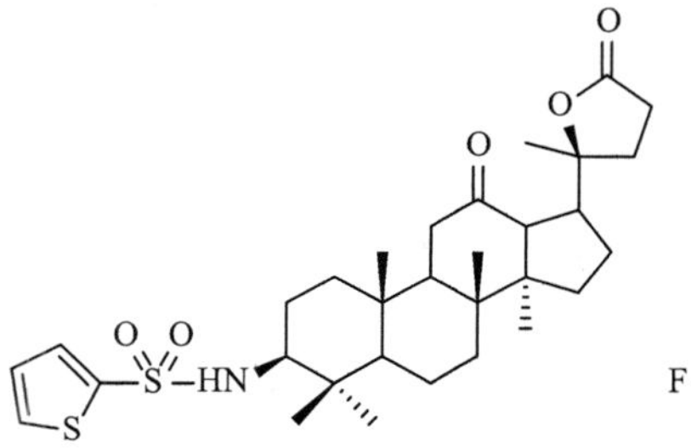

化合物20

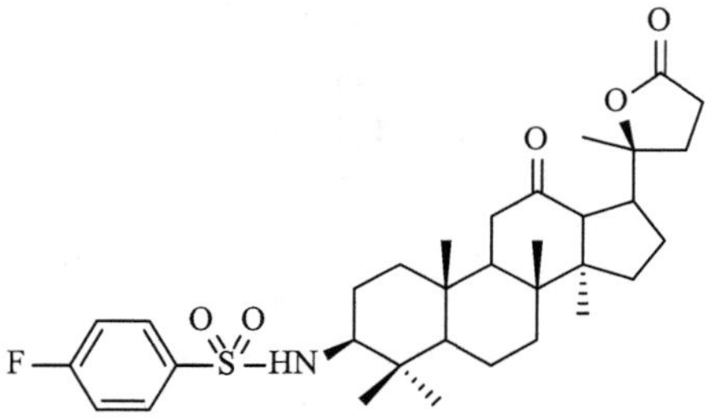

化合物21

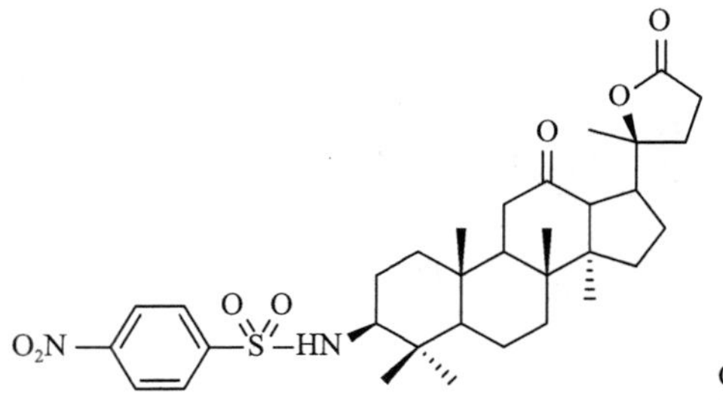

化合物22

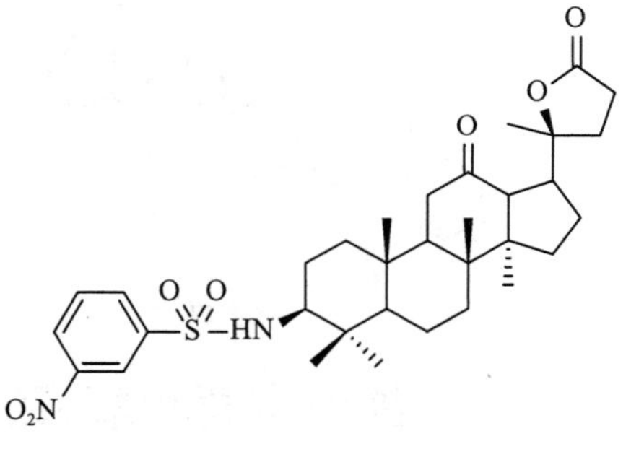

化合物23

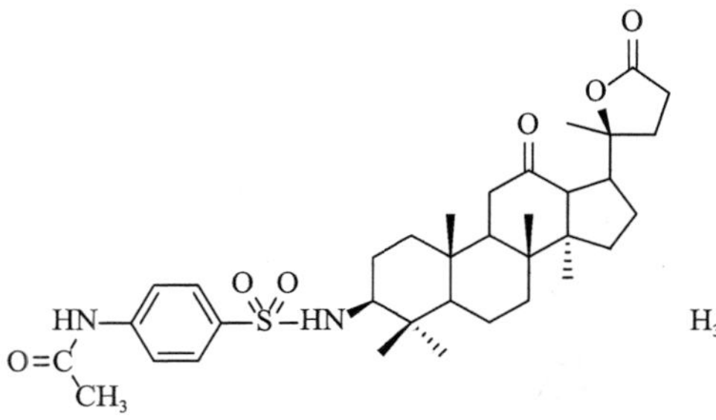

化合物24

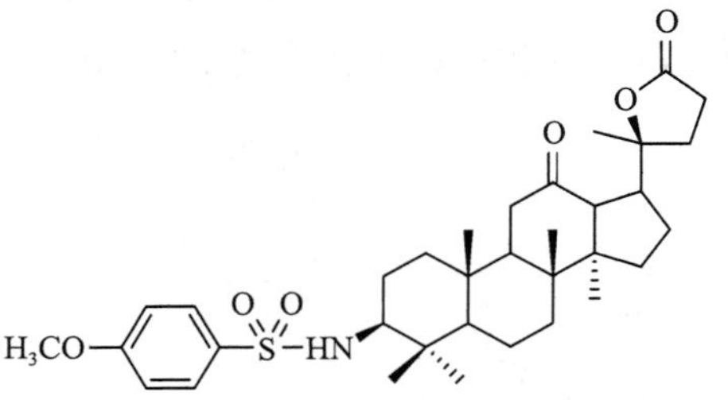

化合物25

6.2.5 人参二醇磺酰化反应

董成梅等 (2014) 研究三七中人参二醇的磺酰化反应，制备其衍生物。对人参二醇皂苷 3 位 - 羟基基团进行结构改造，通过与磺酰氯试剂反应制备其衍生物，结果得到 4 个人参二醇磺酰化衍生物（化合物 **26** ~ **29**）。

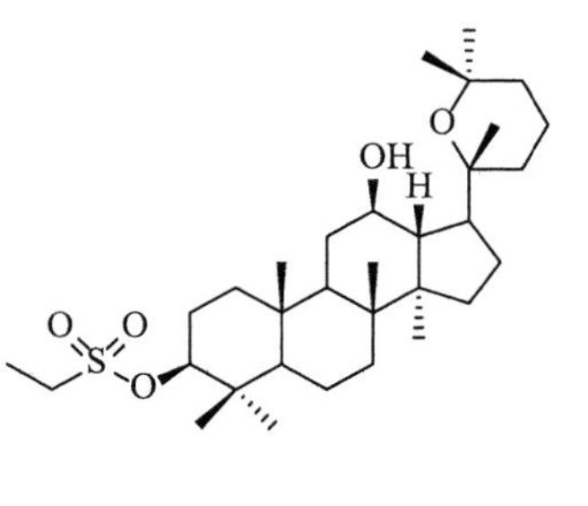

化合物**26**

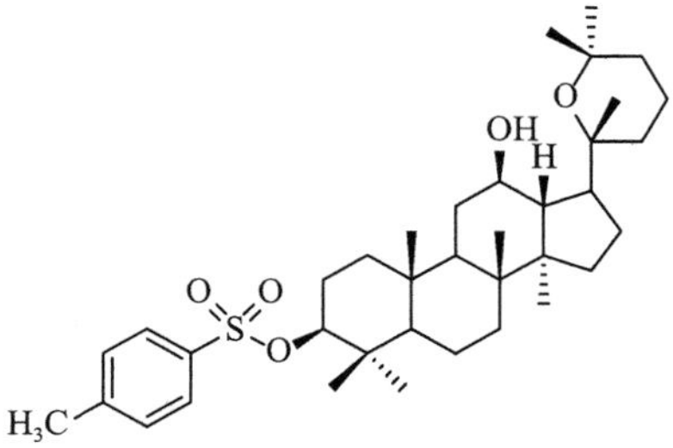

化合物**27**

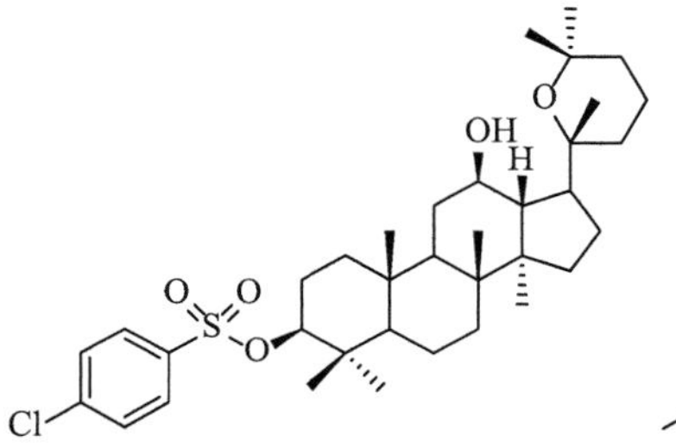

化合物**28**

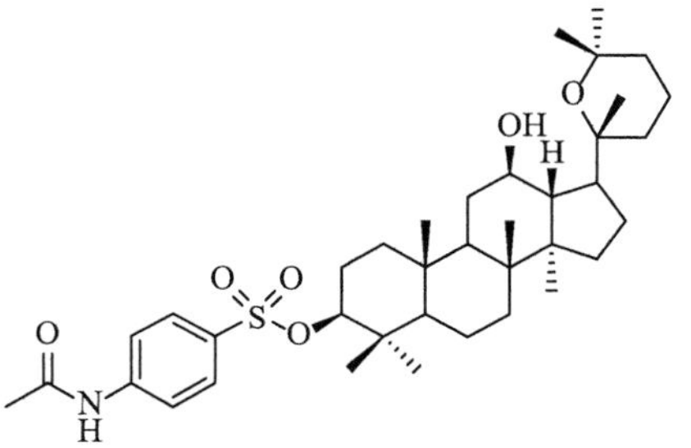

化合物**29**

6.2.6 酸碱水解和酶解法

马成俊 (2005) 利用酸碱水解和酶解法对次级人参皂苷进行处理得到了 6 个对应的衍生化产物（化合物 **30** ~ **35**）。

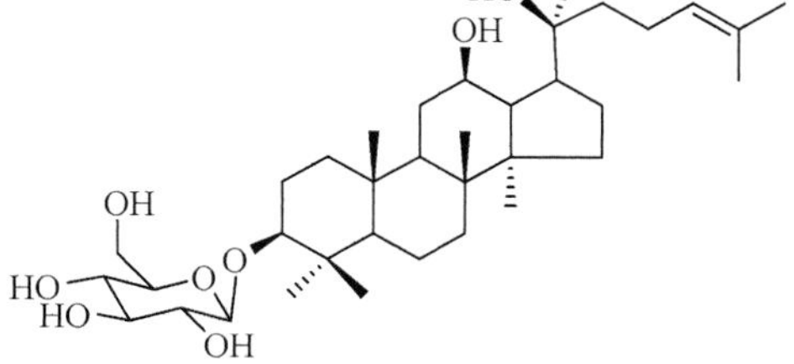

化合物**30**

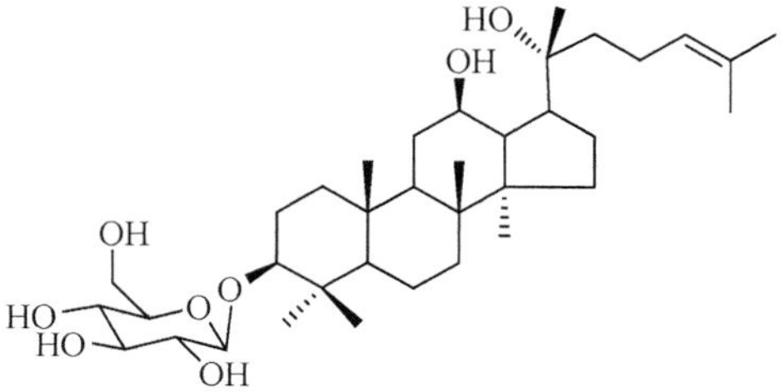

化合物**31**

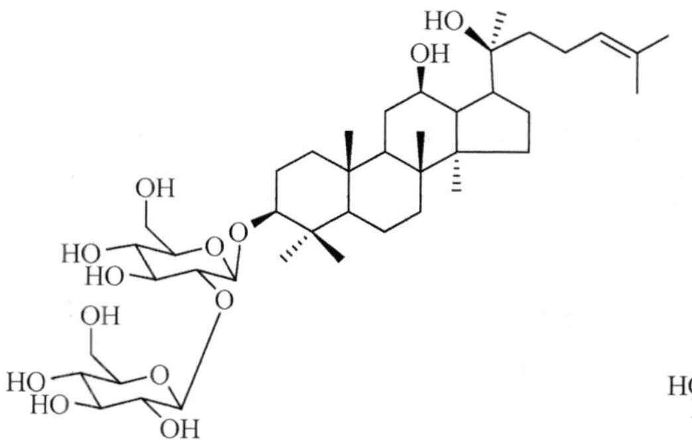

化合物32

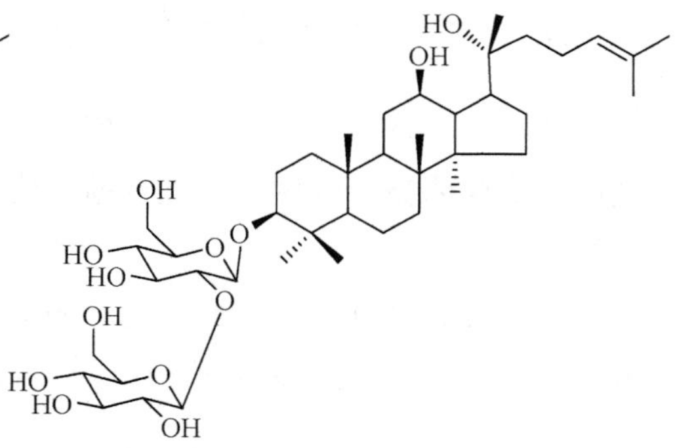

化合物33

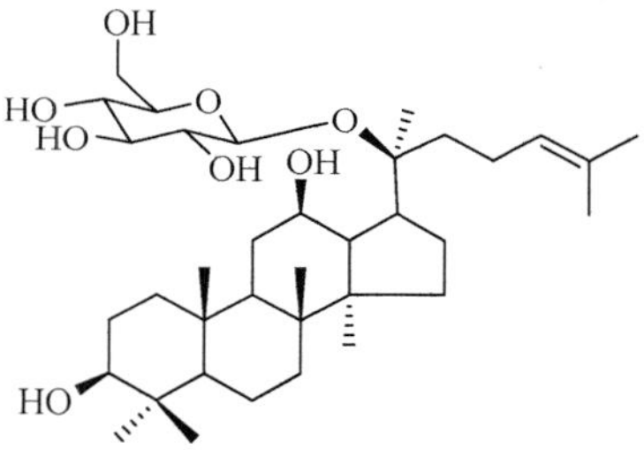

化合物34

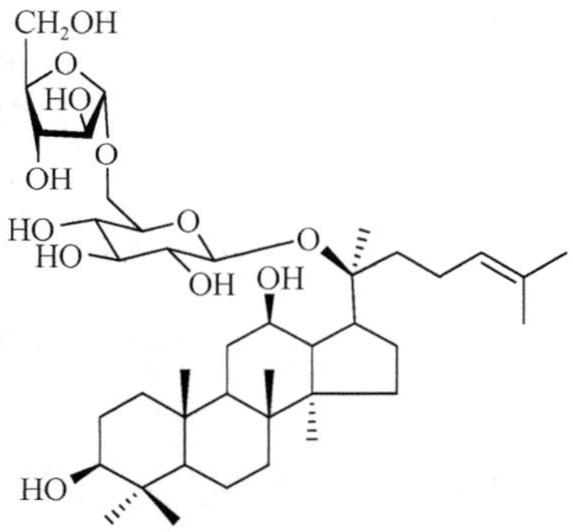

化合物35

6.2.7 Ag₂CO₃作为催化剂

刘惟瑳等 (1988) 以 12 位乙酰化的原人参二醇，7- 氧代 - 乙酰化 -α- 槐糖基溴和四乙酰溴代葡萄糖作为糖基供体，以 Ag₂CO₃ 作为催化剂，成功得到人参皂苷 Rh₂ 类似物 Rh'₂（化合物 36）。

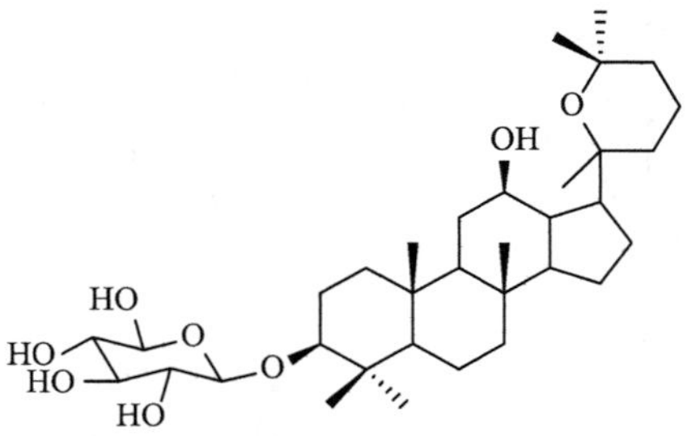

化合物36

6.2.8 TMSOTf 作为催化剂

邢瑞 (2009) 以新人参二醇为底物，TMSOTf 为催化剂，全乙酰化的三氯乙酰亚氨酯葡萄糖为糖供体，进行糖苷化反应，成功得到了新人参二醇皂苷（化合物 **37**）。

钱广涛 (2015) 以人参皂苷 Rh$_2$ 为底物，用适量水和乙酸乙酯萃取后，经酸碱水解、洗脱等操作同样得到了拟人参皂苷 Rh$_2$（化合物 **37**）。

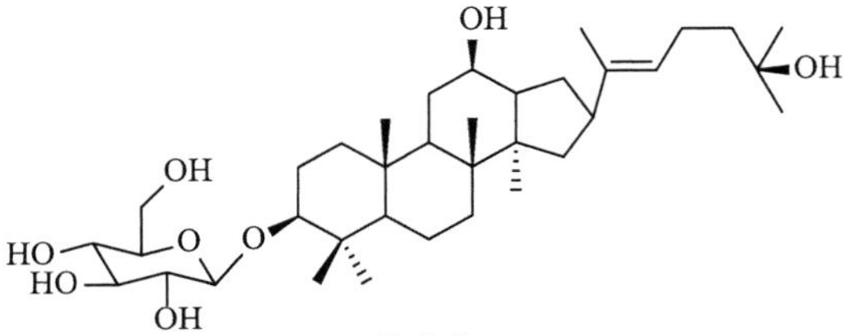

化合物**37**

6.2.9 Ocotillol 型皂苷

Ocotillol 型皂苷是一类侧链上含有四氢呋喃环的四环三萜类皂苷，主要存在于人参属植物中，并具有抗炎、抗菌、拮抗吗啡依赖、预防老年痴呆、保护心脑血管及神经系统等功效。

孟庆国、徐阳荣等 (2016) 以吡啶为溶剂，4- 二甲氨基吡啶（DMAP）为催化剂，室温条件下，原人参三醇（20(*S*)-PPT）与乙酸酐反应，乙酰化物再经 m-CPBA 氧化和皂化，得到 Ocotillol（化合物 **38**）和 24(*S*)-Ocotillol（化合物 **39**）。

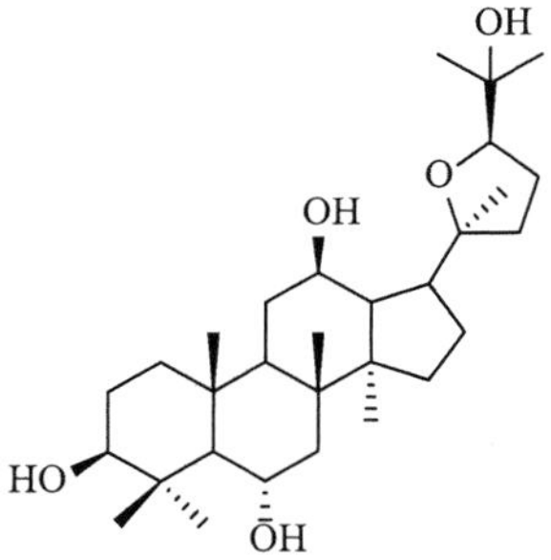

化合物**38**

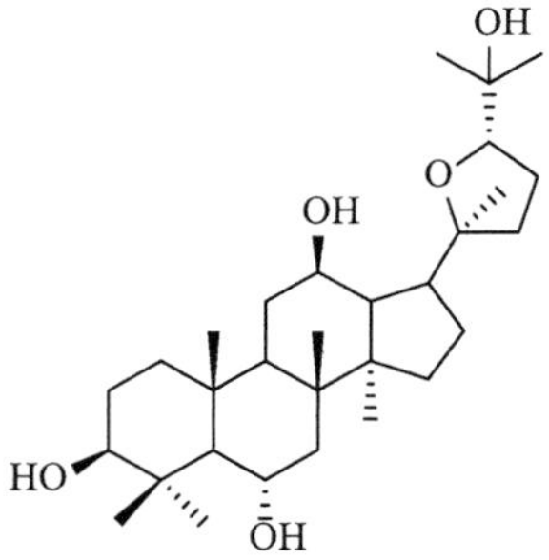

化合物**39**

采用相同的方法，20(*S*)-PPD 经乙酰化、m-CPBA 氧化和皂化，得到物质的量比近乎1∶1的化合物**40**和**41**，分别为24(*S*)-PDQ（化合物**40**）和24(*R*)-PDQ（化合物**41**）。

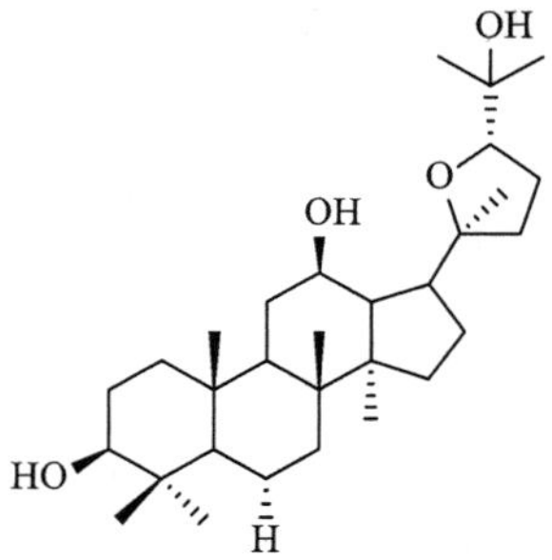

化合物**40** 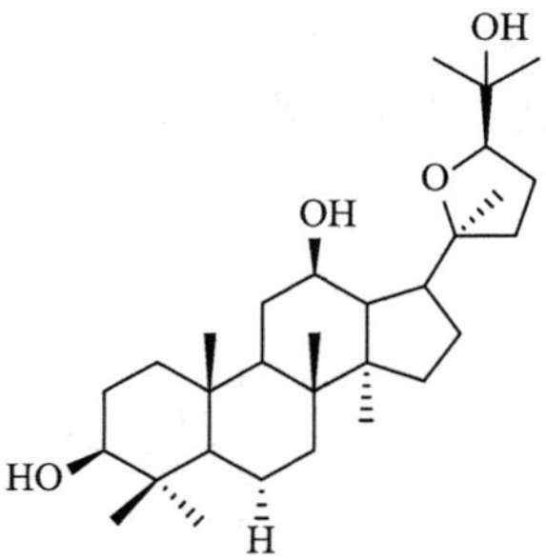　　　　　　　　　　化合物**41**

孟庆国、毕毅等（徐阳荣，2016；Bi Y, 2011）将 20(*S*)-Rg₂、20(*S*)-Rg₃、20(*S*)-Rh₁和 20(*S*)-Rh₂ 乙酰化、m-CPBA 氧化和皂化，分别得到 PF11（化合物 **42**）、（20*S*, 24*R*）-PGQ（化合物 **43**）、RT5（化合物 **44**）和（20*S*, 24*R*）-PHQ（化合物 **45**）。

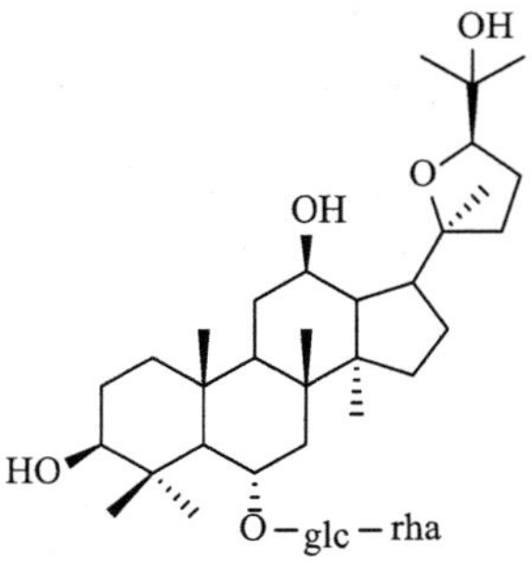

化合物**42** 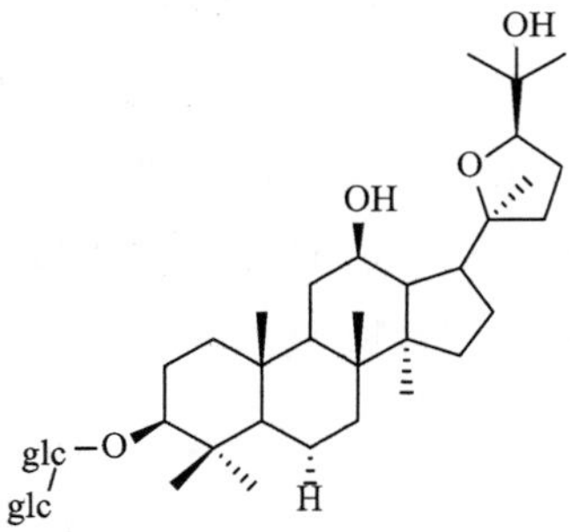　　　　　　　　　　化合物**43**

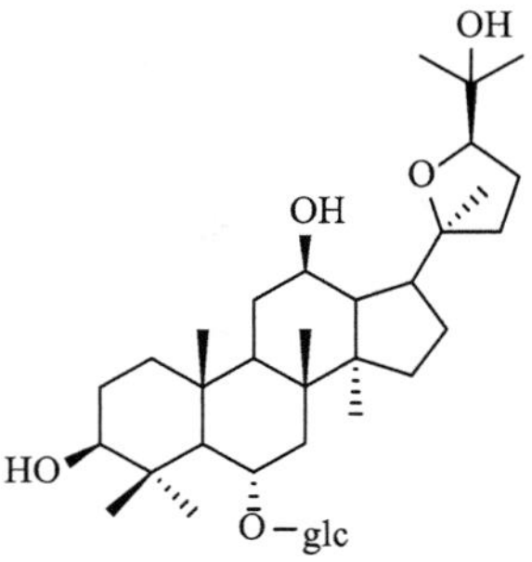

化合物**44** 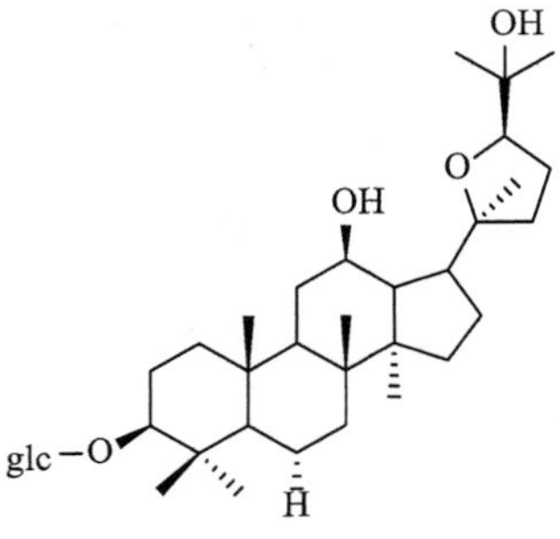　　　　　　　　　　化合物**45**

王晨晨等将 PF11 加入至 10% 盐酸的 95% 乙醇水溶液，回流 5h，粗品再经柱层析、重结晶，得到 5 个化合物，分别是（12R，20S，24S）-20，24；12，24- 双环氧达玛烷 -3β，6α- 二醇（化合物 **46**）、Ocotillol、（20R，24R）-Ocotillol（化合物 **47**）和 RT5（化合物 **44**）。

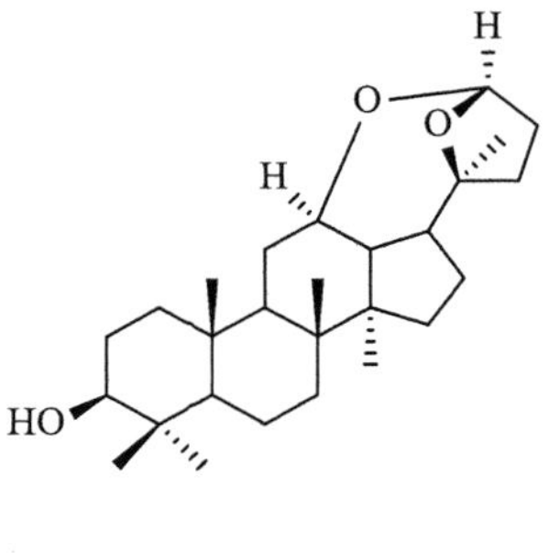

化合物**46** 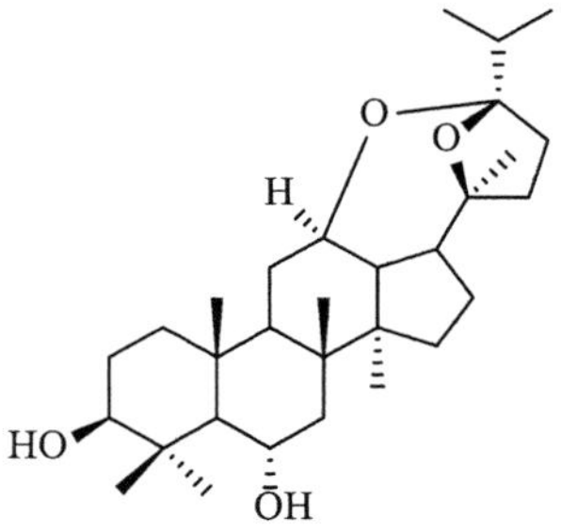　　　　　　　　　化合物**47**

田旭等 (2012) 以西洋参茎叶总皂苷碱降解得到的皂苷为底物，利用氧化环合方法，对其侧链进行结构修饰，合成了系列 Ocotillol 型皂苷，分别得到 4 对 Ocotillol 型皂苷异构体：（20S，24R）-PF11（化合物 **42**）和（20R，24R）-PF11（化合物 **48**）、RT4（化合物 **49**）和 RT5（化合物 **44**）、（20S，24S）-Ocotillol（化合物 **39**）和 Ocotillol（化合物 **38**）、（20S，24S）-PHQ（化合物 **50**）和（20S，24R）-PHQ（化合物 **51**）。

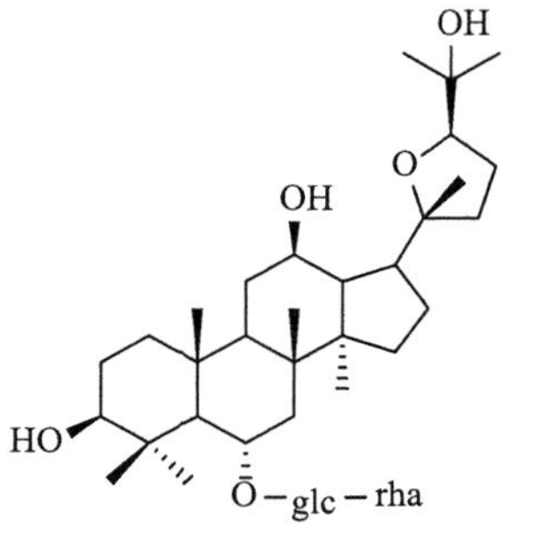

化合物**48** 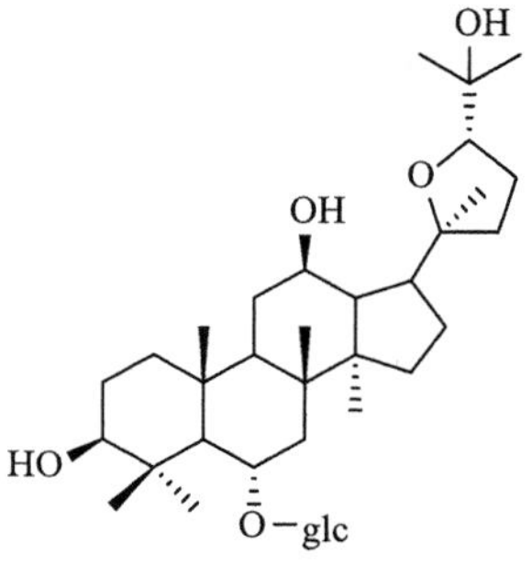　　　　　　　　　化合物**49**

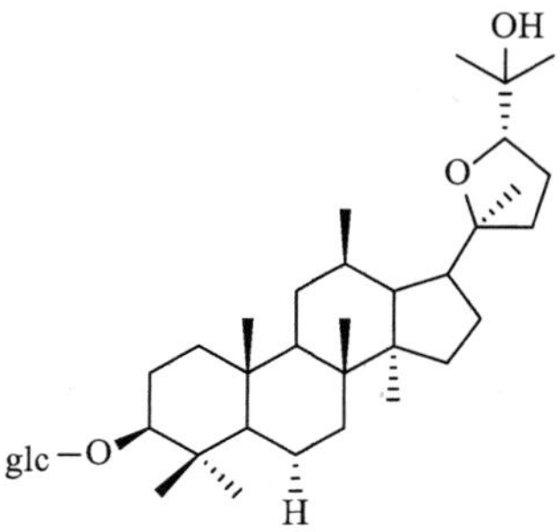

化合物50

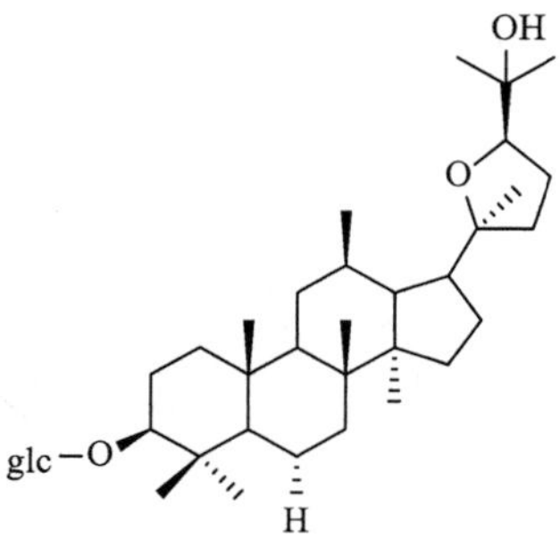

化合物51

刘金平 (2005) 利用组合化学方法，首次半合成了 Ocotillol 型皂苷。以 20(*S*)-Rg₃、20(*S*)-Rh₂ 和原人参二醇 [20(*S*)-PPD] 为底物，在氯仿等弱极性溶剂中，控制 pH 值为 4～6，控温 40～80 ℃，与氧化剂（H₂O₂、过氧乙酸、过氧化苯甲酸等）反应 2～8h，得到 3 个 (20*S*,24*S*)-Ocotillol 型皂苷：PGQ（化合物 **52**）、PHQ（化合物 **50**）和 PDQ（化合物 **40**）。在相同的条件下，20(*R*)-Rg₃ 和 20(*R*)-Rh₂ 经氧化，分别得到 (20*R*, 24*R*)-PGQ（化合物 **53**）、(20*R*,24*S*)-PGQ（化合物 **54**）和（20*R*, 24*R*）- PHQ（化合物 **55**）、(20*R*,24*S*)-PHQ（化合物 **56**）。

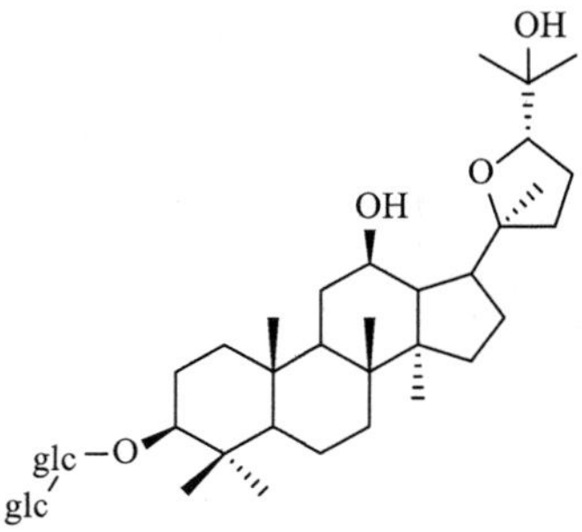

化合物52

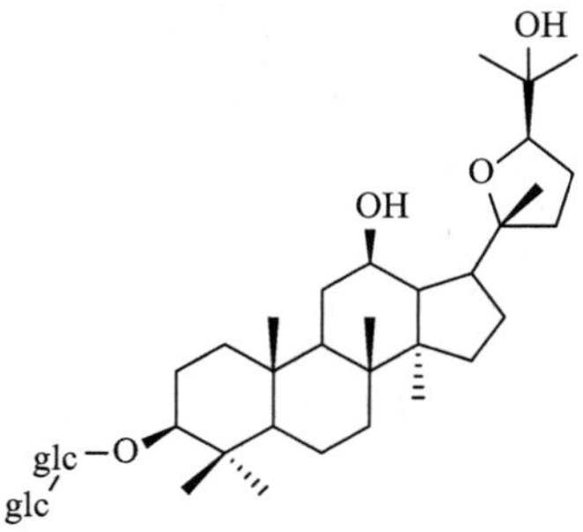

化合物53

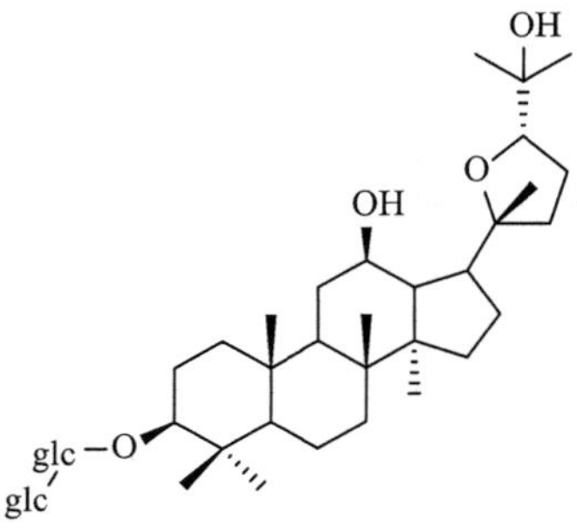

化合物54

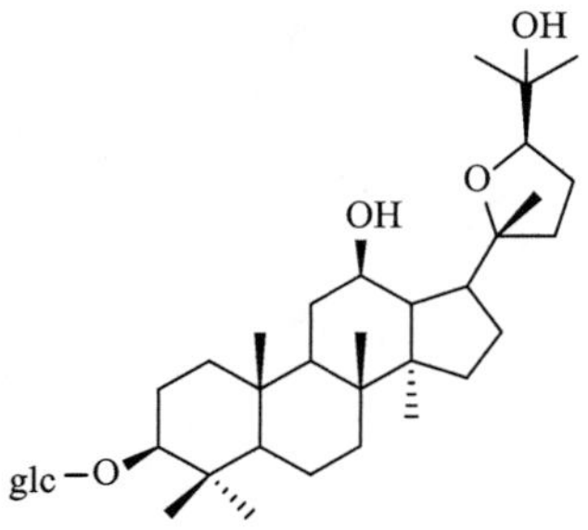

化合物55

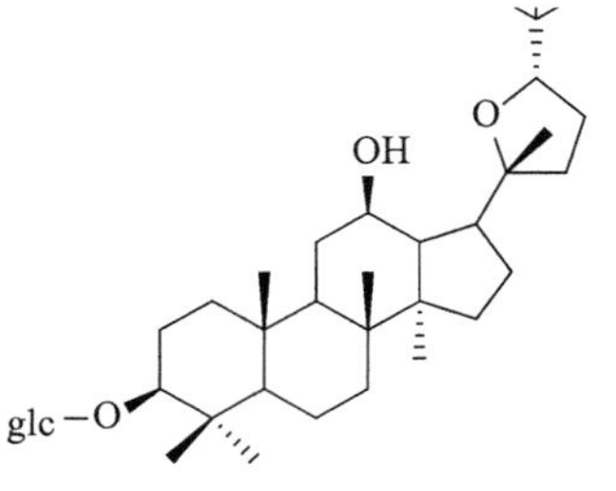

化合物56

6.2.10　对25-OH-PPD的结构修饰

1. 碳酸二甲酯衍生物

徐哲等 (2011) 以 25-OH-PPD 为原料、DMC（碳酸二甲酯）为酯化试剂、TBAB（四正丁基溴化铵）为相转移催化剂合成了系列碳酸二甲酯衍生物，反应所得总产物经分离后得到不同位置取代的甲氧羰基化衍生物 (化合物 **57~65**)。

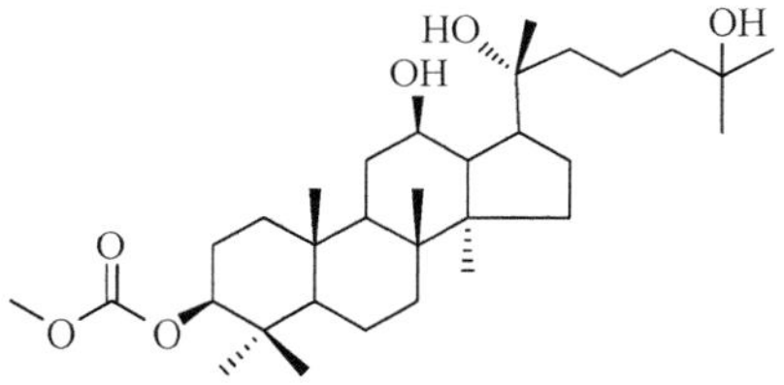

化合物57

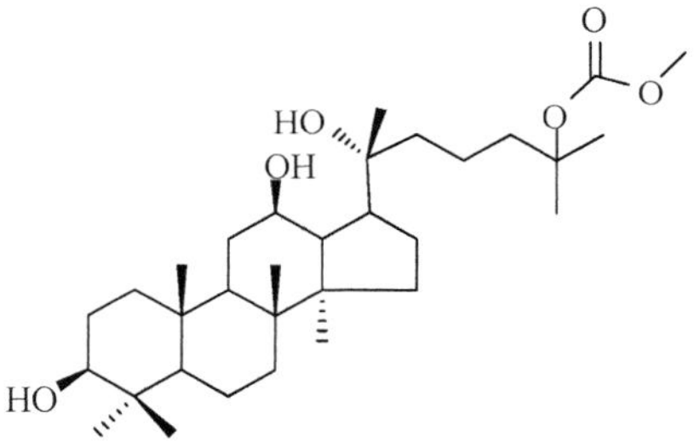

化合物58

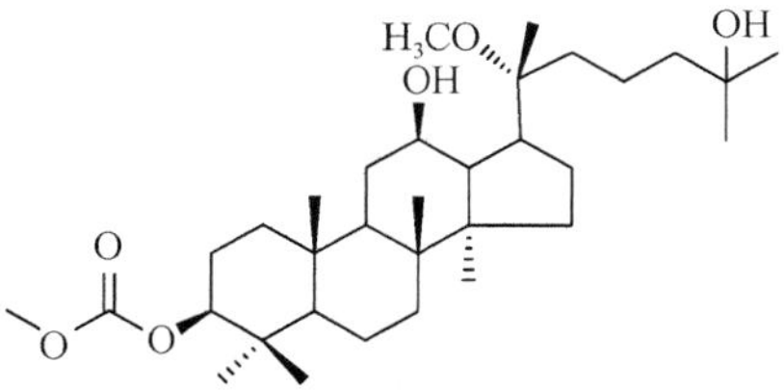

化合物59

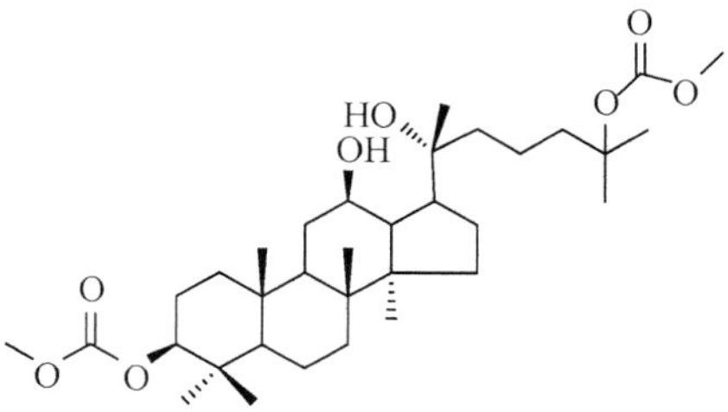

化合物60

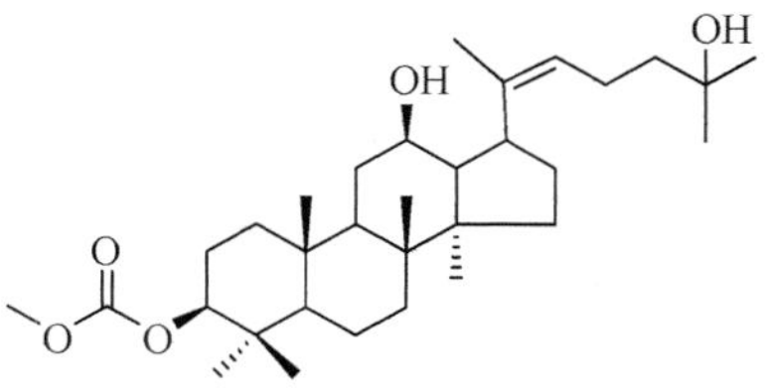

化合物61

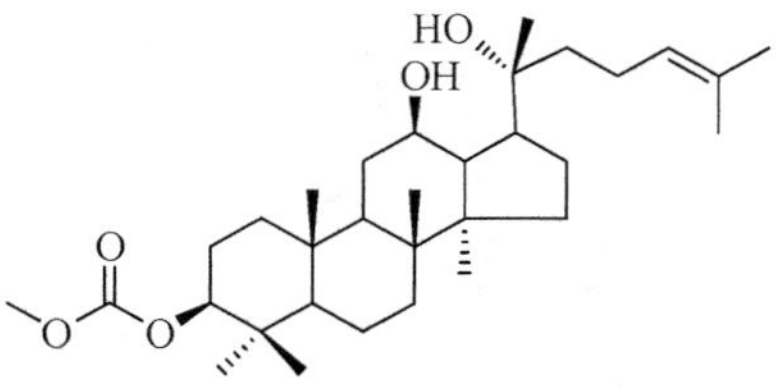

化合物62

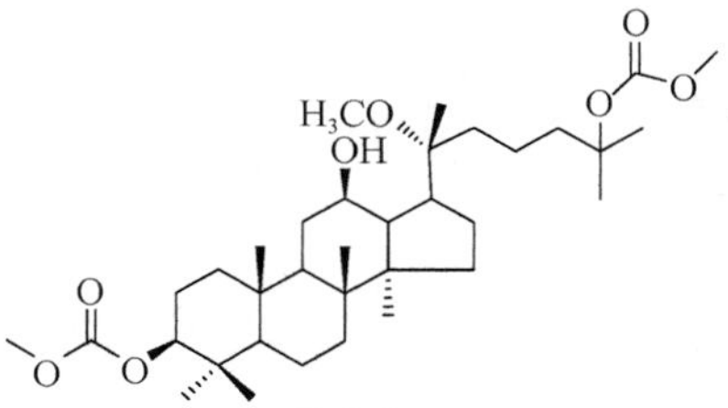

化合物63

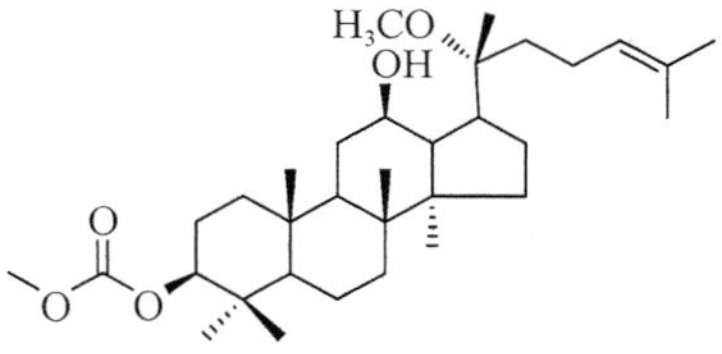

化合物64

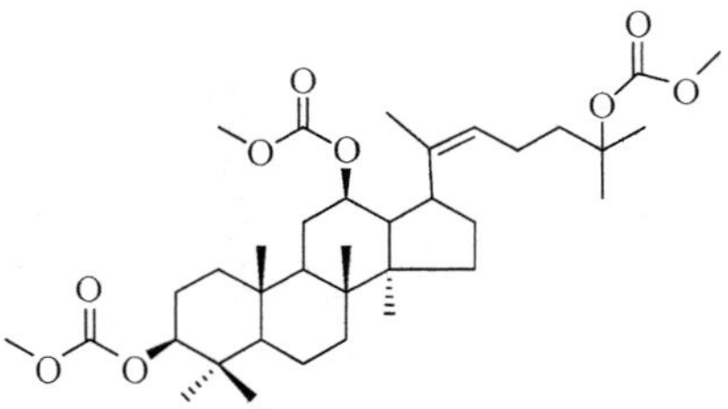

化合物65

构效关系研究表明，25-OH-PPD C-3 位的羟基被甲氧甲酰基单取代后生成的衍生物均具有较好的肿瘤抑制作用，而且侧链 R3 结构中无双键衍生物的活性比有双键的衍生物和底物强；C-3 和 C-25 位羟基双取代的衍生物活性较低，提示 C-25 位羟基被极性小的基团取代后活性显著下降。

2. 脂肪酰酯衍生物

王朋、郭玉梅等（郭军辉等，2015；肖景楠等，2014；Wang P et al.，2013）以 25-OH-PPD 为原料，以 DCC、DMAP 为催化剂在室温条件下与多种脂肪酸反应得到系列脂肪酰酯衍生物。总产物经分离、纯化后得到不同位置取代的 25-OH-PPD 脂肪酰酯衍生物（化合物 66 ～ 96）。

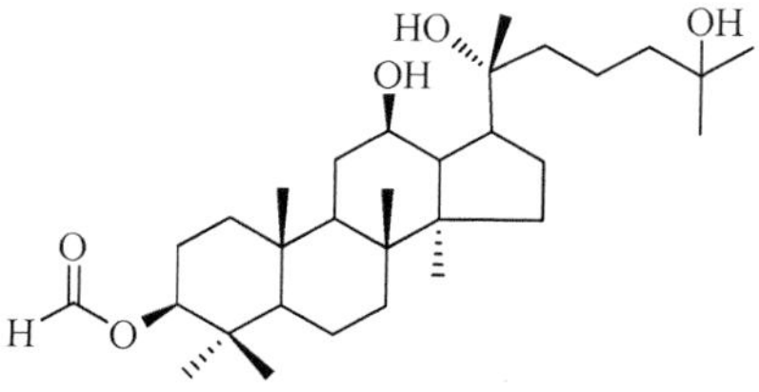

化合物66

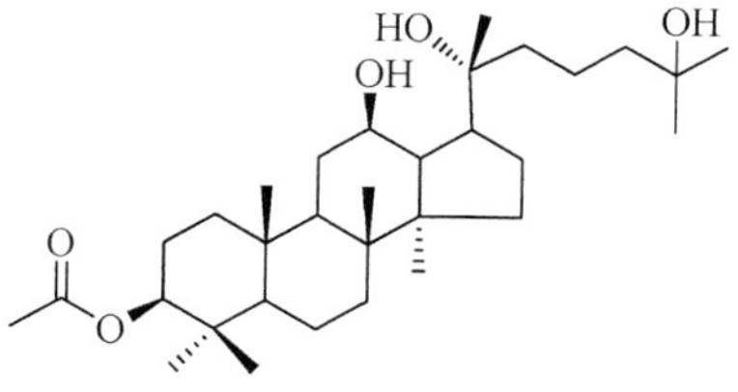

化合物67

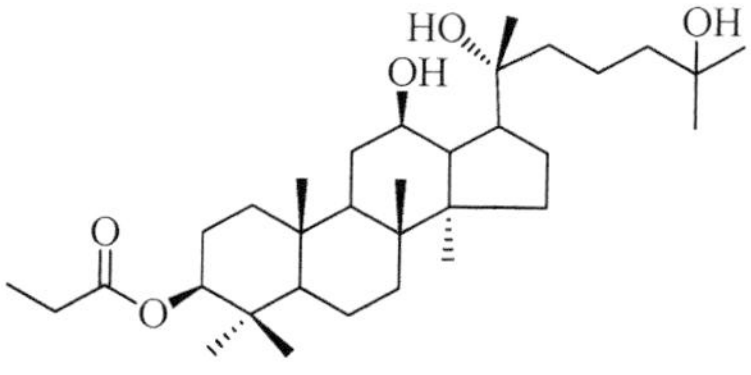

化合物68

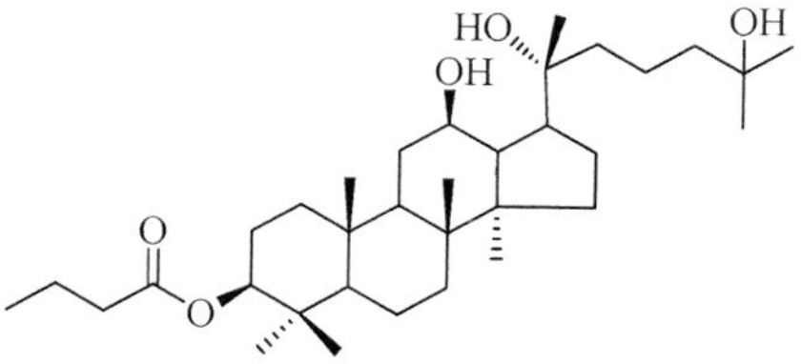

化合物69

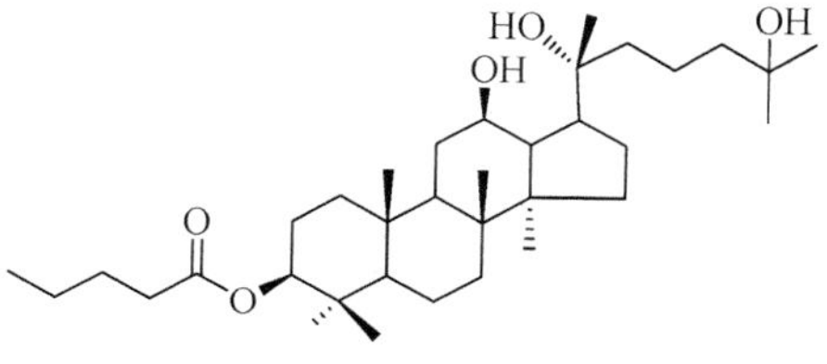

化合物70

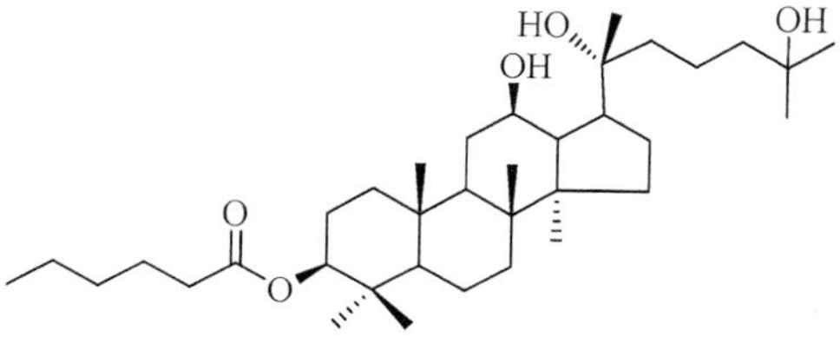

化合物71

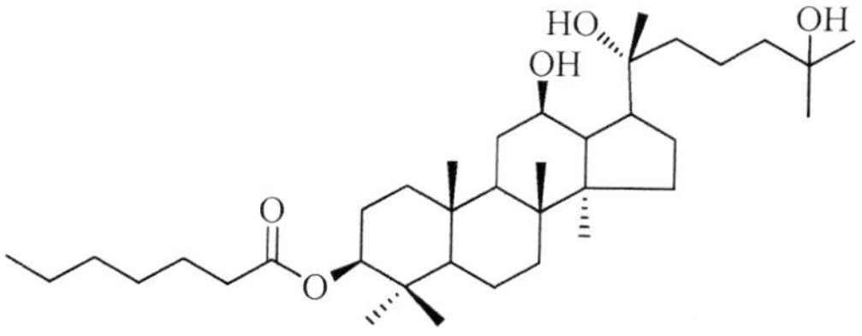

化合物72

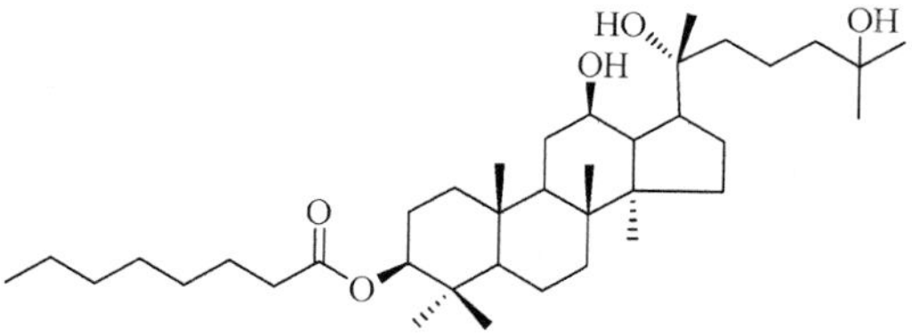

化合物73

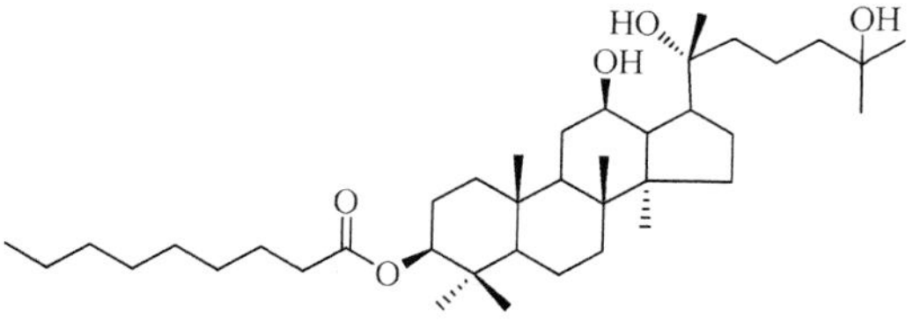

化合物74

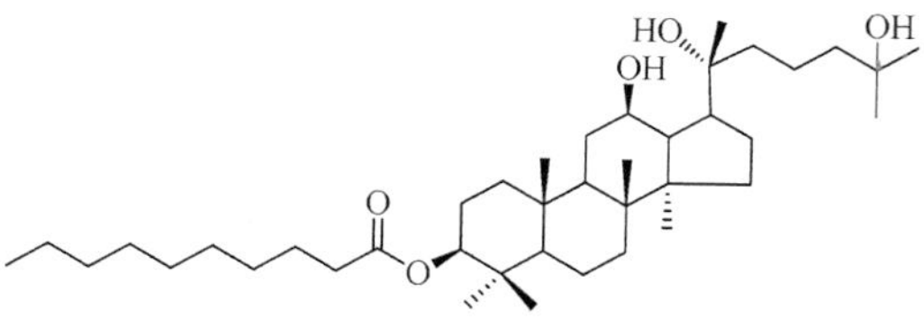

化合物75

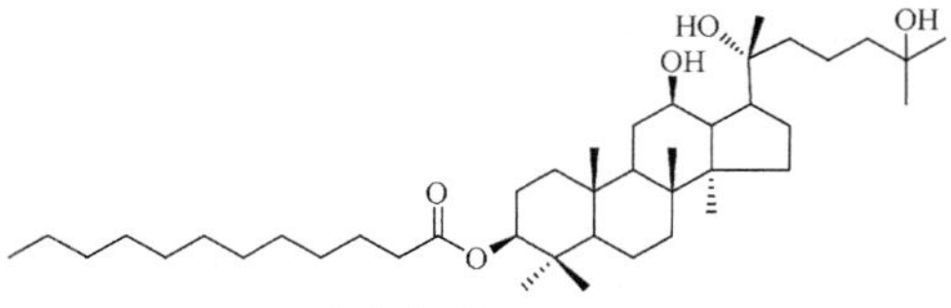

化合物76

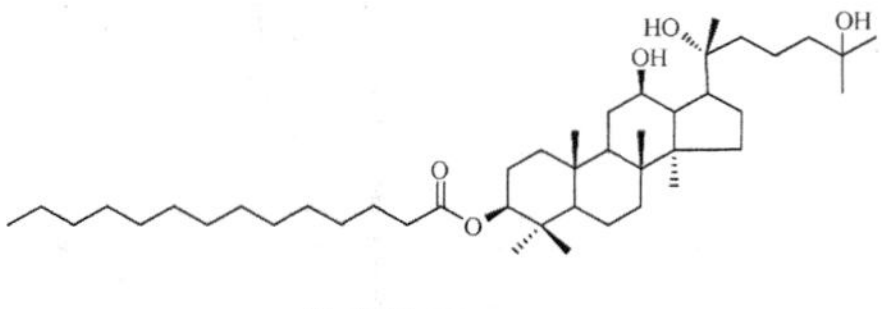

化合物77

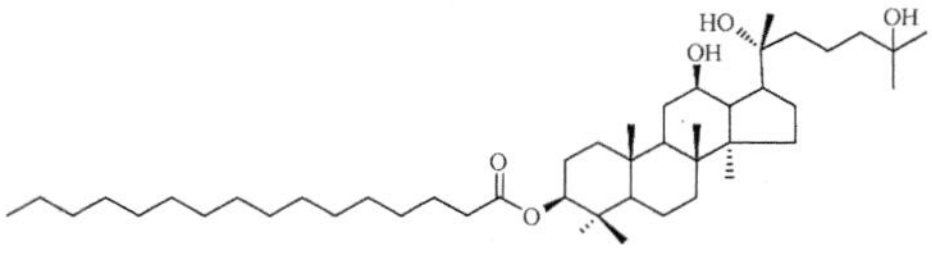

化合物78

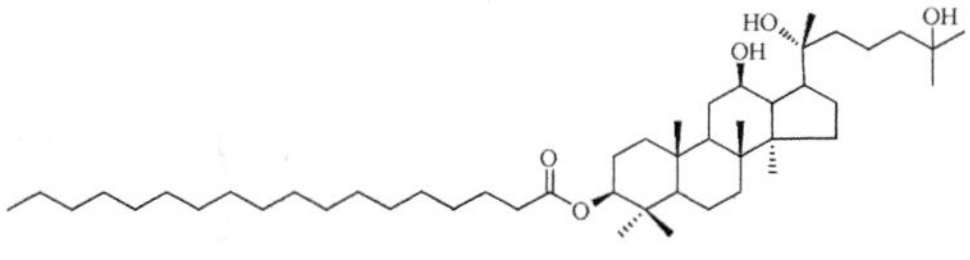

化合物79

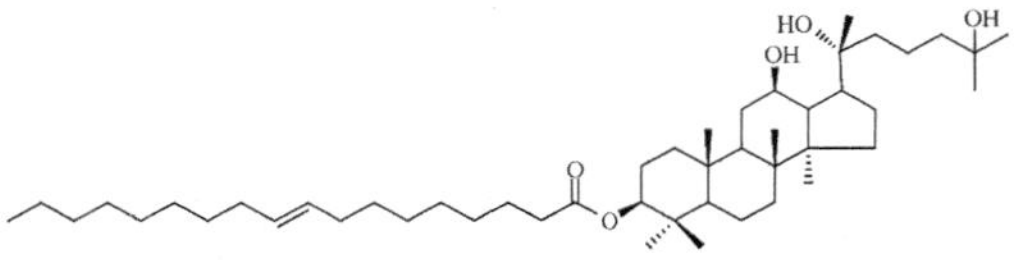

化合物80

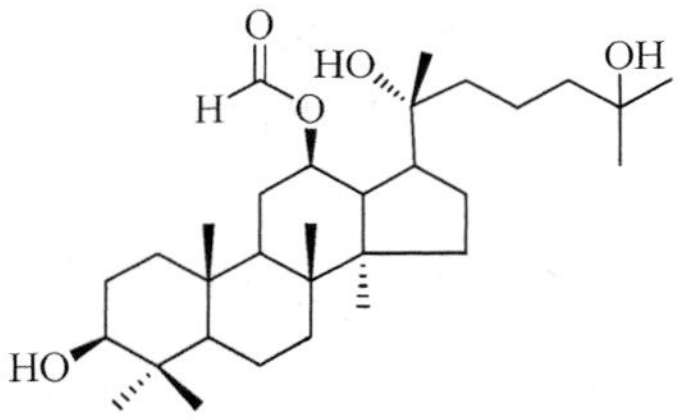

化合物81

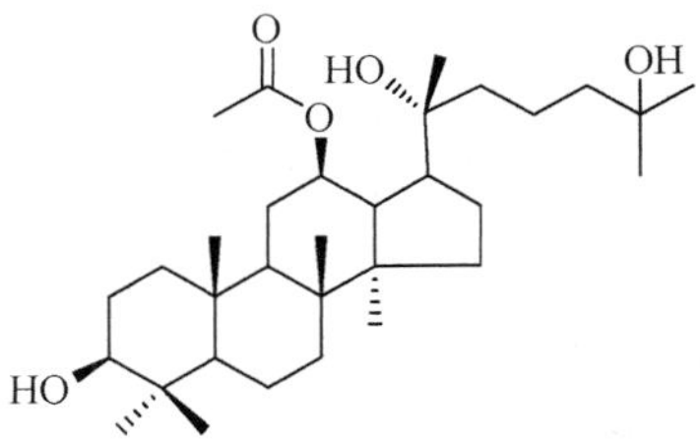

化合物82

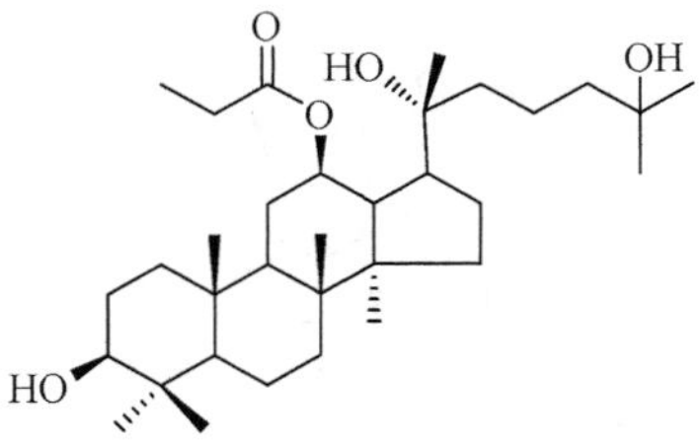

化合物83

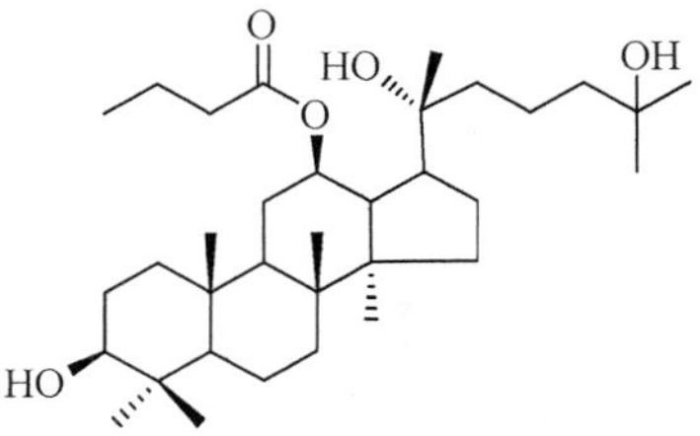

化合物84

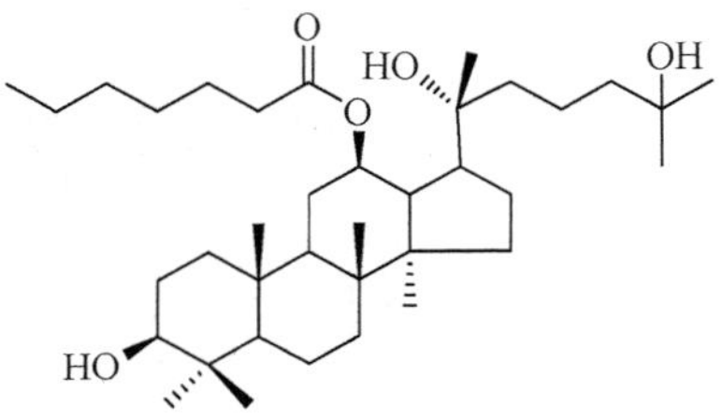

化合物85

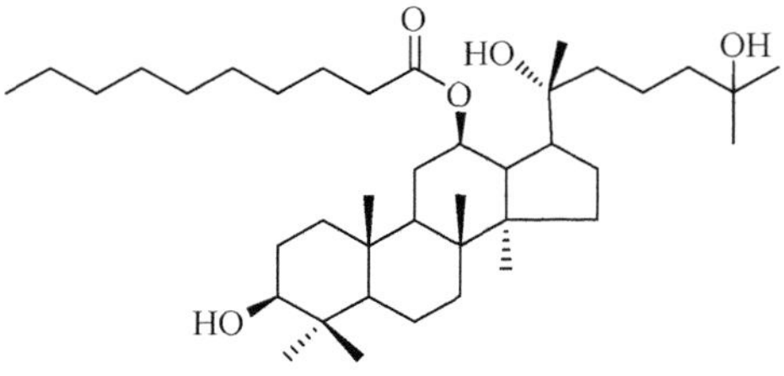

化合物86

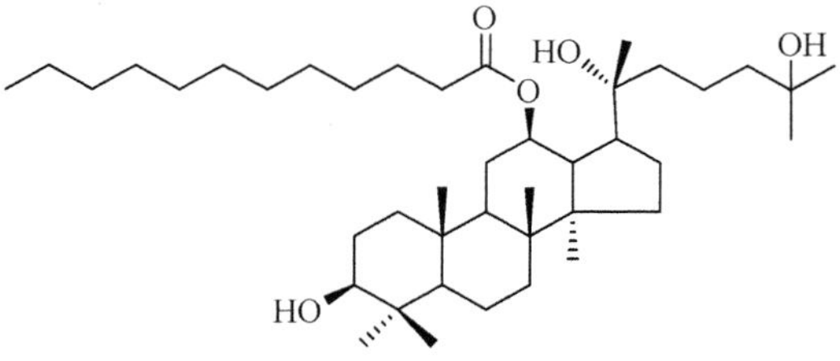

化合物87

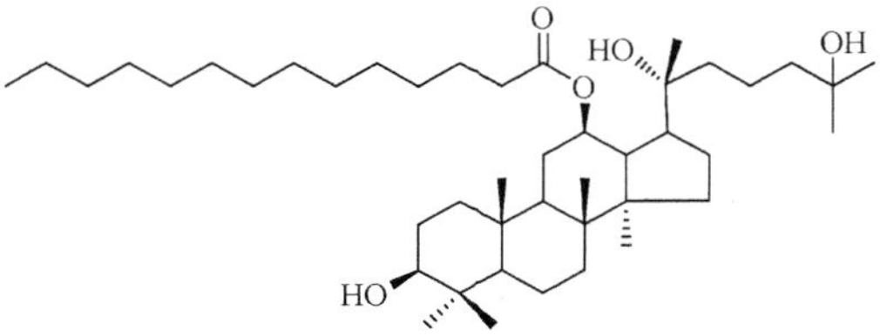

化合物88

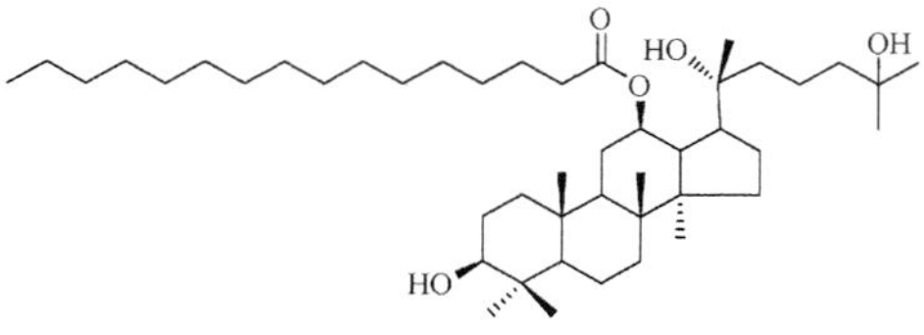

化合物89

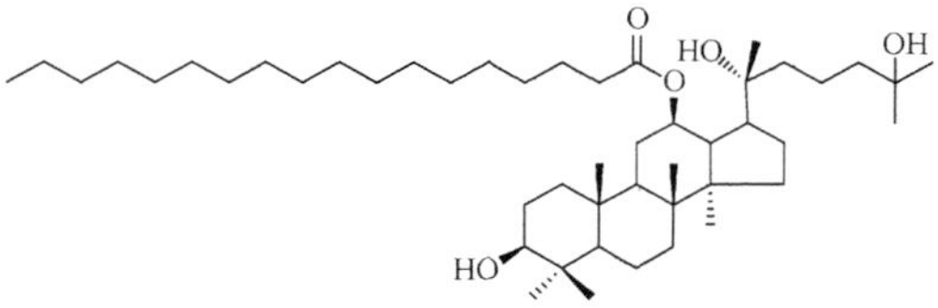

化合物90

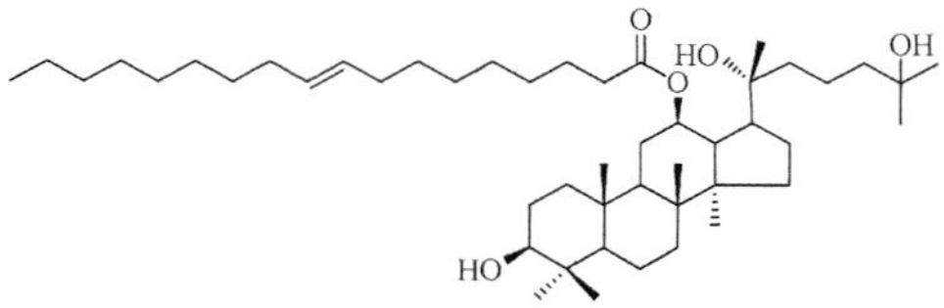

化合物91

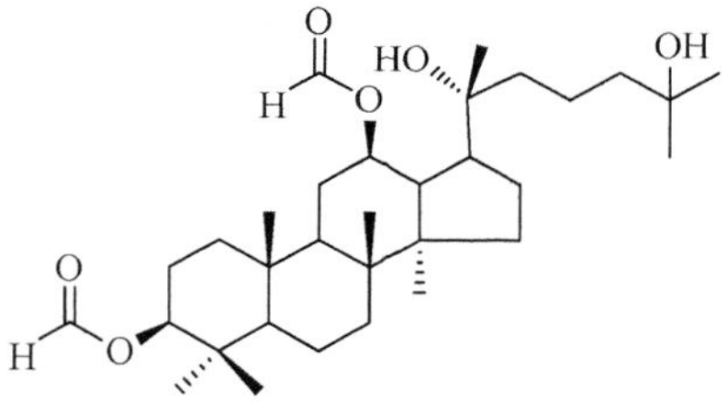

化合物92

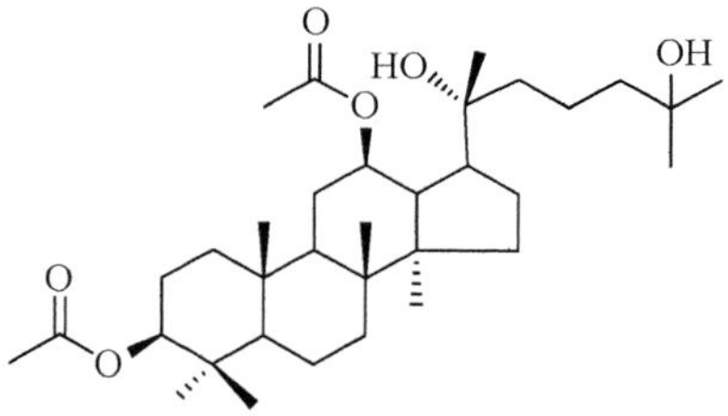

化合物93

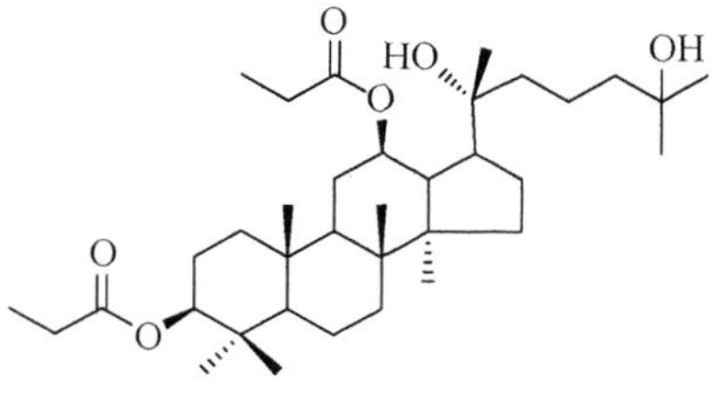

化合物94

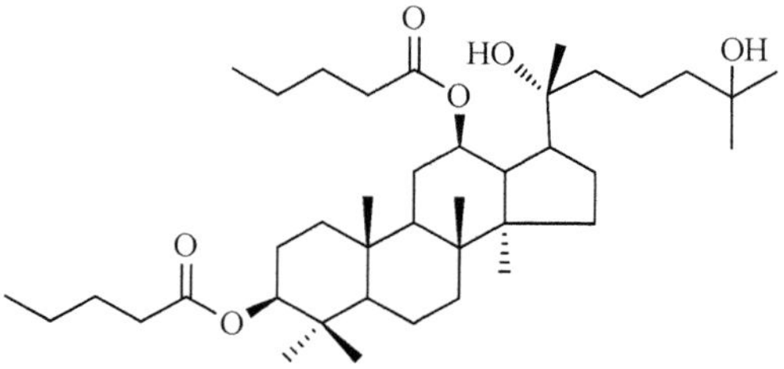

化合物95

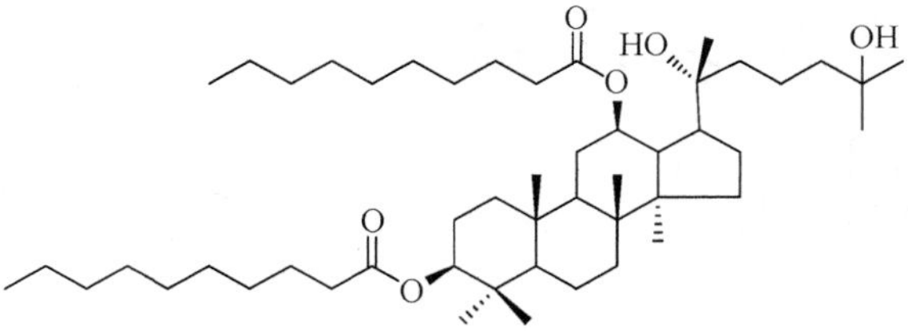

化合物96

构效关系研究表明，C-3 和 C-12 位羟基取代对提高化合物的抗肿瘤活性起着至关重要的作用。C-3 位脂肪酸（$n < 4$）单取代、C-12 位脂肪酸（$n < 10$）单取代和 C-3、C-12 脂肪酸（$n < 4$）双取代衍生物的活性均高于底物。其中，甲酰化、乙酰化和丙酰化的单取代衍生物（化合物 66、67、68）体外对人乳腺癌细胞（MCF-7）和肺癌细胞（A549）的增殖抑制作用均强于 5- 氟尿嘧啶（5-Fu），对人正常卵巢上皮细胞（IOSE144）无明显的抑制作用。结果显示，不同碳链长度的脂肪酸单取代、双取代衍生物的活性随着取代脂肪酸碳链的增长而降低。

3. 氨基酸衍生物

Wang 等 (2013) 以 25-OH-PPD 为原料，以 DCC、DMAP 为催化剂，在无水二氯甲烷中与 Boc- 氨基酸（丙氨酸、缬氨酸、脯氨酸、甘氨酸、甲硫氨酸、苯丙氨酸、赖氨酸、精氨酸）进行衍生化反应，所得总产物经硅胶柱色谱分离纯化得到一系列 25-OH-PPD 氨基酸衍生物（化合物 **97** ～ **102**、化合物 **103** ～ **110**、化合物 **111** ～ **116**）。

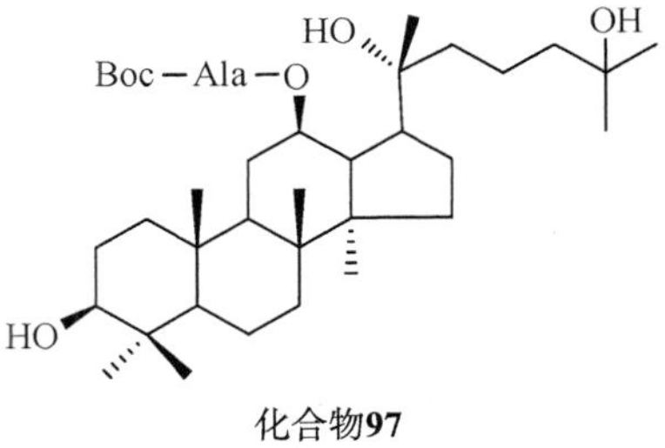

化合物97

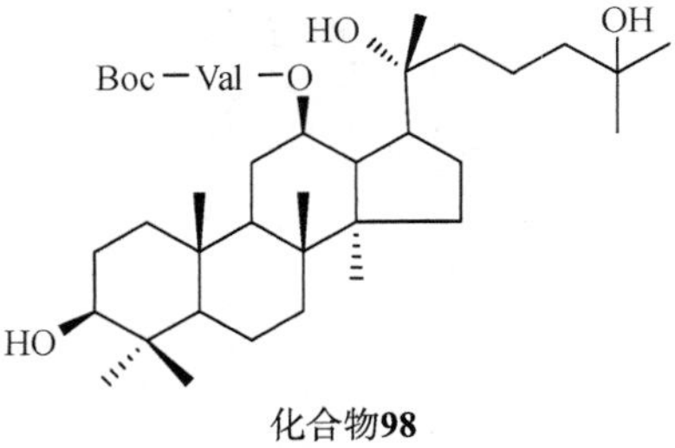

化合物98

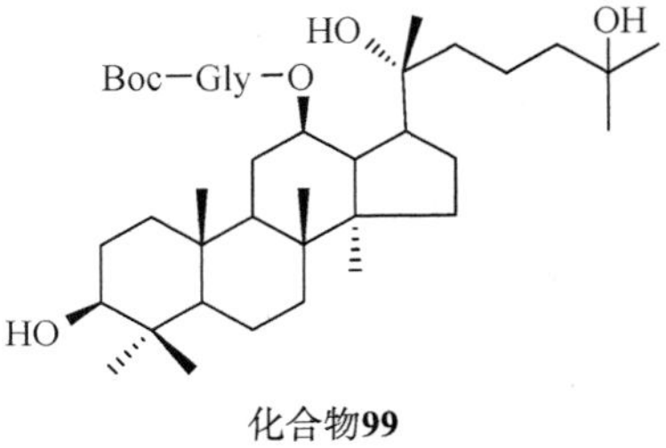

化合物99

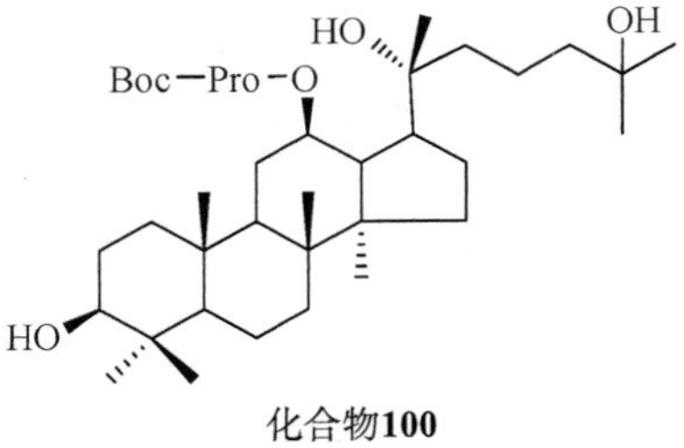

化合物100

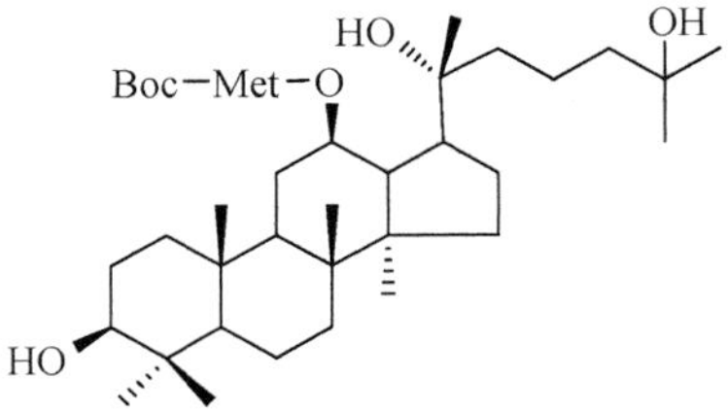

化合物101

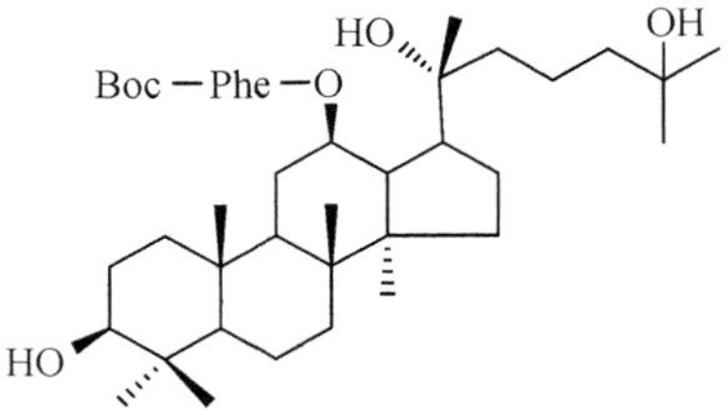

化合物102

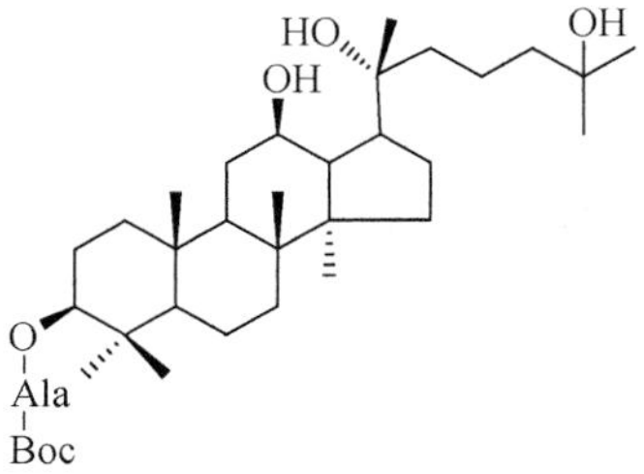

化合物103

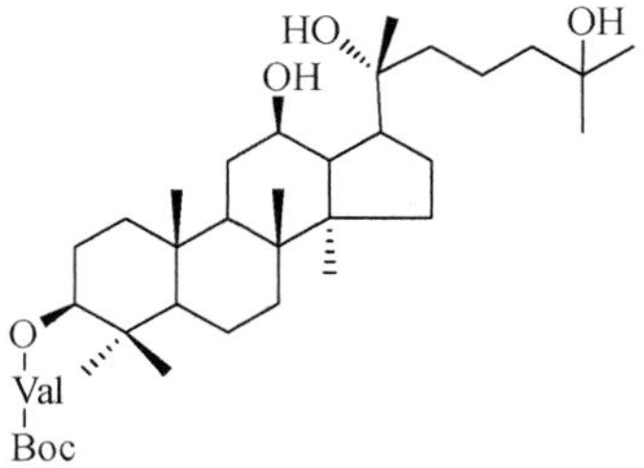

化合物104

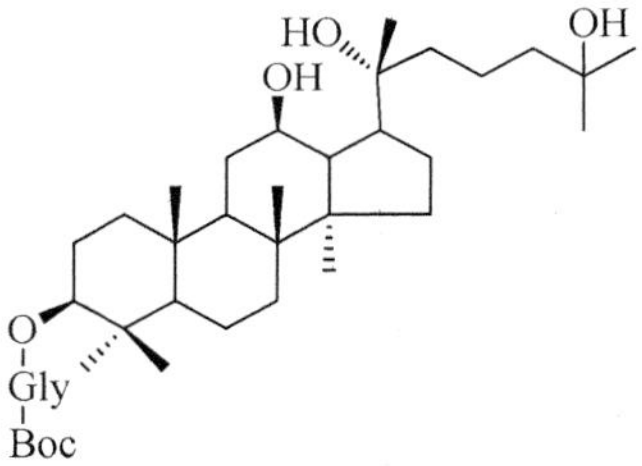

化合物105

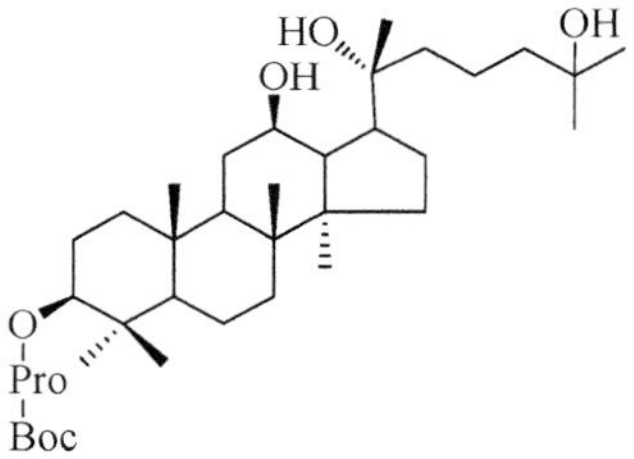

化合物106

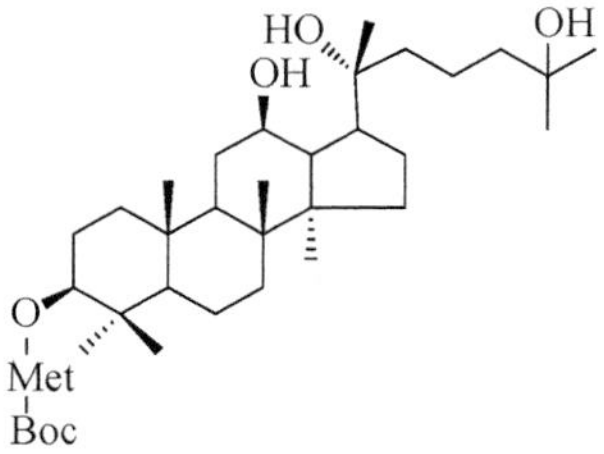

化合物107

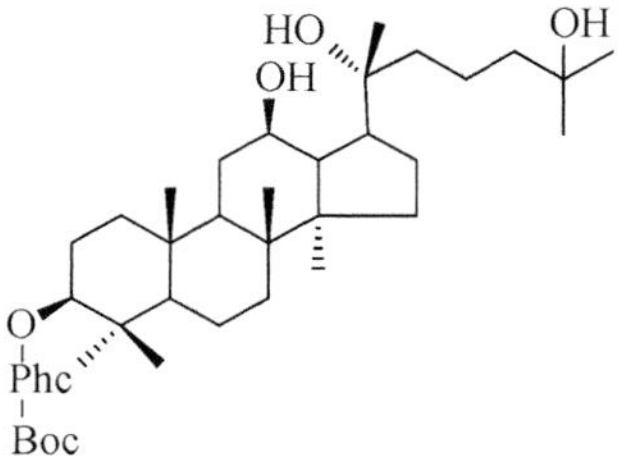

化合物108

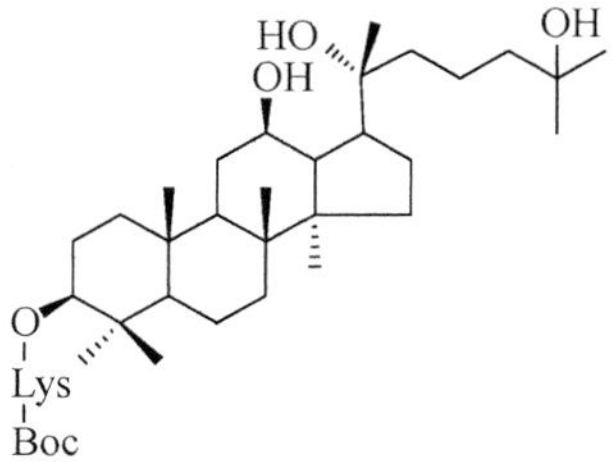

化合物109

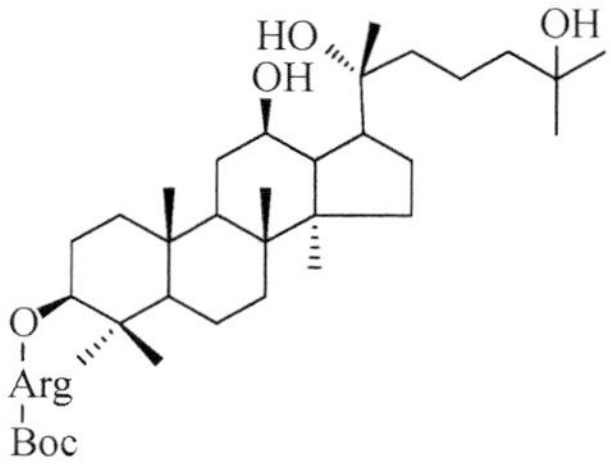

化合物110

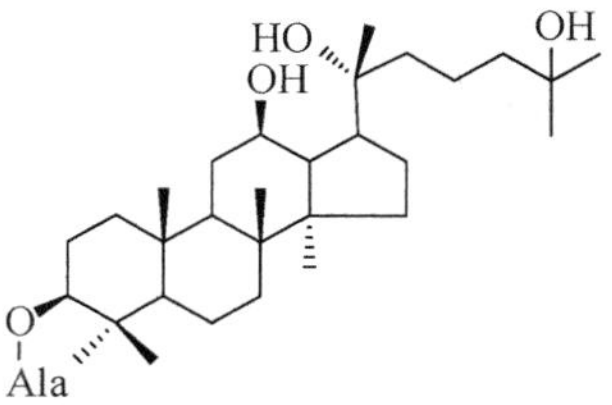

化合物111

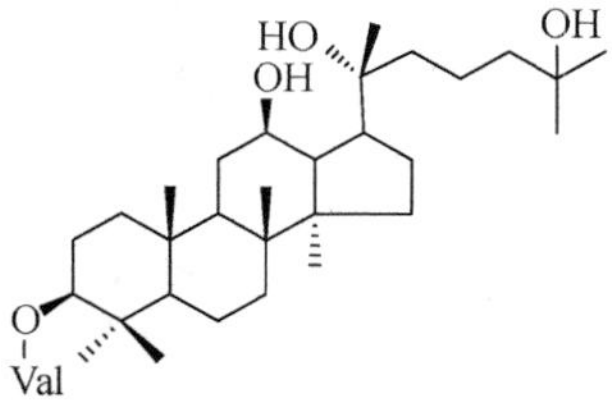

化合物112

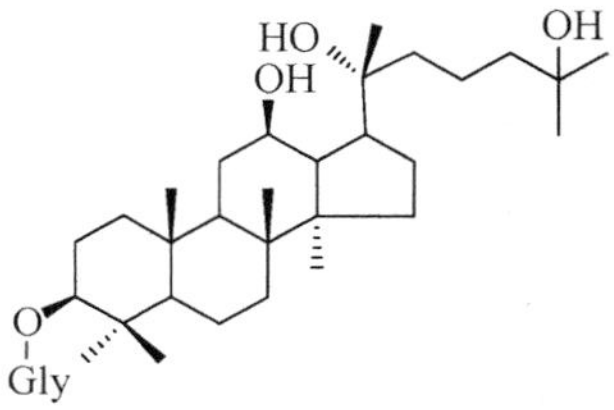

化合物113

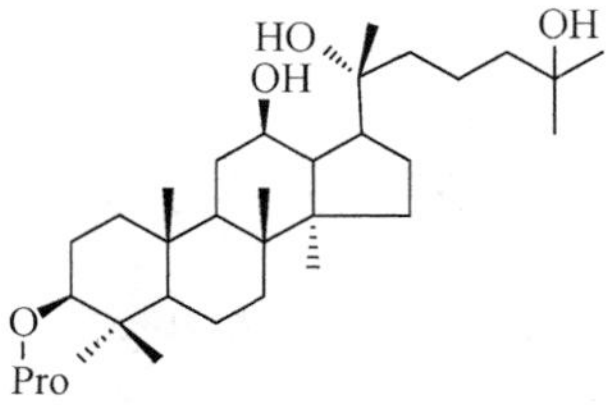

化合物114

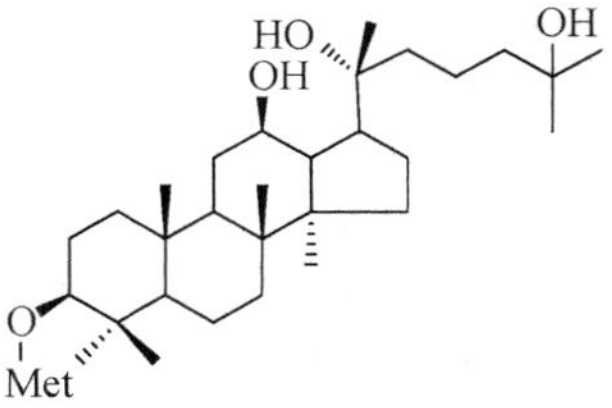

化合物115

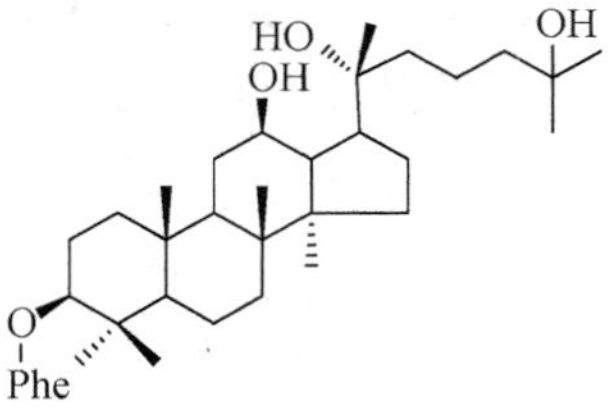

化合物116

构效关系研究表明，25-OH-PPD 结构中的羟基在抗肿瘤活性中发挥着重要作用，当羟基被氨基酸基团取代而引起 25-OH-PPD 结构发生微小改变时，却会使抗肿瘤活性发生很大变化。C-12 位羟基被取代的衍生物（化合物 97～102）的抗癌活性降低；C-3 位羟基被取代的衍生物（化合物 103～110）的活性增加；C-3 位羟基被脱保护后生成的氨基酸取代衍生物（化合物 111～116）的活性更强。初步研究还显示，氨基酸的种类与衍生物的活性也有着紧密的联系，尚有待于进一步研究证明。

4. 基于人参皂苷 M_1 异丁酸酯衍生物

肖景楠等 (2014) 采用保护 - 酯化 - 去保护的方法，定向修饰得到 M_1 糖基 3-位酯化的产物（化合物 117）。

化合物**117**

5. 基于 20（*S*）- 原人参二醇的亲水性衍生物

段利枝等 (2014) 从 20(*S*)- 原人参二醇出发得到 15 个衍生物。

在 20（*S*）- 原人参二醇的 3、12、20 位三个羟基通过常规成醚反应可以引入甲氧基，分别得到化合物 **118**～**120**；引入烯丙氧基得到化合物 **121**、**122**；引入甲氧基环氧乙烷得到化合物 **123**。也可以将 3、12 位羟基分别氧化或共同氧化成羰基，得到三个不同的化合物 **124**～**126**；12 位通过格氏反应以化合物 **124** 为原料分别引入乙基和乙烯基得到化合物 **127**、**128**，如此可以得到 11 个脂溶性增强的衍生物。

在 20（*S*）- 原人参二醇 3、12 位引入亲水性基团得到亲水性增强的系列衍生物。3、12 位羟基氧化后与羟胺反应分别引入肟基或进一步还原引入氨基得到化合物 **129**～**132**。这四个化合物的极性与前体 20(*S*)- 原人参二醇的极性相比，有不同程度的增大，从而获得 4 个亲水性增强的衍生物。

化合物	R_1	R_2	R_3
PPD	—OH	—OH	—OH
118	—OCH$_3$	—OH	—OH
119	—OCH$_3$	—OH	—OCH$_3$
120	—OCH$_3$	—OCH$_3$	—OCH$_3$
121	—OH	—OCH$_2$CH=CH$_2$	—OH
122	—OCH$_2$CH=CH$_2$	—OCH$_2$CH=CH$_2$	—OH

续表

化合物	R₁	R₂	R₃
123	—OH	—CH₂CHOH（OCH₃）	—OH
124	=O	—OH	—OH
125	—OH	=O	—OH
126	=O	=O	—OH
127	—OH	—CH₂CH₃ —OH	—OH
128	—OH	—CH=CH₂ —OH	—OH
129	=NOH	—OH	—OH
130	—OH	=NOH	—OH
131	—NH₂	—OH	—OH
132	—OH	—NH₂	—OH

6. 基于（20*S*，24*R*）- 环氧达玛烷 -3，12，25- 三醇的衍生物

段利枝 (2014) 从 (20*S*，24*R*)- 环氧达玛烷 -3，12，25- 三醇（化合物 **6-1**）出发设计合成了 12 个衍生物。该化合物是 (20*S*)- 原人参二醇在间氯过氧苯甲酸氧化下获得的一个氧化产物，也是在人干细胞内发现的一个代谢产物。实际上，该氧化反应有两个氧化产物，即 24 位是 *R* 型或 *S* 型的两个异构体。之所以选择24 位是 *R* 型的化合物 **6-1**，是因为该化合物经初筛有较好的体外活性，而另一个基本没有活性趋势，从而得到 9 个化合物（增强脂溶性为目的），以及 3 个化合物（亲水性为目的）。

化合物	R₁	R₂	R₃
6-1	—OH	—OH	—OH
133	=O	—OH	—OH
134	—OH	=O	—OH
135	=O	=O	—OH

续表

化合物	R_1	R_2	R_3
136	$-OCH_2CH=CH$	$-OH$	$-OH$
137	$-OCH_2CH=CH$	$-OCH_2CH=CH$	$-OH$
138	$-OCH_2CH=CH$	$-OCH_2CH=CH$	$-OCH_2CH=CH$
139	$-OCH_2CH_3$	$-OH$	$-OH$
140	$-OCH_2CH_3$	$-OCH_2CH_3$	$-OH$
141	$-OCH_2CH_3$	$-OCH_2CH_3$	$-OCH_2CH_3$
142	$-OH$	$-CH_2CHOHCH_2OH$	$-OH$
143	$=NOH$	$-OH$	$-OH$
144	$-NH_2$	$-OH$	$-OH$

7. 人参皂苷 Rg$_3$ 的脂肪酸衍生物

叶慧等 (2013) 以人参皂苷 Rg$_3$ 为底物，用棕榈酸酰氯、K$_2$CO$_3$ 为缚酸剂，以 CH$_2$Cl$_2$ 为溶剂，在 40℃ 条件下加热搅拌 6h，TLC 跟踪反应进程合成其人参皂苷 Rg$_3$ 棕榈酸二酯（化合物 **145**）。

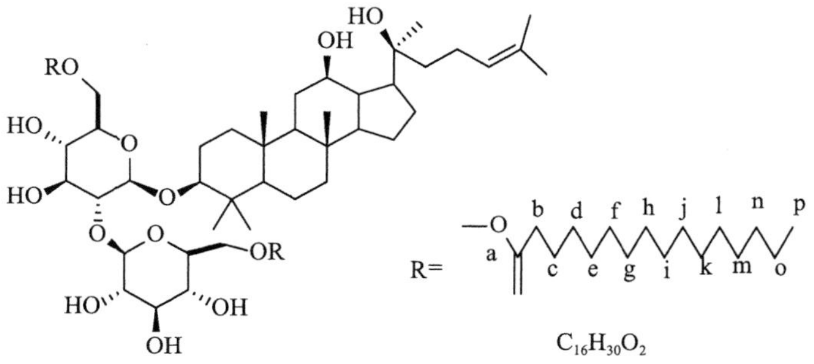

化合物**145**

人参皂苷 Rg$_3$ 棕榈酸衍生物能够有效抑制 MCF-7 细胞的生长，抑制作用随质量浓度的增大而增强，随着药物作用时间增长而增强。

8. 基于人参皂苷 Rh$_2$ 的衍生物

刘继华等 (2010) 对人参皂苷 Rh$_2$ 采用 DCC 缩合法进行结构修饰，通过酯化反应将氨基酸连接在葡萄糖侧链上，合成人参皂苷 Rh$_2$ 的氨基酸衍生物 10 个（化合物 **146** ～ **155**）。

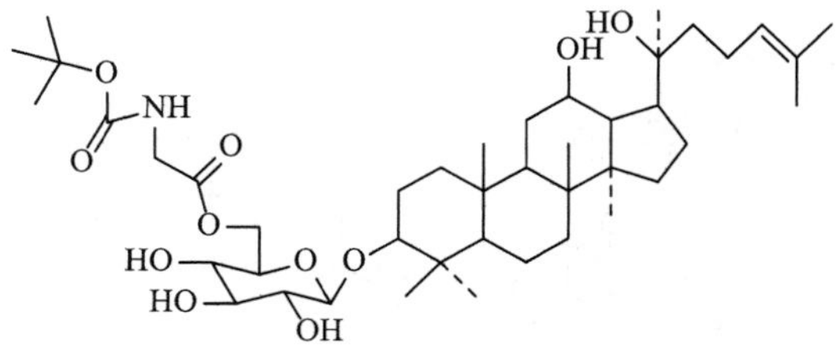

化合物146

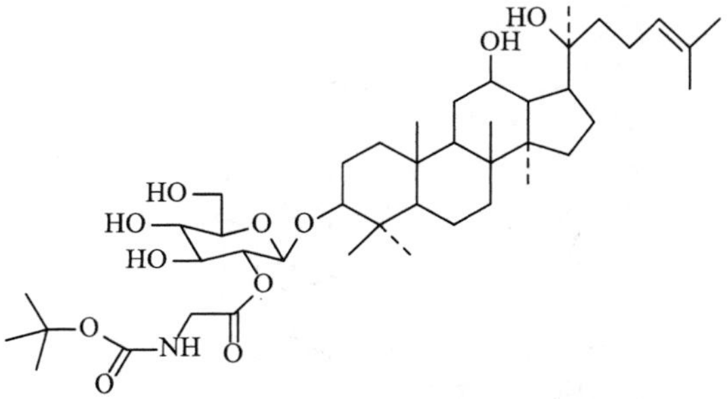

化合物147

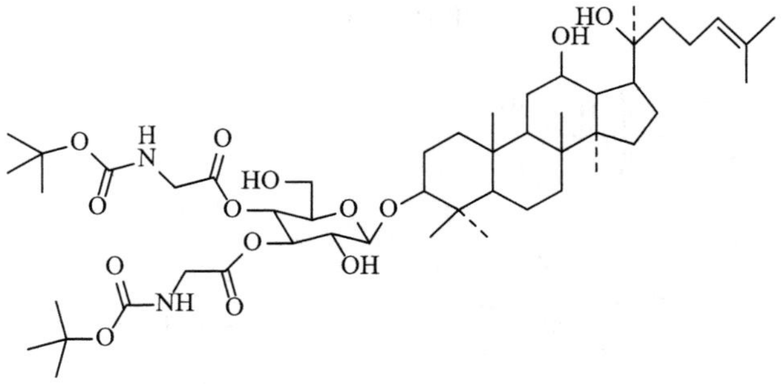

化合物148

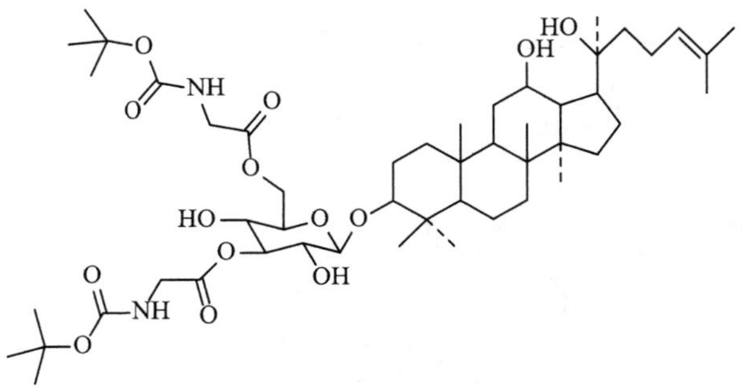

化合物149

化合物150

化合物151

化合物152

化合物153

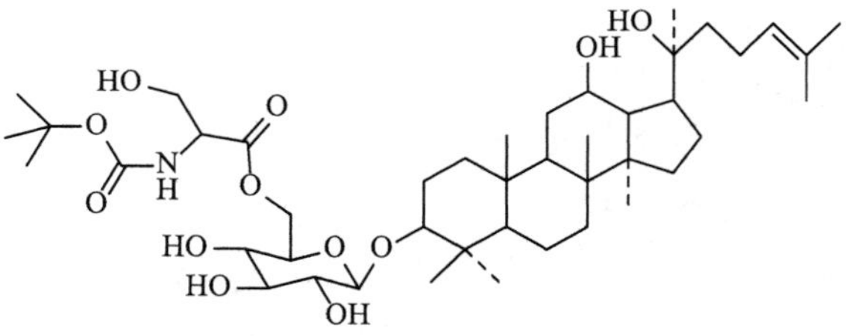

化合物154

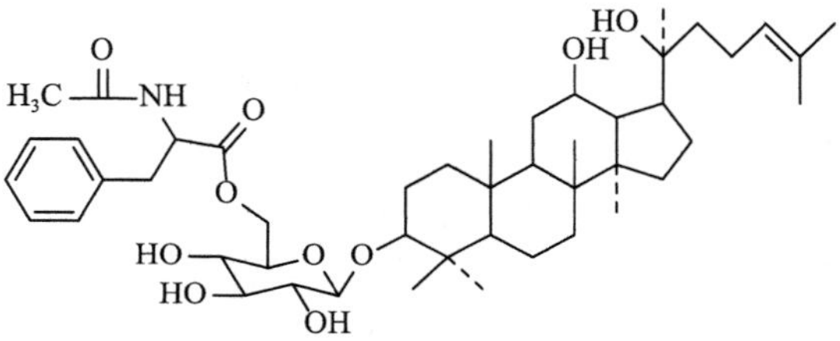

化合物155

9. 催化氢化

宋彬彬 (2007) 通过组合催化氢化的方法对西洋参茎叶总皂苷进行组合催化氢化，得到组合催化氢化的化合物库，并对组合氢化后的产物进行组合酸催化水解，得到组合酸催化水解的化合物库，创造出了大量结构多样性的达玛烷型衍生物（化合物 156～160）。

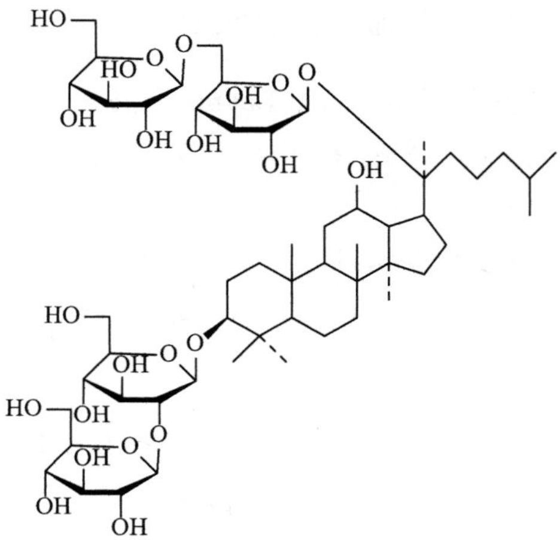

化合物156

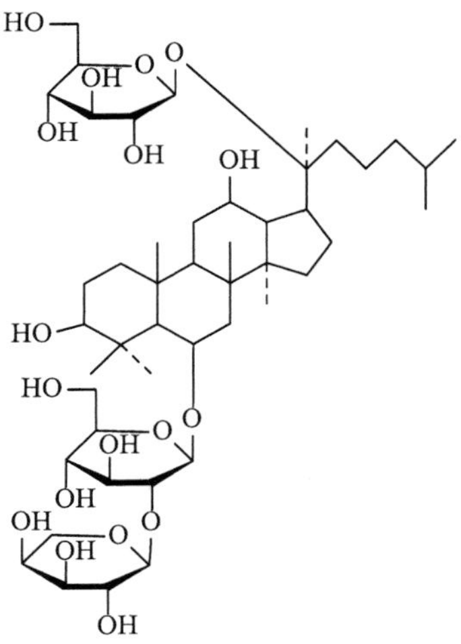

化合物**157**

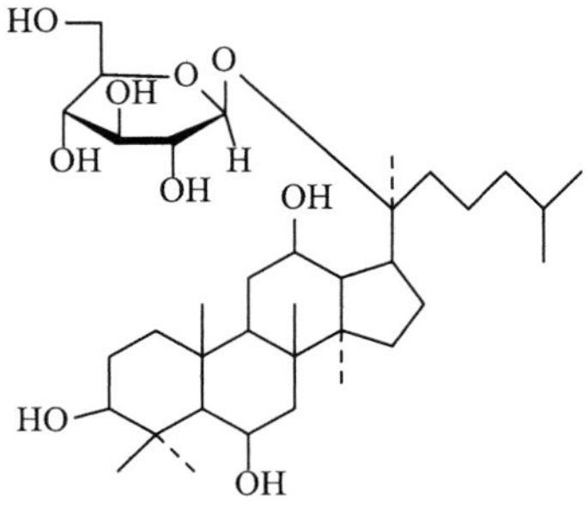

化合物**158**

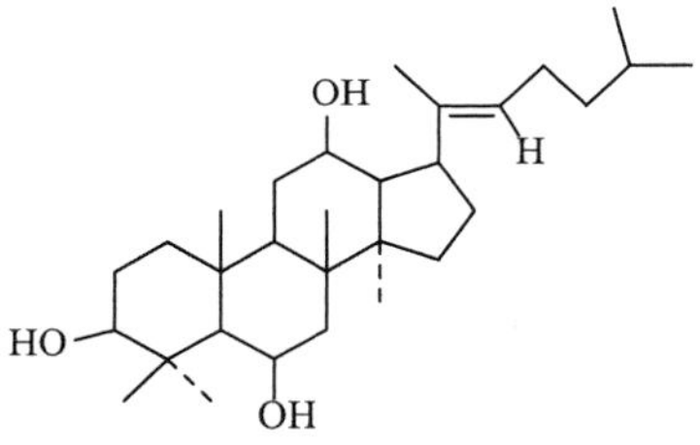

化合物**159**

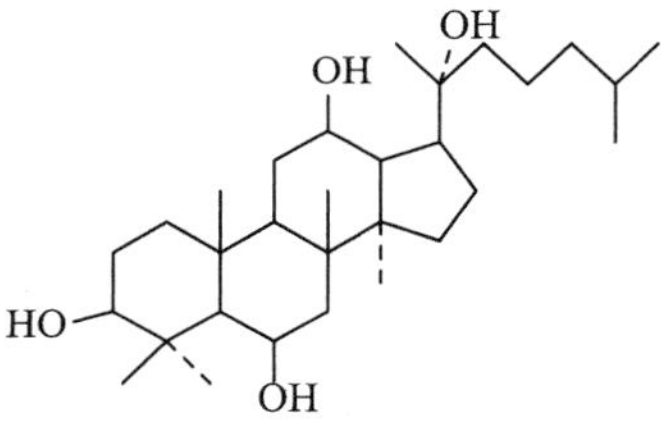

化合物**160**

10. 基于人参皂苷 M_1 的脂肪酸衍生物

弓晓杰 (2004) 等采用体外 Schotten-Baumann 法将 M_1 进行了脂肪酸衍生化，获得了 M_1 硬脂酸酯 SM_1（化合物 **161**）和棕榈酸酯 PM_1（化合物 **162**）。

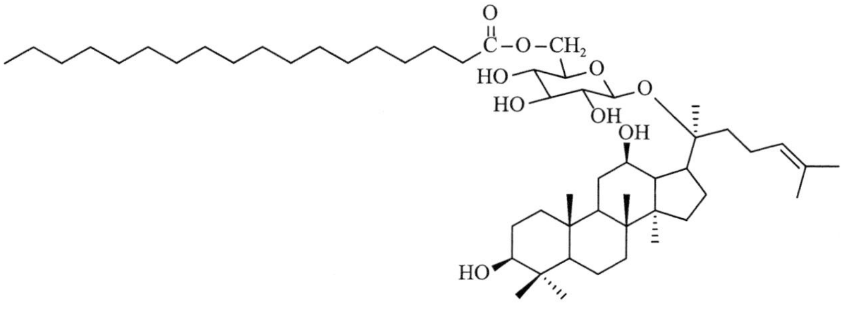

化合物**161**

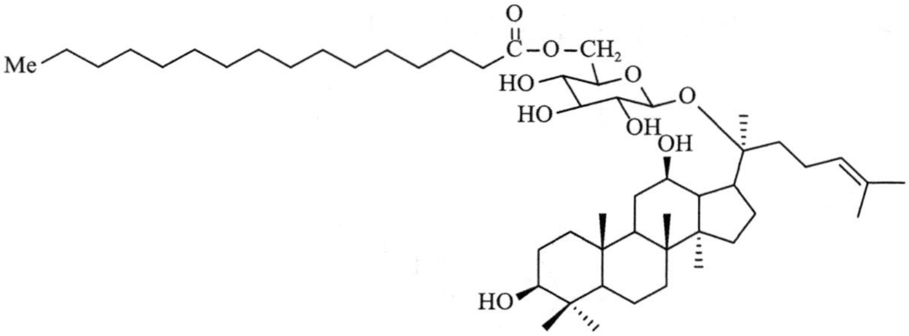

化合物162

11. 基于原人参二醇的反应

邵曰凤 (2010) 依据原人参二醇基本骨架的性质，得到了不同的衍生物如下：

① 对原人参二醇进行一系列的氧化反应得到了化合物 **163 ～ 167**。

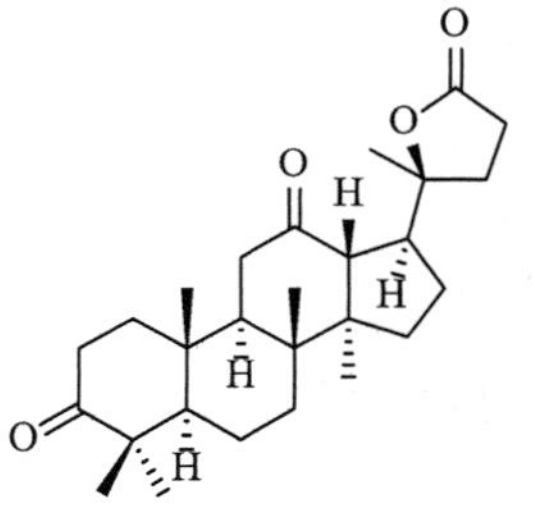

化合物163

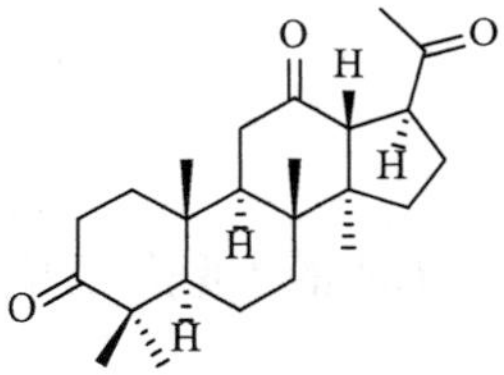

化合物164

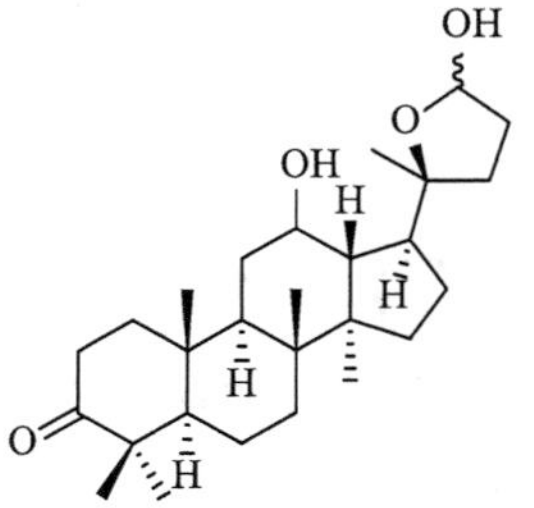

化合物165

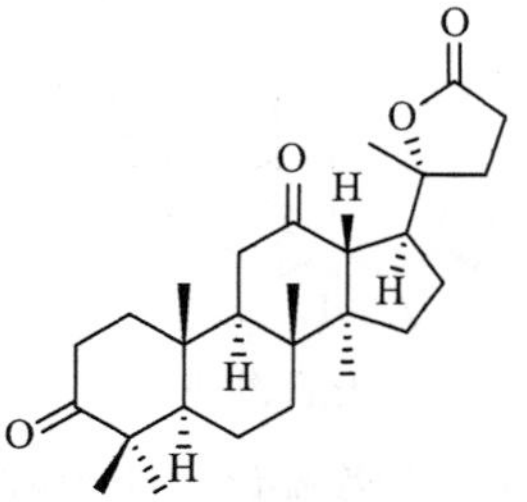

化合物166

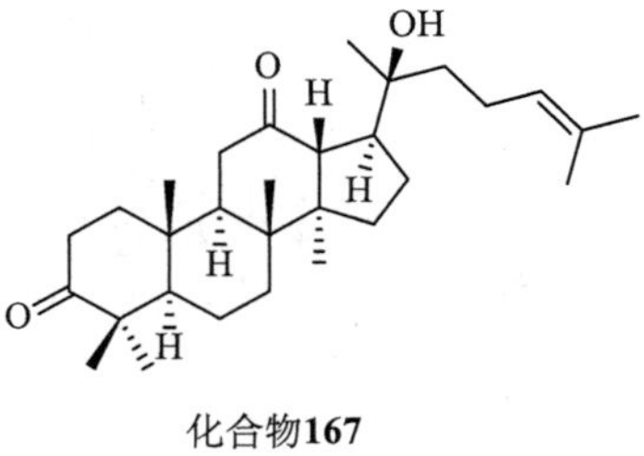

化合物167

② 接着将化合物 **163** 氧化后得到化合物 **168**。

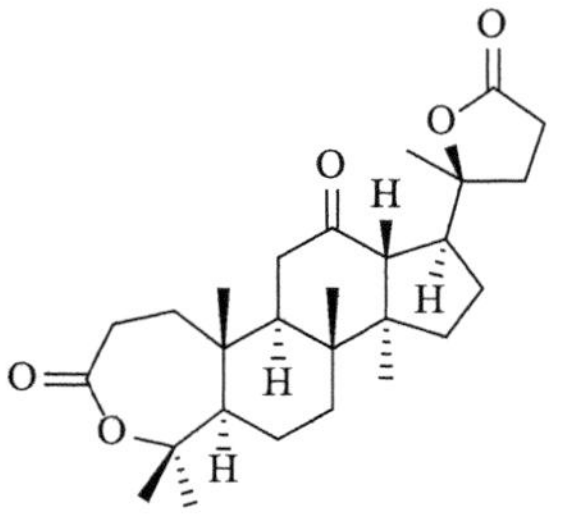

化合物**168**

③ 化合物 **163** 与 NaBH₄ 反应后得到化合物 **169**。

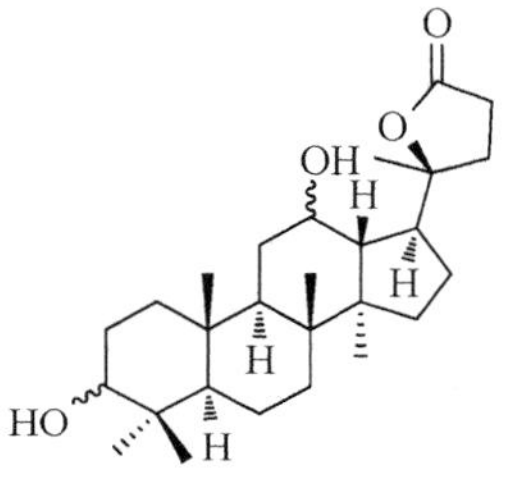

化合物**169**

④ 化合物 **169** 的乙酰化反应得到化合物 **170**、**171**。

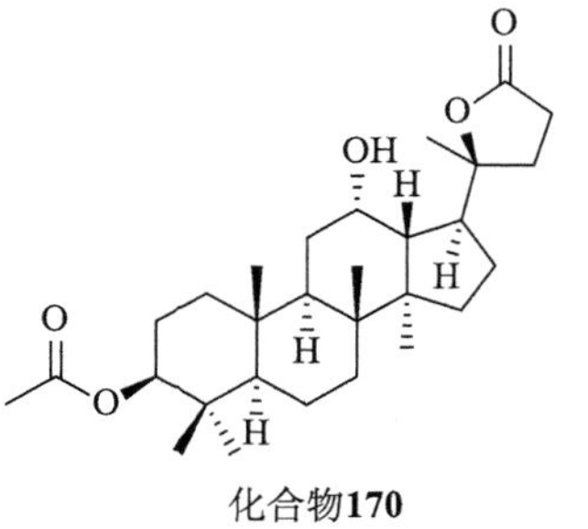

化合物**170** 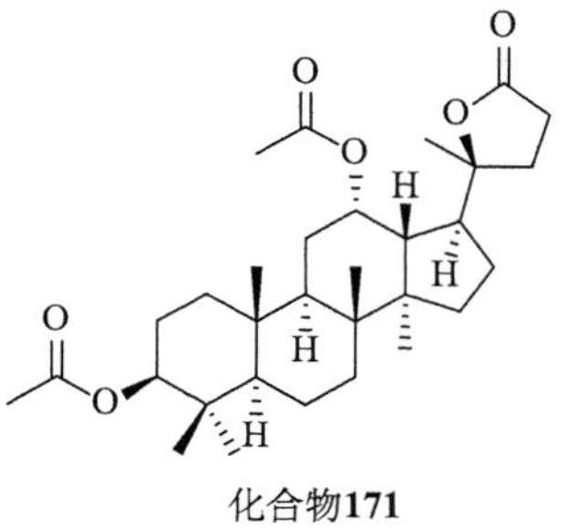   化合物**171**

⑤ 化合物 **169** 的磺酰化反应得到化合物 **172**。

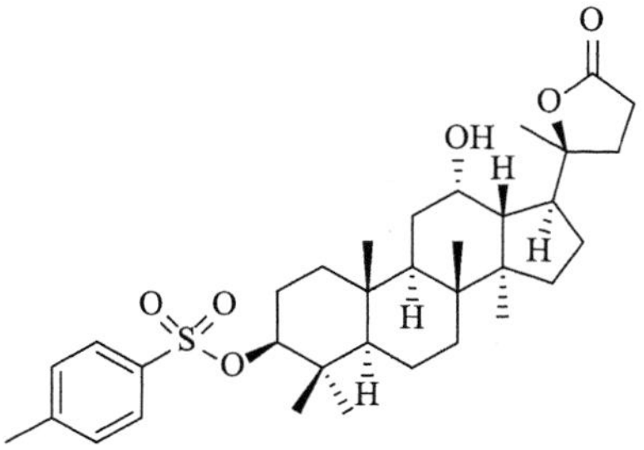

化合物**172**

⑥ 化合物 **167** 和 **164** 与 NaBH$_4$ 反应后对应得到化合物 **173**、**174**。

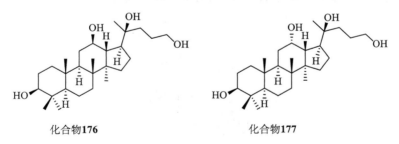

化合物173　　　　　　　化合物174

⑦ 化合物 **163** 与 Raney Ni 的催化加氢反应得到化合物 **175**。

化合物175

⑧ 化合物 **163** 与 NaBH$_4$/AlCl$_3$ 反应得到化合物 **176**、**177**。

化合物176　　　　　　　化合物177

⑨ 化合物 **163** 的溴代反应得到化合物 **178**。

化合物178

⑩ 化合物 **163** 与甲醛反应得到化合物 **179**。

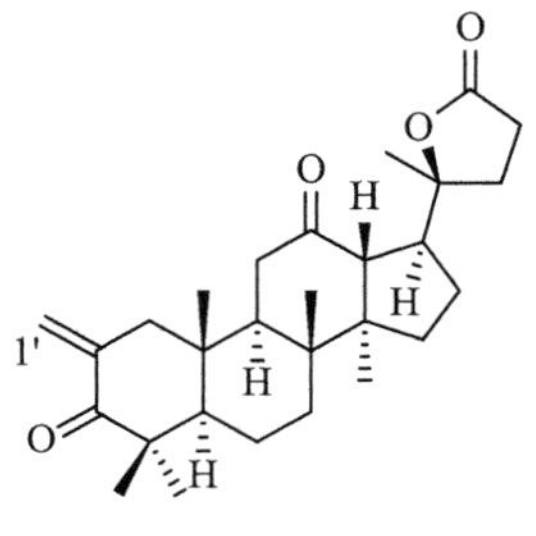

化合物**179**

⑪ 化合物 **163** 的缩酮反应得到化合物 **180**。

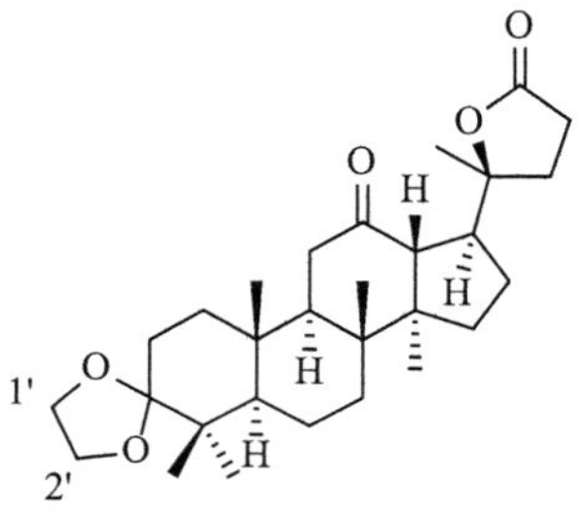

化合物**180**

⑫ 化合物 **163** 与盐酸甲胺盐和 NaBH$_3$CN 的还原反应得到化合物 **181**。

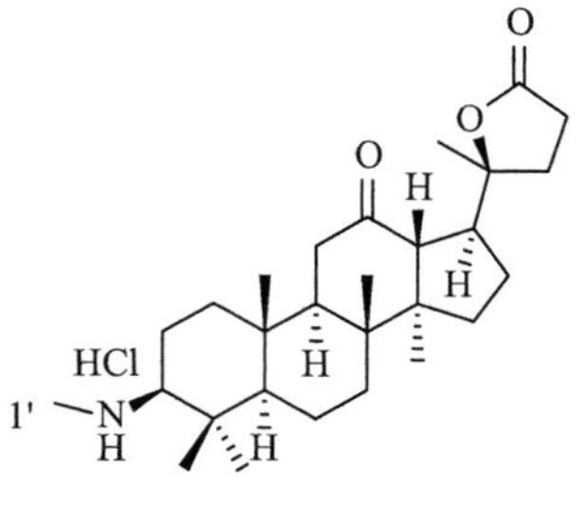

化合物**181**

经活性实验筛选，各个化合物分别在心血管系统、脑血管系统、泌尿系统、免疫系统等具有不同程度的抗肿瘤生物活性，以及部分结构改造产物还具有一定的抗菌活性。

参 考 文 献

董成梅,蒲洪,邹澄,等.2014.人参二醇磺酰化反应的研究.云南中医学院学报,37(2): 17-20

段利枝 . 2014.(20*S*)- 原人参二醇衍生物的半合成及其体外抗肿瘤活性的筛选 . 上海 : 复旦大学
　　硕士学位论文

弓晓杰 . 2004. 人参皂苷酶代谢产物化学修饰及其抗癌活性研究 . 长春 : 吉林农业大学博士学
　　位论文

郭军辉 , 刘雅飞 , 曲凡志 , 等 . 2015. 达玛烷 -3β,12β,20,25- 四醇及其衍生物的抗肿瘤活性研究
　　进展 . 中国药物化学杂志 , 25(1): 66-73

刘继华 , 刘金平 , 李平亚 , 等 . 2010. 人参皂苷 Rh$_2$ 的氨基酸衍生物的合成 . 中国药学大会暨中
　　国药师周论文集

刘金平 . 2005. 国产西洋参茎叶皂苷分离 、 结构修饰及其生物活性研究 . 沈阳 : 沈阳药科大学
　　博士学位论文

刘竟研 . 2015. 人参总皂苷酸降解物的化学成分研究及人参二醇的结构修饰 . 长春 : 吉林大学
　　硕士学位论文

刘惟瑳 , 陈英杰 , 刘明生 , 等 . 1988. 人参皂苷 Rh$_2$ 的半合成 . 沈阳药科大学学报 , 5 （ 1 ） :14-15

刘雅飞 , 崔玉娜 , 赵余庆 . 2013. 基于抗肿瘤活性的达玛烷型人参皂苷 (元) 结构修饰 . 中草药 ,
　　44(9): 1203-1210

马成俊 . 2005. 半合成稀有人参皂苷及抗肿瘤构效关系的研究 . 青岛 : 中国科学院海洋研究所
　　博士学位论文

蒲洪 , 董成梅 , 邹澄 , 等 . 2014. 三七二醇型皂苷元磺酰胺类衍生物的合成及抗肿瘤活性研究 .
　　天然产物研究与开发 , 26(11): 1739-1744

蒲洪 , 董成梅 , 邹澄 , 等 . 2016. 三七二醇型皂苷氧化降解产物衍生物的合成及其抗肿瘤活性研
　　究 . 天然产物研究与开发 , 28(5): 749-753

钱广涛 . 2015. 拟人参皂苷 Rh$_2$ 及侧链异构体的制备和构效关系的研究 . 长春 : 吉林大学硕士
　　学位论文

邵曰凤 . 2010. 两类天然化合物的结构改造与活性研究 . 昆明 : 昆明医学院硕士学位论文

宋彬彬 . 2007. 西洋参茎叶皂苷组合催化氢化及其产物的研究 . 扬州 : 扬州大学硕士学位论文

孙德亚 . 2014. 达玛烷型人参皂苷元结构修饰及其抗肿瘤活性研究 . 长春 : 吉林大学硕士学位
　　论文

田旭 , 任媛媛 , 李平亚 , 等 . 2012. 西洋参茎叶总皂苷中分离纯化拟人参皂苷 (11) 工艺 . 中国实
　　验方剂学杂志 , 18(6): 24-26

肖景楠 , 李珂珂 , 李争宁 , 等 . 2014. 人参皂苷 M$_1$ 异丁酸酯衍生物的合成及高效液相分析和制
　　备 . 中国现代中药 , 16(5): 367-371

邢瑞 . 2009. 人参根总皂苷的酸降解工艺及新人参二醇的糖苷化研究 . 长春 : 吉林大学硕士学

位论文

徐阳荣，王文智，杨静静，等．2016. Ocotillol 型皂苷的合成与生物活性研究进展．有机化学，36(4): 724-735

徐哲，毕秀丽，曹家庆，等．2011. 抗肿瘤成分 25-OH-PPD 衍生物的合成与活性评价 [C]// 中国药学大会暨中国药师周论文集

叶慧，张兵，蒋海伟，等．2013. 人参皂苷 Rg$_3$ 的脂肪酸衍生物的合成及其体外抗肿瘤活性．食品科学，34(11): 45-48

Bi Y. 2011. Ocotillol-type derivatives（Ⅱ）synthesis and protective effects on cultured anoxia/reoxygen injury myocardiocytes. J. Med. Plant Res., 5(31): 6731-6737

Liu L W. 2004. Clinical observation on inhibition of angiogenesis of thyroid cancer by Rg$_3$. Chin. J Cancer Prev. Treat, 11(9):957-958

Liu X K, Bai J Y, Yan W, et al. 2011. Synthesis and anti-tumor evaluation of panaxadiol derivatives. European J. Med. Chem., 46(6): 1997-2002

Popovich D G, David D K. 2002. Structure-function relationship exists for ginsenosides in reducing cell proliferation and inducing apoptosis in the human leukemia（THP-1)cell line. Arch. Biochem. Biophys., 406(1): 1-8

Wang P, Xiu L B, Xu J, et al. 2013. Synthesis and anti-tumor evaluation of novel 25-hydroxyprotopanaxadiol analogs incorporating natural amino acids. Steroids, 78(2): 203-209

Wang W, Rayburn E R, Zhao Y Q, et al. 2008. Experimental therapy of prostate cancer with novel natural product anti-cancer ginsenosides. Prostate, 68(8): 809-819

Wang W, Rayburn E R, Zhao Y Q, et al. 2009. Novel ginsenosides 25-OH-PPD and 25-OCH$_3$-PPD as experimental therapy for pancreatic cancer: anticancer activity and mechanisms of action. Cancer Lett., 278(2): 241-248

Wang W, Zhao Y Q, Rayburn E R, et al. 2007. In vitro anti-cancer activity and structure-activity relationships of natural products isolated from fruits of *Panax ginseng*. Cancer Chemother. Pharmacol., 59(5): 589-601

Ying H, Sun B S, Hu X M, et al. 2007. Transformation of bioactive compounds by fusarium sacchari fungus isolated from the soil-cultivated ginsen. J. Agric. Food Chem., 55(23): 9373-9379

Zhao Y, Wang W, Han L, et al. 2007. Isolation, structural determination, and evaluation of the biological activity of 20(*S*) - 25 - methoxyl-dammarane - 3β,12β,20-triol [20(*S*)-25-OCH$_3$-PPD], a novel natural product from *Panax notoginseng*. Med. Chem., 3(1): 51-60